高级卫生专业技术资格考试用书

内分泌学

高级医师进阶

（副主任医师/主任医师）

主　编　杜建玲
副主编　杨　郁　白　然　巴　颖

编　者
马可佳　王　霞　邓　敏　田　雪　刘志伟
刘贵波　吕雅荟　孙　钢　孙学良　闫梅杰
佟　新　张　彤　张　拓　张　杰　张　璐
张美玲　李　楠　李鸿斌　杜　蕊　杨　君
杨俊贤　汪国雅　姜　燕　赵　萍　赵　漫
夏　欣　秦伟伟　黄莉莉　韩　魁　韩艳艳
路雪梅　门莉莉　周海成

中国协和医科大学出版社

图书在版编目（CIP）数据

内分泌学·高级医师进阶／杜建玲主编. —北京：中国协和医科大学出版社，2016.1
（高级卫生专业技术资格考试用书）
ISBN 978-7-5679-0276-3

Ⅰ.①内… Ⅱ.①杜… Ⅲ.①内分泌学-医药卫生人员-资格考试-自学参考资料 Ⅳ.①R58

中国版本图书馆 CIP 数据核字（2015）第 037490 号

高级卫生专业技术资格考试用书
内分泌学·高级医师进阶

主　　编：杜建玲
责任编辑：吴桂梅

出版发行：中国协和医科大学出版社
（北京东单三条九号　邮编 100730　电话 65260431）
网　　址：www.pumcp.com
经　　销：新华书店总店北京发行所
印　　刷：中煤（北京）印务有限公司

开　　本：787×1092　1/16 开
印　　张：23.75
字　　数：550 千字
版　　次：2016 年 1 月第 1 版
印　　次：2018 年 7 月第 3 次印刷
定　　价：84.00 元

ISBN 978-7-5679-0276-3

前　言

近年来，医学科学飞速发展，临床上新理论、新技术和新方法不断出现。同时，高级技术资格考试制度逐渐完善，但考试用书却极其匮乏。为了加强临床医务人员对学科知识的系统了解和掌握，提高医疗质量，同时也为了满足考生需要，我们组织了从事临床工作多年，在本学科领域内具有较高知名度的副主任医师职称以上的专家及教授，共同编写了此书。

本书内容紧扣高级卫生专业技术资格考试要求，详略得当，重点突出。集中、准确地介绍了内分泌专业的基本理论和临床理论技术，重点阐述内分泌专业常见病、少见病及罕见病的病因、发病机制、诊断（包括功能、定位及病因诊断）、鉴别诊断与治疗。全书共分 11 章，具体内容包括绪论、内分泌代谢疾病常见综合征、下丘脑和垂体疾病、甲状腺疾病、甲状旁腺和矿物质代谢异常疾病、肾上腺疾病、性腺疾病、多发性内分泌腺瘤病、代谢性疾病、水电解质代谢和酸碱平衡失常以及营养性疾病。

本书实用性强、查阅方便，是拟晋升副高级和正高级职称考试人员的复习指导用书，同时也可供高年资医务人员参考，以提高主治医师以上职称医务人员临床诊治、临床会诊、综合分析疑难病例以及开展医疗先进技术的能力。

限于编者水平有限，书中难免存在疏漏之处，敬请读者批评指正。

编　者

2015 年 9 月

目 录

第一章 绪 论

知识点1：内分泌学发展简史 副高：掌握 正高：掌握

内分泌代谢病学历史悠久，早在《黄帝内经》中就有关于阉人丧失第二性征的描述。西方医学之父希波克拉底（Hippocrates）所提出的“体液学说”中最核心的理念，“健康是因为体内各种物质的平衡”——已具内分泌学雏形。19世纪末20世纪初，现代内分泌代谢病学形成，逐渐作为一门独立的学科并取得令人瞩目的进展。美国名医T. Addison是第一个完整描述一种内分泌疾病并把此疾病归因于内分泌腺体的人，他被称为“内分泌之父”。

20世纪初，激素概念的提出标志现代内分泌代谢病学作为一个学科正式出现。1902年，英国生理学家Bayliss和Starling发现内分泌系统。他们还根据希腊文“hormoa”（激活）创造了“hormone”（激素）这个名词。1984年发现心脏分泌心钠素、1988年发现血管内皮分泌内皮素后，心血管内分泌学形成。1994年瘦素被发现后，掀起对脂肪细胞因子研究的热潮，脂肪内分泌学已成为内分泌学的一个新的领域。随着现代医学的发展，内分泌代谢病学进展迅速，至今，现代内分泌代谢病学已成为一门新兴学科。

知识点2：激素的分类 副高：掌握 正高：掌握

目前，激素有多种分类方法，一般按照化学特性，分为四大类。

（1）肽及蛋白质激素：多数下丘脑、垂体激素及甲状旁腺激素、胰岛分泌激素、消化道内分泌细胞分泌的激素均属于此类。

（2）皮质激素：肾上腺皮质所分泌的皮质醇、醛固酮、性激素等所有皮质激素，以及睾丸、卵巢所分泌的雄激素、雌激素、孕激素、维生素D_3的衍生物等均属此类。

（3）胺类及氨基酸衍生物激素：包括肾上腺髓质激素与甲状腺激素。

（4）脂肪酸衍生物：包括前列腺素，也称类花生酸。

知识点3：激素的作用方式 副高：掌握 正高：掌握

（1）内分泌：激素分泌后经血液运输至远距离的靶组织而发挥作用。

（2）旁分泌或邻分泌：激素分泌后并不经血液运输，仅经组织液扩散而作用于邻近细胞。

（3）自分泌：细胞所分泌的激素在局部扩散又返回作用于该分泌细胞而发挥调控作用。

（4）腔分泌：腔存在于胃肠道、支气管和泌尿生殖系等具有管道结构的器官，其分泌物质可直接作用于管道内膜细胞等细胞并调节其功能。与外分泌所不同的是后者多为酶类。

（5）胞内分泌：细胞内的化学物质直接作用在自身细胞。

1）神经内分泌：一些具有内分泌功能的神经细胞分泌神经激素，借轴浆流动运送至末梢释放，例如，下丘脑神经元分泌的神经激素经轴突输送到垂体后叶再分泌入血。

2）神经分泌：主要指突触式分泌，如神经递质由突触前膜分泌并作用于突触后膜。

（6）激素的其他分泌方式：如细胞质内合成的激素不出细胞，直接运送至细胞核而影响靶基因表达的胞内分泌；激素分泌细胞胞膜间的隙间连接分泌，以及在病理状态下所出现的双重分泌。

知识点4：激素的合成与释放方式　　副高：掌握　正高：掌握

激素的合成与释放方式有两种。一类激素储存于囊泡中，受到分泌信号的刺激后，囊泡与细胞膜融合，激素从内分泌细胞中释放出来。分泌信号与合成信号可以偶联或单独存在。这类激素经历了合成、储存、释放3个步骤。另一类激素合成后立即释放，不需囊泡与细胞膜融合，它们的分泌信号与合成信号没有明显区别。多肽激素属于第一类，皮质激素和脂肪酸衍生物属于第二类。

知识点5：激素的代谢　　副高：掌握　正高：掌握

激素从分泌入血，经过代谢到消失（或消失生物活性）所经历的时间长短不同。为表示激素的更新速度，一般采用激素活性在血中消失一半的时间，即半衰期，作为衡量指标。有的激素半衰期仅几秒；有的则可长达几天。半衰期必须与作用速度及作用持续时间相区别。激素作用的速度取决于它作用的方式；作用持续时间则取决于激素的分泌是否继续。激素的消失方式可以是被血液稀释、由组织摄取、代谢灭活后经肝、肾，随尿、粪排出体外。

知识点6：激素的作用机制　　副高：掌握　正高：掌握

激素的作用机制是通过与细胞膜上或细胞质中的专一性受体蛋白结合而将信息传入细胞，引起细胞内发生一系列相应的连锁变化，最后表达出激素的生理效应。激素的生理作用主要包括：

（1）通过调节蛋白质、糖和脂肪等物质的代谢与水盐代谢，维持代谢的平衡，为生理活动提供能量。

（2）促进细胞的分裂与分化，确保各组织、器官的正常生长、发育及成熟，并影响衰老过程。

（3）影响神经系统的发育及其活动。

（4）促进生殖器官的发育与成熟，调节生殖过程。

（5）与神经系统密切配合，使机体能更好地适应环境变化。

激素在人体内的量虽然不多，但是对健康却有很大的影响，缺乏或是过多引发各种疾病。例如，生长激素分泌过多就会引起巨人症，分泌过少就会造成侏儒症；而甲状腺素分泌过多就会引发心悸、手出汗等症状，分泌过少就易导致肥胖、嗜睡等；胰岛素分泌不足就会导致糖尿病。许多激素制剂以及人工合成产物在医学及畜牧业中有重要用途。

第二章 内分泌代谢疾病常见综合征

第一节 身材高大及矮小

一、身材高大

知识点1：身材高大的概念 副高：熟练掌握 正高：熟练掌握

身材的高矮程度因人种、年龄、性别和地区等不同而异，正常身材是指在同一条件下，同一人种、年龄、性别和地区的平均身高加减3个标准差。例如，身高增加超过3个标准差，即为身材高大。身材高大是一种身高的临床体征，除与遗传、营养等有关外，也可由内分泌和代谢性疾病所引起。

知识点2：体质性身材高大症 副高：熟练掌握 正高：熟练掌握

常有家族史，呈正常比例的高大，身材均匀，发育正常，骨龄、内分泌功能及生育能力均正常。

知识点3：青春期提前 副高：熟练掌握 正高：熟练掌握

儿童生长发育至成人期的过渡阶段称为青春期。女性青春期一般始于12~13岁，男性一般比女性晚1~2年。如青春期提前，身材比同龄青少年明显增高，出现第二性征发育，但此期后身材增高减慢，成年时身材不高，可能偏矮。

知识点4：巨人症 副高：熟练掌握 正高：熟练掌握

巨人症为发生在青春期前的垂体前叶功能亢进症，分泌生长激素旺盛，常继续发展为肢端肥大症。

（1）由于腺垂体生长激素细胞增生或腺瘤，分泌过多生长激素所致。

（2）发生在儿童期及骨骺尚未融合的青春期前，或合并有肢端肥大综合征。

（3）身高呈巨大体型，一般指身高超过2m。

（4）伴有其他内分泌代谢紊乱综合征。

知识点5：睾丸发育不全 副高：熟练掌握 正高：熟练掌握

（1）先天性睾丸发育不全：男性患者仅有高身材，但体型并不巨大，上部量短、下部量长，腰上移，患者可有性功能障碍和性征减少或缺乏，性染色体异常，如 Klinefelter 综合征。

（2）继发性睾丸发育不全：常见于曾患流行性腮腺炎合并睾丸炎的男童，成年后有高身材，但体型并不巨大，下肢长，腰上移，男性性征少，生育能力低下或无生育能力，性染色体正常。

知识点6：儿童型甲状腺功能亢进 副高：熟练掌握 正高：熟练掌握

儿童型甲状腺功能亢进，又称甲亢，发生于儿童期，因甲状腺激素分泌过多，刺激长骨生长过快，故较无甲亢的同龄儿童身材高而瘦，治疗后可以恢复至正常发育。儿童甲亢临床过程个体差异很大，一般症状逐渐加重，症状开始到确诊时间一般在6～12个月。

二、身材矮小

知识点1：身材矮小的概念 副高：熟练掌握 正高：熟练掌握

身材矮小一般是指低于同人种、性别、年龄、地区的平均身高减去3个标准差以上，一般成年人身高在130cm以下称为矮小体型。

知识点2：体质性生长发育延迟 副高：熟练掌握 正高：熟练掌握

常有家族史，儿童期发育延迟，至15～16岁才开始青春发育，身材矮小，智力正常，无内分泌及全身性慢性疾病。青春期后，生长发育和常人一样，可达正常成年人高度。

知识点3：生长激素缺乏性侏儒症 副高：熟练掌握 正高：熟练掌握

生长激素缺乏性侏儒症（GHD），又称垂体性侏儒症，是指自儿童期起病的腺垂体生长激素缺乏而导致生长发育障碍。本病多见于男性。其病因可为特发性或继发性，可由于垂体本身疾病所致（垂体性），也可由于下丘脑功能障碍导致垂体生长激素缺乏（下丘脑性）；可为单一性生长激素缺乏，也可伴有腺垂体其他激素缺乏。

本病呈匀称的身材矮小体型，智力正常，可因垂体瘤、感染、外伤、血管病变或严重的寄生虫病（如血吸虫病性侏儒）所致，除身材矮小外，尚可出现骨龄发育落后、缺乏性特征、皮肤细腻和稚气面容等，也可伴有甲状腺功能、肾上腺皮质功能低下的临床表现。

知识点4：呆小病 副高：熟练掌握 正高：熟练掌握

呆小病，又称克汀病，甲状腺功能减退发生在胎儿期或新生儿期。患者出现身材矮小、下肢短、骨龄发育落后、特殊的呆滞面容、智力低下、皮肤蜡黄粗厚等症状，在黏液性水肿流行地区多见，为地方性呆小病，亦有散发性呆小病，其母亲有甲状腺功能减退，或母体中可检出甲状腺抗体。

知识点5：幼年型糖尿病　　副高：熟练掌握　正高：熟练掌握

1型糖尿病发病年龄越小，影响生长发育越明显，由于胰岛素缺乏，蛋白质代谢紊乱，使骨骼发育障碍，临床上有典型的“三多一少”症状和出现血糖高、胰岛素分泌低下或缺乏。

知识点6：先天性卵巢发育不全症　　副高：熟练掌握　正高：熟练掌握

先天性卵巢发育不全症，又称为Turner综合征，表现为女性患者身材矮小，很难超过140cm，并伴有子宫缺如或很小，原发闭经性功能障碍，可出现智力低下、指短、颈蹼、眼距增宽及肘外翻等先天畸形，染色体为45XO或其变异型。

第二节　肥胖及消瘦

一、肥胖

知识点1：肥胖的概念　　副高：熟练掌握　正高：熟练掌握

肥胖是指人体的脂肪量超过正常或脂肪分布异常。标准体重（kg）可用身高（cm）－105粗略计算。体重超过同人种、同性别、同年龄标准体重的10%为超重，超过标准体重的20%为肥胖，体重超过标准体重的30%为重度肥胖。亦可用体重指数(BMI)＝体重(kg)/身高$(m)^2$来衡量体重，BMI≥24为超重，BMI≥28为肥胖。

知识点2：单纯性肥胖　　副高：熟练掌握　正高：熟练掌握

（1）常有家族史，或童年起即肥胖，可能与遗传有关，多为均匀性肥胖。

（2）肥胖常无明显的内分泌功能改变，当体重增加过快时，皮肤上也可出现紫红色细小皮纹（为皮肤的弹性纤维断裂所致），当有胰岛素抵抗时可伴有皮肤黑棘皮样改变。

（3）单纯性肥胖要与库欣综合征相鉴别。在单纯性肥胖中，血皮质醇分泌可被小剂量地塞米松抑制，抑制超过基础值的50%。

知识点3：皮质醇增多症（库欣综合征）　　副高：熟练掌握　正高：熟练掌握

（1）肥胖常呈向心性，胸腹部皮下脂肪堆积明显，四肢相对细瘦。

（2）伴有皮质醇增多的典型外貌表现，如满月脸、水牛背、多血质外貌、皮肤紫纹及多毛等。

（3）伴有高血压、高血糖、骨质疏松等临床表现。

（4）皮质醇分泌昼夜节律消失，血浆皮质醇、24 小时尿游离皮质醇浓度增高，小剂量地塞米松抑制试验不被抑制。

知识点 4：下丘脑综合征　　副高：熟练掌握　正高：熟练掌握

（1）常呈全身性肥胖，也可呈异常分布。

（2）伴有自主神经-内分泌功能障碍，睡眠节律反常，体温、血压、脉搏易变，性功能异常，精神改变，智力发育不全，尿崩症及溢乳症。

（3）下丘脑疾病患者可因肿瘤、炎症、外伤等损伤腹内侧核饱腹中枢，引起饮食、运动改变及机体代谢率的降低而导致肥胖。

知识点 5：肥胖性生殖无能症　　副高：熟练掌握　正高：熟练掌握

肥胖性生殖无能症，又称为 Fröehlich 综合征、Babinski-Frö-hlich 综合征、Leaunois-Cleret 综合征、肥胖性生殖无能性营养不良症。

（1）以肥胖、生殖器不发育为主要临床表现。

（2）脂肪多积聚于躯干部位，尤以乳房、下腹部、股处脂肪沉积。

（3）常伴有肘外翻和膝内翻畸形。

（4）激素检查可见促性腺激素浓度及性激素浓度降低：睾丸活检显示曲细精管明显萎缩、间质纤维化、无成熟精子，均有助于诊断；脑 CT 等检查可发现占位性病变；染色体检查无异常。

知识点 6：胰岛素瘤　　副高：熟练掌握　正高：熟练掌握

（1）因胰岛 B 细胞瘤分泌过多的胰岛素，导致低血糖反复发作，患者为了减少低血糖的发作会过多进食或食欲亢进，从而发生肥胖。

（2）患者高胰岛素血症使脂肪合成增多，胰岛素抑制脂肪分解，使脂肪积聚，导致肥胖。如低血糖频繁发作、程度重并且历时较长，可导致脑内葡萄糖摄入减少，氧利用减少，可呈现各种神经精神症状。

（3）可以通过检测血糖、空腹血糖与胰岛素计算 IRI/G 比值进行诊断，胰腺 B 超、CT、MRI 检查及超声内镜可帮助定位诊断。

知识点 7：多囊卵巢综合征　　副高：熟练掌握　正高：熟练掌握

（1）多表现为肥胖、轻度多毛、月经稀发、闭经或者不孕，有男性化特征。

（2）垂体黄体生成素对下丘脑黄体生成素释放激素的敏感性增高，卵巢雄激素分泌增加，使卵巢形成许多不成熟的囊状卵泡。

（3）妇科检查，检测 FSH、LH、T 水平，卵巢 B 超检查可见不成熟卵泡数目明显增加。

（4）病理上有双侧卵巢增大，卵巢包膜增厚，伴多发不成熟卵泡等表现。

知识点 8：绝经后肥胖 副高：熟练掌握 正高：熟练掌握

女性绝经后肥胖，原因是多方面的，多因卵巢功能衰退，雌激素对垂体的抑制作用减弱，出现继发性下丘脑功能亢进及精神、自主神经功能紊乱，伴糖代谢紊乱，导致易饥饿，进食过多。

二、消瘦

知识点 1：消瘦的概念 副高：熟练掌握 正高：熟练掌握

体重低于标准体重的 10% 为低体重，低于 20% 为消瘦，低于 30% 为恶病质状态，或者 BMI 低于 $18.5kg/m^2$ 可诊断为消瘦。体重减轻要检查有无全身消耗性疾病，排除消瘦的全身因素后常考虑内分泌性因素所致。

知识点 2：腺垂体功能减退症 副高：熟练掌握 正高：熟练掌握

（1）消瘦、无力为主要表现，严重时可呈恶病质状态。

（2）腺垂体功能减退，常由产后大出血（希恩综合征）、垂体瘤、缺血和外伤等引起，常见原因为产后大出血、休克、垂体缺血性改变。

（3）腺垂体细胞分泌的促激素减少，使靶腺器官（如甲状腺、肾上腺皮质、性腺等）功能减退而导致相应临床症状，催乳素分泌减少或缺乏表现为产后无乳汁分泌，生长激素分泌低下导致低血糖等综合征。

（4）检测各靶腺功能低下，替代治疗疗效明显。

知识点 3：原发性慢性肾上腺皮质功能减退症 副高：熟练掌握 正高：熟练掌握

（1）乏力、色素沉着和消瘦为主要临床表现。

（2）由于自身免疫反应导致肾上腺皮质萎缩、肾上腺结核或肿瘤等原因使肾上腺皮质激素（如醛固酮、皮质醇和性激素）分泌减少引起的临床症状。

（3）皮质醇、醛固酮激素减少导致低血糖、低钠血症、食欲低下和脱水，使体重明显减轻。

（4）血皮质醇水平、ACTH 水平及肾上腺影像学检查等可定性、定位诊断。

知识点4：神经性厌食　　副高：熟练掌握　正高：熟练掌握

（1）消瘦、厌食为主要症状，极度厌食可呈恶病质状态。

（2）多见于青年女性，常否认饥饿、否认厌食、精神状态异常，恐惧长胖，有意不食。

（3）体重显著下降，伴闭经，肾上腺功能正常。

（4）当厌食治疗好转后营养状态可恢复。

知识点5：糖尿病　　副高：熟练掌握　正高：熟练掌握

（1）典型的三多一少症状，"三多"即多饮、多食、多尿，"一少"指体重明显减轻。

（2）由于胰岛素绝对或相对不足，导致糖代谢紊乱以及蛋白质、脂肪代谢紊乱，使合成减少、分解增多、能量消耗，引起消瘦。

（3）血糖升高，尿糖阳性或胰岛素释放减少、敏感性减低可作为诊断的主要和重要方法。

知识点6：甲状腺功能亢进症　　副高：熟练掌握　正高：熟练掌握

（1）甲状腺功能亢进症是甲状腺激素过度分泌，机体代谢亢进，能量消耗较摄入为多，虽有食欲亢进表现，但体重仍然减轻和消瘦。

（2）甲亢的高代谢表现，交感神经兴奋性增加，甲状腺肿大和突眼征为本病的特征。

第三节　多毛及毛发脱落

一、多毛

知识点1：多毛的概念　　副高：熟练掌握　正高：熟练掌握

多毛症是指身体任何部位比其同种族、同年龄、同性别健康人长出多而粗、长而密的毛发。毛发受遗传、内分泌、种族和个体之间差异影响很大。

多毛有全身或局部毛发增多、增粗，但毛发分布仍然正常，多见于女性或儿童，其毛发增多，呈男性分布，可由内分泌系统疾病引起。

知识点2：皮质醇增多症　　副高：熟练掌握　正高：熟练掌握

（1）皮质醇增多症同时有网状带增生时，产生雄激素增多，因而可出现皮肤痤疮、毛发增多、毳毛增粗变浓。

（2）多毛是皮质醇增多症的常见表现之一，其皮质醇增多症的典型表现有向心性肥胖、皮肤紫纹及满月脸等。

知识点3：肾上腺性男性化　　副高：熟练掌握　正高：熟练掌握

（1）先天性肾上腺增生症：21-羟化酶缺乏可以出现多毛症，实验室检查血皮质醇下降，血ACTH升高，17-羟孕酮水平明显上升，肾上腺CT可见双侧肾上腺增生。11β-羟化酶缺乏，临床出现女性男性化及高血压表现。女性缺乏3β-羟脱氢酶，表现轻度男性化，均为常染色体隐性遗传性疾病，可通过肾上腺有关羟化酶的检测及肾上腺影像学检查予以诊断。

（2）肾上腺网状带肿瘤或增生：成年发病者表现为肾上腺性男性化，女性常以多毛为首发症状，男性化明显。

知识点4：多囊卵巢综合征　　副高：熟练掌握　正高：熟练掌握

（1）以双侧卵巢肿大伴不孕、多毛和肥胖为主要表现，约半数患者可出现多毛。

（2）病理检查示双侧卵巢增大，包膜肥厚，包膜下有许多不成熟的囊状卵泡。

（3）血清FSH、LH、T检测，胰岛素释放试验及盆腔B超有助于诊断。

知识点5：卵巢肿瘤　　副高：熟练掌握　正高：熟练掌握

（1）部分卵巢肿瘤能产生雄激素，可出现多毛。

（2）临床表现为闭经，卵巢影像学检查可证实。

知识点6：高催乳素血症　　副高：熟练掌握　正高：熟练掌握

催乳素与多毛之间的关系尚不清楚，20%~30%的高催乳素血症患者伴有多毛现象。

知识点7：肢端肥大症　　副高：熟练掌握　正高：熟练掌握

部分女性肢端肥大症患者除肢端、口鼻增大外，还可出现多毛症。

知识点8：特发性多毛症　　副高：熟练掌握　正高：熟练掌握

除月经紊乱外，不伴有卵巢和肾上腺等内分泌疾病的多毛症称特发性多毛症。其每日睾酮产生量增加，性激素结合球蛋白水平下降，游离雄激素水平增高，原因不明。

二、毛发脱落

知识点1：毛发脱落的概念　　副高：熟练掌握　正高：熟练掌握

毛发的生长具有周期性，除了皮肤毛发的疾病可导致毛发脱落外，内分泌代谢系统疾病也可导致毛发脱落。

知识点2：腺垂体功能减退症 副高：熟练掌握 正高：熟练掌握

腺垂体功能减退症的重要体征是毛发的脱落，阴毛、腋毛的缺如和减少。有时出现眉毛稀疏，如眉毛中断无眉梢，其中以希恩综合征多见，缺乏乳汁分泌为产后的首发症状，如不加以治疗，可出现毛发脱落、全身无力、形体消瘦、面容苍白、憔悴等症状和体征，与垂体坏死程度平行。

知识点3：甲状腺功能减退症 副高：熟练掌握 正高：熟练掌握

甲状腺功能减退症的病因主要包括桥本病和医源性甲状腺功能减退。患者毛发稀少、干燥、无光泽、易断，皮肤粗糙、增厚，多因真皮黏多糖积累及细胞代谢减低所致。甲状腺功能减退症者有代谢减低、怕冷、懒散、心率缓慢、黏液性水肿等特殊症状和体征，可做鉴别诊断。

知识点4：原发性肾上腺皮质功能减退症 副高：熟练掌握 正高：熟练掌握

原发性肾上腺皮质功能减退症的特征是消瘦无力、皮肤色素沉着，常有阴毛及腋毛减少和脱落、低血糖、低血钠、高血钾、低血压、脉压小，以及血、尿中皮质醇水平降低和血 ACTH 水平升高。

知识点5：甲状旁腺功能减退症 副高：熟练掌握 正高：熟练掌握

长期低钙血症可使外胚层组织器官发生营养性损害。病情重者可出现皮肤干燥、脱屑、毛发稀疏，阴毛、腋毛也可脱落，甚至眉毛缺如，本症常见症状是低血钙性抽搐。

知识点6：脂溢性脱发 副高：熟练掌握 正高：熟练掌握

脂溢性脱发，又称早秃，为常见病变，常有秃顶或发际上移，但无阴毛腋毛脱落等性功能低下症状。此病与遗传、雄性激素、皮脂溢出相关。

第四节 内分泌性昏迷

知识点1：糖尿病酮症酸中毒 副高：熟练掌握 正高：熟练掌握

（1）见于1型糖尿病或2型糖尿病的重症。

（2）胰岛素分泌不足的基础上，在某些诱因影响下，糖、脂肪代谢更加紊乱，酮体产生过多、蓄积体内而发生酮症。严重时出现代谢性酸中毒。

（3）若治疗不及时或治疗不当，酮症酸中毒继续恶化，血压下降，出现休克和昏迷。

（4）部分患者在治疗过程中可因血糖下降过快、补碱过多而导致脑缺氧、脑水肿而再次昏迷。

知识点2：糖尿病高渗性昏迷 副高：熟练掌握 正高：熟练掌握

（1）多见于老年人，常有感染、呕吐、腹泻等诱因，有或无糖尿病病史。

（2）诱因加重糖尿病病情，如严重脱水，可出现低血压、震颤、惊厥、脑血管意外的偏瘫、癫痫等神经症状。

（3）无酮症或有轻度酮症。

（4）血糖显著升高，尿糖呈强阳性，血钠及血、尿渗透压升高，致使意识进行性丧失。

知识点3：糖尿病乳酸性酸中毒昏迷 副高：熟练掌握 正高：熟练掌握

（1）糖尿病患者因肝、肾功能失代偿，心力衰竭，或服用苯乙双胍等药物，饮酒，出现体内乳酸堆积，临床表现为代谢性酸中毒特征。

（2）如酸中毒纠正不及时，病情进一步加重可致昏迷。

（3）血乳酸显著升高，乳酸与丙酮酸比值>30（正常<10）。

知识点4：低血糖昏迷 副高：熟练掌握 正高：熟练掌握

（1）低血糖可分空腹型和餐后型，餐后型多见于功能性疾病，空腹型多为器质性疾病，如胰岛素瘤。

（2）糖尿病用降糖药物或胰岛素过量时可出现低血糖反应。患者过度活动也可引发低血糖。

（3）严重低血糖时可导致昏迷。

（4）低血糖三联征：①出现低血糖所致的临床表现，包括交感神经症状和脑功能障碍，如心悸、冷汗、软弱无力、头晕、嗜睡、意识障碍等；②血糖低于2.8mmol/L；③给予葡萄糖溶液补充后低血糖症状可迅速缓解，但如果诊断延迟和措施不当时低血糖持续时间太长，可因严重的脑损害昏迷而难以恢复。

知识点5：垂体危象 副高：熟练掌握 正高：熟练掌握

（1）腺垂体功能减退患者在应激诱发下出现危象。

（2）症状根据各靶腺激素缺乏程度而不同，可分低温型、低血糖型、低血压循环衰竭型、水中毒型等，有时呈混合型。

（3）垂体危象多见于席汉综合征（腺垂体功能减退）。

知识点6：甲状腺功能减退症危象（甲减危象）

副高：熟练掌握　正高：熟练掌握

（1）严重的甲状腺功能减退症在没有恰当的治疗时，应激会促使其症状加重。

（2）甲状腺功能急剧低下，出现低体温、黏液水肿和脑神经症状（如意识模糊、嗜睡），以致昏迷。

（3）患者病史中有甲状腺手术史、放射性核素碘治疗史、慢性淋巴细胞性甲状腺炎等病史可协助诊断。

知识点7：甲状腺功能亢进症危象（甲状腺危象）

副高：熟练掌握　正高：熟练掌握

（1）有甲亢史，在应激、手术等诱因作用下，甲亢症状加重，出现高热（39℃）、严重失水、脉率超过140次/分、心律失常、大汗淋漓、恶心、呕吐，病情继续恶化，可出现意识变化、烦躁、嗜睡、木僵、抽搐，严重时出现昏迷。

（2）淡漠型甲亢危象：除出现淡漠、木僵等意识改变外，还有低体温、低脉压、慢心率等表现，并陷入昏迷。

知识点8：慢性肾上腺皮质功能减退危象（肾上腺危象）

副高：熟练掌握　正高：熟练掌握

（1）见于原发性慢性肾上腺皮质功能减退（Addison病）、肾上腺手术后未补充外源性皮质激素者，长期大量应用肾上腺皮质激素的患者骤然停药，在应激诱因下肾上腺皮质激素严重缺乏时出现危象。

（2）临床表现为高度乏力、恶心、厌食、腹泻、高热、严重脱水以致脉搏细弱、脉压小、循环衰竭、嗜睡、昏迷，临床可分为低血压型、低血糖型、低钠型或混合型。

知识点9：甲状旁腺功能亢进症危象（甲旁亢危象）

副高：熟练掌握　正高：熟练掌握

（1）多见于伴有严重高钙血症的甲旁亢患者。另外，当高热、脱水、创伤等应激或过度挤压甲状腺区时可能发生高血钙危象。

（2）表现为顽固性恶心、呕吐、嗜睡、烦躁，甚至昏迷。可因严重高血钙、循环衰竭、心律失常、肾衰竭而致命。

第五节 高血压及低血压

一、高血压

知识点 1：高血压的概念 副高：熟练掌握 正高：熟练掌握

高血压是指体循环动脉收缩压和（或）舒张压的持续升高，目前我国采用国际统一标准，即收缩压≥18.6kPa（140mmHg）和（或）舒张压≥12.0kPa（90mmHg）即诊断为高血压。

继发性高血压指由某些疾病所引起的高血压，占所有高血压患者的1%～10%。内分泌性高血压以青中年多见。

知识点 2：嗜铬细胞瘤 副高：熟练掌握 正高：熟练掌握

（1）出现阵发性或持续高血压：阵发性高血压其血压明显增高，出现剧烈头痛、心悸、出汗、面色苍白、恶心、无力等症状，持续数分钟至数天，非发作期血压可正常。持续高血压患者可有阵发性加剧，亦可出现高血压和低血压交替现象。

（2）血中儿茶酚胺及其代谢产物升高，尤其是血浆游离3-O-甲基肾上腺素（变肾上腺素）水平升高，并可用可乐定抑制试验协助诊断，用影像检查肾上腺做定位诊断，异位肿瘤可采用^{131}I标记的间碘苄胍扫描定位。

知识点 3：原发性醛固醇增多症 副高：熟练掌握 正高：熟练掌握

（1）特征为高血压和低血钾（严重时发生软瘫）。

（2）长期低血钾导致肾小管损害可致夜尿增多。

（3）实验室检查为血醛固酮水平升高、肾素水平降低，二者比值升高（通常大于25），低血钾、高尿钾（血钾<3.5mmol/L，尿钾>20mmol/24h）、碱血症和碱性尿。盐水负荷试验阳性。

（4）CT或MRI检查可发现肾上腺皮质增生或腺瘤。

知识点 4：假性醛固醇增多症 副高：熟练掌握 正高：熟练掌握

（1）包括一组因肾素活性抑制而使内源性盐皮质激素分泌异常减低的异质性疾病。肾素活性抑制是内源性和外源性盐皮质激素或盐皮质激素样物质的作用或者肾小管上皮细胞钠通道（ENaC）活化性突变（Liddle综合征），导致钠潴留及体液量增加的结果。

（2）临床表现：高血压、低血钾和代谢性碱中毒，类似醛固酮增多症，但患者血醛固酮和肾素水平降低。

知识点5：皮质醇增多症 副高：熟练掌握 正高：熟练掌握

皮质醇增多症的症状之一就是高血压，其典型的向心性肥胖、多血质面貌、红圆脸、紫纹等症状，血和尿游离皮质醇增高且不受小剂量地塞米松抑制是诊断的主要依据。

知识点6：甲状腺功能亢进症 副高：熟练掌握 正高：熟练掌握

甲状腺功能亢进症的症状之一就是高血压、脉压大，其典型的甲亢症状、体征及化验结果可以确诊本病。随着甲亢的控制，血压和脉压可恢复正常。

知识点7：先天性肾上腺增生 副高：熟练掌握 正高：熟练掌握

（1）由于肾上腺皮质激素合成过程的某种必需酶缺乏导致皮质醇合成不足，继发垂体促肾上腺皮质激素（ACTH）分泌增加，导致雄激素和（或）盐皮质激素（或其前体）分泌异常。

（2）临床表现为不同程度的肾上腺皮质功能减退、性分化异常，部分出现高血压（如11β-羟化酶和17α-羟化酶缺陷）。

知识点8：肢端肥大症 副高：熟练掌握 正高：熟练掌握

30%~63%肢端肥大症患者出现高血压。典型的外貌、手足掌粗大等症状和体征，血生长激素（GH）升高，垂体影像学结果是诊断的主要依据。个别肢端肥大症患者是多发内分泌腺瘤的一部分，可合并嗜铬细胞瘤等其他内分泌肿瘤。

二、低血压

知识点1：低血压的概念 副高：熟练掌握 正高：熟练掌握

成年人肱动脉收缩压≤12.0kPa（90mmHg）为低血压，当血压为10.7/8kPa（80/60mmHg）时可出现显著症状。

知识点2：Addison病 副高：熟练掌握 正高：熟练掌握

Addison病，又称原发性慢性肾上腺皮质功能减退症，低血压是其重要症状之一，以低钠、低血容量、低血压、晕厥作为主诉就诊者多见，尤其在早期，轻症患者的色素沉着不显著、不典型时容易漏诊。典型患者可以通过临床表现，血、尿皮质醇检查及ACTH兴奋试验协助诊断。肾上腺钙化、萎缩等可通过影像学检查证实。

知识点 3：腺垂体功能减退症 副高：熟练掌握 正高：熟练掌握

低血压是腺垂体功能减退症的症状之一，因促肾上腺皮质激素水平低下，其靶腺肾上腺皮质激素分泌量也减少，ACTH 减少，促黑素细胞激素（MSH）亦减少，故患者除无色素沉着外，其他症状与 Addison 病一样。患者可因甲状腺激素缺乏而贫血，出现脸色苍白，并有眼睑、皮肤黏液性水肿。

知识点 4：嗜铬细胞瘤 副高：熟练掌握 正高：熟练掌握

嗜铬细胞瘤以阵发性高血压或持续性高血压阵发性加重为特征。可发生直立性低血压，高血压、低血压交替出现，其原因：①大量儿茶酚胺导致严重心律失常；②大量儿茶酚胺引起周围血管强烈收缩，导致血容量减少；③肿瘤骤然出血、坏死后停止释放儿茶酚胺。

知识点 5：黏液性水肿 副高：熟练掌握 正高：熟练掌握

黏液性水肿患者可出现血压偏低。原因系甲状腺功能减退症使心脏对儿茶酚胺敏感性降低，反应迟钝，甲状腺功能减退症性心脏病使心动过缓。但亦有胸主动脉硬化导致外周阻力增大而使舒张压升高者。

第六节 食亢及少食

一、食亢

知识点 1：食亢的概念 副高：熟练掌握 正高：熟练掌握

食亢也称多食，是临床较常见的食量异常，是指容易饥饿、想进食物及进食量明显增加，由机体热能消耗过多、代谢过分旺盛或胰岛素分泌亢进等原因引起。

知识点 2：糖尿病 副高：熟练掌握 正高：熟练掌握

糖尿病是食亢的主要病因之一。由于胰岛素分泌绝对或相对不足，葡萄糖不能有效地被组织氧化利用，出现高血糖，血糖从尿中排出，组织呈饥饿状态，因而出现多食易饥。

知识点 3：胰岛素瘤 副高：熟练掌握 正高：熟练掌握

胰岛素瘤是食亢的主要病因之一。肿瘤自主分泌大量胰岛素入血导致反复发作性低血糖，低血糖时摄食中枢受刺激而引起饥饿感，频繁进食以缓解症状。久病者常因保护性频繁进食而出现肥胖。

知识点4：甲亢 副高：熟练掌握 正高：熟练掌握

甲亢是食亢的主要病因之一。过量的甲状腺激素使三大营养物质代谢亢进，分解加速，而出现易饥多食、形体消瘦、心悸多汗、兴奋激动等典型症状。实验室检查可发现甲状腺激素水平增高。

知识点5：巨人症和肢端肥大症 副高：熟练掌握 正高：熟练掌握

垂体生长激素分泌增多，引起多食、血糖增高。早期患者食量超过常人，生长发育快；晚期可由于肿瘤生长迅速，易发生出血、梗死或坏死而出现垂体功能低下综合征，表现为食少。

知识点6：库欣综合征 副高：熟练掌握 正高：熟练掌握

库欣综合征是食亢的主要病因之一。由于血循环皮质醇增多，患者可表现为多食及糖代谢异常，有明显的库欣面容、向心性肥胖、皮肤紫纹等库欣综合征表现。

知识点7：下丘脑疾病 副高：熟练掌握 正高：熟练掌握

下丘脑疾病是食亢的主要病因之一。下丘脑病变累及腹外侧的“摄食中枢”可出现多食，常伴有睡眠异常、体温调节异常等表现。

知识点8：嗜铬细胞瘤 副高：熟练掌握 正高：熟练掌握

嗜铬细胞瘤是食亢的主要症状之一，嗜铬细胞瘤患者可由于儿茶酚胺的过量分泌，基础代谢率增高，出现多食，多伴有阵发性高血压及头痛、心悸、多汗三联征。发作时测血儿茶酚胺及肾上腺素、尿 VMA，增高可确诊。

知识点9：一些遗传综合征 副高：熟练掌握 正高：熟练掌握

一些遗传综合征是食亢的主要病因之一，如 Prader-Willi 综合征等。此类患者除多食外，多伴有发育障碍、智力低下、肥胖等。

知识点10：神经性贪食 副高：熟练掌握 正高：熟练掌握

神经性贪食是食亢的主要病因之一，其为一种神经内分泌疾病，以暴食为主导的进食障碍。患者的摄食欲望或行为常呈发作型，一旦产生了进食欲望便难以克制和抵抗，每次进食量都较大；患者常担心自己的体型和体重，故常常在进食后自行催吐，也有服用泻药或增加运动量等来消除暴食后引起的发胖；暴食现象每周至少发作 2 次，且至少已连续出现 3 个月以上。

二、少食

知识点 1：少食的概念 副高：熟练掌握 正高：熟练掌握

少食指因病变累及摄食中枢或内分泌腺体功能低下，致食欲下降，食量减少或厌食。

知识点 2：下丘脑病变 副高：熟练掌握 正高：熟练掌握

下丘脑病变累及腹内侧核的饱食中枢，出现食欲减退，甚至厌食消瘦。

知识点 3：甲状腺功能减退症 副高：熟练掌握 正高：熟练掌握

甲状腺功能减退症是甲状腺激素分泌不足引起，表现为厌食、腹胀、便秘等症。多有甲减的典型临床表现，甲状腺功能检查可确诊。

知识点 4：淡漠型甲亢 副高：熟练掌握 正高：熟练掌握

部分老年甲亢患者为淡漠型甲亢，可表现为食欲减退、极度消瘦，甲状腺功能检查可确诊。

知识点 5：肾上腺皮质功能减退症 副高：熟练掌握 正高：熟练掌握

肾上腺皮质功能减退症的早期表现就是食欲减退，重者可出现恶心、呕吐、腹胀、腹痛等症状。多伴有淡漠、皮肤色素沉着，实验室检查可发现低钠血症，血皮质醇检查可确诊。

知识点 6：腺垂体功能减退症 副高：熟练掌握 正高：熟练掌握

进食改变同肾上腺皮质功能减退症，但无色素沉着，常同时伴有甲状腺、性腺功能低下表现。实验室检查及垂体影像学检查可确诊。

知识点 7：神经性厌食 副高：熟练掌握 正高：熟练掌握

神经性厌食是一种主要影响青年女性进食的慢性精神心理性神经内分泌疾病，起病多与特殊的家庭、精神心理变态、挫折及特殊的文化背景有关，是生理、心理、社会等因素综合影响的结果。临床上主要表现为用自愿禁食、引吐、服用泻药、体育锻炼等方法过度追求减轻体重，甚至在明显消瘦的情况下还认为自己太胖。

第七节 内分泌性水肿及脱水

一、水肿

知识点1：内分泌性水肿的概念 副高：熟练掌握 正高：熟练掌握

人体组织间隙有过多液体积聚称为水肿，由内分泌代谢疾病引起的水肿称为内分泌性水肿。

知识点2：甲状腺功能减退症 副高：熟练掌握 正高：熟练掌握

甲状腺功能减退症可出现黏液性水肿，因透明质酸等黏多糖聚积所致，特征性表现为皮肤非凹陷性水肿，常见于眼睑（90%）、颜面（80%）、四肢（55%）。当黏液性水肿浸润口咽部时可出现舌大、吐字不清、声嘶、打鼾等；浸润心肌时可致心肌肥大，严重时可伴有心包、胸腔甚至腹腔等多浆膜腔积液；浸润中枢神经系统时可出现嗜睡、感知能力下降、精神症状等，严重者可出现痴呆、昏迷。

知识点3：甲状腺功能亢进症 副高：熟练掌握 正高：熟练掌握

少数Graves病等甲状腺毒症患者可出现局部黏液性水肿，病理改变为真皮内有大量的黏多糖和黏蛋白聚集，胶原增多，结缔组织纤维损害。最常见于小腿胫骨前下段（胫前黏液性水肿），有时进展至足背部或膝部。

知识点4：腺垂体功能减退症 副高：熟练掌握 正高：熟练掌握

腺垂体功能减退症是指垂体前叶各种激素分泌不足引起的综合征，常见于产后大出血引起的垂体缺血性梗死。当伴有促甲状腺激素（TSH）分泌不足时可出现继发性甲状腺功能减退症，导致黏液性水肿，其水肿程度一般较原发性甲减者轻，很少引起浆膜腔积液。

知识点5：皮质醇增多症 副高：熟练掌握 正高：熟练掌握

因糖皮质激素分泌增多导致水钠潴留、毛细血管通透性增强，产生水肿。常见于下肢或颜面部轻度凹陷性水肿，也可表现为全身性水肿。

知识点6：原发性醛固酮增多症 副高：熟练掌握 正高：熟练掌握

醛固酮分泌过多引起水钠潴留，继而出现水肿。

知识点 7：特发性水肿	副高：熟练掌握 正高：熟练掌握

（1）原因不明的水肿，是一种水、电解质代谢紊乱综合征。
（2）育龄妇女尤以肥胖型多见，与月经无关。
（3）多为凹陷性水肿，晨起时颜面明显，下午下肢水肿明显，水肿与体位有关。
（4）需除外器质性疾病，立-卧位水负荷实验具有诊断意义。

知识点 8：经前期水肿	副高：熟练掌握 正高：熟练掌握

月经来潮前 1~14 天出现水肿、水和电解质代谢紊乱症状。常周期性出现，经前用黄体酮治疗可改善症状。

知识点 9：更年期综合征	副高：熟练掌握 正高：熟练掌握

部分绝经前后妇女因甲状腺功能减退、皮肤营养障碍、水和电解质代谢紊乱等可出现水肿。

二、脱水

知识点 1：脱水的概念	副高：熟练掌握 正高：熟练掌握

脱水是一种临床综合征，临床表现主要由失血和血液容量不足引起。

知识点 2：糖尿病	副高：熟练掌握 正高：熟练掌握

多饮、多尿尤其是有急性并发症时，脱水是其主要表现之一，脱水程度与病情呈正相关。

知识点 3：尿崩症	副高：熟练掌握 正高：熟练掌握

烦渴多尿，补充入量不足时脱水表现明显，为尿崩症的特点。

知识点 4：慢性肾上腺皮质功能减退症	副高：熟练掌握 正高：熟练掌握

糖皮质激素水平降低，排钠增多，出现脱水。

知识点 5：腺垂体功能减退症	副高：熟练掌握 正高：熟练掌握

促肾上腺皮质激素水平低下，靶腺分泌减少，排钠增多，临床可出现脱水表现。

第八节 骨痛或全身性慢性骨痛

知识点 1：骨痛的概念 副高：熟练掌握 正高：熟练掌握

骨痛是由临床上各种原因（如损伤、感染、肿瘤及代谢性疾病等）引起的全身或某一局部骨骼疼痛。

知识点 2：骨质疏松症 副高：熟练掌握 正高：熟练掌握

骨质疏松症是以骨量低下、骨组织微结构破坏为特征导致骨脆性增加、易致骨折的全身性骨病。早期并无临床症状和体征，到了中晚期则出现疼痛、身高变矮、驼背、骨折，甚至呼吸障碍等。

（1）原发性骨质疏松：是指绝经后骨质疏松症、老年性骨质疏松症以及特发性青少年型骨质疏松症。

（2）继发性骨质疏松症：是指其他明确的或特殊的疾病引起的骨量丢失，可发生于各年龄阶段。常见的原因有甲状旁腺功能亢进症、皮质激素过多性骨质疏松、甲状腺功能亢进症、甲状腺素替代治疗、慢性疾病（如肝脏疾病、慢性肾病、类风湿关节炎以及胃肠吸收障碍等）、恶性肿瘤（骨转移及骨髓瘤），以及成骨不全。

知识点 3：骨软化症 副高：熟练掌握 正高：熟练掌握

骨软化症是以新形成的骨骺及软骨矿化障碍为特征的一种代谢性骨病，由营养缺乏，尤其是维生素 D 和钙的缺乏所致，也可由肾功能不全、肿瘤、药物等疾病和因素引起。早期症状不明显，疼痛开始于负重部位（下肢和腰骶部），发展到骨盆、脊柱、胸廓和肋骨等，在几个月到几年内逐渐加重，由间歇性变为持续性。

知识点 4：纤维性骨营养不良症 副高：熟练掌握 正高：熟练掌握

纤维性骨营养不良症，即 McCune-Albright 综合征，主要的临床表现为骨痛、多发性骨纤维结构不良、牛奶咖啡样或巧克力样色素沉着和性早熟或其他内分泌功能异常。

知识点 5：肾性骨营养不良 副高：熟练掌握 正高：熟练掌握

慢性肾衰竭患者出现的一系列代谢和内分泌异常所致的肾性骨病。

第九节 月经稀发及闭经

知识点 1：月经稀发 副高：熟练掌握 正高：熟练掌握

月经稀发是指月经周期后延，超过 35 天以上者。

（1）发生于有排卵性月经周期，多因甲状腺功能不足、新陈代谢过低、卵泡发育成熟时间延长致卵巢不能按时排卵。

（2）发生于无排卵性月经周期中，多因下丘脑-垂体-卵巢轴的功能失调、排卵功能受到抑制、卵泡发育不良而出现周期延后的无排卵性月经。

知识点 2：闭经　　副高：熟练掌握　正高：熟练掌握

原发性闭经，指年满 16 岁已出现女性第二性征而月经尚未来潮或年满 14 岁仍未出现女性第二性征者。继发性闭经指曾有自发月经来潮，现停止行经 3 个月以上者。

（1）低促性腺激素型性腺功能减退症（下丘脑型）：常见的原因有发育延迟、无嗅觉综合征、神经性厌食症、运动性闭经、肿瘤、弗勒赫利希综合征（肥胖生殖无能综合征）、药物性抑制（抗精神抑郁症药物、口服避孕药）等。上述原因导致下丘脑的 GnRH 释放减少，继而垂体促性腺激素合成分泌低下。

（2）低促性腺激素型性腺功能减退症（垂体型）：主要是垂体功能遭到破坏造成促性腺激素合成分泌低下，卵泡发育不成熟，但下丘脑的 GnRH 释放正常。可见于席汉综合征、单一性促性腺激素缺乏症、垂体生长激素缺乏症、垂体肿瘤。

（3）高促性腺激素型性腺功能减退症（卵巢型）：卵巢功能低下，合成与分泌雌、孕激素量不足以对下丘脑、垂体产生负反馈，故出现促性腺激素分泌亢进，如 Tumer 综合征、卵巢早衰等。

（4）LH、FSH 比例异常：常见于多囊卵巢综合征，LH/FSH≥2，卵巢包膜增厚，多个 8～10mm 大小的卵泡积聚。

（5）雄激素分泌异常：可造成月经失调、闭经、多毛、男性化等，常出现在多囊卵巢综合征、多毛症、先天性肾上腺皮质增生症（CAH）、雄激素不敏感综合征。

（6）高催乳素分泌：催乳素（PRL）由垂体分泌，正常情况下受下丘脑多巴胺的抑制，在 25ng/ml 以下，故无乳汁分泌。血 PRL 升高可引起闭经和泌乳。可见于特发性高催乳素血症、垂体催乳细胞瘤、原发性甲状腺功能低下及空蝶鞍。

第十节　性幼稚及性早熟

一、性幼稚

知识点 1：性幼稚的概念　　副高：熟练掌握　正高：熟练掌握

性幼稚，即性发育延迟，指女童 13～13.5 岁未出现乳腺发育，15 岁无阴毛生长，18 岁未见月经初潮；男童 14 岁时睾丸容积<4ml。

知识点 2：特发性青春发育延迟　　副高：熟练掌握　正高：熟练掌握

主要原因是下丘脑促性腺激素释放激素（GnRH）脉冲发生器激活延迟，导致进入青春期不能产生足够的促性腺激素（FSH、LH）促使性腺发育和第二性征的产生。

知识点 3：低促性腺激素性性功能低下　　副高：熟练掌握　正高：熟练掌握

由于下丘脑或垂体分泌 GnRH、FSH、LH 减少或缺乏，导致低促性腺激素性性功能减退。可见于中枢神经系统（如下丘脑、垂体肿瘤，Langerhan 组织细胞增多症，中枢神经系统感染、创伤、血管异常等）、孤立性促性腺激素缺乏（如 Kall-mann 综合征、先天性肾上腺发育不良、孤立性 LH 缺乏、孤立性 FSH 缺乏等）、家族性多种垂体激素缺乏症以及其他疾病（如 Prader-Willi 综合征、Laurence-Moon-Biedl 综合征、功能性促性腺激素缺乏等）。

知识点 4：高促性腺激素性性功能低下　　副高：熟练掌握　正高：熟练掌握

（1）Klinefelter 综合征：又称精曲小管发育不全症，染色体核型特征最常见的为 47, XXY。表现为乳房女性化，小睾丸，LH、FSH 升高，睾酮水平降低，E_2 可升高。

（2）Tumer 综合征：又称先天性卵巢发育不全综合征，染色体核型最常见的为 45, X。表现为体形矮小，颈蹼，肘外翻和性幼稚，E_2 水平低，FSH、LH 明显升高。

二、性早熟

知识点 1：性早熟的概念　　副高：掌握　正高：掌握

性早熟主要是指女童在 8 岁前，男童在 9 岁前出现第二性征发育，体内性激素超过青春期前水平，并作用于其敏感的靶器官和靶组织。

知识点 2：中枢性性早熟（GnRH 依赖性性早熟）　　副高：掌握　正高：掌握

（1）中枢性性早熟（CPP）：按照病因可分为特发性和器质性。特发性 CPP 指未能发现原发病变的 CPP，垂体可出现轻度增大或饱满。器质性 CPP 病变多位于下丘脑后部、松果体、正中隆突和第三脑室底部，常见于肿瘤、先天发育畸形以及颅脑损伤等。

（2）典型的临床表现：乳房发育（女），睾丸增大（男），伴（或不伴）阴毛出现；生长加速；出现痤疮，皮肤、毛发油脂分泌增多；情绪变化。

（3）男童血睾酮增加，女童血雌二醇变异大，CnRH 刺激后 LH 峰值达青春期水平；骨龄超前；B 超示子宫、卵巢发育。

知识点 3：外周性性早熟（非 GnRH 依赖性性早熟）　　副高：掌握　正高：掌握

（1）外周性性早熟：是某些原因引起体内类固醇激素水平升高，造成第二性征过早发育，常见病因有 McCune-Albright 综合征（女）、家族性男性性早熟（男）、卵巢肿瘤（女）、睾丸细胞瘤（男）、先天性肾上腺皮质增生症等。

（2）性征发育表现多样，其顺序有别于正常青春期，如男童阴茎增大而睾丸未发育。

（3）血睾酮或雌二醇明显增高，LH 峰值低于青春期水平；骨龄超前，B 超示子宫发育。

第三章 下丘脑和垂体疾病

第一节 尿 崩 症

知识点1：尿崩症的概念 副高：熟练掌握 正高：熟练掌握

尿崩症是下丘脑-神经垂体病变引起精氨酸加压素（AVP，又称抗利尿激素，ADH）分泌不足（中枢性尿崩症，CDI），或肾脏病变引起肾远曲小管、集合管上皮细胞AVP受体和（或）水孔蛋白（AQP）及受体后信息传递系统缺陷，对AVP失去反应（肾性尿崩症，NDI）所致的一组临床综合征。其临床特点是多尿、烦渴、低比重尿和低渗尿。另外，根据ADH缺乏的程度可分为完全性和部分性尿崩症。

知识点2：中枢性尿崩症（CDI）的分类 副高：熟练掌握 正高：熟练掌握

任何导致AVP合成、分泌与释放受损的情况均可引起本症，CDI的病因有原发性、继发性与遗传性3种。

（1）原发性（原因不明或特发性）尿崩症：通常在儿童起病，很少（<20%）伴有腺垂体功能减退。

（2）继发性尿崩症：①颅外伤及垂体下丘脑手术是CDI的常见病因。以脑垂体术后一过性CDI最常见。例如，手术造成正中隆突以上的垂体柄受损，则可导致永久性CDI；②肿瘤：尿崩症可能是蝶鞍区肿瘤所致的最早临床症状。常见肿瘤包括垂体瘤、颅咽管瘤、胚胎瘤、松果体瘤、胶质瘤、脑膜瘤、转移癌（肺癌、乳腺癌、直肠癌、白血病）等；③肉芽肿：结节病、组织细胞增多症、类肉瘤、黄色瘤等；④感染性疾病：脑炎、脑膜炎、结核、梅毒等；⑤血管病变：动脉瘤、主动脉冠状动脉旁路移植；⑥其他：自身免疫性病变也可引起CDI，血清中存在抗AVP细胞抗体。

（3）遗传性尿崩症：十分少见，可以是单一的遗传性缺陷，也可以是Didmoad综合征的一部分，临床症候包括尿崩症、糖尿病、视神经萎缩和耳聋（又称为Wolfram综合征，WFS）。

知识点3：肾性尿崩症（NDI）的分类 副高：熟练掌握 正高：熟练掌握

由于肾脏对ADH产生反应的各个环节受到损害所致，病因包括遗传性和继发性两种。

（1）遗传性：约90%患者与V_2受体基因突变有关，呈X-连锁隐性遗传方式，由女性遗传，男性发病，多为家族性。

（2）继发性：NDI 可继发于多种疾病导致的肾小管损害，如慢性肾盂肾炎、阻塞性尿路疾病、肾小管性酸中毒、骨髓瘤、肾移植等。代谢紊乱，如低钾血症、高钙血症也可致 NDI。多种药物，如庆大霉素，头孢唑啉钠、诺氟沙星、阿米卡星（丁胺卡那霉素）、链霉素、大剂量地塞米松、过期四环素等也可导致 NDI。

知识点 4：尿崩症的临床表现　　副高：熟练掌握　正高：熟练掌握

尿量通常大于 2.5L/d 或 50ml/(kg·d)，一般在 4~10L/d，最多有达到 18L/d 者，如果尿量<2L/d 基本可以排除尿崩症。大多数患者有多饮、烦渴、多尿。夜尿显著增多，尿量一般在 4L/d 以上。

（1）CDI 患者一般起病较急，可见于任何年龄，但以青年人多见，男性多于女性。通常在儿童期或成年早期发病，一般起病日期明确。尿比重比较固定，呈持续低比重尿，尿比重<1.006，部分性尿崩症在严重脱水时可以达到 1.010。口渴常很严重。

（2）遗传性尿崩症者常于幼年起病，因渴觉中枢发育不全，可引起严重脱水和高钠血症，常危及生命。肿瘤、脑外伤及手术累及渴觉中枢时，除了定位症状外，也可出现高钠血症。严重高钠血症表现为谵妄、痉挛、呕吐等。当尿崩症合并腺垂体功能不全时，尿崩症症状会减轻，糖皮质激素替代治疗后症状再现或加重。

知识点 5：尿崩症的实验室检查　　副高：熟练掌握　正高：熟练掌握

（1）尿量：尿量超过 2.5L/d 称多尿，尿崩症患者尿量多可达 4~20L/d，比重常在 1.005 以下，部分性尿崩症患者尿比重有时可达 1.010。

（2）血、尿渗透压：患者血渗透压正常或稍高，尿渗透压多低于 300mOsm/(kg·H_2O)，严重者低于 60mOsm/(kg·H_2O)。

血渗透压正常值为 280~310mOsm/(kg·H_2O)。

尿渗透压正常值为 600~800mOsm/(kg·H_2O)。

（3）血浆 AVP 测定：正常人血浆 AVP（随意饮水）为 2.3~7.4pmol/L（RIA 法），禁水后可明显升高。但本症患者则不能达到正常水平，禁水后血浆 AVP 值也不增加或增加不多。

（4）AVP 抗体和抗 AVP 细胞抗体测定：有助于特发性尿崩症的诊断。

知识点 6：禁水-加压素试验　　副高：熟练掌握　正高：熟练掌握

禁水-加压素试验是最常用的有助于诊断中枢性尿崩症的功能试验，可以用于鉴别中枢性、肾性尿崩症及完全性和部分性尿崩症。操作方法：禁水 6~16 小时不等（一般禁水 8 小时），视病情而定。试验前测体重、血压、血浆渗透压和尿比重。以后每小时留尿测尿量、尿比重和尿渗透压。待尿渗透压达到平顶状态时，即两次尿渗透压之差<30mOsm/(kg·

H_2O），且继续禁饮尿渗压不再增加，此时尿渗透压值称平顶值，测定血浆渗透压，然后立即皮下注射加压素水剂5U，再留取尿液测定1~2次尿量和尿渗透压。

正常人禁水后体重、血压、血浆渗透压变化不大［<295mOsm/（kg·H_2O）］，尿渗透压可大于800mOsm/（kg·H_2O）。注射加压素后，尿渗透压升高不超过9%，精神性多饮者接近或与正常人相似。CDI患者在禁水后体重下降>3%，严重者可有血压下降、烦躁等症状。根据病情轻重可分为部分性尿崩症和完全性尿崩症。前者血浆渗透压平顶值不高于300mOsm/（kg·H_2O），尿渗透压可稍超过血浆渗透压，注射加压素后尿渗透压可继续上升，超过9%~50%；完全性尿崩症血浆渗透压平顶值大于300mOsm/（kg·H_2O），尿渗透压低于血渗透压，注射加压素后尿渗透压升高超过50%。NDI患者在禁水后尿液不能浓缩，注射加压素仍无反应。

知识点7：高渗盐水试验 副高：熟练掌握 正高：熟练掌握

正常人静脉滴注高渗盐水后，血浆渗透压升高，AVP大量释放，尿量明显减少，尿比重增加。尿崩症患者滴注高渗盐水后尿量不减少，尿比重不增加，但注射加压素后，尿量明显减少，尿比重明显升高。

值得注意的是，本试验对高血压和心脏病患者有一定危险，现已少用。

知识点8：其他检查 副高：熟练掌握 正高：熟练掌握

继发性CDI需测定视力、视野、蝶鞍摄片、脑CT及脑MRI等，以明确病因。针对AVP（包括AVP-NPⅡ）基因、AVP受体基因、AQP-2基因等突变分析可明确部分NDI的分子病因。

知识点9：尿崩症的诊断要点 副高：熟练掌握 正高：熟练掌握

典型的尿崩症诊断不难，凡有烦渴、多饮、多尿及低比重尿者应考虑本病，必要时可进行禁水-加压素试验及血尿渗透压测定，多可明确诊断。尿崩症诊断成立后，应进一步鉴别其性质为CDI或NDI，并根据临床表现和实验室检查结果明确尿崩症病因、区分部分性尿崩症与完全性尿崩症，以便指导治疗。

知识点10：CDI的诊断要点 副高：熟练掌握 正高：熟练掌握

（1）尿量多，可达4~10L/d或更多。

（2）低渗尿，尿渗透压低于血浆渗透压，一般低于200mOsm/（kg·H_2O）；尿比重低，多在1.005~1.003或以下。

（3）饮水不足时，常有高钠血症，伴高尿酸血症，提示AVP缺乏，尿酸清除减少致血尿酸升高。

（4）应用兴奋 AVP 释放的刺激（如禁水、高渗盐水试验等）不能使尿量减少，不能使尿比重和尿渗透压显著增高。

（5）应用 AVP 治疗有明显效果，尿量减少，尿比重及尿渗透压升高。

部分性 CDI 临床诊断条件如下：

（1）经至少 2 次禁饮后尿比重达 1.012~1.016。

（2）达尿比重峰值的尿渗透压/血渗透压比值>1，但小于 1.5。

（3）对加压素试验敏感。

知识点 11：NDI 的诊断要点　　副高：熟练掌握　正高：熟练掌握

（1）有家族史，或者患者母亲妊娠时有羊水过多史，或有引起继发性 NDI 的原发性疾病病史。

（2）多出生后即有症状，婴儿患者有尿布更换频繁、多饮、发育缓慢或不明原因发热，儿童及成年患者有多尿、口渴、多饮症状。

（3）尿浓缩功能减低，每日尿量明显增加，尿比重<1.010，尿渗透压多低于 300mOsm/（kg·H_2O）。

（4）禁水-加压素试验常无尿量减少、尿比重和尿渗透压升高反应，尿渗透压/血渗透压比值<1。继发性 NDI 除了尿浓缩功能减退外，其他肾功能亦有损害。

知识点 12：CDI、NDI 和精神性烦渴的鉴别　　副高：熟练掌握　正高：熟练掌握

CDI、NDI 和精神性烦渴的鉴别

	CDI	NDI	精神性烦渴
发病年龄	多为 20 岁以下	多出生后即有症状	成年人
性别比例	男：女=2：1	男性多见	女>男
症状	多尿→多饮	较 CDI 轻	多饮→多尿
自然病程	持续性多饮多尿	成年后症状减轻	间歇性多饮多尿
病因	下丘脑、垂体损害	家族遗传史	癔症、神经衰弱
随机血 AVP	减低	正常或升高	减低或正常
随机血浆渗透压	轻度升高或正常	轻度升高或正常	低
随机尿渗透压	低	低	低
禁水后血浆渗透压	增高	增高	正常或轻度升高
禁水后尿渗透压	低	低	增高
对 AVP 反应	好	无反应	不好，有时症状加重
对高渗盐水反应	无反应	无反应	好

知识点13：完全性和部分性尿崩症的鉴别　　副高：熟练掌握　正高：熟练掌握

完全性尿崩症和部分性尿崩症的鉴别

	完全性尿崩症	部分性尿崩症
症状严重程度	较重	较轻
每日尿量	多为5L以上	多为2.5~5L
尿比重	多为1.001~1.005	可达1.010~1.014
禁水后反应	尿量无明显减少，尿比重无明显增加，最大尿渗透压不超过血渗透压	尿量可减少，尿比重可增加，但多不超过1.016，最大尿渗透压可超过血渗透压，尿渗透压/血渗透压>1，但小于1.5
注射加压素后反应	尿量显著减少，尿比重明显升高，尿渗透压升高50%以上	尿量进一步减少，尿比重进一步增加，尿渗透压可增加9%~50%

知识点14：尿崩症的替代疗法　　副高：熟练掌握　正高：熟练掌握

AVP替代疗法用于完全性CDI，部分性CDI使用其他口服药疗效不佳者，也可采用AVP替代治疗。

（1）水剂加压素：作用仅维持3~6小时，皮下注射，每次5~10U，每日须多次注射，长期应用不便。主要用于脑损伤或神经外科术后尿崩症的治疗。

（2）尿崩停粉剂：赖氨酸加压素是一种鼻腔喷雾剂，每次鼻吸入20~50mg，4~6小时1次，长期应用可引起慢性鼻炎而影响吸收。

（3）长效尿崩停：是一种鞣酸加压素制剂（5U/ml）。深部肌内注射，从0.1ml开始，可根据每日尿量情况逐步增加到每次0.5~0.7ml，注射1次可维持3~5天。注射前充分混匀，过量可引起水中毒。

（4）DDAVP（1-脱氨-8-右旋-精氨酸血管加压素）：增强抗利尿作用，缩血管作用只有AVP的1/400，抗利尿与升压作用之比为4000∶1，作用时间12~24小时，是目前最理想的抗利尿剂。皮下注射1~4μg或鼻内给药10~20μg，多数患者能保持12~24小时的抗利尿作用。口服制剂（弥凝，每片含DDAVP 0.1mg或0.2mg），用量视病情而定。妊娠伴尿崩症时仅能应用DDAVP，禁用任何其他药物。因DDAVP含5%~25%的催产素活性，故需注意观察其不良反应。因妊娠时，DDAVP不被血浆中的氨肽酶降解，故其用量应较非妊娠时低，防止出现高钠血症。分娩时，不宜给水太多，以防发生水中毒。分娩后，血浆中的氨肽酶活性迅速下降，患者的尿崩症症状可明显减轻或消失。

知识点15：NDI的治疗　　副高：熟练掌握　正高：熟练掌握

继发性尿崩症应首先考虑病因治疗，要找出对ADH抵抗的原因，如纠正电解质紊乱（低钾血症和高钙血症）和停用某些药物（含锂的制剂、地美环素）。若措施无效，可采用双氢克尿噻（患儿每天 2mg/kg，成年人每次 25~50mg，3 次/天）。服药过程中应限制钠盐摄入，同时应补充钾。阿米洛利可用于治疗锂剂中毒所致的尿崩症。

知识点 16：尿崩症的其他口服药物治疗　　副高：熟练掌握　正高：熟练掌握

（1）氢氯噻嗪：每次 25mg，每日 2~3 次，可使尿量减少约一半。其作用机制可能是由于尿中排钠增加，体内缺钠，肾近曲小管水重吸收增加，到达远曲小管的原尿减少，因而尿量减少。长期服用可引起缺钾、高尿酸血症等，应适当补充钾盐。

（2）卡马西平：能刺激 AVP 分泌，使尿量减少。每次 0.2g，每日 2~3 次。不良反应有血粒细胞减少、肝损害、疲乏、眩晕等。

（3）氯磺丙脲：可刺激垂体释放 AVP，并加强 AVP 的水重吸收作用，可增加肾小管 cAMP 的生成，但对 NDI 无效。每日剂量不超过 0.2g，早晨一次口服。本药可引起严重低血糖，也可引起水中毒，应加注意。

以上口服药物适用于部分性尿崩症，不宜用于孕妇及儿童患者。

知识点 17：尿崩症预后　　副高：熟练掌握　正高：熟练掌握

（1）轻度脑损伤或感染引起的一过性尿崩症可完全恢复。

（2）特发性尿崩症常属永久性，但在足够水分供应及抗利尿治疗下，通常可以基本维持正常生活。

（3）脑肿瘤或全身疾病所致的继发性尿崩症则预后不良。

第二节　腺垂体功能减退症

知识点 1：腺垂体及其分泌的激素　　副高：熟练掌握　正高：熟练掌握

腺垂体是体内最重要的内分泌腺，是脑基底部靠近视丘下部樱桃状的一个器官，属于内分泌系统的一部分。腺垂体有五种功能细胞类型，主要合成和分泌六种激素：促肾上腺皮质激素（ACTH）、促甲状腺激素（TSH）、生长激素（GH）、卵泡刺激素（FSH）、黄体生成素（LH）（FSH、LH 合称为促性腺激素，GnH）和泌乳素（PRL），对机体生长发育、生殖、能量代谢和应激等多种生命现象起着重要的调节作用。

知识点 2：腺垂体功能减退症的概念　　副高：熟练掌握　正高：熟练掌握

腺垂体功能减退症是指各种病因损伤下丘脑、下丘脑-垂体通路、垂体而导致一种或多种腺垂体激素分泌不足所致的临床综合征，1914 年由 Simmonds 首先报道，故成人腺垂体功能减退症又称西蒙病。生育期妇女因围生期腺垂体缺血坏死所致的腺垂体功能减退症称席汉综合征。腺垂体功能减退症的流行病学研究甚少，西方国家患病率为 29~45.5/10 万，无性别差异，其中约 50%的患者有 3 种或以上腺垂体激素缺乏。我国的患病率不详。

知识点 3：病因——先天性腺垂体发育不全　　副高：熟练掌握　正高：熟练掌握

因垂体胚胎发育受多种转录因子的调控，这些因子的突变均可导致垂体发育不全，进而引起腺垂体功能低下，同时可伴有垂体形态异常和特殊的临床表现。例如，HESX1 基因突变除了有多种垂体激素分泌缺陷外，尚有鞍隔和视神经束发育不全，PIT_1 和 $PROP_1$ 基因突变可使 GH、PRL 和 TSH 分泌细胞发育障碍导致相应激素分泌障碍。另外，国外报道多种腺垂体激素缺乏中，50%以上是由于 PIT_1 或 $PROP_1$ 基因突变。

知识点 4：病因——垂体肿瘤和垂体、下丘脑附近肿瘤
副高：熟练掌握　正高：熟练掌握

获得性腺垂体功能减退症最常见的原因是垂体肿瘤。垂体瘤引起腺垂体功能减退主要有三种方式：①垂体肿瘤直接破坏正常垂体组织或压迫垂体组织；②肿瘤压迫垂体柄导致垂体血供障碍或影响下丘脑释放激素传输至腺垂体；③垂体瘤出血导致垂体卒中等。大部分垂体大腺瘤的患者都有一种或多种垂体激素缺乏，其中最常见的是 GH、FSH 和 LH 缺乏。一些鞍区附近的肿瘤（如颅咽管瘤、脑膜瘤、胶质瘤、错构瘤等）也可压迫垂体，导致腺垂体功能减退。另外，垂体也可成为其他恶性肿瘤转移的部位。

知识点 5：病因——垂体缺血性坏死　　副高：熟练掌握　正高：熟练掌握

女性妊娠期腺垂体增生肥大，血供丰富，容易遭受缺血性损害。如果围生期因前置胎盘、胎盘早剥、胎盘滞留、子宫收缩无力等原因引起大出血、休克或血栓形成，可使垂体大部分缺血坏死和纤维化而致腺垂体功能减退（席汉综合征）。但是围生期出血一般不伴神经垂体坏死。糖尿病血管病变也可使垂体血供障碍导致垂体缺血性坏死而发生腺垂体功能减退症。另有资料报道，冠状动脉旁路移植手术过程中，因肝素化和体外循环等血流动力学改变而使垂体缺血性或出血性坏死，也可导致腺垂体功能减退症。

知识点 6：病因——感染、浸润性病变　　副高：熟练掌握　正高：熟练掌握

结核、梅毒、真菌等可引起垂体炎进而破坏腺垂体功能。结节病、组织细胞增生症、血色病等也可因继发性垂体炎而导致腺垂体功能减退，另外，结节病和组织细胞增生症还常常伴有尿崩症。

知识点 7：病因——放射损伤　　副高：熟练掌握　正高：熟练掌握

因肿瘤或疾病行全身放射性治疗、鞍区放射治疗均可导致腺垂体功能减退症。但大剂量的放射治疗（如质子治疗）可直接损伤垂体，且放射损伤导致的腺垂体功能减退症可发生在治疗后数年。有资料报道，垂体腺瘤放射治疗 5 年内，GH 缺乏为 100%，GnH 缺乏为 90%，TSH 缺乏为 75%，ACTH 缺乏为 40%。所以，对鞍区放射治疗后的患者应每年评估腺垂体功能。放射损伤大多不累及神经垂体。

知识点 8：病因——颅脑创伤或垂体手术　　副高：熟练掌握　正高：熟练掌握

（1）颅脑创伤所致腺垂体功能减退症多见于年轻男性，可无颅骨骨折和意识障碍。值得注意的是，因临床症状可在颅脑创伤后几年甚至几十年才出现，故容易误诊。

（2）严重颅脑创伤可引起下丘脑、垂体的出血、坏死和纤维化。

（3）垂体瘤摘除术常导致腺垂体功能减退。

（4）垂体柄挫伤可阻断下丘脑与门脉系统的联系或损伤垂体门脉系统引起腺垂体缺血坏死，导致部分性或完全性腺垂体功能减退，常伴有神经垂体功能减退。

知识点 9：病因——空泡蝶鞍综合征　　副高：熟练掌握　正高：熟练掌握

（1）原发性空泡蝶鞍是先天性鞍隔薄弱导致蛛网膜疝入蝶鞍中，高达 50% 的原发性空泡蝶鞍者存在良性的颅内压力增高。

（2）继发性空泡蝶鞍常常继发于垂体腺瘤梗死、手术或放射治疗对鞍隔的损伤等。

（3）空泡蝶鞍使垂体组织受压、垂体柄移位，如 90% 以上的垂体组织被压缩或萎缩，则导致垂体功能减退。

知识点 10：病因——自身免疫性　　副高：熟练掌握　正高：熟练掌握

1962 年，Goudie 和 Pinkerton 首次报道，淋巴细胞性垂体炎患者体内可能存在抗垂体细胞的抗体。该病女性多见，女男之比约为 8.5∶1，多见于妊娠后期及产后，可有家族史或合并其他自身免疫性疾病。淋巴细胞性垂体炎可表现为单一腺垂体激素缺乏或部分或全部腺垂体激素缺乏，常伴有类似垂体瘤对垂体周围组织的压迫症状，易误诊为垂体瘤。国外在病因分类时常将其归入浸润性疾病。

知识点 11：病因——垂体卒中　　副高：熟练掌握　正高：熟练掌握

常因垂体瘤内突然出血、瘤体突然增大，压迫正常垂体组织和邻近神经组织，表现为突发性鞍旁压迫综合征和（或）脑膜刺激征及腺垂体功能减退症。

知识点 12：腺垂体功能减退症病理　　副高：熟练掌握　正高：熟练掌握

因病因而异。产后大出血、休克等引起者，腺垂体呈大片缺血性坏死，有时几乎可累及全垂体，垂体动脉有血栓形成；久病者垂体明显缩小，大部分为纤维组织，仅剩少许较大嗜酸性细胞和少量嗜碱性细胞。淋巴细胞性垂体炎的病理学特征是大量炎性细胞弥漫性浸润腺垂体组织，主要是淋巴细胞（以 CD4 T 细胞为主，B 细胞少见）、浆细胞以及散在的嗜酸性粒细胞等，有时可见淋巴滤泡形成，无肉芽肿、巨细胞或血管炎性改变。腺垂体细胞变性、局灶性坏死、不同程度纤维组织增生。晚期改变为间质纤维化、垂体萎缩以及残留的淋巴细胞聚集。肿瘤压迫、感染和其他浸润性病变有其相应的病理改变。腺垂体功能减退症患者的外周内分泌腺（如性腺、甲状腺和肾上腺）呈不同程度萎缩，生殖器官显著萎缩，其他内脏器官也小于正常。

知识点 13：腺垂体功能减退症主要临床表现　　副高：熟练掌握　正高：熟练掌握

起病隐匿，临床表现逐渐出现；也可以急性起病，且病情危重，需要入院积极治疗。临床表现取决于垂体激素缺乏的程度、种类、速度及相应靶腺的萎缩程度。多数以 GH 缺乏和性腺功能减退症状为首发，随后 TSH 缺乏，ACTH 分泌细胞对下丘脑和垂体损伤的抵抗能力最强，通常是最后丧失功能的细胞。单纯泌乳素（PRL）缺乏极其罕见，提示垂体完全破坏或为遗传综合征。据估计，约 50%以上腺垂体组织破坏后始出现临床症状，75%破坏时才有明显临床症状，破坏达 95%左右时，可有严重腺垂体功能减退的症状。

知识点 14：性腺功能减退综合征的临床表现　　副高：熟练掌握　正高：熟练掌握

性腺功能减退综合征是腺垂体功能减退症最常见的表现，女性患者表现为乳房萎缩、闭经、阴道分泌物减少、性欲减退或消失、性交疼痛、不孕、阴毛和腋毛脱落、子宫和阴道萎缩。席汉综合征患者有围生期大出血、休克、昏迷病史，除以上症状外，产后无乳汁分泌。成年男性患者表现为胡须、阴毛和腋毛稀少，性欲减退，阳痿，睾丸萎缩，肌肉减少，脂肪增加。男女均易发生骨质疏松。

知识点 15：甲状腺功能减退综合征临床表现　　副高：熟练掌握　正高：熟练掌握

甲状腺功能减退综合征的临床表现取决于甲状腺功能减退的程度和病程，一般较原发性甲状腺功能减退症轻。主要表现包括食欲不振、便秘、疲劳、怕冷、皮肤干燥而粗糙、毛发脱落、表情淡漠、懒言少语、记忆力减退、体重增加、心动过缓和反应迟缓，严重者可有黏液性水肿表现。心电图示心动过缓、低电压、心肌损害、T 波低平、倒置等。因 T_4 的半衰期是 6.8 天，故在急性起病几周内的腺垂体功能减退症患者的甲减症状并不明显。

知识点 16：ACTH 缺乏的临床表现　　副高：熟练掌握　正高：熟练掌握

ACTH 缺乏可导致皮质醇和肾上腺雄激素产生减少，症状同原发性肾上腺皮质功能减退，如虚弱、食欲不振、恶心、疲乏无力、体重减轻、血压偏低、血钠偏低。但继发性肾上腺皮质功能不全患者 ACTH 分泌减少（黑色素细胞刺激素减少），故患者皮肤色素减退、面色苍白、乳晕色素减退。急骤起病者（如垂体卒中），可有低血压、休克、低血糖、恶心、呕吐、极度疲乏无力、稀释性低钠血症等。

知识点 17：生长激素不足综合征的临床表现　副高：熟练掌握　正高：熟练掌握

GH 分泌减少在腺垂体功能减退症中最易出现，儿童期表现为生长迟缓，成人期表现为肌肉减少、耐力下降、注意力和记忆力受损、中心性肥胖、血脂异常、早发动脉粥样硬化和骨质疏松。因症状无特异性，常被忽视。

知识点 18：垂体瘤或邻近肿瘤的压迫症群　副高：熟练掌握　正高：熟练掌握

垂体瘤或邻近肿瘤的压迫症群常有头痛、视力减退、视野缺损（颞侧偏盲），但视野缺损往往不被患者察觉，直到就诊时医生检查发现。

知识点 19：临床常用腺垂体功能评估方法　副高：熟练掌握　正高：熟练掌握

临床常用腺垂体功能的评估

激素	试验	结果解读
生长激素（GH）	胰岛素耐受性试验：普通胰岛素（0.05～0.15U/kg），iv，-30、0、30、45、60、90 分钟采血测定血糖和 GH	正常：低血糖时（血糖<2.24mmol/L），GH>5μg/L
	L-精氨酸试验：0.5g/kg（最大 30g），ivget（维持 30 分钟），0、30、60、120 分钟采血测定 GH	正常：GH>5μg/L
	精氨酸-GHRH 试验：GHRH 1μg/kg，iv，随后 30g L-精氨酸 30 分钟内静脉输注	正常：GH>4.1μg/L
促肾上腺皮质激素（ACTH）	胰岛素耐受性试验：普通胰岛素（0.05～0.15U/kg），iv，-30、0、30、45、60、90 分钟采血测定血糖和皮质醇	正常：低血糖时（血糖<2.24mmol/L），皮质醇升高>7μg/dl 或皮质醇水平>20μg/dl
	CRH 试验：8am CRH 1μg/kg，iv，在 0、15、30、60、90、120 分钟采血测定 ACTH 和皮质醇	
	美替拉酮（甲吡酮）试验：美替拉酮 30mg/kg（最大 2g）午夜服用，次晨 8am 采血测定 11-脱氧皮质醇、皮质醇，亦可同时测定 ACTH。注意：患者试验前的基础皮质醇必须大于 5μg/dl	正常：11-脱氧皮质醇>7.5μg/dl，ACTH>75pg/ml，皮质醇<4μg/dl
	ACTH 兴奋试验：$ACTH_{1-24}$（cosyntropin），0.25mg im or iv；0、30、60 分钟采血测定皮质醇	正常：皮质醇>18μg/dl 疑有下丘脑-垂体性肾上腺皮质功能减退时，小剂量（1μg）试验可能敏感

续 表

激素	试验	结果解读
促甲状腺激素（TSH）	基础甲状腺功能试验：游离 T_4、游离 T_3、TSH	下丘脑-垂体功能减退：游离 T_4 水平降低而 TSH 水平不升高（降低或正常范围）
黄体生成素（LH）卵泡刺激素（FSH）	基础 LH、FSH、睾酮、雌二醇	正常：绝经期女性雌二醇降低，LH 和 FSH 升高；下丘脑-垂体性性腺功能减退：睾酮/雌二醇水平降低而 LH、FSH 水平亦降低或正常低限；绝经期女性雌二醇降低而 FSH、LH 无明显升高
	GnRH 试验：GnRH 100μg，（女性 25μg）-15、0、25、45、90、120 分钟采血测定 LH、FSH	正常：LH 增加 10 U/L，FSH 增加 2 U/L
	氯米芬试验：醋酸氯米芬 100mg，连续口服 5 天，在 0、5、7、10、13 天采血测定 LH、FSH	正常：反应不一，可能需要重复试验。一般 LH、FSH 增加 50%，大多出现在第 5 天
多种激素	腺垂体功能联合试验：GHRH（1μg/kg），CRH（1μg/kg），GnRH（100μg），依次 iv，0、15、30、60、90、120 分钟采血测定 GH，ACTH，LH，FSH	测定相关垂体激素和靶腺激素水平

注：表中所列数值来自于单克隆抗体测定结果，源自《西氏内科学（第 23 版）》。

知识点 20：实验室检查　　副高：熟练掌握　正高：熟练掌握

（1）ACTH 缺乏：ACTH 和皮质醇是应激性激素，即使测定值在正常范围内，仍不能完全排除其在应激时的分泌不足。ACTH 和皮质醇分泌呈现昼夜节律，清晨最高，午夜最低。清晨皮质醇测定值>550nmol/L（20μg/dl）可以排除继发性（下丘脑-垂体性）肾上腺皮质功能减退症；低于 100nmol/L（3. 6g/dl）表明肾上腺皮质功能减退；在 100～550nmol/L 需要进行激发试验（兴奋试验）来确定是否存在 ACTH-皮质醇分泌功能减退。

1）胰岛素耐受性试验（ITT）：ITT 又称胰岛素低血糖激发试验，即胰岛素 0. 05～0. 15U/kg 静脉注射，血糖<2. 2mmol/L 为试验成功。ITT 是评价下丘脑-垂体-肾上腺轴功能是否完整的金标准，在试验中皮质醇水平>550nmol/L（20μg/dl）可以排除肾上腺皮质功能减退症。有心脏疾病和癫痫患者禁忌此试验。

2）ACTH（1-24）（250μg）刺激试验：也可用于诊断继发性（下丘脑-垂体性）肾上腺皮质功能减退症（需要在 ACTH 缺乏至少 4 周以上进行），30 分钟时皮质醇<500nmol/L（18μg/dl）强烈提示 ACTH 缺乏，>600nmol/L（22μg/dl）可以排除 ACTH 缺乏。

（2）TSH 缺乏：中枢性甲状腺功能减退症表现为甲状腺素降低、TSH 水平低下或在正常范围。在少数患者，由于分泌无生物活性的 TSH 可表现为 TSH 轻度升高。

（3）LH 和 FSH 缺乏：女性主要测定血 LH、FSH 和雌二醇，男性测定血 LH、FSH 和睾酮。绝经前妇女可见雌激素降低、FSH 和 LH 降低或正常下限，绝经后妇女雌激素降低而无 LH 和 FSH 显著升高。男性表现为睾酮降低伴 FSH 和 LH 降低或正常低限。

（4）生长激素缺乏：胰岛素样生长因子-1（IGF-1）水平可以反映生长激素分泌的状态，对于有垂体病变的生长激素缺乏者，IGF-1 基础水平测定是敏感的特异性指标。IGF-1 水平降低提示有生长激素缺乏，但 IGF-1 水平正常不能完全排除 GH 缺乏的诊断。生长激素激发试验有多种，但胰岛素耐受性试验是确诊的金标准。

知识点 21：影像学检查 副高：熟练掌握 正高：熟练掌握

腺垂体功能减退症一旦确诊，患者需进行高分辨率的影像学检查以协助明确病因。

（1）MRI 薄层增强扫描：行鞍区 MRI 增强扫描可排除鞍区或鞍旁肿瘤及其他鞍区结构异常，垂体 MRI 还可以观察肿瘤与邻近血管和视交叉的关系。垂体 MRI 薄层增强扫描对鞍区结构异常的阳性检出率较高，根据病因不同，可以表现为下丘脑及垂体的占位病变、弥漫性病变、囊性变或空泡蝶鞍等。

（2）CT 增强扫描：有些动脉支架或安装起搏器的患者不能行 MRI 检查，可以选择鞍区 CT 增强扫描。与 MRI 相比，其阳性检出率较低，但是对于有鞍底骨质破坏的患者及垂体卒中急性期的患者，CT 比 MRI 有更大的价值。

知识点 22：诊断与鉴别诊断 副高：熟练掌握 正高：熟练掌握

因腺垂体功能减退起病缓慢，亚临床状态容易被忽视，凡有引起腺垂体功能减退症原发疾病者，均应进行腺垂体功能减退症的筛查。

腺垂体功能减退症的临床表现、血中激素水平测定和腺垂体功能试验是诊断的主要依据。如靶腺激素水平降低而垂体促激素水平正常或降低可以确诊为腺垂体功能减退症，对轻症患者可行腺垂体功能试验协助诊断。由下丘脑、垂体柄病变引起的垂体功能减退症常有血清 PRL 水平轻、中度升高，常伴有尿崩症。

腺垂体功能减退症需要与原发性性腺功能减退症、原发性甲状腺功能减退症等相鉴别。原发性的靶腺功能低下常表现为靶腺激素降低而垂体促激素显著升高。此外，尚需与多发性内分泌腺功能减退症（如 Schimidt 综合征）相鉴别。与垂体性肾上腺皮质功能不全皮肤黏膜色素减退不同，原发性肾上腺皮质功能减退症患者由于 ACTH 升高，患者有明显皮肤、黏膜色素沉着。

知识点 23：病因治疗 副高：熟练掌握 正高：熟练掌握

如果是肿瘤引起的腺垂体功能减退症，可通过手术、放疗或药物等措施对肿瘤进行处理。但很多情况下，腺垂体功能减退一旦形成就无法做病因治疗（如产时或产后大出血以及垂体手术引起的腺垂体功能减退）。

知识点 24：激素替代治疗 副高：熟练掌握 正高：熟练掌握

替代治疗依据患者腺垂体/靶腺激素缺乏的种类和程度，给予靶腺激素。以生理性分泌量为度，并尽量模拟生理节律给药。详见下表。

腺垂体功能减退症的激素替代治疗

垂体-靶腺激素	替代激素
GH	成人：GH0.3～1.2mg/d，皮下注射，调整剂量至IGF-1在正常值的上限；接受雌激素治疗的女性需要更高的剂量
PRL	无
ACTH-皮质醇	氢化可的松（10～20mg，po，qam，5～10mg，po，qpm）或泼尼松2.5～5mg，po，qam，2.5mg，po，qpm，根据临床表现调整剂量；应激剂量：氢化可的松50～75mg，iv，q8h
TSH-甲状腺素	L-甲状腺素0.075～0.15 mg，po，qd
促性腺激素-性激素	GnRH缺乏者可予GnRH脉冲式给药治疗（经泵给药）；FSH和LH（或hCG）可诱导女性排卵；单用hCG，或FSH和LH合用可诱导男性生精
	男性：庚酸睾酮100～300mg，im，每1～3w 1次；或环戊丙酸睾酮100～300mg，im，每1～3w 1次；或睾酮皮肤贴剂（5mg qd）；或睾酮凝胶（1%）5～10g/d
	女性：结合型雌激素（倍美力0.625～1.25mg）或美雌醇35mg，po，qd（第1～25天），或雌二醇皮肤贴片4～8mg，2次/周，第15～25天加用安宫黄体酮5～10mg，po，qd；也可用小剂量的避孕药替代

注：表中的激素剂量应个体化，在应激、手术和妊娠等情况需要重新评估其功能状态。源自《西氏内科学（第23版）》。

知识点25：肾上腺皮质激素的替代治疗　副高：熟练掌握　正高：熟练掌握

继发性肾上腺皮质功能减退症确诊后，应尽快给患者补充肾上腺皮质激素。肾上腺皮质激素的替代剂量需要依据临床情况而定，一般为氢化可的松10～20mg/d，最大剂量不超过30mg/d（或15～25mg/d醋酸可的松）。早上8时给需要量的2/3，午后2～4时给需要量的1/3。垂体瘤手术后随访评估激素分泌功能，决定是否需要继续激素替代及选择合适的替代剂量。当临床怀疑有急性肾上腺皮质功能不全时，可立即使用肾上腺皮质激素治疗，但用药前需要留血查ACTH和皮质醇。当有大的应激时（如垂体手术及其他较大手术等），可的松的最大需要量为200～300mg/d。

急性肾上腺皮质功能不全时可首剂静脉注射氢化可的松100mg，或在垂体手术时静脉滴注100mg，以后每6小时静脉注射50mg（第1天）。当临床情况许可时，应尽快将肾上腺皮质激素的剂量降至维持量。

知识点26：甲状腺激素的替代治疗　副高：熟练掌握　正高：熟练掌握

如甲状腺功能测定提示甲减，在没有临床症状的情况下也需要甲状腺素替代治疗。应先补充肾上腺皮质激素后再补充甲状腺素，防止肾上腺皮质功能不全的患者引发肾上腺危象。甲状腺激素的替代应从小剂量开始（如左旋甲状腺素 25～50μg/d，有心血管疾病者需要从更小的剂量开始），根据甲状腺素（T_4）水平调整剂量。TSH 不能作为甲状腺激素替代是否合适的指标。

知识点 27：性激素的替代治疗 副高：熟练掌握 正高：熟练掌握

性激素替代治疗除了恢复正常的性功能外，对机体的组织构成也有重要的影响。育龄女性可以用人工周期疗法，雌激素应用 25 天，从月经第 5 天开始（如无月经从任何一天开始），在第 15～25 天加用孕激素。女性激素替代治疗可以使患者恢复性欲，保持正常体力、改善骨质疏松，提高生活质量。但建议在绝经后停止性激素补充。

男性患者可用睾酮替代治疗，其男性性功能障碍疗效较好，但对性功能丧失时间较长、性欲消失的患者疗效欠佳。补充睾酮可以减少男性腹部和内脏脂肪，增加肌肉重量和力量，改善骨质疏松和生活质量。因此，即使替代后不能恢复正常性功能，仍建议继续性激素替代治疗。

知识点 28：生长激素的替代治疗 副高：熟练掌握 正高：熟练掌握

生长激素缺乏认为与腺垂体功能减退症患者心血管死亡的风险增加有关。补充生长激素可改善患者肌肉无力、血脂异常、抵抗力减弱、低血糖等，提高患者的生活质量。但因生长激素长期替代治疗可能增加肿瘤发生和肿瘤复发的疑虑尚未完全消除，且价格昂贵，故其在成人腺垂体功能减退症患者中的应用价值有待进一步评价。

第三节 巨人症和肢端肥大症

知识点 1：巨人症和肢端肥大症的概念 副高：熟练掌握 正高：熟练掌握

巨人症和肢端肥大症是由于腺垂体生长激素（GH）细胞腺瘤或增生，GH 过度分泌，引起软组织、骨骼及内脏的增生肥大及内分泌代谢疾病。发生于青春期前、因骨骺未融合可表现为巨人症；发生于青春期后、骨骺已融合则表现为肢端肥大症；发生在骨骺融合前后的患者可表现为巨人症，兼有肢端肥大症的外貌，称为肢端肥大性巨人症。

知识点 2：典型症状和体征 副高：熟练掌握 正高：熟练掌握

典型症状和体征有肢体粗大（86%）、下颌骨增大（74%）、出汗过多（48%）、关节痛（46%）、心肌病、腕管综合征、睡眠呼吸暂停综合征、骨关节病、糖尿病、性功能低下（38%，女性可有月经紊乱，男性则为阳痿）、头痛（40%）、视野异常（26%）和复视。

知识点3：GH分泌过度和GH瘤的表现　　副高：熟练掌握　正高：熟练掌握

（1）身高：由于GH的过度分泌，促进骨骼生长发育，长骨的纵向生长加速。如果GH瘤发生于骨骼融合前，身高均明显高于同龄儿童，超过正常范围的2SD以上，一般至青春期发育完成后，达到1.8米（女）及2.0米（男）左右。

（2）五官：眶上嵴、颧骨及下颌骨增大突出，额骨增生肥大、前额斜度增长、眉弓外突、下颌突出、牙齿分开、咬合错位。

（3）胸骨及椎骨：胸骨突出、肋骨延长且前端增宽呈念珠状、胸廓前后径增大呈桶状胸。椎体延长、加宽、增厚，脊柱后弯或侧弯畸形。椎间孔四周骨质增生，可压迫神经根而致腰背痛。

（4）骨盆及四肢：骨盆增宽，四肢长骨变粗，手足掌骨宽厚如铲状，手指足趾增宽，指端呈簇状，平底足。

（5）皮肤及软组织：皮肤改变以头面部最明显，颜面皮肤及软组织增厚，鼻肥大，鼻内组织增生可引起呼吸受阻。唇厚舌大、声带厚长，扁桃体、腭垂及软腭增厚，常导致患者声音变低沉，睡眠时出现鼾声。外耳肥厚、鼓膜增厚，可使咽鼓管阻塞，偶伴耳鸣、耳聋。皮脂腺增生及汗腺肥大。

（6）糖代谢：肢端肥大症患者常伴有轻度或中度的糖代谢异常，糖尿病酮症酸中毒及糖尿病高渗性昏迷极为少见，远期糖尿病并发症亦不多见，成功治疗GH瘤可使糖代谢紊乱明显改善或消失。

（7）心血管系统：肢端肥大症患者的最主要死因之一是心血管系统病变。主要表现为心脏扩大、心肌肥厚、间质纤维化、左室舒张功能降低、动脉粥样硬化等。高血压主要与水钠潴留、细胞外容量增加、高胰岛素血症等因素有关，同时还与GH、IGF-1升高程度及病程长短密切相关。

（8）呼吸系统：肢端肥大症患者死于呼吸系统疾病者比普通人群高，主要是由于患者存在呼吸功能障碍。早期无明显临床表现，仅有上呼吸道阻塞的肺功能改变；慢性上呼吸道阻塞，患者声嘶，活动后呼吸困难；阻塞性睡眠呼吸暂停，患者白昼嗜睡、打鼾、憋气。

（9）生殖系统：外生殖器肥大，在疾病早期，男性性欲可增强，但以后多逐渐减退，发展成阳痿。女性性欲减退、不孕、月经紊乱、闭经，部分患者有溢乳。

（10）并发恶性肿瘤：在肢端肥大症中，肿瘤发生的危险性增加，其中结肠息肉及腺癌与肢端肥大症的关系最密切，长期高GH血症增加恶性肿瘤发生的机制，可能与GH和IGF-1对细胞有促有丝分裂作用有关。

知识点4：肿瘤压迫表现　　副高：熟练掌握　正高：熟练掌握

（1）头痛：1/3~2/3的患者可有头痛表现，初期疼痛常不剧烈，以胀痛为主，多在两颞部、额部、眼球后或鼻根部。头痛原因主要是鞍隔与周围硬脑膜因肿瘤向上生长而受到牵拉所致。但肿瘤侵入下丘脑、第三脑室，阻塞室间孔可引起头痛加剧，并伴有颅高压表现，如恶心、呕吐、视盘水肿等。

（2）视野缺损：最常见的缺损为双眼颞侧半盲、单眼颞侧半盲或全盲，久之便出现另侧眼颞侧半盲、双眼同侧半盲等。

（3）眼底改变：当视神经持续被压时，视神经乳头变浅苍白（单纯性视神经萎缩）。不伴视神经萎缩的视盘水肿在垂体瘤患者中很少见。

（4）动眼神经麻痹：当垂体肿瘤增大向外上扩展至海绵窦累及海绵窦外侧壁的第Ⅳ、Ⅵ及第Ⅴ颅神经的1、2支时，临床表现为复视、斜视，眼球活动失灵、上睑下垂、瞳孔散大或对光反应迟钝，一般仅在垂体卒中患者中见到。

知识点5：下丘脑功能障碍的表现　　副高：熟练掌握　正高：熟练掌握

可出现食欲亢进、肥胖、睡眠障碍、体温调节异常、尿崩症及颅压升高等。

知识点6：实验室检查　　副高：熟练掌握　正高：熟练掌握

（1）IGF-1测定：血清胰岛素样生长因子-1（IGF-1）测定是诊断、疗效监测、筛查肢端肥大症的重要指标，可作为筛选、疾病活动及评价预后的指标。IGF-1在疾病活动期间增高，成功治疗后恢复至正常。另外，IGF-1测定只需单次采样。

（2）血清GH测定：正常人在运动、应激、急性低血糖时，GH可明显升高。肢端肥大症患者的GH分泌丧失昼夜节律性，24小时GH水平总值较正常人高10~15倍，GH分泌脉冲数增加2~3倍，基础GH水平增加达16~20倍。随机GH水平不能作为肢端肥大症诊断的可靠依据，需要进行多次样本测定、随机和葡萄糖负荷后的GH测定。

（3）口服葡萄糖GH抑制试验：是临床确诊肢端肥大症和巨人症的金标准，也是目前判断各种药物、手术及放射治疗疗效的常用指标。患者口服82.5g葡萄糖，分别于服葡萄糖前30分钟，服葡萄糖后30、60、90和120分钟采血测GH浓度，多数肢端肥大症患者GH水平不被抑制，呈反向升高。目前最新的诊断标准是口服葡萄糖耐量后GH不能被抑制至1μg/L以下。对于手术以后的患者，GH浓度低于1μg/L被用于评价疾病的活动性。

（4）垂体MRI：为首选的影像学检查。MRI不但能发现垂体腺瘤，更能显示与周围组织的关系，如视交叉、海绵窦等是否受压，肿瘤是否侵犯邻近组织。垂体MRI组织分辨率高，能显示肿瘤内出血、坏死和囊性变。

（5）颅骨X线：多数肢端肥大症患者蝶鞍显著扩大，鞍底呈双重轮廓，肿瘤巨大时可破坏鞍背和鞍底。

（6）垂体CT：垂体CT对评价蝶鞍骨质破坏情况、发现病变内或周边的钙化灶较敏感，但在显示微腺瘤方面敏感性较差。

（7）胸部和腹部CT：主要用于诊断或排除垂体外肿瘤。

（8）其他影像学检查：必要时可用^{111}In标记的奥曲肽扫描，或正电子断层扫描（PET）等协助诊断和观察疗效。

知识点7：肢端肥大症的诊断要点　　副高：熟练掌握　正高：熟练掌握

肢端肥大症的诊断要点

类别	主要诊断要点	补充诊断要点
症状	头痛、怕热、手足变大、面部骨骼改变	性功能低下（闭经或阳痿）、视力改变、睡眠呼吸暂停
体征	前额及下颌骨突出，鼻宽大、视野缺损	大手和大足、皮肤下垂、咬合异常、腕管综合征、油性皮肤
垂体 MRI	大腺瘤（常见）	小腺瘤（罕见），腺瘤若向颈动脉侧生长预示手术切除可能会不完全
生化检查	IGF-1 升高 口服葡萄糖后 GH 的最低值>1.0μg/L，AACE 指南建议将 GH 的最低值>0.4μg/L 定为异常，以提高敏感性	PRL 可以升高。若随机 GH 浓度<0.4μg/L 且 IGF-1 水平正常则基本排除该病
病理结果	GH 染色（+）的垂体腺瘤	若切除的肿瘤生长抑素染色（+），提示使用 SSAs 治疗效果较好

知识点8：巨人症和肢端肥大症的治疗目标　　副高：熟练掌握　正高：熟练掌握

（1）严格控制生化指标。

（2）消除或者缩小肿瘤并防止其复发。

（3）消除或减轻并发症表现，特别是心脑血管、呼吸和代谢方面的紊乱。

（4）垂体功能的保留以及重建内分泌平衡。

主要治疗方案包括手术、放射、药物和联合治疗。

知识点9：手术治疗概述　　副高：熟练掌握　正高：熟练掌握

手术切除是治疗 GH 腺瘤的主要手段，目前推荐手术作为一线治疗。GH 腺瘤的手术治疗包括经蝶手术和经额手术，手术的功效在于切除肿瘤，明显和迅速缩小肿块体积。手术受到肿瘤特征（如肿瘤大小、形状、生长方向、鞍外扩展程度）和患者特征（如年龄、健康状况、内分泌损害程度以及蝶鞍蝶窦的解剖）等情况的影响。

知识点10：手术适应证　　副高：熟练掌握　正高：熟练掌握

（1）经蝶手术的适应证：①微腺瘤；②向鞍上扩展，但不呈哑铃型，未向鞍旁侵袭，影像学提示肿瘤质地松软者；③肿瘤向蝶窦内生长者；④伴脑脊液漏者；⑤肿瘤卒中不伴颅内血肿或蛛网膜下腔出血者；⑥前置型视交叉；⑦年老体弱，不能耐受开颅者。

（2）经额手术适应证：①肿瘤向鞍上生长呈哑铃状；②肿瘤长入第三脑室伴脑积水及颅压增高者；③肿瘤向鞍外生长至前、中、后窝者；④有鼻窦炎症及蝶窦气化不良且无微型电（磨）钻设备，不适合经蝶手术者；⑤肿瘤出血伴颅内血肿或蛛网膜下腔出血者。

知识点 11：手术禁忌证 副高：熟练掌握 正高：熟练掌握

无绝对手术禁忌证。相对禁忌证有患者高龄、意志脆弱，有躯体疾病，出现肢端肥大症的合并症。

知识点 12：多巴胺激动药（DA）的治疗 副高：熟练掌握 正高：熟练掌握

DA 可与垂体的 D_2 受体结合，从而抑制肢端肥大症患者的 GH 分泌。目前主要有两种 DA，即溴隐亭和卡麦角林，国内一般应用溴隐亭较多，每 6~12 小时口服 1 次，每日剂量为 20mg 左右，但其治疗效果较卡麦角林差。卡麦角林单药治疗时仅对不到 10%的患者有效。卡麦角林主要用于：①患者要求口服药物治疗，而多巴胺激动剂又是唯一可选择的治疗药物；②术后患者催乳素水平显著升高及（或）GH/IGF-1 水平中度升高；③生长激素类似物已达最大治疗剂量但疗效较差，可联合使用多巴胺激动剂控制 GH 及 IGF-1。

DA 的主要不良反应有胃肠道反应（包括恶心、呕吐、便秘、消化不良）、直立性高血压、厌食、口干、嗜睡、性格及神经系统改变等。

知识点 13：生长抑素类似物（SSAs）治疗 副高：熟练掌握 正高：熟练掌握

目前，有两种长效生长抑素，即奥曲肽（肌内注射）和兰乐肽（皮下深部注射），二者疗效相当。

（1）奥曲肽：奥曲肽比天然生长抑素作用强 20 倍，对 GH 的释放抑制作用强而持久。可使 GH 受抑长达 8 小时，而且没有反跳性 GH 分泌增多，适用于临床治疗肢端肥大症。奥曲肽皮下注射的常用剂量 100μg，q8h。以后根据血 GH 水平调整剂量，最高剂量可达 1500μg/d。奥曲肽治疗后的不良反应多为胃肠功能紊乱，包括食欲不振、恶心、呕吐、腹痛、腹泻，一般持续 1~3 周，坚持治疗这些不良反应多可消失。奥曲肽治疗最严重的不良反应是胆结石，有资料报道，奥曲肽导致胆结石率约为 50%。由于持续滴注或肌注奥曲肽的效果比皮下注射好，为减少注射次数，长效制剂（LAR）可确保血奥曲肽浓度持续维持在较高水平。使用方法为每 4 周肌注 10~40mg。

（2）兰乐肽：兰乐肽为近年人工合成的缓释生长抑素类似物，比奥曲肽对 GH 有更高的选择性抑制作用，一次注射后，其作用可维持 2 周。一般每隔 10~14 天肌内注射兰乐肽 1 次，每次 30mg。根据血 GH 和 IGF-1 水平调整剂量。

知识点 14：GH 受体拮抗剂治疗 副高：熟练掌握 正高：熟练掌握

通过竞争性抑制内源性 GH 与受体结合而发挥作用，是治疗肢端肥大症的新方法。其作用部位在外周的 GH 受体，阻断 GH 作用，因此，这类药物并不降低循环 GH 水平，治疗初期 GH 甚至反而增高。治疗过程中，GH 水平不是有意义的反映疾病活动性的生化指标。GH 受体拮抗剂的生化治疗目标是控制 IGF-1 至正常水平。不良反应有流感样症状、变态反应和肝酶升高，使用的最初 6 个月应每月检查肝功能，以后每年 2 次。还需监测垂体 MRI。使用过程中应用 ICF-1 作为疗效和疾病活动度的观察指标。

知识点 15：放射治疗　　副高：熟练掌握　正高：熟练掌握

通常将放射治疗作为三线治疗方案。适用于手术及（或）药物治疗未能控制肿瘤生长，未能使激素水平恢复正常的患者及其他药物无效而使用 GHRA 治疗并有肿瘤增大危险的患者。常规放疗方案能使 60%患者 GH 水平降低和 IGF-1 水平恢复正常，最大疗效要到 10~15 年后才出现，期间需用生长抑素类似物治疗。

如需要进行放疗，方法的选择取决于肿瘤的特征：常规放疗适用于体积较大的残余肿瘤或过于接近视神经的肿瘤；而立体定向放疗则适用于体积较小的肿瘤或患者希望能有比较方便的治疗安排。放疗的缺点主要包括不能迅速使肿瘤缩小，改善视力，并减少 GH 分泌。

知识点 16：疗效评价　　副高：熟练掌握　正高：熟练掌握

（1）年龄校正后的 IGF-1 值在正常范围，同时随机 GH<1μg/L，则达到了完全治愈；如果二者的结果不一致，则需要在 2 小时内多次测定 GH，多次 GH 测定的平均值<1μg/L，则表明疾病得到了充分的控制。在没有接受药物治疗的患者中行葡萄糖 GH 抑制试验，GH <0. 4μg/L 表明病情得到了控制。

（2）在疗效判断上，若 GH 和 IGF-1 的水平均下降至正常，则表明病情得到了很好的控制；若二者水平均不能降至正常，则病情仍处于活动期。在手术治疗的患者中，若 GH 和 IGF-1 其中之一的水平能降至正常，则定期监测这 2 项指标而不需要采取进一步的治疗措施。接受 SSAs 治疗的患者 GH 和 IGF-1 其中之一能降至正常，推荐维持原治疗方案，并不需要增加药物的剂量。不论是接受手术治疗还是药物治疗的患者，若病情仍处于活动期，则接受手术治疗者可能还需要加用药物治疗，而接受药物治疗者则要增加药物的剂量或加用另一种药物。

第四节　垂　体　瘤

一、垂体腺瘤

知识点 1：垂体腺瘤的概念　　副高：熟练掌握　正高：熟练掌握

垂体腺瘤是指起源于腺垂体细胞的良性肿瘤，是垂体肿瘤中最常见的类型。在总人群中发生率为 10%~15%。催乳素（PRL）瘤是最常见类型，占原发性垂体肿瘤的 60%，生长激素（GH）瘤占 20%，促肾上腺皮质激素（ACTH）瘤占 10%；而促甲状腺激素（TSH）瘤、促性腺激素瘤以及分泌垂体激素 α 亚单位的腺瘤（简称 α 亚单位腺瘤）则少见。在所有的垂体肿瘤中，无功能性肿瘤占 10%，实际上可能是促性腺激素瘤或分泌垂体激素 α 亚单位的腺瘤。

知识点 2：垂体腺瘤的分类　　副高：熟练掌握　正高：熟练掌握

垂体微腺瘤指直径<1cm，无鞍区扩大或鞍外扩展，伴有激素的高分泌水平的肿瘤；无其他垂体激素功能低下，临床治疗预后好。垂体大腺瘤指直径>1cm，伴有鞍区扩大，还可伴有其他垂体功能低下和视力下降。直径为 1~2cm 的鞍内生长腺瘤治疗效果好，但更大的肿瘤，尤其是鞍上生长、鞍旁扩展的肿瘤，治疗较困难。

目前一般按细胞来源及分泌功能将垂体腺瘤分为七类：①催乳素瘤；②生长激素瘤，如肢端肥大症和巨人症；③垂体 ACTH 瘤，如 Cushing 病；④促甲状腺激素瘤；⑤促性腺激素瘤；⑥α 亚单位垂体腺瘤；⑦无功能性垂体腺瘤。

另外，有些患者在行影像学检查（高分辨 CT 和 MRI）时偶然发现垂体有占位，而患者无任何临床症状，此种垂体瘤称垂体意外瘤。

知识点 3：内分泌异常症候群　　副高：熟练掌握　正高：熟练掌握

绝大多数临床显性垂体腺瘤都有分泌功能，分泌一种或几种激素，产生过多激素，称高分泌综合征。肿瘤的体积不断增大，压迫正常垂体组织和（或）邻近脑组织而产生相应的症状，称占位效应。较大的垂体腺瘤压迫正常垂体组织可引起垂体功能减退。肿瘤占位效应引起的垂体功能减退及促性腺激素不足引起的继发性性腺功能减退症状出现最早，也最常见；其次为 TSH 不足引起的继发性甲状腺功能减退：ACTH 不足引起的继发性肾上腺皮质功能减退症状一般较轻，且较少见。

知识点 4：肿瘤压迫、侵袭垂体周围组织引起的症候群
副高：熟练掌握　正高：熟练掌握

（1）头痛和颅压增高症状：垂体腺瘤的常见症状是头痛，且多为持续性头痛，一般呈胀痛，可间歇性加重。头痛部位多在额部、颞部、眶后或鼻根部。如鞍隔孔较大，肿瘤易于生长到鞍隔以上，则头痛可不显著。如果肿瘤向上生长侵入下丘脑、第三脑室可引起颅压升高，患者常有剧烈头痛并伴呕吐，眼底检查可见视神经盘水肿。

（2）神经眼科表现：肿瘤压迫视神经或视交叉可以造成的病变：①视力改变：两颞侧偏盲为最常见的视野改变，视野缺损的发展一般是对称的，此外，患者还可出现暗点型视野缺损及同向偏盲；②眼运动功能障碍：眼运动功能障碍较视力改变少见，动眼神经最易受累。

（3）其他表现：垂体腺瘤向鞍上生长可影响下丘脑的功能，产生下丘脑综合征。

知识点5：垂体腺瘤的检查与诊断　　副高：熟练掌握　正高：熟练掌握

（1）内分泌学检查：直接测定脑垂体的生长激素、催乳素、促肾上腺皮质激素、促甲状腺激素、黑色素刺激素、卵泡刺激素（FSH）、黄体生成激素（LH）以及靶腺激素等，对垂体腺瘤的早期诊断有很大帮助。

（2）影像学检查：①蝶鞍X线为基本检查之一。在垂体瘤很小时蝶鞍可以没有变化，由于肿瘤日渐长大，可致蝶鞍扩大、骨质破坏，鞍背侵袭等；②CT扫描，增强扫描后，可显示5mm大小的垂体腺瘤。更小的肿瘤显示仍有困难；③MRI，分辨率更高，为首选检查。

（3）诊断要点。

主要根据患者的临床表现、视力视野障碍、其他神经系统表现以及内分泌学检查和影像学检查等，典型的垂体瘤诊断不难。但早期垂体瘤症状不明显时，诊断较困难，甚至不能发现。

知识点6：手术治疗的适应证　　副高：熟练掌握　正高：熟练掌握

（1）有功能腺瘤：如GH-腺瘤、TSH-腺瘤、ACTH-腺瘤；无功能性大腺瘤。

（2）出现进行性的局部压迫和抑制相关激素分泌的症状，包括视力损伤、垂体功能低下及其他中枢神经功能异常。

（3）发生出血，尤其是突发的视野异常。

（4）采用药物治疗不耐受或对药物有抵抗。

知识点7：垂体腺瘤的手术治疗　　副高：熟练掌握　正高：熟练掌握

一般采用显微镜或内镜进行经蝶鞍微创手术（TSS）。经额切除术仅针对少数鞍上扩展的垂体腺瘤。TSS可进行选择性腺瘤切除，保留正常垂体组织，微腺瘤手术的有效率接近90%。手术并发症包括：①术后出血、脑脊液漏、脑膜炎和视力损伤，其发生率<5%，多见于大腺瘤患者；②一过性尿崩症，通常持续几天至2周，发生率15%，永久性尿崩症少见；经蝶鞍手术后5～14天发生一过性SIADH，发生率10%；③手术性垂体功能低下，在微腺瘤手术中很少发生，在大腺瘤手术中发生率为5%～10%。术中可使用应激剂量的糖皮质激素。术后监测体重、出入量、水和电解质，观察有无尿崩症。中等程度的尿崩症口服补液治疗，更严重的情况（如尿量>5L/24h）给予ADH或DDAVP。SIADH时应采用限水治疗，更严重时要补充高渗盐液体。

知识点8：垂体腺瘤的放射治疗　　副高：熟练掌握　正高：熟练掌握

放射治疗仅限用于手术未能完全切除的大腺瘤，或药物治疗无效的患者。

（1）传统放疗：常规方法是总剂量4000～5000cGy，每日剂量为180～200cGy，放疗后起效慢，可能需要5～10年才能达到完全疗效。在肢端肥大症中最终有效率为80%，对

Cushing 病的有效率为 55%~60%。不良反应：垂体功能低下较为常见，随着放疗时间的延长，发生率逐年增加，5~10 年后发生率为 50%~60%。后期少见的并发症有视神经和视交叉的损伤、癫痫和脑组织放射性坏死。

（2）伽马刀：采用^{60}Co γ 射线，缓解率为 43%~78%。需要评估肿瘤与视交叉的距离，防止出现放射性损伤。多次治疗后患者出现视觉及第Ⅲ、Ⅳ、Ⅵ对颅神经损害的风险增加。

（3）质子束立体定向放疗：经验有限。

知识点 9：垂体腺瘤的药物治疗 副高：熟练掌握 正高：熟练掌握

多巴胺激动药溴隐亭抑制 PRL 分泌和肿瘤的生长，生长抑素类药物治疗肢端肥大症和某些 TSH 瘤。

二、垂体意外瘤

知识点 1：垂体意外瘤的概念 副高：熟练掌握 正高：熟练掌握

垂体意外瘤是指以往没有垂体病变，在一次与垂体无关的影像学检查时意外发现的垂体病变。此处的垂体意外瘤，不仅包括典型的垂体腺瘤，还包括囊性病变。微小意外瘤是指直径<1cm 的肿瘤，大意外瘤是指直径≥1cm 的肿瘤。

知识点 2：垂体意外瘤的初步评估 副高：熟练掌握 正高：熟练掌握

询问病史和仔细体格检查，包括有无激素分泌过多或垂体功能减退的临床表现和实验室检查。

（1）所有患者行临床和实验室检查以评估有无激素分泌过多：筛查的激素包括 PRL、GH 和（或）胰岛素样生长因子（IGF-1）、ACTH、FSH、LH。

（2）所有患者行临床和实验室检查以评估有无垂体功能减退：对大腺瘤和体积较大的微腺瘤（6~9mm）常规筛查是否有垂体功能减退。筛查激素包括游离 T_4（FT_4）和 TSH、晨间皮质醇水平和睾酮水平、LH、FSH；胰岛素样生长因子（IGF-1）筛查有无生长激素缺乏症。

（3）MRI 提示垂体意外瘤毗邻结构的改变，若压迫视神经交叉的患者应常规行视野（VF）测定。

（4）所有垂体意外瘤患者（若垂体意外瘤最初仅有 CT 发现）应行 MRI 鞍区薄层扫描（平扫和增强），进一步明确肿瘤性质和扩展情况。

知识点 3：垂体意外瘤的随访检查 副高：熟练掌握 正高：熟练掌握

对无手术切除指征的垂体意外瘤患者，应进行随访追踪观察。

（1）影像学随访：初次垂体 MRI 扫描后，微小意外瘤 1 年以后复查 MRI，大意外瘤 6

个月后复查 MRI。若没有变化，在接下来的 3 年内，微小意外瘤 1~2 年复查 1 次，大意外瘤每年查 1 次 MRI。以后可逐渐延长。

（2）视野随访：在影像学随访中，一旦发现肿瘤体积增大侵犯到毗邻结构或压迫视神经交叉，应常规行视野测定。

（3）垂体及靶腺激素检查随访：初步评估在 6 个月后，对大意外瘤再次评估有无垂体功能减退，此后每年评估 1 次。

值得注意的是，对有垂体意外瘤潜在临床症状、体征或 MRI 提示肿瘤体积增大的患者更应密切随访，并采用更详尽的评估检查。

知识点 4：垂体意外瘤的手术指征　　副高：熟练掌握　正高：熟练掌握

有以下表现者，行手术治疗：①视野缺损；②视觉异常，如眼肌麻痹、神经功能受损、MRI 提示肿瘤侵犯到毗邻结构或压迫视神经交叉；③垂体卒中并伴有视觉障碍；④高分泌功能肿瘤（PRL 瘤除外）。推荐有以下表现者，考虑行手术治疗：①意外瘤体积显著增大；②垂体内分泌功能丧失；③女性患者病变靠近视交叉且有生育要求；④顽固性头痛。

知识点 5：垂体意外瘤的药物治疗　　副高：熟练掌握　正高：熟练掌握

对于垂体意外瘤压迫下丘脑、垂体引起高 PRL 血症患者，用多巴胺激动剂（DA）可能会显著改善症状。无论 PRL 水平高低，持续监测肿瘤体积大小的变化是非常重要的。目前尚无关于垂体意外瘤药物干预的研究，也无充分数据提示应对垂体意外瘤患者常规给予药物治疗。

三、催乳素瘤

知识点 1：催乳素瘤的概念　　副高：熟练掌握　正高：熟练掌握

垂体催乳素腺瘤（PRL 瘤）在功能性垂体腺瘤中是最常见的疾病，约占垂体腺瘤的 50%，女性发病率比男性高，临床上 PRL 瘤除高催乳素血症为特征外，还可以出现对鞍区的占位效应，腺瘤体积增大直接压迫垂体前叶和（或）下丘脑，造成的下丘脑-垂体-靶腺内分泌功能紊乱（如溢乳、闭经、阳痿等），催乳素瘤侵袭性向鞍旁海绵窦生长会导致颅神经损害（如动眼神经、外展神经麻痹），向鞍上生长压迫视交叉导致颞侧偏盲，腺瘤体破坏鞍底突入蝶窦可导致脑脊液鼻漏，少数出现尿崩症、颅压增高及垂体卒中等。

PRL 瘤的病因和发病机制复杂，迄今仍不清楚。

知识点 2：催乳素瘤的病理表现　　副高：熟练掌握　正高：熟练掌握

弥漫、乳头状（微腺瘤）、具有大量结缔组织的纤维型肿瘤。细胞大、核不规则、核仁明显、胞质微嗜碱性。钙化常见，15%~20%见砂粒体，5%~10%见淀粉样变，纤维型中常有囊性变。

知识点3：区分催乳素瘤的良性与恶性　　副高：熟练掌握　正高：熟练掌握

大约99%以上的催乳素瘤是良性肿瘤，通常分界清楚，但是大约有一半侵袭邻近组织结构，侵袭性肿瘤可能有丝分裂活性更高，细胞数更多，多形性更明显。

侵袭邻近的硬脑膜、骨或静脉结构可以代表一种介于分界清楚的良性肿瘤和非常罕见的恶性肿瘤之间一种催乳素瘤中间形式。

催乳素瘤的良性与恶性诊断可以通过PRL免疫组化来证实。

通常催乳素瘤只有在显示明显的颅外转移时才被认为是恶性肿瘤。因此，不转移的侵袭性肿瘤常被视为良性。

大多数情况下，催乳素瘤生长缓慢，一般是单发的，且为单克隆性。通常多发催乳素瘤出现在腺体内部。

催乳素瘤是最常见的垂体瘤，与MEN-1有关。

知识点4：腺瘤高功能分泌PRL所致催乳素瘤的女性患者的临床症状
副高：熟练掌握　正高：熟练掌握

（1）溢乳：溢乳最常见的原因是高PRL血症，高PRL血症可使女性在非妊娠期及非哺乳期出现溢乳者约为27.9%，同时合并溢乳与闭经者约占75.4%。大多数女性患有所谓特发性溢乳和闭经者都存在有功能的分泌性催乳素瘤。溢乳可单侧也可双侧发生，量可丰富也可稀少，颜色和黏稠度也不同。如果溢出液中含有血液，可能为潜在病理过程的一种先兆，乳腺X线或超声检查会发现相应病变。但在妊娠状态下，即使没有潜在肿瘤病变乳腺溢出液中也会含有血液。因此，出现血性溢液并不能肯定存在潜在肿瘤，尤其当溢乳为单侧的一根导管分泌时。约50%肢端肥大症患者也存在高催乳素血症，应检测IGF-1水平以鉴别。

（2）闭经和不孕：催乳素瘤所致的高PRL血症可引起闭经（或女性月经失调）和不孕（或生殖功能障碍）。当PRL轻度升高时（$<100\mu g/L$）可因引起黄体功能不足发生反复自然流产；而随着血清PRL水平的进一步升高，可出现排卵障碍，临床表现为功能性子宫出血、月经稀发或闭经及不孕症。

（3）其他：催乳素瘤所致长期的高PRL血症可因雌激素水平过低导致继发性骨质疏松症，出现骨密度减低、进行性的骨痛等症状。少数患者可出现多毛、脂溢及痤疮，这些患者可能伴有多囊卵巢综合征、肥胖以及糖调节异常等。

知识点5：腺瘤高功能分泌PRL所致催乳素瘤的男性患者的临床症状
副高：熟练掌握　正高：熟练掌握

（1）勃起功能障碍（ED）：ED常为男性高PRL血症的最早临床表现之一，常见原因之一是PRL瘤的功能性高PRL分泌。目前认为靶腺性激素睾酮水平下降可能为导致男性ED的机制之一，但不少患者血睾酮水平完全正常，却仍然表现出明显的ED，说明高PRL血症对阴茎勃起功能可能有直接作用。不能射精和性高潮障碍等也是催乳素瘤高PRL血症常见的性功能障碍的表现。

（2）性欲减退：高PRL血症时下丘脑分泌GnRH的频率和幅度均明显减低，使垂体分泌LH与FSH的频率和幅度也减退、睾丸合成睾酮的量明显下降，而引起性欲减退，表现为对性行为兴趣下降甚至消失。

（3）精液质量下降、男性不育：催乳素瘤所致高PRL血症可导致生精作用减退。当垂体分泌LH与FSH的频率和幅度减退时，精子生成的功能明显下降。

（4）男性第二性征减退：可表现为胡须生长速度变慢，发际前移，阴毛稀疏、睾丸变软、肌肉松弛以及出现男性乳腺发育。

（5）其他：长期高PRL血症亦可因睾酮水平下降可能会导致骨质疏松症。

知识点6：腺瘤增大导致的鞍区占位的临床表现

副高：熟练掌握　正高：熟练掌握

肿瘤对鞍区占位的临床表现包括头痛、视力下降、视野缺损和其他颅神经压迫症状、癫痫发作、脑积液鼻漏等。肿瘤的大小一般可分为微腺瘤（直径<10mm）、大腺瘤（直径>10mm）、巨大腺瘤（直径>40mm），巨大腺瘤可向鞍外生长，破坏蝶鞍，向鞍旁、鞍上侵袭。但无论巨大腺瘤、大腺瘤或微腺瘤均可表现为侵袭性生长。

催乳素瘤直径>10mm者可有严重头痛；腺瘤若向鞍上生长可出现视力减退、视野缺损，主要表现为颞侧偏盲或双颞侧上方偏盲；向鞍上生长还可出现尿崩症、睡眠异常、食欲亢进或减退、体温调节障碍、自主神经功能失常、性早熟、性腺功能减退、人格异常等下丘脑综合征；向鞍旁生长则可引起上睑下垂、眼外肌麻痹和复视，还可影响第Ⅴ对颅神经的眼支和上颌支而出现神经麻痹、感觉异常等。有15%～20%患者存在腺瘤内自发性出血，少数患者发生急性垂体卒中，表现为突发剧烈头痛、呕吐、视力急剧下降、动眼神经麻痹，甚至蛛网膜下腔出血、脑膜刺激征和颅压增高、昏迷等危象。男性催乳素瘤患者，常因血PRL水平升高引起的症状轻、未能及时就诊，导致病程延长，直到肿瘤体积较大，压迫视交叉引起视力视野障碍或腺瘤卒中出现剧烈头痛时才就诊而获得诊断。

知识点7：血清PRL水平的测定　副高：熟练掌握　正高：熟练掌握

目前均广泛应用于临床测定血清PRL水平的有放射免疫、酶联免疫以及化学发光等测定方法。因方法不同，PRL的正常参考值范围与单位也不一致，可根据各实验室的具体情况制定正常参考值。

临床症状与体征较明显的催乳素瘤血清PRL水平一般大于200μg/L。如PRL水平>

300μg/L 结合鞍区 MRI 影像学检查，则可明确或肯定诊断催乳素瘤；但如 PRL 水平 <200μg/L，需要与其他药物和（或）其他慢性疾病，甚至生理性原因导致的高 PRL 血症进行鉴别诊断。

知识点 8：TRH 兴奋试验 副高：熟练掌握 正高：熟练掌握

正常健康女性 1 次静注 TRH 100～400μg，15～30 分钟后 PRL 较用药前升高 5～10 倍、促甲状腺素（TSH）升高 2 倍。而垂体催乳素瘤患者的 PRL 升高不到 1 倍。

知识点 9：甲氧氯普胺试验 副高：熟练掌握 正高：熟练掌握

静脉注射甲氧氯普胺（胃复安）10mg，分别于注射前、注射后 20、30、60 分钟采血测 PRL 水平。注射甲氧氯普胺后 PRL 高峰出现于 20～30 分钟，正常男性 PRL 峰值比对照值增加 5～7 倍，正常女性增加 7～16 倍；垂体前叶功能减退者甲氧氯普胺用药后 PRL 水平改变不明显；可鉴别功能性催乳和催乳素瘤，前者 PRL 水平升高 2～3 倍，后者升高不明显。

知识点 10：催乳素瘤的影像学检查 副高：熟练掌握 正高：熟练掌握

目前，影像学诊断垂体催乳素瘤最有价值的检查方法是鞍区 MRI 薄扫与增强。实验室检查证实为轻度高 PRL 血症而没找到明确病因，或血清水平 PRL>100μg/L 均应行鞍区 MRI 薄扫与增强影像学检查，以排除或确定是否存在鞍区占位肿瘤和（或）压迫垂体柄的肿瘤以及空蝶鞍综合征等。鞍区病变的影像学检查主要为 MRI 和 CT。

MRI 检查是鞍区病变首选的影像学检查方法。在垂体微腺瘤的检出、对鞍区病变的定性、定位诊断等各个方面都明显优于 CT，并且无放射线损伤，可以多次重复进行。

知识点 11：催乳素瘤的功能诊断 副高：熟练掌握 正高：熟练掌握

结合病史与临床症状：①血清 PRL 水平>200μg/L 可拟诊断为催乳素瘤；②若 PRL>300μg/L，鞍区 MRI 显示又有明确占位则可肯定诊断催乳素瘤；③若 PRL<200μg/L，应与其他原因导致的高 PRL 血症，如生理性、药物性以及病理性所致高 PRL 血症进行鉴别诊断。

知识点 12：催乳素瘤的定位诊断 副高：熟练掌握 正高：熟练掌握

鞍区 MRI 薄扫与增强检查结合垂体 PRL 细胞分泌储备功能评价，如 TRH 兴奋试验和甲氧氯普胺（胃复安）试验，以及腺垂体及相应靶腺、神经垂体功能的评价可为病变部位提供有价值的定位诊断依据。

知识点 13：催乳素瘤的病因诊断 副高：熟练掌握 正高：熟练掌握

病理学检查是最终的病因诊断。催乳素瘤 HE 染色最常见可为疏松颗粒（嫌色性腺瘤）催乳素细胞腺瘤，起源于后翼的周边部。较少见的为致密颗粒（嗜酸性腺瘤）催乳素细胞腺瘤，呈细胞巢状、多边形、核不规则、有纤维血管分隔。免疫组化对催乳素瘤的病因学诊断有高度的特异性，PRL 抗体强阳性，呈弥漫性分布，疏松颗粒催乳素细胞腺瘤 PRL 阳性定位于高尔基区。

知识点 14：垂体催乳素瘤的治疗目标　　副高：熟练掌握　正高：熟练掌握

（1）抑制和纠正催乳素瘤过多的 PRL 分泌。

（2）消除或减轻瘤体对鞍区的占位效应，防止肿瘤对邻近结构的损毁。

（3）尽可能多地保留垂体功能。

（4）如出现垂体功能低下应及时和恰当地应用靶腺激素替代治疗。

应从肿瘤的解剖、病理生理和患者的全身情况来制定个体化的具体治疗措施。

知识点 15：催乳素瘤的治疗方法　　副高：熟练掌握　正高：熟练掌握

催乳素瘤的治疗方法主要有药物治疗、手术治疗、放射治疗三种方法。

（1）手术切除肿瘤，消除鞍区占位效应是目前大多数垂体腺瘤的主要治疗手段。

（2）催乳素瘤的首选治疗是以多巴胺受体激动剂为主的药物治疗，现已取代手术成为治疗催乳素瘤的主要手段。药物治疗适用于约 90% 的催乳素瘤患者，无论催乳素微腺瘤或大腺瘤均可应用，可降低 PRL 水平、减少溢乳，缩小肿瘤，恢复月经和生育功能，在疗效、安全性与改善腺垂体内分泌功能方面，优于手术与放射治疗，特别对大腺瘤的治疗疗效尤为突出。

知识点 16：催乳素瘤的药物治疗——溴隐亭　　副高：熟练掌握　正高：熟练掌握

首选治疗药物是多巴胺受体激动剂，最常用的是溴隐亭，另有卡麦角林、喹高利特及培高利特已有国家与地区用于临床。

溴隐亭又称溴麦角环肽，能够有效地减少催乳素的合成和分泌，并能缩小肿瘤体积，能降低培养的催乳素肿瘤细胞的分化速率，延缓肿瘤细胞的生长。溴隐亭治疗须从小剂量开始渐次增加，常用有效治疗剂量为每日 2.5～10mg，分 2～3 次餐中及睡前服用，多数患者每日 5～7.5mg 已有效，而大腺瘤的治疗剂量可能每日会超过 10mg。

溴隐亭的不良反应主要是恶心、呕吐、头晕、头痛、便秘，多数患者短时间内可消失，可用小剂量起始逐渐加量的给药方法以减少不良反应。

知识点 17：催乳素瘤的药物治疗——卡麦角林　　副高：熟练掌握　正高：熟练掌握

卡麦角林是中长效非麦角类多巴胺类似物，是 D_2 受体特异性激动剂，其对催乳素细胞

D_2 受体具有高亲和力并且更容易停留在垂体组织内，作用时间可长达 7~14 天。

卡麦角林呈剂量依赖性降低 PRL 水平，作用效果更强，不良反应较少。每周服药 1~2 次，初始剂量为 0.25mg，剂量波动在 0.5~1.0mg/w。

卡麦角林在西方有的国家和地区的使用已经超过溴隐亭，成为大多数催乳素瘤患者的一线治疗药物（除非患者有生育要求）。不良反应与溴隐亭相似，但更低，包括头痛、恶心、直立性低血压和乏力。卡麦角林还能显著改善催乳素瘤相关头痛。

知识点 18：催乳素瘤的药物治疗——喹高利特　　副高：熟练掌握　正高：熟练掌握

喹高利特也是一种非麦角类长效多巴胺类似物，也为 D_2 受体特异性激动剂，每日服用一次，一般起始剂量为每日 75μg，剂量每日波动在 75~300μg，作用迅速，不良反应很少。其疗效和不良反应与溴隐亭类似。

知识点 19：催乳素瘤的药物治疗——培高利特　　副高：熟练掌握　正高：熟练掌握

培高利特也是一种具有多巴胺激动效应的麦角衍生物，作用强度是溴隐亭的 100 倍，是长效多巴胺类似物。临床又用于治疗帕金森病。起始剂量为 25μg/d，根据血清 PRL 水平变化逐渐加量，有效剂量波动在 50~150μg/d，其疗效基本与溴隐亭相当，不良反应也与溴隐亭接近。

一些对溴隐亭治疗不敏感的患者对培高利特的反应性可能较好。有报道培高利特导致出现类似芬氟拉明或类癌综合征样心脏瓣膜病变的罕见病例，一般情况下不推荐高催乳素血症的患者使用。

知识点 20：催乳素瘤在妊娠时的药物处理　　副高：熟练掌握　正高：熟练掌握

正常垂体在妊娠时会增大，催乳素瘤在妊娠时也会增大。虽然多巴胺激动剂溴隐亭已被用于妊娠期间防止肿瘤增大，但应尽可能减少致命剂量的药物暴露。

（1）对于催乳素微腺瘤患者，妊娠试验阳性时应及时停用多巴胺激动剂药物治疗，妊娠期间定期检测视野，产后 6 周行鞍区 MRI 检查。

（2）对于催乳素大腺瘤患者，肿瘤直径≥10mm，妊娠后可酌情考虑用溴隐亭治疗，避免肿瘤明显长大，如用溴隐亭治疗后视野缺损继续扩大，则应考虑经蝶手术治疗或早期引产。

（3）建议妊娠期大腺瘤患者均应每 2 个月复查 1 次正式的视野测定，若视力受到威胁或出现垂体卒中（肿瘤出血）应考虑大剂量激素或经蝶手术治疗。大腺瘤患者产后 6 周也应行鞍区 MRI 检查。

（4）推荐催乳素瘤女性患者在计划妊娠前应测试对多巴胺激动剂的敏感性。如果肿瘤对多巴胺激动剂不敏感，且相应肿瘤较小，采取手术治疗为宜。如催乳素大腺瘤对药物治疗不敏感，又向鞍上生长压迫视交叉，妊娠后视力受损的可能性更大，有必要在计划妊娠前行手术治疗。

知识点 21：催乳素瘤的手术方式 副高：熟练掌握 正高：熟练掌握

微腺瘤和大多数大腺瘤的首选术式是经蝶窦垂体催乳素瘤切除术。

开颅手术仅用于肿瘤在鞍区有广泛侵袭的病例，且开颅手术由于肿瘤本身的广泛侵袭和手术并发症，出现的后遗症较多和手术死亡率也相对较高。

知识点 22：催乳素瘤的手术适应证 副高：熟练掌握 正高：熟练掌握

（1）对多巴胺激动剂抵抗的催乳素瘤患。

（2）部分不能耐受多巴胺激动剂不良反应的患者

（3）用于无功能垂体腺瘤或合并有高 PRL 血症的其他非催乳素细胞腺瘤。

（4）腺瘤已严重压迫视交叉与视神经者。

（5）在充分知情各种治疗的利弊后患者仍坚持首选手术而拒绝药物治疗。

（6）妇女在妊娠期间催乳素大腺瘤增大到可能威胁视力时的预防性经蝶入路手术。

知识点 23：催乳素瘤的放射治疗适应证 副高：熟练掌握 正高：熟练掌握

因药物治疗疗效显著，很少对催乳素瘤行放疗治疗。主要适应证有：

（1）经过药物和手术治疗后，肿瘤仍迅速生长或仍有肿瘤残余的患者。

（2）不能耐受药物治疗不良反应的患者。

（3）有手术禁忌或拒绝手术的患者以及不愿长期服药的患者。

知识点 24：催乳素瘤的放射治疗方法 副高：熟练掌握 正高：熟练掌握

放射治疗的方法常分为传统放射治疗与立体定向放射外科治疗两类。

（1）传统放射治疗：包括普通放疗、适形放疗。因照射野相对较大，可出现迟发性全垂体功能减退等并发症，仅用于侵袭性巨大催乳素瘤的术后辅助治疗。

（2）立体定向放射外科治疗：包括 γ-刀、X-刀、质子射线等技术。适用于肿瘤与视交叉之间的距离大于 3mm，且边界清晰的小型肿瘤。巨大腺瘤在放射治疗后可能因组织放射性炎性肿胀，会加重压迫视交叉与视神经，可导致视力的进一步损害。立体定向放射外科治疗后也可损伤下丘脑-垂体功能，出现垂体功能减退和视力障碍。

应特别强调的是，放射治疗对育龄期催乳素瘤女性患者生育能力的影响较为严重。

四、促性腺激素腺瘤

知识点 1：促性腺激素腺瘤的概念 副高：熟练掌握 正高：熟练掌握

垂体腺瘤合成促性腺激素（尤其是 FSH），但患者中只有一少部分出现血清 FSH 或 LH

增高。这些肿瘤大部分产生 FSH 和 P-gp α 亚单位，有的同时分泌 FSH 和 LH，也有的只分泌 LH。此类肿瘤多为大腺瘤，有视力受损。主要临床表现为性功能减退和多种其他垂体功能低下。多数患者在激素水平测定时表现为增高的 FSH 伴正常水平 LH，P-gp α 亚单位基础水平增高。如果表现为 FSH 和 LH 同时增高可能提示原发性性腺功能低下。可通过外科手术切除肿瘤，因腺瘤较大，常还需放射治疗。

知识点 2：促性腺激素腺瘤的临床表现　　副高：熟练掌握　正高：熟练掌握

促性腺激素腺瘤具有异质性。最常见的症状是头痛，好发于中老年男性，其中以 50~60 岁发病率最高。视野缺损亦很常见，首次就诊时即有 80%的患者存在视野缺损，严重病例可有恶心、呕吐等高颅压症状。肿瘤压迫垂体柄可产生高 PRL 血症，压迫正常垂体可产生垂体功能减退症。一般就诊时患者已有垂体功能减退（特别是 LH/FSH 的缺乏）。男性患者在首次就诊时已有性欲下降、阳痿及不育，绝经前妇女可出现月经减少乃至闭经。部分患者可有 LH/FSH 增多的表现，男性出现睾丸增大、性欲亢进，女性出现卵巢过度刺激的表现。如患者年幼，可出现性早熟。

知识点 3：促性腺激素腺瘤的实验室及影像学检查　　副高：熟练掌握　正高：熟练掌握

患者血 LH 和 FSH 可升高、降低或正常，都分患者血 P-gp α 亚单位和 PRL 水平升高，多激素型腺瘤可有其他垂体激素水平的升高。大多数患者性激素水平降低。垂体 MRI 可显示肿瘤。

知识点 4：促性腺激素腺瘤的诊断要点　　副高：熟练掌握　正高：熟练掌握

典型者诊断不难：

（1）患者有垂体瘤占位效应的表现：如头痛、视力下降、视野缺损以及轻度的腺垂体功能减退。

（2）患者有垂体占位的影像学证据。

（3）血 FSH 及 LH 或 P-gp α 亚单位水平升高。

不典型的促性腺激素腺瘤：诊断有时较难，其血促性腺激素及 α 亚单位水平可不升高，诊断有赖于手术标本的免疫细胞化学检查。

知识点 5：促性腺激素腺瘤的鉴别诊断　　副高：熟练掌握　正高：熟练掌握

促性腺激素腺瘤与 PRL 瘤的鉴别主要为血 PRL 升高的幅度，前者血 PRL 常低于 4. 55nmol/L（100ng/ml），后者则多在 4. 55nmol/L（100ng/ml）以上。

促性腺激素腺瘤同无功能腺瘤的鉴别更加困难，需依赖手术标本的免疫细胞化学检查。

绝大多数无功能腺瘤实际上是一类不典型的促性腺激素腺瘤，起源于促性腺激素细胞。

促性腺激素腺瘤与性腺功能长期低下又未得到有效治疗（血促性腺激素水平升高，可出现垂体增大）的鉴别要点：后者性腺功能减退的程度常较重，且在垂体增大以前出现，前者性腺功能减退的程度常较轻，且出现于垂体增大以后；后者常无视力减退、视野缺损等压迫症状，前者压迫症状常较明显；后者血 α 亚单位水平一般正常，前者血 α 亚单位水平可升高；后者青春期和性发育可有异常，前者一般正常；后者性腺常萎缩，前者一般没有性腺萎缩；后者对外源性 HCG 无反应，前者对外源性 HCG 反应正常；后者对 TRH 反应正常，前者对 TRH 反应异常。

知识点 6：促性腺激素腺瘤的治疗　副高：熟练掌握　正高：熟练掌握

促性腺激素腺瘤首选的治疗方法是经蝶手术。如肿瘤有明显的鞍上扩展则应采取经颅术式。手术可有效地解除肿瘤占位效应，部分病例可使性腺功能减退得到改善。手术本身也可引起垂体功能减退。如手术切除不完全或术后复发者可行放射治疗，有手术禁忌证者或肿瘤较小症状较轻者也可采取放射治疗。对于肿瘤较小、症状较轻者也可试用药物治疗，如效果不佳仍应采用放射治疗或手术治疗。长效 GnRH 激动药可降低部分患者血促性腺激素水平，但一般不能使瘤体缩小。GnRH 拮抗药，如曲普瑞林也有一定的效果。另外，溴隐亭可使血促性腺激素水平下降，部分患者还可使瘤体缩小，但绝大多数患者对溴隐亭反应不佳。

五、促甲状腺激素瘤

知识点 1：促甲状腺激素瘤的概念　副高：熟练掌握　正高：熟练掌握

促甲状腺激素瘤简称 TSH 瘤，为罕见的垂体肿瘤。TSH 瘤的显著特征是游离甲状腺激素水平高，而 TSH 水平不低。在游离甲状腺激素水平升高的情况下，TSH 仍不适当地分泌（没有被抑制）的状态称为 TSH 分泌不当综合征，TSH 瘤是引起 TSH 分泌不当综合征的重要原因。

知识点 2：促甲状腺激素瘤的临床表现　副高：熟练掌握　正高：熟练掌握

TSH 瘤的主要特点是高甲状腺激素血症时，同时有 TSH 增高。患者对常规的抗甲亢治疗有抵抗现象，为控制甲状腺毒症，常需要使用大剂量，甚至数倍 ^{131}I 剂量和多次手术。TSH 瘤的突出表现是甲亢。患者一般没有 Graves 病的甲状腺外表现，如眼病和皮肤病变。TSH 瘤多为大腺瘤，患者可有头痛、视野缺损等表现。

知识点 3：促甲状腺激素瘤的实验室检查与影像学检查
副高：熟练掌握　正高：熟练掌握

（1）TSH 瘤最突出的实验室检查特点是血 TSH 和甲状腺激素水平同时升高，但有的患者血 TSH 在正常范围内。

（2）TSH 瘤合成和分泌的 P-gp α 亚基明显升高，α 亚单位/TSH 比值>1。

（3）垂体 MRI：垂体肿瘤。

知识点 4：促甲状腺激素瘤的诊断 副高：熟练掌握 正高：熟练掌握

如果患者血 T_3、T_4 水平升高，血 TSH 增高（仍可测出），垂体影像阳性改变，即支持诊断。

知识点 5：促甲状腺激素瘤的鉴别诊断 副高：熟练掌握 正高：熟练掌握

（1）原发性甲状腺功能减退：由于外周甲状腺激素水平长期低下，导致垂体促甲状腺激素细胞和催乳素细胞增生，出现垂体增大，表现为鞍区扩大，甚至鞍上扩展。鉴别要点为低甲状腺激素和甲减症状。

（2）甲状腺激素抵抗：有 T_3、T_4 水平升高，鉴别较为困难。在临床症状上患者表现为没有高代谢综合征表现，有类似疾病家族史。垂体 MRI 没有肿物生长，α 亚单位水平正常。

（3）Graves 病：垂体 TSH 瘤多有甲亢，极易误诊为 Graves 病或其他甲状腺性甲亢。垂体 TSH 瘤和 Craves 病的鉴别要点为垂体 TSH 瘤患者血 TSH 水平正常或升高，而未经治疗的 Graves 病血 TSH 水平显著降低，甚至测不出；垂体 TSH 瘤患者血甲状腺自身抗体（如 TSH 受体抗体）常常阴性，Graves 病多为阳性；TSH 瘤患者可有头痛、视野缺损等表现，Graves 病则无；TSH 瘤患者垂体影像学检查可显示腺瘤（多为大腺瘤），Graves 病垂体影像学检查一般无阳性发现。

知识点 6：促甲状腺激素瘤的治疗 副高：熟练掌握 正高：熟练掌握

手术切除肿瘤是垂体 TSH 瘤的首选治疗方法，一般采取经蝶显微外科治疗。如肿瘤很大并伴有鞍上扩展，应考虑采用经颅术式。对于大腺瘤，还可联合其他治疗方法。生长抑素类似物能使 70%的患者 T_4、TSH 恢复正常，40%的患者肿瘤缩小，使用剂量同肢端肥大症的治疗。如果手术和生长抑素类似物仍不能抑制 TSH 分泌，可考虑做垂体放射治疗。另外，为控制甲状腺毒症还需要行甲状腺 ^{131}I 或手术治疗。

第五节 生长激素缺乏性侏儒症

知识点 1：生长激素缺乏性侏儒症的概念 副高：掌握 正高：掌握

生长激素缺乏性侏儒症（GHD）又称垂体性侏儒症，是指自儿童期起病的腺垂体生长激素缺乏而导致的生长发育障碍。本病多见于男性。病因可为特发性或继发性，可由于垂体本身疾病所致（垂体性），也可由于下丘脑功能障碍导致垂体生长激素缺乏（下丘脑性）；可为单一性生长激素缺乏，也可伴有腺垂体其他激素缺乏。

知识点2：GHD的病因　　副高：掌握　正高：掌握

（1）特发性GHD：特发性GHD（IGHD）的垂体前叶细胞受影响较后叶严重，组织学上嗜酸细胞数目减少。IGHD患者往往有围生期病史，包括早产、难产、严重窒息、发绀等，发现产时非头位在IGHD患者中比例高达62%。20世纪80年代应用GHRH激发试验后发现有2/3的IGHD患者的病因来自垂体以上部位的病变，同时，MRI的应用也发现IGHD患者的垂体柄断裂及垂体萎缩等问题。

（2）器质性GHD：又分为先天性GHD与获得性GHD。①先天性GHD包括遗传性GH或GHRH基因缺失、面中线发育不全、伴先天性GHD复杂综合征、胎儿期感染、GH无活性综合征、GH功能缺陷等；②获得性病因包括下丘脑垂体区肿瘤、颅内肿瘤、颅外肿瘤治疗后及创伤等。

知识点3：GHD的临床表现　　副高：掌握　正高：掌握

（1）身材矮小：GHD患儿身材矮小为相对而非绝对的情况，其身高比同地区、同性别及同年龄儿童及其遗传身高明显为小。若身高尚在正常范围内，但因生长缓慢4岁以上儿童的生长速度每年小于4.5cm应怀疑GHD。

（2）营养良好：GHD患儿的体重等于或大于同身高儿童的体重，呈轻度向心性肥胖，皮下脂肪厚，肌肉发育较差。但营养良好并非GHD患儿专有的临床表现，体重低也不足以排除GHD。

（3）生长缓慢：是GHD的重要临床特征。测定间隔3个月以上的前后两次身高，计算生长速度。一般认为生长速度在3岁以下每年低于7cm，3岁至青春期每年小于4cm，青春期每年小于5.5cm者为生长缓慢，应做进一步筛查。此外，应同时注意季节变化对生长速度的影响。

知识点4：GHD的辅助检查　　副高：掌握　正高：掌握

（1）GH测定：GHD患儿血GH基础值和空腹值常很低检测不出，不能与正常值区分。

（2）6岁以上儿童可测定血IGF-1水平作为筛选试验。随年龄增加，血IGF-1水平也升高，至青春发育中期（女童11～12岁，男童13～14岁）达高峰，随后逐渐降至成人水平。垂体GH分泌功能低下时，血IGF-1水平也随之下降，但血IGF-1水平对鉴别6岁以下正常及GHD儿童不够敏感，而其他疾病也可影响血IGF-1水平。

（3）常用GH刺激试验：有胰岛素低血糖、精氨酸可乐定和左旋多巴等。

（4）GHD筛选试验：包括运动试验、睡眠试验等。①运动试验阳性（血GH≥5ng/mL）可靠性达95%以上；②运动试验阴性者可再做其他刺激试验，约73.6%患者GH反应正常，即运动试验假阴性率很高。因此，GH 兴奋筛选试验主要用途是除外临床表现不像 GHD 的患者，不能确诊 GHD。

（5）鞍区高分辨 CT 扫描或 MRI 检查：可明确 GHD 病因，观察有无垂体增生不良、鞍区肿瘤、空泡蝶鞍或视神经发育不良等。一些患者生长迟缓或生长速度下降可能是颅内肿瘤早期临床表现，需尽早行脑 MRI 检查，以免贻误诊治。

因此，GHD 诊断除了身高和难产史并除外颅内器质性病变外，必须依靠两项 GH 刺激试验。诊断标准为两项试验 GH 峰值低于 5ng/ml 者为完全性 GHD，而 5~10ng/ml 者则为部分性 GHD。其他诊断标准还包括生长速度每年小于 4cm，骨龄落后于实际年龄 2~3 年以上，血清 ICF-1 和 IGF 结合蛋白 3（IGFBP3）水平低。

知识点 5：GHD 的鉴别诊断　　副高：掌握　正高：掌握

特发性矮小（ISS）是指排除代谢、营养、先天性疾病、内分泌疾病的前提下，身高比同年龄、同性别儿童平均身高小 2 个 SD 的状态。ISS 是一种异质性不明原因的矮小状态，ISS 的儿童有正常的出生体重与正常的生长激素。

其他需鉴别的是全身疾病引起的营养障碍、心理性疾病、特纳综合征（Turner 综合征）、骨软骨发育不良、黏多糖综合征等，分别有各自特征性表现。

知识点 6：GHD 的治疗指征　　副高：掌握　正高：掌握

（1）完全性 GHD：至少在两项 GH 兴奋试验中，GH 峰值≤5μg/L 或≤7μg/L。

（2）部分性 GHD：生长速度慢，兴奋试验中血 GH 峰值在 5~10μg/L 或 7~10μg/L，但是有些正常身材矮小儿童的试验结果可能也在此范围。

（3）有头颅放射治疗或中枢神经系统受损病史，虽刺激后血 GH 峰值正常，但夜间 GH 谱仍低于正常者。

知识点 7：GHD 的治疗剂量　　副高：掌握　正高：掌握

应每天皮下注射生长激素一个基础量，生长激素剂量应以 mg/(kg·d) 或 μg/(kg·d) 表达，肥胖患者剂量应该考虑 μg/(m^2·d)。生长激素剂量常规使用的范围为 25~50μg/(kg·d)。在第一个 2 年内治疗的长高速度剂量反应关系清楚地表明了在此范围内。特殊情况下，可能需要更高的剂量促使长高。生长反应预测模型可能用于决定最优的个体剂量，仍需要进一步评估。

知识点 8：GHD 生长激素治疗监测　　副高：掌握　正高：掌握

在 GH 治疗后，应对患者随访 3~6 个月。GHD 儿童对 GH 治疗后的生长反应是随访中最重要的监测参数。评估对生长激素的反应非常有用的临床指标是增加的高度和达到高度的速度。为便于比较，数据应用 SD 或 δ 表示每年长高的高度。为监测 GH 治疗的安全性和依从性，测定 IGF-1 和 IGFBP-3 水平是有益的。没有足够的数据支持使用血清瘦素或骨标志物可以监测生长激素治疗效果。常规监测生长激素抗体对 GHD 的管理没有任何价值。血脂谱及空腹胰岛素水平不是 GHD 常规监测的项目。

知识点 9：GHD 影响 GH 治疗反应的因素　　副高：掌握　正高：掌握

应尽可能在较小年龄作出诊断和实施治疗。青春期开始之前经过 GH 治疗获得身高的最高化非常重要。如果做到这一点，则青春期 GH 治疗剂量就不需要调整。如果儿童的 GH 治疗在一个不正常的身高情况下进入青春期，GH 的剂量就要逐步增加或用 GH 加 GHRH 兴奋剂联合治疗。MPHD 患者的青春期不会自发启动，需要与患者商量在合适的时间有准备的人工启动青春期。在儿童 GHD 中，性别与人体组成成分对 GH 的治疗反应还有待进一步研究。

知识点 10：GHD 的 MPHD 的管理　　副高：掌握　正高：掌握

MPHD 患者的管理类似于单一 GHD 的患者。但应关注临床认知，治疗和监控其他内分泌激素的缺陷（如甲状腺素、皮质醇、性激素）。开始诊断为单一 GHD 患者，临床医生应警惕发展成 MPHD 的可能，特别是发生垂体后叶和其他激素的缺乏。

知识点 11：GH 治疗的安全性　　副高：掌握　正高：掌握

生长激素治疗可能揭露潜在的甲状腺功能减退。儿童 GH 治疗有临床意义的不良反应比较罕见，可能发生的不良反应包括良性颅压增高、青春期巨乳症、关节痛和水肿。应详细询问病史和体格检查，以确定是否有不良反应存在。不良反应处理方法包括暂时减少 GH 剂量或暂时停用 GH。在没有其他风险因素的情况下，没有任何证据表明，长期生长激素治疗的患者发生白血病、脑肿瘤复发、股骨头滑脱和糖尿病的风险会增加。肿瘤幸存者接受生长激素治疗应在肿瘤学家和神经外科医生联合指导下使用。没有任何证据表明，生长激素替代在发生内科疾病时需要停药。

知识点 12：GHD 过渡到成人的管理　　副高：掌握　正高：掌握

GHD 治疗可能会持续到成年，也可能不会。生长激素承担了大部分的代谢功能，主要是成人和儿童的人体重要组成成分和健康状态。实现了终身身高后，对 GH/IGF 轴功能应利用成人生长激素缺乏症诊断标准（1997 年斯蒂芬斯港 GRS 会议达成共识的成人生长激素缺乏症诊断标准），在停用 GH 1~3 个月后进行生长激素激发试验重新评估。此外，应做胰岛素激发试验来决定进一步使用生长激素的剂量。同时，也应测定其他的内分泌激素和 IGF-1。在中断 GH 治疗的间隙应评估人体的组成、骨密度、血脂谱和胰岛素水平，生活质量的评估也可在这个时期进行。

有严重的 MPHD 患者，不应停止 GH 治疗。当成人 GHD 诊断成立后，推荐持续使用生长激素替代治疗。一旦决定长期用 GH 替代治疗应警惕糖尿病与恶性肿瘤的风险。

第六节 抗利尿激素分泌失调综合征

知识点 1：抗利尿激素分泌失调综合征的概念　　副高：熟练掌握　正高：熟练掌握

抗利尿激素分泌失调综合征（SIADH）是指内源性抗利尿激素（ADH，即精氨酸加压素 AVP）分泌异常增多或其活性作用超常从而导致水潴留、尿钠浓度升高及稀释性低钠血症为特征的临床综合征。SIADH 病因繁杂，起病和发展常隐袭，缺乏特征性临床表现，误诊和漏诊率高，处理棘手，常因恶性原发病和诊疗上的延误而预后不良。SIADH 的主要临床表现形式是低钠血症及其相关症状，同时也是病因调查的起点。

知识点 2：SIADH 的病因　　副高：熟练掌握　正高：熟练掌握

SIADH 病因多样，常见病因为恶性肿瘤、呼吸系统和神经系统疾病、炎症、药物和外科手术，部分原因不明者称之为特发性 SIADH。

（1）恶性肿瘤：最多见者为小细胞未分化肺癌，约半数以上小细胞未分化肺癌患者血浆 AVP 升高，约 2/3 患者可表现水负荷排出受损，常伴其他激素分泌增多及症状。其他肿瘤（胰腺癌、淋巴肉瘤、网状细胞肉瘤、胸腺瘤等）也可引起 SIADH。

SIADH 可作为寻找隐匿性恶性肿瘤的起点，也可作为初步判断肿瘤是否复发的参考指标，也是在化疗方案中回避某些药物（如环磷酰胺、长春新碱）的重要依据。

（2）中枢神经系统疾病：脑外伤、炎症、出血、肿瘤、脑部手术后、多发性神经根炎、蛛网膜下腔出血等，可影响下丘脑-神经垂体功能，促使 AVP 释放不受渗透等正常调节机制的控制，从而导致 SIADH。

（3）药物：药物是医院获得性低钠血症的重要原因。AVP 制剂过量在青少年和老年人非常多见，最初给药时应当适当延长给药时间间隔；而在精神性多饮的患者，错误地接受 AVP 制剂治疗，必将发生严重的 SIADH。因此，对于多饮待查的个体，在行禁水+垂体后叶素试验之前必须充分主动限水。

某些药物（氯磺丙脲、长春新碱、环磷酰胺、卡马西平、氯贝丁酯、三环类抗抑郁药、秋水仙碱等）可刺激 AVP 释放或加强 AVP 对肾小管的作用，从而导致 SIADH。

（4）不适当抗利尿肾综合征（NSIAD）：是在缺乏 AVP 刺激情况下出现受体的结构激活所导致的低钠血症伴水负荷排出受损和反常性口渴（在低血浆渗透压情况）的临床综合征。临床表型具有较大的异质性，多数患者的血浆 AVP 处于不可测得水平，但也有不同的报道。

知识点 3：SIADH 的临床表现　　副高：熟练掌握　正高：熟练掌握

SIADH 患者的症状与体征取决于血钠降低的程度与速度。当血钠>120mmol/L 时，一般无任何表现；血钠为 110~120mmol/L 时，可出现厌食、恶心、呕吐、头痛和疲乏不适等症状，产生意识障碍、易激、肌无力、抽搐等表现；如果血钠<110mmol/L 时，患者出现肌力减退、腱反射减弱或消愁、惊厥、昏迷，处理不及时可导致死亡。

原发病的表现：有肺部疾病患者多有咳嗽、咳痰、气喘、呼吸困难及发热等表现。恶性肿瘤疾病可有局部症状和转移病灶的表现。中枢神经系统疾病可有头痛、恶心、呕吐，严重者有意识障碍等。

知识点 4：SIADH 的实验室检查　　副高：熟练掌握　正高：熟练掌握

（1）血、尿钠：正常血清钠浓度介于 135~145mmol/L，而尿液中钠的排量取决于尿量和尿钠浓度，通常处于 130~260mmol/24h，临床上对疑诊 SIADH 的患者应联合检测分析上述指标。当血清钠浓度低于 130mmol/L，如尿钠浓度>30mmol/L，提示尿钠排出不适当增多。

（2）血、尿渗透压：通常采用冰点抑制法测定血、尿渗透压。正常成人血浆渗透压为 280~295mOsm/kg，而尿的渗透压波动较大，在 50~1200mOsm/（kg·H_2O）。当血浆渗透压下降时［如有效血浆渗透浓度（Posm）<275mOsm/（kg·H_2O）］，正常成人会产生明显的低渗尿 Uosm<100mOsm/（kg·H_2O）伴游离水的清除率明显增多；如血浆渗透压明显下降，低于 275mOsm/（kg·H_2O）时，尿渗透压仍高于 100mOsm/（kg·H_2O），甚至高于血浆渗透压，伴游离水清除率低，则强烈提示 AVP 不适当分泌增多。

（3）血浆 AVP：国内外广泛应用血浆 AVP 的测定，所以一些诊断标准并未将其列入 SIADH 诊断的必备条件。通常当细胞外液处于低渗状态时，AVP 的释放被抑制，血浆 AVP 明显降低或不能测得。但在 SIADH 患者，血浆 AVP 常不适当升高。一般在基础状态下，血浆 AVP 测定值变异较大，一次测定常常不能反映 AVP 的分泌状态。若在水负荷状态下，血浆 AVP 水平仍不被抑制，则更具有意义。

（4）水负荷试验：受试者在 15 分钟内按 20ml/kg 体重饮一定量的水，在接下来的 4 小时内观察排尿量及其在饮入量的占比，同时测定尿渗透压。正常成人水负荷 4 小时排尿量应至少>90%饮入量，尿渗透压明显降低［<100mOsm/（kg·H_2O）］。SIADH 患者的排水负荷能力和尿稀释能力明显降低。采用此试验应注意水负荷可能会给严重低钠血症和（或）低渗血症患者带来的风险。

知识点 5：SIADH 的诊断依据　　副高：熟练掌握　正高：熟练掌握

（1）临床诊断 SIADH 的必备条件：①血清钠浓度降低，常低于 130mmol/L；②尿钠浓度（反常性）升高，常超过 30mmol/L；③血浆渗透压常低于 270mOsm/（kg·H_2O）；④尿渗透压大于 100mOsm/（kg·H_2O）（水负荷时），甚至大于血浆渗透压；⑤无临床可测的低血压或低血容量，无应用利尿剂史，肾脏、甲状腺及肾上腺功能正常。

（2）临床支持诊断SIADH的证据：①血浆AVP不适当升高；②水负荷后4小时排负荷率<90%，尿渗透压不能降至100mOsm/（kg·H_2O）以下；③扩容治疗不能纠正血浆低渗透压，但限水后血浆渗透压改善。

因低钠血症和低渗血症的病因多种多样，SIADH的临床诊断常常是除外性的。仔细的询问病史（特别是药物史），细胞外液容量的判定（除外低血容量或低血压），神经系统状态或疾病的评估，血浆电解质、尿素氮、葡萄糖和肌酐的测定（可计算总的渗透压和有效渗透压）以及血浆渗透压的直接测定，同时对比测定分析尿电解质和尿渗透压等，对于低钠血症和低渗血症乃至SIADH的临床诊断都是非常重要的。

知识点6：SIADH的鉴别诊断　　副高：熟练掌握　正高：熟练掌握

（1）低钠血症及低渗血症的鉴别：低钠血症常作为临床一系列后续检查和鉴别起点。若要确认真正的低钠血症和低渗透压血症，首先应除外两种情况，即假性低钠血症和由钠以外的血浆有效溶质浓度增高所造成的低钠血症，如高血糖。

（2）与SIADH鉴别的主要疾病：①肾失钠所致的低钠血症；②胃肠消化液丧失；③甲状腺功能减退症；④顽固性心力衰竭、晚期肝硬化伴腹腔积液或肾病综合征等；⑤精神性烦渴；⑥脑性盐耗综合征（CSWS）。

（3）病因诊断：首先考虑恶性肿瘤的可能性，特别是小细胞未分化肺癌，有时可先出现SIADH，以后再出现肺癌的X线表现，或在X线正常时，经痰细胞学、肺CT、肺MRI和支气管镜检查发现肺癌；其次应除外中枢神经系统疾病、肺部感染、药物等因素。特发性SIADH患者，如血浆AVP水平低或不能测得，条件允许时，应进行基因突变的筛查。

知识点7：SIADH的治疗　　副高：熟练掌握　正高：熟练掌握

SIADH的治疗原则主要是纠正低血钠和防止体液容量过多。要严格限制入水量，适当补钠以提高血渗透压与血钠浓度，积极寻找并治疗原发病。

（1）病因治疗：治疗造成SIADH的原发疾病，停用可能会造成SIADH的药物。

（2）纠正水负荷过多和低钠血症：严格限制入水量是治疗的关键。水的摄入量限制在500~1000ml/d，使血钠水平达130mmol/L以上。当血钠>120mmol/L时，摄水量控制在800~1000ml/d。血钠<120mmol/L时，应严格限制入水量，并给予3%氯化钠溶液200~500ml，每6小时1次，静脉点滴，使血钠含量达125mmol/L左右。治疗中要避免血钠上升过快，使血钠上升的速度维持在每小时1~2mmol/L，第一个24小时内血钠升高幅度不能超过12mmol/L，48小时内不超过18mmol/L，以防出现脑桥脱髓鞘病变。

（3）ADH分泌抑制剂和（或）活性拮抗剂：①地美环素（去甲金霉素，DMC）是四环素的衍生物，可阻碍ADH对肾小管重吸收水的作用，限制摄水量仍难以控制的SIADH可考虑使用。该药可导致氮质血症，但停药后即可消失；②锂制剂也可阻碍ADH对肾小管的作用，但毒性较大，使用时应慎重。

（4）对症治疗：抽搐的患者应同时给予抗惊厥治疗。对于伴有昏迷的患者要注意防治感染。严重水中毒者可静脉注射呋塞米20~40mg，以避免心脏负荷过重。

知识点8：SIADH的预后 副高：熟练掌握 正高：熟练掌握

SIADH的预后主要取决于基础疾病。由药物、肺部感染、中枢神经系统等可逆性疾病所致者，常为一过性，预后良好。由恶性肿瘤（如肺癌、胰腺癌等）所致者预后较差。此外，及时正确的诊断和专业化的施治对改善患者近期和远期疗效至关重要。

第七节 空泡蝶鞍综合征

知识点1：空泡蝶鞍综合征概述 副高：掌握 正高：熟练掌握

空泡蝶鞍综合征或称空鞍综合征，系因鞍隔缺损或垂体萎缩，蛛网膜下腔在脑脊液压力冲击下疝入鞍内，致蝶鞍扩大，垂体受压而产生的一系列临床表现，包括头痛、高血压、肥胖、内分泌功能紊乱等。

空泡蝶鞍综合征分两类：①继发性空泡蝶鞍综合征，指发生在鞍内或鞍旁手术或放射治疗及垂体卒中等引起者；②原发性空泡蝶鞍综合征，指非手术或放射治疗及垂体卒中等引起者。

知识点2：空泡蝶鞍综合征的病因 副高：掌握 正高：熟练掌握

（1）鞍隔及垂体窝充盈不足：①鞍隔的先天性异常；②鞍隔的获得性损伤及垂体窝充盈不足，鞍部手术、放射治疗或垂体卒中；③内分泌因素引起的鞍隔及垂体窝充盈不足，有周围靶腺功能减退者用相应靶腺激素替代治疗后；④妊娠尤其多胎妊娠。

（2）脑脊液压力升高：高血压、良性颅压增高症、肥胖等，此时如有鞍隔及垂体窝的充盈不足，极易造成鞍上结构疝入鞍内。如鞍隔及垂体窝的充盈不足较明显，即使脑脊液压力正常也易使蛛网膜下腔疝入鞍内。

知识点3：空泡蝶鞍综合征的临床表现 副高：掌握 正高：熟练掌握

本病女性较男性多见，肥胖者较非肥胖者多见，成人较儿童多见。头痛为最常见的症状，可轻可重，可频发也可偶发。患者可有视力减退和视野缺损，但不常见。部分患者有脑脊液鼻漏，多于咳嗽、打喷嚏时出现，原因可能为这些动作引起脑脊液压力一过性升高，使蝶鞍和口腔之间胚胎期留下的通道开放，于是脑脊液进入鼻腔。少数患者可有良性颅压增高症（假脑瘤综合征），特点为脑脊液压力升高和视神经盘水肿，但无脑局灶性损害的征象，其表现有弥漫性头痛、视力减退（为双侧性，系视神经盘水肿所致）。

不少患者腺垂体的分泌功能降低，但有明显临床症状的少见。有些患者出现血泌乳素

（PRL）水平升高，可能为垂体柄受损所致。先天性鞍隔缺损引起的空鞍综合征约有 15%的患者有高 PRL 血症，原因未明。神经垂体一般不受影响，故患者无尿崩症的表现。

知识点 4：空泡蝶鞍综合征的常规检查　副高：掌握　正高：熟练掌握

（1）内分泌功能检查可发现腺垂体激素的储备降低，严重者靶腺激素水平亦可降低。但有些患者有高 PRL 血症。

（2）头颅 X 线片显示蝶鞍扩大，典型者呈所谓“气球状”蝶鞍，见于半数患者。侧位片上鞍壁光滑而规则，鞍口仍呈闭合状态，此与垂体肿瘤的鞍部表现不同，后者的鞍背向后倾斜、鞍口开大。其他颅骨可有轻度吸收，此与慢性颅压增高有关。

（3）CT 和 MRI 对空鞍综合征具有很高的诊断价值。CT 可显示蝶鞍扩大，垂体萎缩，鞍内充有低密度的脑脊液。MRI 显示垂体变扁，紧贴于鞍底，鞍内充有水样物质。

知识点 5：空泡蝶鞍综合征的诊断　副高：掌握　正高：熟练掌握

本病的临床表现缺乏特异性，其诊断很大程度上依赖影像学检查。对疑似病例（有头痛、视力减退、视野缺损、脑脊液鼻漏等表现）应做脑 X 线摄片，如 X 线片显示蝶鞍扩大，呈“气球状”改变，可诊断本病。如 X 线片缺乏典型改变，可做 CT 或 MRI 检查，多可明确诊断。

知识点 6：空泡蝶鞍综合征的鉴别诊断　副高：掌握　正高：熟练掌握

（1）需与其他可引起蝶鞍扩大的疾病尤其是垂体腺瘤相鉴别：一般来说，分泌性垂体腺瘤多有相应垂体激素过多的表现，与本病鉴别不难，易与本病混淆的是无功能垂体腺瘤。无功能垂体腺瘤的表现与本病相似，可通过影像学检查加以鉴别。垂体腺瘤和空鞍综合征虽皆有蝶鞍扩大但形态不同，前者蝶鞍多呈杯形或扁平形，鞍结节前移，鞍底下陷，鞍背向后倾斜，鞍口开大；后者蝶鞍呈球形或卵圆形，鞍口仍呈闭合状态。CT 和 MRI 可提供决定性的鉴别诊断依据，垂体腺瘤患者的垂体增大，鞍内无水样物质；但空鞍综合征者垂体萎缩，鞍内充有水样物质。

（2）需除外垂体肿瘤等引起的慢性颅压增高症：空蝶鞍平片的 X 线表现很易与鞍内肿瘤或慢性颅压增高引起的蝶鞍扩大相混淆。鞍内肿瘤蝶鞍扩大伴变形，呈杯形、球形或扁平形，鞍结节前移，鞍底下陷，鞍背后竖，故典型的鞍内肿瘤不难与本病区别，部分球形扩大的病例，则鉴别较难；慢性颅压增高引起的蝶鞍扩大，常伴骨质吸收，亦难与本病区别，最后需经 CT 及磁共振等检查确诊。

知识点 7：空泡蝶鞍综合征的治疗措施　副高：掌握　正高：熟练掌握

（1）如症状轻，可不予特殊处理，有视力明显障碍者应行手术探查，若系视神经周围粘连，行粘连松解术，可使视力有一定程度的改善。

（2）并发脑脊液鼻漏者，经蝶窦入路手术，用肌肉和移植骨片填塞垂体窝。

（3）对非肿瘤性囊肿，可将囊肿打开，部分切除囊肿包膜。

（4）有腺垂体功能减退者（特别是儿童）应给予相应的内分泌治疗。

（5）症状性颅高压患者需行脑脊液分流术以缓解症状。

（6）有高 PRL 血症者，特别是女性有闭经溢乳、男性有性功能减退表现者，可予以溴隐亭治疗。

第八节 下丘脑综合征

知识点1：下丘脑综合征及其病因　　副高：熟练掌握　正高：熟练掌握

下丘脑综合征是一组以内分泌代谢障碍为主，并伴有自主神经系统症状和轻微神经、精神症状的综合征，是各种原因导致下丘脑受损所致，包括先天性和后天性、器质性和功能性等病因，归纳如下。

（1）先天性或遗传因素：如性发育不全和嗅觉丧失症候群；下丘脑激素缺乏，如下丘脑甲状腺功能低下、下丘脑性腺功能低下、多发性激素缺乏。

（2）感染和炎症：结核性或化脓性脑膜炎、脑脓肿、病毒性脑炎、流行性脑炎、脑脊髓膜炎、麻疹等。

（3）肿瘤：如异位松果体瘤、颅咽管瘤、星形细胞瘤、神经胶质瘤、垂体瘤、神经节细胞瘤等。

（4）创伤：颅脑外伤、手术或放射治疗等累及下丘脑区域。

（5）血管损害：脑动脉硬化、脑动脉瘤、脑出血、脑栓塞、系统性红斑狼疮和其他原因引起的脉管炎等。

（6）药物：服氯丙嗪、利血平及避孕药后均可引起溢乳-闭经综合征。

知识点2：下丘脑综合征的临床表现　　副高：熟练掌握　正高：熟练掌握

（1）内分泌功能障碍：可引起内分泌功能亢进或减退，可造成一种或数种激素分泌紊乱，表现如下：①全部下丘脑释放激素缺乏：可引起全部垂体前叶功能降低，造成性腺、甲状腺和肾上腺皮质功能等减退；②促性腺激素释放激素分泌失常：女性，亢进者性早熟，减退者下丘脑性闭经；男性，亢进者性早熟，减退者肥胖、生殖无能、性发育不全和嗅觉丧失症候群；③催乳素释放抑制因子分泌失常：催乳素过多发生溢乳症或溢乳-闭经综合征；催乳素缺乏症；④促肾上腺皮质激素释放激素分泌失常：肾上腺皮质增生型皮质醇增多症；⑤促甲状腺激素释放激素分泌失常：下丘脑性甲状腺功能亢进症；下丘脑性甲状腺功能减退症；⑥生长激素释放激素分泌失常：亢进者肢端肥大症、巨人症；减退者侏儒症；⑦抗利尿激素分泌失常：亢进者抗利尿激素分泌过多症；减退者尿崩症。

（2）神经系统表现：下丘脑病变如为局限性，可出现一些提示下丘脑损害部位的征象；如下丘脑病变为弥漫性，则往往缺乏定位体征。常见下丘脑症状有：①嗜睡、失眠或二者交替出现；②多食、肥胖或顽固性厌食消瘦。

（3）体温调节异常：可出现高温、低温或变异性体温。

（4）性功能障碍：性欲减退、月经失调、闭经不育、阳痿、性早熟以及发育延迟等表现。

（5）尿崩症：病变损害视上核、室旁核或视上核-垂体束，均可引起尿崩症。表现多饮、多尿。

（6）精神障碍：当后腹外核及视前区有病变时常可产生精神症状，主要表现为过度兴奋、哭笑无常、定向力障碍、幻觉及激怒等症状。

（7）其他：头痛是常见症状，患者又常可出现多汗或汗闭，手足发绀，括约肌功能障碍、下丘脑性癫痫。当腹内侧部视交叉受损时可伴有视力减退、视野缺损或偏盲。血压忽高忽低，瞳孔散大、缩小或两侧不等。累及下丘脑前方及下行至延髓中的自主神经纤维时，可引起胃和十二指肠消化性溃疡或出血等表现。

其中以多饮多尿、嗜睡及肥胖等最多见，头痛与视力减退虽也常见，但并非下丘脑综合征的特异性表现，而可能与颅内占位性病变引起的脑膜刺激、颅压增高及视神经交叉等受压有关。

知识点3：下丘脑综合征的辅助检查　　副高：熟练掌握　正高：熟练掌握

（1）实验室检查：①下丘脑、垂体及其靶腺激素分泌异常及相应的生化异常；②下丘脑、垂体的储备能力试验异常，如TRH兴奋试验、GnRH兴奋试验等。

（2）影像学检查：①颅咽管瘤、松果体瘤患者颅骨X线平片，在中线位可发现钙化灶；②CT、MRI等检查对确定颅内病变性质及定位有重要价值。

（3）其他检查：①脑脊液常规及生化检查有助于区别炎症或肿瘤；②脑电图对寻找病因有参考价值；③必要时做脑血管造影，如肿瘤定位。

知识点4：下丘脑综合征的初步诊断　　副高：熟练掌握　正高：熟练掌握

（1）诊断下丘脑综合征的前提是已排除单一靶器官或垂体自身的病变以及全身性疾病后，才能考虑下丘脑。

（2）下丘脑疾病最常见的临床表现有性功能紊乱、尿崩症、多食肥胖、精神失常，若有其中3项共存应高度怀疑此病。

（3）内分泌功能及代谢障碍是下丘脑综合征的最主要表现，对诊断的意义也最大。当患者同时合并其他症状（如神经系统的表现、精神失常、头痛、发热）时，应高度怀疑此病。MRI和CT的蝶鞍薄分层片有时可显示病变的部位和性质。

知识点5：下丘脑综合征的病因诊断 副高：熟练掌握 正高：熟练掌握

（1）以肿瘤居首位，其中最常见的为颅咽管瘤和异位松果体瘤；其次是外伤和先天性疾病；再次是炎症、肉芽肿和物理因素等。

（2）当出现颅压增高症状，如头痛，且伴视力或视野异常，以及渐进性尿崩症和性功能紊乱者，应首先考虑肿瘤因素。MRI、CT有时帮助很大。

（3）某些先天性病变可有连锁症状，如嗅觉消失、畸形、发育迟滞，可能是Kallmann综合征。

（4）创伤、药物和放射因素所致者，需靠详细询问病史。

知识点6：下丘脑综合征的损伤部位 副高：熟练掌握 正高：熟练掌握

患者的临床表现有时可反映下丘脑病变的部位。①视前区受损：自主神经功能障碍；②下丘脑前部视前区受损：高热；③下丘脑前部受损：摄食障碍；④下丘脑前部及视上核、室旁核受损：尿崩症、特发性高钠血症；⑤下丘脑后部受损：意识改变、嗜睡、低温、运动功能减退等。

知识点7：下丘脑综合征的鉴别诊断 副高：熟练掌握 正高：熟练掌握

（1）内分泌系统疾病：腺垂体功能低下、尿崩症、甲状腺、肾上腺、性腺功能低下等病均有其典型的临床和生化改变，可定位，而下丘脑综合征出现的内分泌代谢障碍多伴有多个系统的损害，不能用单一靶器官或单一垂体损害来解释。

（2）神经衰弱综合征：可出现全身多个系统受损的表现，但查体、实验室检查及特殊检查往往无阳性发现。

（3）与颅内肿瘤、炎症等原发病相鉴别：上述疾病可出现相应的症状和体征，但如果在此基础上出现一系列内分泌代谢系统的改变或出现摄食、体温、睡眠障碍，难以用原发病解释，应考虑下丘脑综合征的诊断。

知识点8：下丘脑综合征的治疗措施 副高：熟练掌握 正高：熟练掌握

（1）去除病因：①停用引起下丘脑综合征的药物，如氯丙嗪等；②手术切除引起下丘脑综合征的肿瘤。若肿瘤过大不能根治又伴有颅压增高者，可行减压手术缓解症状；③放疗：适用于对放疗敏感的肿瘤，如生殖细胞瘤。

（2）药物治疗：出现内分泌功能低下可行药物替代治疗，如甲减者可用左甲状腺素钠片，尿崩者可用长效尿崩停、弥凝等。

（3）对症处理：①泌乳者可用溴隐亭；②颅压高者可使用降颅压的药物；③体温过高者可予以物理或药物降温，过低者采取保暖措施等；④渴感受损的患者需注意量出为入，保持出入液量平衡。

第四章 甲状腺疾病

第一节 单纯性甲状腺肿

知识点1：单纯性甲状腺肿的概念 副高：熟练掌握 正高：熟练掌握

甲状腺肿是指良性甲状腺上皮细胞增生形成的甲状腺肿大。单纯性甲状腺肿也称非毒性甲状腺肿，是指非炎症和非肿瘤原因，不伴有临床甲状腺功能异常的甲状腺肿。本病散发，女性发病率是男性的3~5倍。

知识点2：单纯性甲状腺肿的病因 副高：熟练掌握 正高：熟练掌握

（1）缺碘或碘相对不足：碘是甲状腺合成甲状腺激素的重要原料之一，缺碘是引起地方性甲状腺肿（指一个地区儿童中单纯性甲状腺肿的患病率超过10%）的主要原因青春发育期、妊娠、哺乳等因碘相对不足亦可导致本病。

（2）致甲状腺肿物质：一些天然食物成分中含有可致甲状腺肿的物质，这些食物很可能使体内产生大量的硫氰酸，如卷心菜、萝卜、白菜、大豆等或其他具有抑制甲状腺激素合成的药物（如硫脲类、磺胺类、锂、过氯酸钾等），使甲状腺激素合成障碍，引起甲状腺增大。

（3）先天性甲状腺激素合成障碍：家族性甲状腺肿是遗传性某些甲状腺激素合成酶缺陷造成的甲状腺激素合成障碍，或是缺乏水解酶使甲状腺激素从甲状腺球蛋白中分离释放困难，均可导致甲状腺肿。

（4）硒缺乏。

（5）碘过多：长期过多摄碘也可因阻碍碘的有机化，使甲状腺激素合成发生障碍而引起本病。

知识点3：单纯性甲状腺肿的病理 副高：熟练掌握 正高：熟练掌握

单纯性甲状腺肿的甲状腺组织学改变因病因或病期不同而有一定差异。早期甲状腺呈弥漫性或结节性增大，切面可见结节、纤维化、出血和钙化。病变初期，整个腺体滤泡增生，血管丰富；随着病变进展，滤泡的面积发生变化，一部分滤泡退化，另外一部分滤泡增大并且富含胶质，这些滤泡之间被纤维组织间隔。

知识点 4：单纯性甲状腺肿的临床表现　　副高：熟练掌握　正高：熟练掌握

临床上除甲状腺增大外，一般无明显症状。未发生甲减时甲状腺肿主要影响外观。当甲状腺肿变为结节性时，可因结节内出血引起急性疼痛及肿胀，类似亚急性甲状腺炎及甲状腺瘤的症状。甲状腺常呈现轻、中度增大，表面平滑，质地较软，随着腺体增大加重，可压迫邻近组织结构，如气管、食管，还有喉返神经，可出现咳嗽、活动性气促、严重呼吸困难、吞咽困难、声嘶、痉挛性咳嗽或失音等。甲状腺肿可使大血管受压，颈静脉受压多见，此时面颈部淤血。胸骨后甲状腺肿或腺体增大伸至胸骨后往往压迫大静脉干，可使头部、颈部和上肢静脉回流受阻，引起颜面水肿、颈静脉怒张、胸部皮肤和上臂水肿及明显的静脉曲张。当颈部交感神经受压时，出现同侧瞳孔扩大，如严重受压迫而麻痹时则眼球下陷、上睑下垂、瞳孔缩小。

在严重的地方性甲状腺肿地区，可出现具有明显智力障碍的呆小病患者。其双亲通常都有甲状腺肿，并且除了早期有散发性克汀病的特点外，通常还有聋哑症、痉挛状态、运动功能障碍及磁共振可见的基底神经节异常。

知识点 5：单纯性甲状腺肿的诊断　　副高：熟练掌握　正高：熟练掌握

通常靠望诊和触诊来确定甲状腺肿。甲状腺肿可分为三度：①Ⅰ度：外观没有增大，但是触诊能及者；②Ⅱ度：能看到，又能触及，但是增大没有超过胸锁乳突肌外缘者；③Ⅲ度：增大超过胸锁乳突肌外缘者。

确定甲状腺肿的主要检查方法是 B 超。血清 TT_4、TT_3 正常，TT_4/TT_3 的比值常增高，血清甲状腺球蛋白（Tg）水平增高，增高的程度与甲状腺肿的体积呈正相关。血清 TSH 水平一般正常。

知识点 6：单纯性甲状腺肿的鉴别诊断　　副高：熟练掌握　正高：熟练掌握

（1）早期的自身免疫甲状腺炎：本病主要表现为甲状腺肿，可以长期没有甲状腺功能的改变，或表现为亚临床甲减和（或）血清甲状腺自身抗体阳性。

（2）颈前脂肪堆：位于颈部甲状腺部位，需与甲状腺肿相鉴别，前者质地较软，吞咽时不随之上下移动，多见于肥胖者。

（3）甲状旁腺腺瘤：甲状旁腺位于甲状腺之后，甲状旁腺腺瘤一般较小，不易扪及，但有时亦可较大，使甲状腺突出，检查时亦可随吞咽移动。但根据临床表现及放射性核素扫描可加以鉴别。

知识点 7：单纯性甲状腺肿的治疗　　副高：熟练掌握　正高：熟练掌握

单纯性甲状腺肿的治疗主要取决于病因。

（1）目前对单纯性甲状腺肿以观察为主，一般不需要治疗，尤其是甲状腺肿轻微，没有临床症状并且甲状腺功能正常者，可随诊观察。

（2）补碘治疗：因缺碘所致者，应补碘剂。地方性甲状腺肿应用碘剂或食用加碘盐进行防治。

（3）如能查明导致甲状腺肿的物质，则对应治疗。

（4）手术治疗：本病一般不采用手术治疗，但当发生压迫症状，或疑有甲状腺癌者或大结节与混合型结节合并坏死、囊性变、出血及其他退行性变者可做甲状腺切除术。B超证实甲状腺内有钙化者或甲状腺肿合并甲亢者也可手术治疗。术后需长期补充甲状腺激素治疗，以免复发。若不适用于手术治疗者可采用放射性碘治疗，可以使增大的甲状腺的体积缩小30%~50%。

第二节　甲状腺功能亢进症

知识点1：甲状腺功能亢进症的概念　　副高：掌握　正高：熟练掌握

甲状腺功能亢进症，简称甲亢，是一种十分常见的内分泌疾病。是由多种病因引起的，甲状腺激素分泌过多所致的临床综合征。是以神经、循环、消化等系统兴奋性增高和代谢亢进为主要表现的一组疾病的总称。甲亢不是单一的疾病，许多疾病都可以引起甲亢。

临床上最常见的是弥漫性甲状腺肿伴甲亢（Graves病，简称GD），约占所有甲亢患者的85%；其次为结节性甲状腺肿伴甲亢（也称毒性结节性甲状腺肿）和亚急性甲状腺炎。GD患者可伴有浸润性突眼，少数伴有胫前黏液性水肿及指端粗厚。

知识点2：可引起甲亢的疾病　　副高：掌握　正高：熟练掌握

可引起甲亢的疾病

1. 甲状腺性甲亢	**3. 伴瘤综合征和（或）hCG相关性甲亢**
1.1 弥漫性甲状腺肿伴甲亢（Graves病）	3.1 恶性肿瘤（肺、胃、肠、胰腺等）伴甲亢（分泌TSH类似物）
1.2 多结节性甲状腺肿伴甲亢	3.2 hCG相关性甲亢（绒毛膜癌、葡萄胎、多胎妊娠等）
1.3 毒性甲状腺腺瘤	**4. 卵巢甲状腺肿伴甲亢**
1.4 多发性自身免疫性内分泌综合征伴甲亢	**5. 医源性甲亢（服用较多甲状腺激素）**
1.5 甲状腺癌（滤泡性腺癌）	**6. 暂时性甲亢**
1.6 新生儿甲亢	6.1 亚急性甲状腺炎
1.7 碘甲亢	6.1.1 亚急性肉芽肿性甲状腺炎
1.8 TSH受体基因突变致甲亢	6.1.2 亚急性淋巴细胞性甲状腺炎（产后、药物所致，如干扰素-α、白介素-2）
2. 垂体性甲亢	6.1.3 亚急性损伤性甲状腺炎（手术、活检）
2.1 垂体TSH瘤	6.1.4 亚急性放射性甲状腺炎
2.2 选择性垂体甲状腺激素抵抗综合征	6.2 慢性淋巴细胞性甲状腺炎

知识点3：GD病因及发病机制——免疫功能异常 副高：掌握 正高：熟练掌握

GD的确切病因目前还不完全清楚，但近年来的研究提示GD为一种器官特异性自身免疫性疾病。GD患者由于体内免疫功能紊乱，致使机体产生了针对自身甲状腺成分——促甲状腺激素受体（TSHR）的抗体TRAb。该抗体与TSHR结合后，与TSH一样具有刺激和兴奋甲状腺的作用，引起甲状腺组织增生和功能亢进，甲状腺激素（TH）产生和分泌增多。目前认为，自身抗体的产生主要与存在基因缺陷的抑制性T淋巴细胞（Ts）的功能降低有关。Ts功能缺陷导致辅助性T淋巴细胞（Th）的不适当致敏，并在白介素-1（IL-1）、白介素（IL-2）等细胞因子的参与下，使B细胞产生抗自身甲状腺的抗体。

GD的发病与TRAb的关系十分密切。TRAb可分为刺激性和阻断性抗体两类。甲状腺刺激性抗体（TSAb），是GD的主要自身抗体；阻断性抗体与TSH受体结合后，阻断和抑制甲状腺功能，故称为甲状腺刺激阻断性抗体（TSBAb）。

知识点4：GD病因及发病机制——细胞免疫异常 副高：掌握 正高：熟练掌握

GD存在T细胞亚群紊乱。

（1）外周血液中淋巴细胞绝对值和百分比增高。

（2）淋巴结、胸腺和脾脏等淋巴组织增生。

（3）增大的甲状腺和眼球后组织有大量淋巴细胞和浆细胞浸润，甲状腺局部有合成分泌TRAb的淋巴细胞浸润及大量积聚，同时也发现GD患者甲状腺静脉血中TRAb活性较外周静脉血高。

以上这些提示甲状腺是GD器官特异自身抗体的主要制造场所，而且存在Ts细胞功能缺陷。

知识点5：GD病因及发病机制——遗传因素 副高：掌握 正高：熟练掌握

以下说明GD具有遗传倾向。

（1）部分GD患者有家族史，单卵双胎者本病的共显率高达30%~60%，而二卵双胎者仅为3%~9%。

（2）流行病学调查发现，GD患者本人或其直系亲属易患自身免疫性甲状腺疾病或其他自身免疫性疾病，如桥本甲状腺炎的比率和TSAb的检出率均高于一般人群。

（3）通过对人类白细胞组织相容性抗原（HLA）的研究发现，高加索白种人中的HLA-A1、B8、DR3，日本人HLA-B35以及国外华人HLA-BW46阳性者本病发生率高。在免疫应答中GD的发生与GM基因有关。

知识点6：GD病因及发病机制——环境因素 副高：掌握 正高：熟练掌握

环境因素，如应激、感染、创伤及刺激等均可能成为本病的诱发因素。尤以精神因素为重要，强烈的精神刺激常可诱发甲状腺功能亢进症的发病。精神应激可能使患者血中肾上腺皮质激素升高，进而改变 Ts 或 Th 细胞的功能，引起异常免疫反应从而引发甲状腺功能亢进症。

知识点 7：GD 的病理　　副高：掌握　正高：熟练掌握

（1）甲状腺：GD 的甲状腺多呈不同程度的弥漫性、对称性蝶形肿大，质较柔软，血管增生，血供丰富，呈鲜牛肉样；滤泡间组织中有淋巴样组织增生，细胞呈立方或柱状，可形成淋巴滤泡或出现淋巴组织生发中心。经治疗后甲状腺的形态结构可发生相应的变化。短期使用大剂量碘剂后，甲状腺可迅速缩小，腺泡中胶质含量增多，滤泡细胞变为立方状或扁平状，乳头状结构消失，血管减少。长时间使用硫脲类抗甲状腺药物后，可使甲状腺组织呈退行性改变，滤泡增大富含胶质，大部分滤泡细胞呈扁平或矮立方形，少部分滤泡细胞仍肥大，或可见到上皮嵴及短小乳头状结构，此时活检标本不易与甲状腺肿相鉴别。

（2）眼：GD 仅有良性眼病时常无异常病理改变。在浸润性突眼患者中，球后组织常有脂肪、淋巴细胞、浆细胞浸润，纤维组织增多，黏多糖沉积和透明质酸增多，眼肌水肿增粗，纹理模糊，透明性变，断裂与破坏。可出现球结膜充血、水肿。早期的病变以炎性细胞浸润和脂肪增多为主，后期可出现纤维组织增生和纤维化。

（3）胫前黏液性水肿：较少见，病变皮肤光镜下见黏蛋白样透明质酸沉积，多有肥大细胞、吞噬细胞及成纤维细胞浸润。电镜下见大量微纤维伴糖蛋白及酸性糖胺聚糖沉积。

（4）其他：非特异性病变累及多种组织。心脏可扩大，心肌变性。肝、脾、胸腺和淋巴组织可增生肿大，外周血淋巴细胞可增多。重度甲亢未予有效治疗者可出现肝脏局灶性或弥漫性坏死，以致发展为肝脏萎缩，甚至肝硬化。甲亢时破骨细胞活性增强、骨吸收多于骨形成，可引起骨质疏松。

知识点 8：GD 的一般临床表现　　副高：掌握　正高：熟练掌握

GD 可发生于任何年龄，但好发于青、壮年女性，男女之比为 1∶6。多数起病较缓慢，多在起病后 6 个月到 1 年就诊。

GD 的临床表现与患者发病时的年龄、病程和 TH 分泌增多的程度有关。一般患者均有，怕热多汗，皮肤潮湿，疲乏无力；体重减轻，糖耐量减低或糖尿病加重等。部分患者可有发热，但一般为低热。

知识点 9：GD 的甲状腺临床表现　　副高：掌握　正高：熟练掌握

多数患者以甲状腺增大为主诉，甲状腺呈弥漫性、对称性增大，质较柔软、吞咽时上下移动，少数患者的甲状腺增大不对称或增大不明显。因甲状腺的血流量增多，故在上、下极外侧可听到连续性或以收缩期为主的吹风样血管杂音，可扪及震颤（以腺体上部较明显）。杂音明显时可在整个甲状腺区听到，但以上、下极明显，杂音较轻时仅在上极或下极听到。触到震颤时往往可以听到杂音，但杂音较弱时可触不到震颤。杂音和震颤是诊断本病的重要体征。

知识点 10：GD 的眼部临床表现　　副高：掌握　正高：熟练掌握

（1）非浸润性突眼：又称良性突眼，是交感神经兴奋眼外肌群和上睑肌所致，临床多无明显自觉症状。体征包括：①上睑挛缩；②眼裂增宽；③上睑移动滞缓：眼向下看时上睑不能及时随眼球向下移动，可在角膜上缘看到白色巩膜；④瞬目减少和凝视；⑤向上看时，前额皮肤不能皱起；⑥两眼看近物时，辐辏不良。甲亢控制后能自行恢复，预后良好。

（2）浸润性突眼：GD 所特有，为眶内和球后组织体积增加、淋巴细胞浸润和水肿所致。患者常有明显的自觉症状，如畏光、流泪、复视、视力减退、眼部胀痛、刺痛、异物感等。突眼度一般在 18mm 以上。重者可出现全眼球炎，甚至失明。浸润性突眼的轻重程度与甲状腺功能亢进的程度无明显关系。

知识点 11：GD 的精神神经系统临床表现　　副高：掌握　正高：熟练掌握

患者易于激动，敏感多疑，焦躁易怒，善言多动，思想不集中，失眠多梦，有时出现幻觉，甚至亚躁狂症。但也有寡言抑郁者，多见于老年人。由于神经肌肉兴奋性增高，可出现舌、眼睑及手足细震颤，腱反射活跃、亢进等。

知识点 12：GD 的心血管系统临床表现　　副高：掌握　正高：熟练掌握

由于 TH 对心血管系统的作用，以及交感神经兴奋性增高等，患者有明显的临床表现，心悸、胸闷、气促是大部分患者的突出主诉。

（1）心动过速：常为窦性心动过速，是心血管系统最早、最突出的表现。心率多在 90~120 次/分。心动过速为持续性，在静息或睡眠时仍快。

（2）心律失常：以房性期前收缩最常见，其次为阵发性或持续性心房颤动（房颤）或心房扑动（房扑），偶见房室传导阻滞（AVB）。有些患者可仅表现为原因不明的阵发性或持续性心房纤颤，尤以老年人多见。

（3）心音改变：由于心肌收缩力加强，使心搏增强，心尖部第一心音亢进，常有收缩期杂音，偶在心尖部可听到舒张期杂音。

（4）心脏扩大、心衰：多见于久病及老年患者。可加重心脏负荷，发生心力衰竭（心衰），以右心衰多见。

（5）收缩压升高、舒张压下降和脉压增大：有时可出现毛细血管搏动、水冲脉等周围血管征。发生原因是心脏收缩力加强，心排出量增加和外周血管扩张、阻力降低所致。

（6）甲亢性心脏病：指甲亢伴有严重心律失常、心脏扩大或心力衰竭者。以老年甲亢和病史较久未能良好控制者多见。其特点为甲亢完全控制后心脏相关表现可恢复正常。

知识点 13：GD 的消化系统临床表现 副高：掌握 正高：熟练掌握

（1）食欲亢进是甲亢的突出表现之一。但少数老年患者可出现厌食，甚至恶病质。也有少数患者呈顽固性恶心、呕吐，以致体重在短期内迅速下降。

（2）由于过多 TH 的作用，使肠蠕动增加，致便溏稀、排便次数增加，甚至呈顽固性腹泻或脂肪痢。

（3）重症甲亢可有肝大，少数可出现肝功能异常，转氨酶升高，甚或黄疸。

知识点 14：GD 的肌肉骨骼系统临床表现 副高：掌握 正高：熟练掌握

多数患者有肌无力及肌肉萎缩，重者称为甲亢肌病，可表现出下列病症。

（1）急性甲亢性肌病：罕见，起病急、病情重，主要表现为延髓麻痹，如发音不清、呼吸肌麻痹、吞咽困难等。

（2）慢性甲亢性肌病：较多见。起病缓，首先受累的主要是肩胛和骨盆带肌群，表现为上肢持物无力，下肢蹲或坐时直立困难。类似于多发性肌炎表现，但肌活检正常或仅有肌肉萎缩、变性等改变。

（3）甲亢性周期性麻痹：较多见，多见于东方国家的青年男性患者，日本和我国较常见。发作时血钾显著降低，但尿钾不增多，发生机制可能与过多 TH 促进 Na^{+}-K^{+}-ATP 酶活性、K^{+}向细胞内转移增多有关。

（4）甲亢伴重症肌无力：发生率约为 1%，远高于一般人群的发生率。重症肌无力主要累及眼肌，表现为上睑下垂，眼外肌运动麻痹，复视和眼球固定等。少数也可表现为全身肌肉无力、吞咽困难、构音不清及呼吸浅短等。甲亢控制后重症肌无力可减轻或缓解。

知识点 15：GD 的皮肤、毛发及肢端表现 副高：掌握 正高：熟练掌握

（1）皮肤温暖湿润、光滑细腻，缺乏皱纹。

（2）年轻患者颜面潮红，部分患者面部和颈部可呈红斑样改变，触之退色，尤以男性多见。

（3）多数患者皮肤色素正常，少数可出现色素加深或色素减退，毛发稀疏脱落，少数患者可出现白癜风或斑秃。

（4）约 5%GD 患者可有典型局限性黏液性水肿，常与浸润性突眼同时或在其后发生，有时不伴甲亢而单独存在，是本病的特异性表现之一，多见于小腿胫前下 1/3 部位，有时可延及足背和膝部，偶可见于面部、上肢等，出现非感染的深粉色或紫色的硬化斑块。少数患者还可有甲状腺肢端病。

知识点 16：GD 的其他系统临床表现 副高：掌握 正高：熟练掌握

（1）血液和造血系统：周围血液中白细胞总数偏低、淋巴细胞百分比和绝对值及单核

细胞增多，血小板寿命缩短，有时可出现皮肤紫癜。由于消耗增加，营养不良和铁的利用障碍偶可引起贫血。

（2）生殖系统：女性常月经量减少，周期延长，甚至闭经，不孕。男性多阳痿，不育，偶见乳腺发育，与雄激素转化为雌激素增加有关。

知识点17：甲亢危象的临床表现　　副高：掌握　正高：熟练掌握

甲亢危象是指甲亢未能及时有效地得到控制，在某种诱因作用下病情急剧恶化，危及生命的状态。主要诱因为感染、精神刺激、甲状腺手术前或放射性碘治疗前准备不充分等。早期表现为患者原有的甲亢症状加剧，伴中等发热，体重锐减，恶心、呕吐，以后发热可达40℃或更高，心动过速，心率常在160次/分以上，大汗、腹痛、腹泻，甚而谵妄、昏迷。死亡原因多为高热虚脱、心力衰竭、肺水肿、严重水及电解质代谢紊乱等。

知识点18：特殊类型的甲亢——淡漠型甲亢　　副高：掌握　正高：熟练掌握

淡漠型甲亢的症状与典型甲亢的症状相反，表现为神经抑郁的一种甲亢。

（1）发病较隐匿，以老年人多见，尤其是60岁以上者。

（2）临床表现不典型，常以某一系统尤其是心血管系统和胃肠道表现为突出，不少患者合并心绞痛，有的甚至发生心肌梗死。心律失常和心力衰竭的发生率可达50%以上。患者食欲减退伴腹泻较多，肌肉萎缩，肌无力。

（3）眼病和高代谢症候群表现较少，多数甲状腺无明显增大。

（4）全身症状较重，体重减轻明显，甚至出现全身衰竭，甚至昏迷。

（5）血清TT_4可以正常，FT_3、FT_4常增高，TSH下降或测不出，但^{131}I摄取率增高。

知识点19：特殊类型的甲亢——亚临床型甲亢　　副高：掌握　正高：熟练掌握

亚临床型甲亢以血中TSH降低而甲状腺激素正常为基本特征。

（1）血T_3、T_4正常，但TSH显著降低。

（2）可能是GD早期、GD经手术或放射碘治疗后、各种甲状腺炎恢复期的暂时性临床现象；但也可持续存在，少数可进展为临床型甲亢。

（3）患者无症状或有消瘦、失眠、轻度心悸等症状，并可导致心血管系统或骨代谢的异常。

（4）排除下丘脑-垂体疾病、非甲状腺疾病所致的TSH降低后可诊断，并需作出相应的病因诊断。

（5）一般不需治疗，但应定期追踪病情变化。对于老年患者，已有轻度甲亢表现的患者以及具有心血管和骨骼系统病变危险因素者，宜采用适当的抗甲状腺治疗。

知识点20：特殊类型的甲亢——新生儿甲亢　　副高：掌握　正高：熟练掌握

新生儿甲亢分为暂时型和持续型两种，前者较为常见。

（1）暂时型：多由于母亲妊娠时患GD，母体内的TSAb通过胎盘到达胎儿使之发生甲亢，故出生时已有甲亢表现，生后1~3个月内自行缓解，血中TSAb也随之消失。临床表现为多动，易兴奋、多汗、呕吐、腹泻和发热等。哺乳量增加而体重不增加，可出现呼吸衰竭，心动过速，心律失常，易发生心力衰竭。FT_4升高，T_3显著升高，TSH通常低下（与正常新生儿出生时TSH水平增高相反），TRA_b阳性。

（2）持续型：较罕见，为TSHR突变所致。其特点是：①常有阳性家族史，为常染色体显性遗传，但母亲妊娠时不一定有甲亢；②男女比例约为1∶2，明显高于成人GD甲亢；③缺乏眼征；④缺乏甲状腺免疫学异常的证据（血中无抗甲状腺抗体）；⑤大部分病例在开始时为甲状腺肿，逐渐出现甲亢的其他表现；⑥甲亢不能自行缓解，患者常有颅骨缝早期融合，前囟突出及智力障碍等后遗症。新生儿甲亢的诊断主要根据血T_3、T_4和TSH值进行判断。T_3、T_4升高，TSH降低即可做出甲亢的诊断。可做TSHR基因分析，以查明病因。

知识点21：特殊类型的甲亢——妊娠期甲亢　　副高：掌握　正高：熟练掌握

（1）妊娠合并甲亢：正常妊娠时可有高代谢症候群表现，如心率可增至100次/分，甲状腺稍增大，基础代谢率在妊娠3个月后较前增加可达20%~30%，此时血中甲状腺素结合球蛋白（TBG）也较妊娠前增高，故血清TT_3、TT_4也较正常增高，易与甲亢混淆。患者体重不随妊娠月份而相应增加，或四肢近端肌肉消瘦，或静息时心率在100次/分以上者应疑及甲亢。如血FT_3、FT_4升高，TSH<0.5mU/L可诊断为甲亢。同时伴有眼征、弥漫性甲状腺肿、甲状腺区震颤或血管杂音，血TSAb阳性即可确定GD的诊断。

（2）hCG相关性甲亢：hCG与TSH的α-亚基相同，二者的受体分子又十分类似，故hCG和TSH与TSH受体结合存在交叉反应。当hCG分泌显著增多（如绒毛膜癌、葡萄胎、妊娠剧吐、多胎妊娠等）时，可因大量hCG刺激TSH受体而出现甲亢。患者的甲亢症状轻重不一，血FT_3、FT_4升高，TSH降低或测不出，但TSAb和其他甲状腺自身抗体阴性，血hCG显著升高。hCG相关性甲亢往往随血hCG浓度的变化而消长，属一过性，中止妊娠或分娩后消失。

知识点22：辅助检查——血清TH测定　　副高：掌握　正高：熟练掌握

（1）血清FT_3、FT_4：血清中FT_3、FT_4不受血中TBG变化的影响，直接反映甲状腺功能状态。成人正常参考值各家不一。①RIA法：FT_3 3~9pmol/L（0.19~0.58ng/dl），FT_4 9~25pmol/L（0.7~1.9ng/dl）；②ICMA法：FT_3 2.1~5.4pmol/L（0.14~0.35ng/dl），FT_4 9.0~23.9pmol/L（0.7~1.8ng/dl）。

（2）血清TT_3、TT_4：TT_3、TT_4水平受TBG的影响。TT_3浓度的变化常与TT_4的改变平

行。TT_3、TT_4 测定方法稳定，在不影响血中 TBG 浓度变化的因素存在时是反映甲状腺功能的良好指标。成人正常参考值各家不一。①RIA 法：TT_3 1. 8～2. 9nmol/L（115～190ng/dl），TT_4 65～156nmol/L（5～12μg/dl）；②ICMA 法：TT_3 0. 7～2. 1nmol/L（44. 5～136. 1ng/dl），TT_4 58. 1～154. 8nmol/L（4. 5～11. 9μg/dl）。

引起 TBG 升高的主要因素为妊娠、使用雌激素等，故妊娠时血中 TT_3、TT_4 常常升高，但 FT_3、FT_4 正常。

知识点 23：辅助检查——TSH 测定　　副高：掌握　正高：熟练掌握

TSH 是反映甲状腺功能的敏感指标，轻度甲状腺功能异常，T_3、T_4 尚在正常范围内变化时 TSH 就会出现异常。原发性甲状腺功能减退时升高，甲状腺功能亢进时降低。普通 TSH 测定不能反映降低，现在大部分实验室测定的为敏感 TSH（sTSH）或超敏感 TSH（usTSH），二者特异性、敏感性均很高。

知识点 24：辅助检查——TSH 受体抗体测定　　副高：掌握　正高：熟练掌握

TSAb 是 Graves 病的致病性抗体，在 GD 中的检出率可高达 80%～95%，该抗体阳性的甲亢的病因为 Graves 病。如存在甲亢，TSAb 阳性可视为 TSAb 阳性，可作为 GD 诊断、预后判断及抗甲亢药物治疗停药的指标。

知识点 25：辅助检查——^{131}I 摄取率　　副高：掌握　正高：熟练掌握

^{131}I 摄取率诊断的符合率可达 90%，但不能反映病情严重程度与治疗中的病情变化。可用于鉴别不同病因的甲亢，如 ^{131}I 摄取率降低可能为亚急性甲状腺炎、桥本甲状腺炎的一过性甲亢、碘甲亢或外源 TH 引起的甲亢等。应注意本法受含碘食物和药物的影响。正常参考值：3 小时及 24 小时值分别为 5%～25%、20%～45%，高峰在 24 小时。Graves 甲亢时甲状腺 ^{131}I 摄取率升高，且高峰前移。由于 T_3、T_4 和 TSH 测定方法的不断改善，敏感性与特异性进一步提高，目前已很少用甲状腺 ^{131}I 摄取率来诊断甲亢。

知识点 26：辅助检查——影像学检查　　副高：掌握　正高：熟练掌握

（1）超声检查：GD 患者甲状腺呈弥漫性、对称性、均匀性增大（可增大 2～3 倍），边缘多规则，内部回声多呈密集、增强光点，分布不均匀，部分有低回声小结节状改变。多普勒彩色血流显像示，甲状腺腺内血流丰富，可呈火海征，血流速度增快，同时可见显著低阻力的动脉频谱和湍流频谱。甲状腺上、下动脉管径明显增宽。眼球后 B 超有助于 GD 眼病的诊断。

（2）CT 或 MRI 检查：主要用于评估甲亢眼病眼外肌受累的情况，也可以排除其他原因所致的突眼。

知识点 27：甲亢的诊断　　副高：掌握　正高：熟练掌握

典型病例经详细询问病史，依靠临床表现即可诊断。但早期轻型、特殊类型的病例，尤其是小儿、老年或伴有其他疾病的轻型甲亢或亚临床型甲亢病例需进行相关检查确定诊断。在临床上，对不明原因的体重下降、低热、腹泻、手抖、心动过速、心房纤颤、肌无力等均应考虑甲亢的可能。

（1）功能诊断：血 FT_3、FT_4（或 TT_3、TT_4）增高及 TSH 降低（<0. 1mU/L）者符合甲亢；仅 FT_3 或 TT_3 增高而 FT_4、TT_4 正常可考虑为 T_3 型甲亢；血 TSH 降低，FT_3、FT_4 正常为亚临床型甲亢。

（2）病因诊断：在确诊甲亢后应进一步确定引起甲亢的病因。①患者有眼征、弥漫性甲状腺肿、血 TSAb 阳性等，可诊断为 GD；②有结节者须与自主性高功能甲状腺腺瘤、多结节性甲状腺肿伴甲亢、甲状腺癌等相鉴别；这些患者一般无突眼，甲亢症状较轻，甲状腺扫描为“热”结节，结节周围甲状腺组织的摄碘功能受抑制；③亚急性甲状腺炎伴甲亢症状者，甲状腺 ^{131}I 摄取率明显降低；④碘甲亢者有过量碘摄入史，甲状腺 ^{131}I 摄取率降低，停用碘摄入后甲亢症状可逐渐改善。

知识点 28：甲状腺功能亢进症的鉴别诊断　　副高：掌握　正高：熟练掌握

甲亢诊断成立后，GD 应与其他病因的甲亢，如多结节性甲状腺肿伴甲亢、自主性高功能性甲状腺腺瘤性甲亢、甲状腺癌性甲亢、碘甲亢、垂体性甲亢、甲状腺炎［亚急性、慢性淋巴细胞性甲性腺炎（桥本病）、放射性甲状腺炎性甲亢］、药源性甲亢等相鉴别。

（1）单纯性甲状腺肿：无甲亢症状，^{131}I 摄取率虽增高，但高峰不提前，TT_3、TT_4 正常或 TT_3 偏高，sTSH 正常。

（2）神经症：有与甲亢相似的神经精神症状，但无甲亢的高代谢综合征、突眼及甲状腺肿，甲状腺功能检查均正常。

（3）其他疾病：消瘦、低热应与结核、癌症相鉴别，心律失常应与风湿性心脏病、冠状动脉硬化性心脏病及心肌病相鉴别，单侧突眼应与眶内肿瘤相鉴别。

知识点 29：甲亢的一般治疗　　副高：掌握　正高：熟练掌握

应予适当休息，消除精神紧张和心理负担，避免情绪波动。合理安排高热量、高蛋白质、高维生素和低碘饮食。精神紧张、不安或失眠较重者，可给予安定类镇静剂，过度消瘦可经静脉补充营养液等。

知识点 30：抗甲状腺的药物及作用机制　　副高：掌握　正高：熟练掌握

（1）常用药物：抗甲状腺药物主要有咪唑类（甲巯咪唑，MMI；卡比马唑，CMZ）和丙硫氧嘧啶（PTU）。MM 和 PTU 是目前治疗甲亢的最主要的抗甲状腺药物。由于 PTU 有潜在的严重肝脏毒性，大多数甲亢患者的药物治疗首选 MM，除非是在妊娠的最初 3 个月。

（2）作用机制：①通过抑制过氧化酶活化，使无机碘氧化为活性碘减少，阻止甲状腺激素合成；②PTU 还可抑制 T_4 在外周组织中转化为 T_3；③有轻度抑制免疫球蛋白生成，使 TSAb 下降的作用。

知识点 31：药物治疗的适应证和优缺点　副高：掌握　正高：熟练掌握

（1）适应证：①甲亢病情较轻，病程短，甲状腺较小者；②儿童、青少年甲亢及甲亢伴有妊娠者，或合并严重心、肝、肾等病不宜手术者；③甲状腺手术后复发而又不宜用 ^{131}I 放疗者；④做 ^{131}I 放疗前后的辅助治疗。

（2）优点：①疗效较肯定；②不会导致永久性甲减；③方便、经济、使用较安全。

（3）缺点：①疗程长，一般需 2 年以上；②停药后复发率较高；③可引起肝损害或粒细胞缺乏等。

知识点 32：药物治疗的剂量与疗程　副高：掌握　正高：熟练掌握

一般情况下，抗甲状腺药物治疗分为 3 期。

（1）初始期：初始剂量为 PTU300～450mg/d，MMI 或 CMZ30～45mg/d，分 3 次口服，至症状缓解、血 TH 恢复正常后逐渐减量。

（2）减量期：每 4～8 周减量 1 次，PTU 每次减 50～100mg，MMI 或 CMZ 每次减 5～10mg。减量至能够维持甲状腺功能正常的最小剂量后维持治疗 1.5～2 年。

（3）维持期：维持治疗期间每 3～5 个月化验甲功，根据结果适当调整抗甲状腺药物的剂量，将甲状腺功能维持在完全正常状态（即 TSH 在正常范围）。

知识点 33：药物治疗的不良反应　副高：掌握　正高：熟练掌握

（1）粒细胞减少：MM 较 PTU 多见，多发生在最初用药后 2～3 个月内，故治疗初期每 1～2 周、以后每 2～4 周查白细胞总数及分类，若白细胞总数少于 2.5×10^9/L、中性粒细胞少于 1.5×10^9/L 应考虑停药观察。如继续下降应做骨髓检查，以了解造血功能。在众多的升白细胞药物中，糖皮质激素作用较好，要注意防治继发感染。

（2）药疹：较为常见，轻者可用抗组胺药物，严重者停药。

（3）肝功能损害：MM 多导致胆汁淤积，PTU 多导致变态反应性肝炎，肝酶升高较明显，且预后较差。

知识点 34：药物治疗的停药与复发　副高：掌握　正高：熟练掌握

抗甲状腺药物治疗 GD 最主要的缺点是复发率高。为了降低复发率，应认真评估后再决定是否停药。如果甲状腺不大、TRAb 阴性或最后阶段抗甲状腺药物维持剂量很小者，停药后复发率低；反之，复发率较高；延长疗程可提高治愈率。停药后应定期监测甲功，有复发迹象即再次给予治疗。

知识点 35：其他药物治疗　　副高：掌握　正高：熟练掌握

（1）复方碘溶液：大剂量碘可减少甲状腺充血、阻抑 TH 释放，也可抑制 TH 合成及外周 T_4 向 T_3 转换，但是不宜长期用于甲亢的治疗，属暂时性的，于给药后 2～3 周内症状逐渐减轻，之后甲亢症状加重。碘的使用减弱抗甲状腺药物的疗效并延长抗甲状腺药物控制甲亢症状所需的时间。临床仅用于术前准备和甲亢危象的治疗。

（2）β 受体阻滞剂：可阻断 TH 对心脏的兴奋作用，还可抑制外周组织 T_4 向 T_3 转换。主要在甲亢治疗的初期应用，以较快改善症状。也可与碘剂一起用于术前准备，也可用于 ^{131}I 治疗前后及甲亢危象时。有支气管哮喘或喘息型支气管炎者宜选用选择性 β 受体阻滞剂，如阿替洛尔、美托洛尔等。

知识点 36：放射性 ^{131}I 治疗的作用机制　　副高：掌握　正高：熟练掌握

利用甲状腺高度摄取和浓集碘的能力及 ^{131}I 释放出的 β 射线对甲状腺的生物效应，破坏甲状腺滤泡上皮，达到治疗目的（β 射线在组织内的射程约 2mm，故电离辐射仅限于甲状腺局部而不累及毗邻组织）。此外，^{131}I 也可损伤甲状腺内淋巴细胞使抗体生成减少，也具有治疗作用。放射性碘治疗具有迅速、简便、安全、疗效明显等优点。

知识点 37：放射性 ^{131}I 治疗的适应证　　副高：掌握　正高：熟练掌握

（1）中度甲亢，年龄大于 25 岁者。
（2）对抗甲状腺药物过敏，或长期治疗无效者。
（3）合并心、肝、肾疾病等不宜手术，或术后复发，或不愿手术者。
（4）自主性高功能结节或腺瘤患者。

知识点 38：放射性 ^{131}I 治疗的禁忌证　　副高：掌握　正高：熟练掌握

（1）绝对禁忌证为妊娠、哺乳期妇女（^{131}I 可透过胎盘，进入乳汁）。
（2）甲亢危象。
（3）年龄小于 25 岁，严重心、肝、肾衰竭等为相对禁忌证。
（4）甲状腺摄碘低下者。

知识点 39：放射性 ^{131}I 治疗的并发症　　副高：掌握　正高：熟练掌握

（1）甲状腺功能减退：早期由于腺体破坏，后期则可能由于自身免疫反应参与。一旦发生需用 TH 替代治疗。

（2）放射性甲状腺炎：见于治疗后 7～10 天，个别可因炎症破坏和 TH 的释放而诱发危象。故重症甲亢必须在 ^{131}I 治疗前用抗甲状腺药物治疗。一般不需要处理，如有明显不适或疼痛可短期使用糖皮质激素。

（3）放射性碘治疗可使活动性浸润性突眼病情加重，故活动性浸润性突眼患者一般不宜采用放射性碘治疗，如确需放射性碘治疗者应同时短期使用糖皮质激素预防其恶化。

知识点 40：手术治疗的适应证　　副高：掌握　正高：熟练掌握

（1）中、重度甲亢，长期服药无效，停药后复发，或不愿长期服药者。
（2）甲状腺巨大，有压迫症状者。
（3）胸骨后甲状腺肿伴甲亢者。
（4）结节性甲状腺肿伴甲亢者。

知识点 41：手术治疗的禁忌证　　副高：掌握　正高：熟练掌握

（1）伴严重浸润性突眼者。
（2）甲亢合并较重心、肝、肾、肺疾病，全身状况差不能耐受手术者。
（3）妊娠早期（第 3 个月前）及晚期（第 6 个月后）。

知识点 42：手术治疗的术前准备　　副高：掌握　正高：熟练掌握

术前先用抗甲状腺药物充分治疗至症状控制，心率 <80 次/分，T_3、T_4 正常后，加用复方碘溶液，每次 5 滴，每日 3 次，3 天后增加至每次 10 滴，每日 3 次。使用碘剂 7～10 天后行手术治疗。

知识点 43：手术治疗后复发及术后并发症　　副高：掌握　正高：熟练掌握

GD 采用手术治疗的治愈率可达 90%左右，但有 6%～12%的患者术后可能再次复发；复发者可再次手术，但一般情况下以 ^{131}I 治疗较好。大量观察表明，剩余甲状腺组织越多，复发概率越高。现主张一侧甲状腺全切，另一侧次全切，保留甲状腺组织 4～6g。也有主张仅保留 2g 甲状腺组织者。也可行双侧甲状腺次全切除，每侧保留甲状腺组织 2～3g。

GD 术后甲低的发生率为 6%～75%，主要因为保留甲状腺组织较少，以及甲状腺组织中有较多淋巴细胞浸润。手术后甲低的发生随着时间的推移而减少，此不同于 ^{131}I 治疗后甲减的发生。但也应终身对甲功进行监测。

知识点 44：甲亢治疗方法的选择及评价　　副高：掌握　正高：熟练掌握

选择何种方法治疗甲亢，应考虑多种因素。

（1）初发甲亢，尤其青少年、甲状腺轻度肿大、病情较轻者应首选抗甲状腺药物治疗。

（2）经药物治疗后复发、甲状腺肿大较明显且伴有甲亢性心脏病或肝功能损害、中老年甲亢宜采用^{131}I 治疗。

（3）甲状腺巨大、结节性甲状腺肿伴甲亢、甲亢合并甲状腺结节不能除外恶性者，且有经验丰富的手术者时，应积极采用手术治疗。

甲亢治疗领域面临的重要课题是积极寻找新的治疗方法，新方法应疗程短、治愈率高，又不以甲减为代价。

知识点 45：甲亢危象的治疗　　副高：掌握　正高：熟练掌握

甲亢危象是可以预防的，预防危象发生的关键是去除诱因、积极治疗甲亢及避免精神刺激等，尤其应积极防治感染并做好充分的术前准备。危象一旦发生，需积极抢救。

（1）抑制 TH 合成：诊断确定后立即给予大剂量抗甲状腺药物抑制 TH 的合成。首选 PTU，首次剂量 600mg，口服或经胃管注入。如无 PTU 时可用 MMI（或 CMZ）60mg，口服或经胃管注入。继用 PTU200mg 或 MMI（或 CMZ）20mg，每 6 小时 1 次口服，待症状减轻后减至一般治疗剂量。

（2）抑制 TH 释放：服 PTU（或 MMI）1 小时后再加用复方碘溶液，首剂 30~60 滴，以后每 6~8 小时 5~10 滴。或用碘化钠 0.5~1.0g 加入 5%葡萄糖盐水中静滴 12~24 小时，以后视病情逐渐减量，一般使用 3~7 天停药。如患者对碘剂过敏，可改用碳酸锂 0.5~1.5g/d，分 3 次口服，连服数日。

（3）拮抗应激：静脉点滴氢化可的松 200~300mg/d。糖皮质激素可抑制 TH 的释放及外周 T_4 向 T_3 的转化，还可增强机体的应激能力。

（4）降低周围组织对甲状腺激素的反应：应用 β 受体阻滞剂普萘洛尔，若无哮喘或心功能不全，30~50mg，每 6~8 小时口服 1 次，或 1mg 稀释后缓慢静脉注射。

（5）降低血 TH 浓度：如上述治疗效果不满意，可采用血液透析、腹膜透析或血浆置换等措施迅速降低血 TH 浓度。

（6）支持治疗：应监护心、肾、脑功能，迅速纠正水、电解质和酸碱平衡紊乱，补充足够的葡萄糖、热量和多种维生素等。

（7）对症治疗：包括供氧、防治感染，高热者给予物理降温。必要时，可用中枢性解热药，如对乙酰氨基酚（扑热息痛）等。避免应用乙酰水杨酸类解热剂（因其可使 FT_3、FT_4 升高）。必要时可试用异丙嗪、派替啶各 50mg 静脉滴注。积极治疗各种合并症和并发症。

知识点 46：妊娠期甲亢的治疗　　副高：掌握　正高：熟练掌握

甲亢合并妊娠时的治疗目标为母亲处轻微甲亢状态或甲状腺功能达正常上限，并预防胎儿甲亢或甲减。治疗措施包括：

（1）抗甲状腺药物：首选 PTU，50～100mg，每日 1～2 次，每月监测甲功，依临床表现及检查结果调整剂量。应避免治疗过度引起母亲和胎儿甲状腺功能减退或胎儿甲状腺肿。

（2）普萘洛尔可使子宫持续收缩引起胎儿发育不良、心动过缓、早产及新生儿呼吸抑制等，故应慎用或禁用。

（3）妊娠期一般不宜做甲状腺次全切除术，择期手术宜选择妊娠中期（即妊娠第 4～6 个月）施行。

（4）禁用 ^{131}I 治疗妊娠期甲亢。

（5）一般不宜哺乳，因抗甲状腺药物可经乳汁分泌。如必须哺乳，应选用 PTU，且用量不宜过大。

第三节　甲状腺功能减退症

知识点 1：甲状腺功能减退症的概念　　副高：熟练掌握　正高：熟练掌握

甲状腺功能减退症（简称甲减）是指多种原因引起的甲状腺激素合成、分泌或生物效应不足，导致以全身新陈代谢率降低为特征的内分泌疾病。若功能减退始于胎儿或新生儿期，称克汀病；始于性发育前儿童称幼年型甲减；始于成人称成年型甲减。

在引起甲减的病因中，原发性甲减约占 99%，而继发性甲减或其他原因导致只占 1%。

知识点 2：甲减根据病变发生的部位分类　　副高：熟练掌握　正高：熟练掌握

（1）原发性甲减：由于甲状腺腺体本身病变引起的甲减，占全部甲减的 99%。其中 90%以上原发性甲减是由自身免疫、甲状腺手术和 ^{131}I 治疗所致。

（2）中枢性甲减：由下丘脑和垂体病变引起的促甲状腺激素释放激素（TRH）或者促甲状腺激素（TSH）合成和分泌减少所致的甲减。垂体外照射、垂体大腺瘤、颅咽管瘤及产后大出血是其较常见的原因。下丘脑病变使 TRH 分泌减少，导致垂体 TSH 分泌减少引起的甲减又称三发性甲减，主要见于下丘脑综合征、下丘脑肿瘤、炎症、出血等。

（3）甲状腺激素抵抗综合征（RTH）：由于甲状腺激素在外周组织实现生物效应障碍引起的综合征。

知识点 3：甲减根据病变发生的原因分类　　副高：熟练掌握　正高：熟练掌握

可分为自身免疫性甲减、药物性甲减、^{131}I 治疗后甲减、甲状腺手术后甲减、特发性甲减、垂体或下丘脑肿瘤手术后甲减、先天性甲减等。

知识点4：甲减根据甲状腺功能减低的程度分类

副高：熟练掌握　正高：熟练掌握

（1）临床甲减：临床有甲减表现，实验室检查表现为血清TSH升高和FT_4或TT_4降低。

（2）亚临床甲减：临床上无明显甲减表现，血清TSH升高，FT_4或TT_4正常。

知识点5：甲减的病因　副高：熟练掌握　正高：熟练掌握

病因较复杂，以甲状腺性最多见，其次为垂体性，下丘脑性及甲状腺激素受体性少见。

（1）甲状腺性甲减：占90%以上，大多数因后天获得性甲状腺组织遭破坏，由遗传因素引起甲状腺激素酶系失常者少见。其病因：①炎症，如免疫反应或病毒感染等所致，桥本甲状腺炎是自发性甲减中最常见的病因；②放疗，常见于^{131}I放疗后；③甲状腺大部或全部手术切除后；④严重缺碘或长期过度摄碘；⑤某些单价阴离子，如含SCN^-、ClO_4^-、NO_3^-的盐类，以及含硫氢基前体的食物均可抑制甲状腺摄碘，引起甲状腺肿或甲减；⑥某些遗传因素；⑦其他原因。

（2）垂体性甲减：由于垂体疾病引起TSH不足而发生继发性甲减，可由肿瘤、手术、放疗和产后垂体缺血、坏死所致，后者腺垂体被广泛破坏，多表现为多种垂体促靶腺激素分泌减少。

（3）下丘脑性甲减：TRH分泌不足可致TSH及甲状腺激素分泌功能低下而引起三发性甲减。可由下丘脑肿瘤、炎症、肉芽肿和放疗等所致。

（4）受体性甲减（亦称甲状腺激素抵抗综合征）：少见。特点是体内靶组织器官对甲状腺激素的反应降低或丧失，分为全身型、周围型和中枢型。除中枢型外，血中T_3、T_4多正常或增高，临床表现为明显的甲减综合征。

（5）消耗性甲减：可发生于患血管瘤或其他肿瘤的儿童和体外循环心脏手术患者。

（6）医源性甲减。

知识点6：甲减的病理　副高：熟练掌握　正高：熟练掌握

甲减引起皮肤和结缔组织PAS染色阳性的透明质酸和硫酸软骨素B的沉积，改变了真皮和其他组织中基质的构成。透明质酸是吸湿性的，可引起黏液性水肿。黏液性水肿的组织呈现典型的沼泽状和非腐蚀状，明显见于眼周、手和足的背部以及锁骨上窝。黏液性水肿还可以导致舌增大和咽喉黏膜增厚。肌肉组织苍白肿大，肌纤维肿胀，失去正常的纹理，有黏蛋白沉积。心肌纤维肿胀，有PAS染色阳性的黏液性糖蛋白沉积以及间质纤维化，称甲减性心肌病变。

知识点7：成年型甲减的一般表现　副高：熟练掌握　正高：熟练掌握

成年型甲减一般可表现为畏寒、少汗、乏力、懒言少动。典型黏液性水肿者呈表情淡漠、面色苍白、水肿。皮肤干燥、增厚、粗糙、脱屑，踝部呈非凹陷性水肿，毛发干燥稀疏。因贫血或胡萝卜素血症，手足掌呈姜黄色。体重增加。

知识点8：成年型甲减的神经、精神系统表现 副高：熟练掌握 正高：熟练掌握

嗜睡、记忆力及智力低下、反应迟钝、精神抑郁，有些呈神经质表现，严重者发展为猜疑性精神分裂症。后期多痴呆、幻觉、木僵或昏迷，20%~25%的重症患者可发生惊厥。因黏液蛋白沉积可致小脑功能障碍，呈共济失调、眼球震颤等，跟腱反射减退。

知识点9：成年型甲减的心血管系统表现 副高：熟练掌握 正高：熟练掌握

心动过缓（<60次/分）、心音低弱、心界扩大，超声心动图常提示心包积液，一般为高蛋白浆液性渗出物，很少发生心脏压塞症状。也可发生心肌病变，心排血量减少，但心脏耗氧量亦相应减少，故发生心绞痛与心力衰竭者罕见。乳酸脱氢酶（LDH）、肌酸磷酸激酶（CPK）增高，易误诊为心肌梗死。

知识点10：成年型甲减的消化系统表现 副高：熟练掌握 正高：熟练掌握

食欲减退、腹胀、便秘，严重者可出现麻痹性肠梗阻。可有肝功能异常，表现为天冬氨酸氨基转移酶（AST）增高。

知识点11：成年型甲减其他系统的表现 副高：熟练掌握 正高：熟练掌握

（1）性欲减退，男性阳痿，女性可有月经紊乱、经量增多、不孕。

（2）约1/3的患者PRL升高，可有溢乳。可有呼吸困难、嗓音嘶哑、听力减退。

（3）如原发性甲减伴自身免疫性疾病所致的肾上腺皮质功能减退和1型糖尿病，称为Schmidt综合征。

（4）由于肌无力，可出现肌肉阵发性短暂性疼痛、痉挛或强直，黏液性水肿患者可伴关节病变。

（5）因代谢低下，胃酸缺乏或维生素B_{12}吸收障碍，2/3的甲减患者可有轻、中度正色素性或低色素性小细胞性贫血，少数患者有恶性贫血。

知识点12：呆小病的临床表现 副高：熟练掌握 正高：熟练掌握

（1）新生儿：有少哭笑、反应迟钝、活动少、体温低、厌食、便秘、黄疸时间延长、体格智力发育差表现时应注意甲减的可能。

（2）典型的呆小病：外貌丑陋、表现呆滞、面色苍黄、皮肤粗厚多皱褶、前额多皱纹、唇厚、流涎、舌大常外伸、两眼距宽、四肢粗短、身材矮小、腹饱满膨大伴脐疝、骨骼

（牙）发育差、性器官发育延迟。

地方性呆小病典型呈三组综合征：①神经型：脑发育障碍、智力低下、聋哑、生活不能自理；②黏液性水肿型：以代谢障碍为主；③混合型：兼有两型表现。

知识点13：甲减的实验室检查　　副高：熟练掌握　正高：熟练掌握

（1）血清TSH升高：①是甲状腺性甲减最早、最敏感的改变，多>10U/L；②在怀疑原发性甲减的患者中，若TSH正常则可以排除原发性甲减；若TSH明显升高（>20U/L）则可确诊为甲减；③若血清TSH轻度升高（<20U/L），既可能是非甲状腺疾病所致，也可能是亚临床甲减（指甲状腺功能减退但TSH的分泌增加，从而能维持T_4在正常范围内。这些患者可能仅有非特异性的甲减症状，血总胆固醇和LDL的水平轻度升高，要测定T_4以明确诊断）。

（2）血清TT_3或FT_3下降：仅见于甲减后期或重症者。

（3）血清TT_4或FT_4降低：早于TT_3或FT_3的下降。

（4）血清rT_3明显降低：有助于对低T_3综合征的鉴别。

（5）甲状腺摄^{131}I率低下。

（6）TRH兴奋试验：可判定垂体性或下丘脑性甲减。垂体性甲减TSH无反应，而下丘脑性甲减TSH呈延迟升高。

（7）过氯酸钾排泌碘试验：阳性见于TPO缺陷所致的甲减和Pendred综合征（以甲状腺肿大、先天性感觉神经性耳聋和碘的有机化障碍为主要特征的常染色体隐性遗传病），现多用候选基因突变分析代替过氯酸钾排泌碘试验。

（8）抗体测定：抗甲状腺球蛋白抗体和抗微粒体抗体阳性、效价增高者，考虑病因与自身免疫有关。

（9）一般检查：甲减患者常呈轻、中度贫血，多数呈正细胞正色素性，部分呈小细胞低色素性，少数呈大细胞高色素性贫血。甲状腺性甲减者常伴有高脂血症，表现为血清总胆固醇和三酰甘油升高，也有的患者会出现肌酸激酶升高。

知识点14：甲减的鉴别诊断　　副高：熟练掌握　正高：熟练掌握

（1）确诊甲减者，进一步按上述检查鉴定病变部位，尽可能做出病因诊断。

（2）伴垂体增大、高催乳素血症者，应排除催乳素瘤。甲状腺性甲减伴溢乳甚至垂体增大者，补充甲状腺激素治疗后可恢复正常。

（3）早期轻型甲减多不典型，易被漏诊或误诊为贫血、肾炎、特发性水肿、冠心病等。还应排除某些慢性疾病，如肝硬化、肾病综合征所致的低T_3综合征。后者特点是低T_3、高rT_3、TSH正常。

知识点15：甲减的治疗目的与原则　　副高：熟练掌握　正高：熟练掌握

(1) 原发性甲减的治疗目标：缓解临床症状，将血 TSH 及 T_4 水平维持在正常范围内。

(2) 中枢性甲减的治疗目标：使血清 TT_4 维持在正常值的上 1/3 范围，FT_4 维持在正常值的上 1/2 范围。

治疗的方法主要是应用甲状腺激素替代治疗。

知识点 16：甲状腺激素替代治疗甲减的常用药物

副高：熟练掌握 正高：熟练掌握

(1) 左甲状腺素（L-T_4）：是目前使用最广泛的甲减替代治疗药物。L-T_4 在体内可转变为 T_3，故血中 T_3 水平亦可升高。作用较慢而持久，服药后 1 个月疗效明显。半衰期约 8 天，口服后 40%～60%被吸收，每日清晨空腹顿服。

(2) L-T_3：适用于黏液性水肿昏迷的抢救，作用快，持续时间短。甲状腺癌及手术切除甲状腺的患者需定期停药扫描检查者以 L-T_3 替代较为方便。甲状腺激素不敏感综合征应采用 L-T_3 治疗，每日剂量约为 25μg，因其半衰期短，需分次口服。

知识点 17：甲状腺激素替代治疗甲减的剂量与监测

副高：熟练掌握 正高：熟练掌握

L-T_4 的替代剂量因人而异，取决于患者的病情、年龄和体重。

(1) 一般成年患者 L-T_4 替代剂量 1.6～1.8μg/(kg·d)。

(2) 儿童所需的剂量较高，约 2.0μg/(kg·d)。

(3) 老年患者需要剂量较低，约 1.0μg/(kg·d)。

(4) 妊娠时的替代剂量需要较妊娠前增加 30%～50%。

(5) 甲状腺癌术后的患者需要大剂量替代，一般为 2.2μg/(kg·d)。

以上剂量仅供参考。起始剂量 25～50μg/d。服药 2～3 周后患者甲减症状开始好转，血中 T_4 水平上升并反馈性抑制垂体 TSH 的分泌，但血 TSH 水平至少 6 周后方能稳定，因此，起始治疗后 6 周应复测血 TSH 及 T_4 水平。

如果服药后 TSH 水平仍高于正常，可增加 L-T_4 剂量 12.5～25μg/d，每 6 周复查 1 次，直至达到治疗目标。

甲减伴缺血性心脏病患者 L-T_4 的起始剂量宜小，调整剂量宜慢，以防止诱发和加重心脏病。

如果患者甲减的病程短（如甲亢 ^{131}I 治疗后甲减），或患者无心血管疾病的潜在风险，可开始治疗时就给予目标剂量 1.6μg/(kg·d)。在治疗达标后，仍需每 6～12 个月复查 1 次。

知识点 18：T_3 与 T_4 联合替代治疗甲减 副高：熟练掌握 正高：熟练掌握

当甲减患者血清 T_3 明显低于 T_4 时，可以考虑使用 T_3 与 T_4 联合替代治疗。有资料显示，T_4、T_3 联合治疗甲状腺功能减退比 T_4 单药治疗有优势，用较小的剂量便可取得满意的效果。

目前，国产干甲状腺片的 TH 含量不恒定，治疗效果欠满意。德国默克公司生产的不同比例的 T_4、T_3 复合甲状腺激素片剂具有潜在的临床应用价值。

知识点 19：甲减特殊人群的替代治疗　　副高：熟练掌握　正高：熟练掌握

（1）老年人或伴有缺血性心血管疾病者：起始剂量宜小，调整剂量宜慢，防止诱发和加重心脏病。

（2）妊娠伴甲减者：妊娠前确诊甲减，调整 L-T_4 剂量，TSH 正常再妊娠。妊娠期间，L-T_4 剂量一般较非妊娠时增加 30%～50%。妊娠期间诊断甲减，即刻治疗，L-T_4 2.0μg/(kg·d)，依据妊娠特异的 TSH 正常范围，调整 L-T_4 剂量。建议 TSH<2.5mU/L 作为补充 L-T_4 的目标值。

（3）甲减患者需手术时：择期手术应将甲状腺功能替代到正常状态后再行手术，否则可能出现低血压、肠梗阻、中枢神经系统失调及不伴发热的严重感染等。当甲减患者需急诊手术时，应密切监测患者二氧化碳潴留、出血、感染、低钠血症及症状性冠状动脉疾病的发生，并适当减少麻醉药物的剂量。

（4）可能影响 T_4 代谢的药物：影响 L-T_4 吸收的因素有肠道吸收不良、氢氧化铝、碳酸钙、考来烯胺、硫糖铝、硫酸亚铁、食物纤维添加剂等。加速 L-T_4 清除的药物有苯巴比妥、苯妥英钠、卡马西平、利福平、异烟肼、洛伐他汀、胺碘酮、舍曲林、氯喹等。主张空腹服用可能影响 T_4 代谢的药物时，且应间隔 2～4 小时后服用其他药物。

（5）亚临床甲减：当 TSH>10mU/L，主张给予 L-T_4 替代治疗。治疗的目标和方法与临床甲减一致。当 TSH 处于 4.0～10mU/L，不主张立即治疗，定期监测 TSH 的变化。对 TSH 水平为 4～10mU/L，TPOAb 阳性的患者，要密切观察 TSH 的变化。

（6）甲状腺癌术后：甲状腺癌术后应常规用 L-T_4 替代治疗，以维持甲状腺功能。如肿瘤摘除后仍保留足够的甲状腺组织，一般主张加用 L-T_4（或干甲状腺片），目的是抑制 TSH 分泌，抑制甲状腺癌细胞生长，减少复发的危险。推荐甲状腺癌高危患者抑制 TSH 至小于 0.1mU/L，低危患者 TSH 抑制到 0.1～0.5mU/L。TSH 抑制疗法的不良反应包括亚临床甲亢、缺血性心脏病者心绞痛加重、心房纤颤危险性增加和绝经妇女骨质疏松危险性增加。

知识点 20：甲减的对症治疗　　副高：熟练掌握　正高：熟练掌握

有贫血者应补充铁剂、维生素 B_{12}、叶酸等，胃酸不足者应补充稀盐酸。

知识点 21：甲减的病因治疗　　副高：熟练掌握　正高：熟练掌握

（1）有些病因的甲减，如碘、手术、^{131}I 放疗相关者通过早期防治可减少发病。

（2）对抗甲状腺药物引起的药物性甲减，通过及时调整剂量可以避免。

（3）胎儿、新生儿的甲减应大力通过筛选诊断，及时给予治疗。

第四节 亚急性甲状腺炎

知识点1：亚急性甲状腺炎的概念 副高：熟练掌握 正高：熟练掌握

亚急性甲状腺炎（SAT），简称亚甲炎，是多种原因所致的甲状腺炎性疾病。根据病因不同，分为广义与狭义两类。广义的 SAT 泛指病毒感染、自身免疫、药物、理化因子等破坏甲状腺滤泡所致的甲状腺炎，包括亚急性淋巴细胞性甲状腺炎（无痛性甲状腺炎，发生于产后者称产后甲状腺炎）、干扰素相关甲状腺炎等。狭义的亚急性甲状腺炎只与病毒感染相关，是最常见的甲状腺疼痛性疾病。本节重点介绍后者。

SAT 常在上呼吸道感染之后发生。有地域及季节发病趋势。以短暂疼痛的破坏性甲状腺组织损伤伴全身炎症反应为特征。30~50 岁为初发本病的年龄高峰。

知识点2：SAT 的病因 副高：熟练掌握 正高：熟练掌握

SAT 病因尚未完全阐明，一般认为与病毒感染有关。

（1）感染：①病毒感染：麻疹、柯萨奇病毒、EB 病毒、腺病毒、埃可病毒、流感病毒、流行性腮腺炎病毒、风疹病毒以及肠病毒、反转录病毒、细胞巨化病毒等一种或多种病毒同时感染后可继发本病。偶有报道注射流感疫苗后发病；②非病毒感染：也有报道 Q 热或疟疾之后发生本病。

（2）遗传：相关研究证实，SAT 的确具有 HLA 易感亚型，但存在地理分布与种族差异。已证明，多个民族的本病患者均与 HLA-B35 强烈相关，HLA-B35 阳性是这些地区和民族 SAT 发病的强有力预测指标。

（3）自身免疫：近年来，有人发现部分 SAT 患者有自身免疫抗体存在，如甲状腺过氧化酶抗体（TPOAb）、甲状腺球蛋白抗体（TgAb）、TSH 受体抗体、甲状腺刺激抗体（TSAb）以及抗甲状腺抗原的致敏 T 淋巴细胞等。目前认为，这些抗原的释放能使适当量 T 淋巴细胞致敏，难以构成致病因素。有些患者病后长期保留甲状腺自身免疫证据，少数患者于本病前后发生甲状腺自身免疫疾患，其机制尚未十分明了。

知识点3：SAT 的病理 副高：熟练掌握 正高：熟练掌握

甲状腺呈双侧弥漫性或局限性或结节性肿大，质较坚硬。显微镜检病变的甲状腺正常结构被破坏，有单核细胞浸润，病理表现为组织细胞围绕胶体形成“巨细胞”，构成多核巨细胞毒，致甲状腺腺泡为肉芽肿组织所替代，经过几周或几个月，出现再生的滤泡细胞。

知识点4：SAT上呼吸道感染前驱症状的临床表现

副高：熟练掌握 正高：熟练掌握

肌肉疼痛、疲倦、咽痛；发热（占2/3），体温一般轻、中度升高，少数达40℃；第3~4天呈现高峰，1周左右消退。本病可以是不明原因发热的原因之一。

知识点5：SAT甲状腺区域疼痛的临床表现 副高：熟练掌握 正高：熟练掌握

甲状腺区域疼痛是SAT的特征。

（1）疼痛可逐渐出现或急骤起病，因转颈或吞咽等动作而加重，常放射到同侧耳、咽喉、下颌角、颏、头枕部、胸背部等处。

（2）病变的甲状腺疼痛可一侧或双侧或先一侧后转移到另一侧。

（3）疼痛程度多较剧烈，有时难以忍受，少数为隐痛，易误诊为咽喉炎或颞动脉炎。

（4）可伴声嘶甚至声带麻痹，吞咽困难。

不典型或程度较轻病例甲状腺无疼痛，仅有耳鸣、耳痛、失音，或首先表现为孤立无痛的硬性结节，即所谓"寂静"型，易误诊为其他类型甲状腺疾病，终经手术病理或细胞学检查确诊为本病。

知识点6：SAT甲状腺肿大、结节的临床表现 副高：熟练掌握 正高：熟练掌握

弥漫或不对称轻、中度甲状腺肿较多见，可一侧为著，伴或不伴结节；质地硬；典型病例触痛明显；同样可先累及一侧后扩大或转移至另一侧；局部皮肤较温暖，有时轻度发红；病情缓解后可完全消退，也可遗留轻度甲状腺肿或较小结节。

少数结节性甲状腺肿、甲状腺腺瘤或慢性淋巴细胞性甲状腺炎患者可伴发本病，合并存在时，先有的甲状腺病史往往超过3年，治疗后SAT缓解，原有病变持续存在。

知识点7：与甲状腺功能变化相关的临床表现

副高：熟练掌握 正高：熟练掌握

（1）甲状腺毒症期（3~6周以上）：在发病最初几周，有50%~60%患者出现一过性甲状腺毒症，临床表现，如体重减轻、焦虑、震颤、怕热、心动过速等与一般甲状腺功能亢进症相似，但容易被甲状腺疼痛或触痛所掩盖。高碘摄入地区更多经历这一阶段，偶有出现严重并发症（如周期性麻痹）的报道。

（2）甲状腺功能"正常"期（或过渡期）：临床出现短时间无症状的功能正常期。

（3）甲状腺功能减退期（数周至数月）：可出现水肿、怕冷、便秘等典型症状。在碘摄入相对较低地区，短暂甲状腺功能减退的发生率较高。多数患者甲状腺滤泡上皮细胞短期内可以修复、再生，并恢复正常甲状腺功能。

知识点 8：红细胞沉降率（ESR）检测　　副高：熟练掌握　正高：熟练掌握

病程早期常明显异常，ESR>50mm/h 对诊断本病是有力的支持，并提示疾病活动。复发病例异常程度显著低于初次发病者。ESR 正常不能除外本病。

知识点 9：甲状腺功能检测　　副高：熟练掌握　正高：熟练掌握

（1）甲状腺毒症期：血清 T_4 相对于 T_3 不成比例升高（T_3/T_4 比值常小于 20），TSH 减少，给药无反应。甲状腺碘摄取率（RAIU）明显减少，24 小时常小于 10%，甚至小于 2%，是滤泡细胞破坏所致。复发病例 RAIU 明显高于初发者。个别患者碘摄取率正常。

（2）疾病活动期过后：储存于甲状腺的激素经过数周耗竭已无力以高浓度释放入血，呈现甲状腺功能“正常”阶段：T_3、T_4 正常或轻度增多，TSH 轻度减少，甲状腺碘摄取率仍偏低。

（3）甲状腺功能减退期：T_3、T_4 减少、TSH 增多，TSH 对 TRH 反应过度；RAIU 可能在一段时间内高于正常。

在甲状腺毒症向甲减转变过程中，可能检测到 TSH 与 FT_4 同时减少的情况，易误诊为中枢性甲减。

知识点 10：甲状腺超声检查　　副高：熟练掌握　正高：熟练掌握

灵敏度较高，但特异性较差。甲状腺体积增大。受累区域显示回声减低，典型者呈局灶、多灶或弥漫性低回声，当病情进展时低回声区进一步扩展。病初超声检查可见片状规则低回声区，边界模糊不清，后方回声稍增强，回声减低部位多有明显压痛。恢复期可见甲状腺内不均匀回声增强并伴有小片状低回声区或伴轻微血运增加的等回声区。多普勒图像（CDFI）显示异常回声，周边血流信号较丰富，内部血流信号较少，不同于肿瘤的异常回声区内部血流信号丰富，边缘血流缺乏。甲状腺上动脉流速增高不明显。

知识点 11：甲状腺核素扫描（^{99m}Tc 或 ^{123}I）　　副高：熟练掌握　正高：熟练掌握

早期甲状腺无摄取或摄取低下对诊断有帮助，或可呈冷结节，随病情缓解摄取功能逐渐恢复。

知识点 12：甲状腺细针抽吸细胞学检查（FNAC）
副高：熟练掌握　正高：熟练掌握

早期典型细胞学涂片可见多核巨细胞，片状上皮样细胞，不同程度炎性细胞。晚期往往见不到典型表现。纤维化明显时也可出现“干抽”现象。合并其他类型甲状腺病变时 FNAC 诊断意义更大。本项检查不作为常规诊断项目。

知识点13：血清甲状腺球蛋白（Tg） 副高：熟练掌握 正高：熟练掌握

病变导致甲状腺滤泡细胞破坏及甲状腺球蛋白水解，致使血清Tg水平明显增多，与甲状腺破坏程度一致，且恢复很慢。Tg不作为诊断必备指标。

知识点14：SAT的诊断 副高：熟练掌握 正高：熟练掌握

依据典型病史、症状、体征和实验室检查，诊断较易，但不典型病例常易误诊。

（1）甲状腺增大、疼痛、触痛、质地硬，常伴上呼吸道感染症状和体征（发热、乏力、食欲不振、颈淋巴结增大等）。

（2）血沉增快。

（3）甲状腺碘摄取率降低。

（4）一过性甲状腺毒症。

（5）血清TgAb/TPOAb阴性或低效价升高。

（6）FNAC或活组织检查显示多核巨细胞或肉芽肿改变。

符合上述4条即可诊断SAT。对于临床表现不典型者，应施行FNAC明确诊断，尤其病变局限于单个结节或单个侧叶者。

知识点15：SAT与急性化脓性甲状腺炎的鉴别诊断

副高：熟练掌握 正高：熟练掌握

急性化脓性甲状腺炎的全身及甲状腺局部炎症反应更明显。常有邻近部位或其他器官感染（如肺、尿道等）及全身菌血症证据。高热，甲状腺红、肿、热、痛及脓肿形成可有波动感。白细胞总数及中性粒细胞计数常明显升高，甲状腺功能正常。RAIU正常，放射性核素扫描提示脓肿区放射性摄取减少。甲状腺超声可见脓肿，甲状腺穿刺可抽出脓液。

知识点16：SAT与甲状腺结节合并出血的鉴别诊断

副高：熟练掌握 正高：熟练掌握

结节性甲状腺肿在多结节基础上发生单结节出血时易于鉴别。单发结节，如孤立腺瘤或囊肿出血，一般病史较长，在此基础上单侧腺体突然明显增大，可伴有颈部疼痛，无发热等全身症状，血沉一般正常，甲状腺功能正常，超声检查或FNAC可确诊。

知识点17：SAT与桥本病急性发作期的鉴别诊断

副高：熟练掌握 正高：熟练掌握

桥本病急性发作期的少数患者可伴甲状腺疼痛或触痛，但多不剧烈，甲状腺多呈弥漫性肿大，疼痛常累及整个腺体。活动期ESR可轻度增快，并可出现短暂甲状腺毒症及碘摄取率降低。但无全身症状，不发热，病程较长。TgAb、TPOAb增高。两病合并存在时，FNAC可明确诊断。

知识点18：SAT与无痛性甲状腺炎的鉴别诊断

副高：熟练掌握　正高：熟练掌握

无痛性甲状腺炎的临床经过、RAIU及甲状腺功能演变过程与SAT类似，但无甲状腺疼痛及发热等全身症状，ESR可轻度增快，TgAb、TPOAb阳性。组织及细胞学显示轻中度淋巴细胞浸润，无多核巨细胞。

知识点19：SAT与甲状腺播散浸润癌的鉴别诊断

副高：熟练掌握　正高：熟练掌握

有些快速增长的甲状腺癌（多为未分化癌）可伴有疼痛，但是有周围组织浸润证据，对糖皮质激素反应不佳。有文献报道，甲状腺播散浸润癌临床及实验室检查酷似SAT，称之为“恶性假甲状腺炎”。局部区域淋巴结增大及病理检查发现肿瘤细胞有助于鉴别诊断。

知识点20：SAT的治疗　副高：熟练掌握　正高：熟练掌握

（1）早期以减轻炎症反应及缓解疼痛为主。轻症可选用非甾体抗炎药，如阿司匹林（1~3g/d，分次口服）、吲哚美辛（75~150mg/d，分次口服）或环氧化酶-2抑制剂（对有心血管疾病倾向者慎用）。

（2）对疼痛剧烈，体温升高、用上述药物无效者，可选用肾上腺皮质激素。给药后数小时可明显缓解疼痛及甲状腺肿胀症状，用于症状严重者，如泼尼松20~40mg/d，分次服用。症状完全缓解并持续1~2周后可逐渐减量，以后根据症状、体征及血沉的变化缓慢减少剂量，总疗程6周以上。过快减量、过早停药可使病情反复。停药后如复发，可重复治疗。

（3）亚甲炎有甲亢症状时可用普萘洛尔（心得安）治疗，10~20毫克/次，tid，甲状腺功能恢复正常即可停用。

（4）对有甲状腺功能减退者可加用甲状腺激素，甲状腺片40~120mg或L-T_4 50~100μg/d，注意避免抑制TSH过低。几个月后逐渐减量，最后停用。

（5）治疗上呼吸道感染。

知识点21：SAT复发时的处理　副高：熟练掌握　正高：熟练掌握

SAT可自发缓解。健康的生活方式，可增强抗病能力，避免上呼吸道感染可减少病情的加重及复发。复发后的治疗一般和首次发病治疗方法基本相同，仍是对症治疗，仅少数病情偏重的患者选用糖皮质激素。有学者认为，初次患 SAT，如有选用糖皮质激素指征，可较长期用药，甚至持续用药 1 年或数年，可减少或杜绝病情复发，但由于存在长期使用糖皮质激素的不良反应，多不赞成此观点。

第五节　慢性淋巴细胞性甲状腺炎

知识点 1：慢性淋巴细胞性甲状腺炎的概念　　副高：熟练掌握　正高：熟练掌握

慢性淋巴细胞性甲状腺炎（CLT）又称桥本甲状腺炎（HT）或桥本病。CLT 是一类常见的自身免疫性甲状腺疾病（AITD），也是原发性甲状腺功能减退症最主要的原因。其发病与遗传、碘代谢紊乱等导致的免疫功能异常密切相关，病理上以甲状腺实质淋巴细胞浸润及纤维化为特征，伴有血清中存在抗甲状腺抗体及甲状腺功能异常。

CLT 临床较常见，从儿童、成人到老年各个年龄段均可发病，最常见的是中老年女性患者。本病临床表现多种多样，典型的临床表现为甲状腺呈弥漫性质韧无痛的轻中度增大，而颈部局部压迫和全身症状不明显，甲状腺功能可以正常或减退，但血液循环中往往出现甲状腺自身抗体。患者常有自身免疫性疾病家族史。近年来 CLT 发病率迅速增加，有报道认为已与甲亢的发病率相近。

知识点 2：CLT 的病因　　副高：熟练掌握　正高：熟练掌握

病因和发病机制虽尚未完全清楚，但公认 CLT 是遗传和环境因素共同作用引起的器官特异性自身免疫性甲状腺疾病。

（1）遗传因素：由遗传因子传递的体质性和免疫监护功能缺陷，体液免疫和细胞免疫所产生的抗体或抗原抗体复合物作用于甲状腺细胞后，激活抗体介导的和补体介导的细胞毒作用，使甲状腺破坏而致病。

（2）环境因素：高碘摄入是 CLT 发病的一个重要因素。高碘首先导致甲状腺上皮细胞损伤，再致免疫性损伤而诱发 CLT。高碘可引起甲状腺内碘有机化障碍，形成过量自由基使甲状腺细胞破坏。摄碘量过多可使隐性 CLT 转变为显性 CLT，并可促进 HT 甲减的发生。研究发现，易感 HLA 等位基因和碘摄入量增多对 CLT 的发生发展可能有正协同作用，即表达 HT 易感等位基因者，在碘的摄入量正常或稍增加时可能诱发 Graves 病或 HT 发病。另外，肠道病原中的 Yersinia 细菌的小肠结肠感染、应激、情绪、吸烟可能与本病的发生有关。

（3）自身免疫因素：自身免疫错综复杂，病程中体液免疫和细胞免疫的不均衡性，如兴奋性抗体占优势，则出现甲亢表现；若抑制性抗体占优势，则表现为甲减。

知识点 3：CLT 的病理特征　　副高：熟练掌握　正高：熟练掌握

甲状腺弥漫性肿大，质地坚韧或橡皮样，表面呈结节状，边缘清，包膜完整，无粘连。

镜检可见病变甲状腺组织中淋巴细胞和浆细胞呈弥散性浸润。切片见腺体有弥漫性淋巴细胞浸润、淋巴滤泡和生发中心形成，甲状腺滤泡有破坏，可见 Askanazy 细胞或 Hürthle 细胞。本病的甲状腺炎组织学改变从轻度淋巴细胞性甲状腺炎，经过典型的嗜酸细胞性中间型，最后可导致严重的纤维化型。

知识点 4：CLT 的典型临床表现　　副高：熟练掌握　正高：熟练掌握

CLT 是甲状腺炎中最常见的临床类型，90%以上发生于女性。典型临床表现如下：

（1）最常见症状为全身乏力，常有咽部不适感，10%~20%的患者有颈部局部压迫感或甲状腺区隐痛，偶有轻压痛。

（2）CLT 最常见、最突出的首发临床表现是质地坚韧的甲状腺中度增大。甲状腺多为双侧弥漫性增大，峡部及锥状叶常同时增大，可达正常的 2~4 倍，一般呈对称型，也可单侧性增大。增大可轻度至重度，多数中度增大，但很少出现压迫颈部所致的呼吸和吞咽困难。触诊甲状腺质地坚韧，韧如橡皮样，表面可光滑或细沙粒状，也可呈大小不等的结节状，一般与周围组织无粘连，吞咽运动时可上下移动。

（3）甲状腺功能一般正常，有 25%的患者表现为甲状腺功能轻度亢进或降低，这些患者早期往往有轻度甲亢，如病程迁延，数年后可出现甲减。表现为 CLT 样甲状腺肿伴甲亢者，称为桥本甲状腺毒症。少数病例也可伴甲状腺相关眼病。

知识点 5：CLT 的特殊临床表现——桥本甲亢　　副高：熟练掌握　正高：熟练掌握

桥本甲亢指 Graves 病和 CLT 合并存在，也可相互转化，患者可有典型甲亢的临床表现和实验室检查结果。由于腺体组织的不断被破坏，或由于 TSH 阻断抗体的影响，最终甲状腺功能减低。

知识点 6：CLT 的特殊临床表现——桥本假性甲亢或桥本一过性甲亢　　副高：熟练掌握　正高：熟练掌握

甲亢症状可短期内消失，不需抗甲状腺药物（ATD）治疗，或对症给小量普萘洛尔（心得安）即可。

知识点 7：CLT 的特殊临床表现——儿童型　　副高：熟练掌握　正高：熟练掌握

儿童型约占儿童甲状腺肿的 40%以上，多见于 9~13 岁，5 岁以下罕见。往往甲状腺功能正常。同成人相比，儿童 CLT 甲状腺质韧硬如橡皮者较成人少，伴结节较少；TPOAb 和 TgAb 效价较成人低，TPOAb 及 TgAb 阴性病例较成人多见；病理类型以淋巴细胞型多见；易误诊为非毒性或青春期甲状腺肿。一般无全身及其他局部症状，出现甲减的患者可影响生长发育。

知识点 8：CLT 的特殊临床表现——伴发甲状腺肿瘤

副高：熟练掌握　正高：熟练掌握

常表现为孤立性结节，质硬，TPOAb 和 TgAb 效价较高，病理学显示结节部分为甲状腺瘤或癌，周围部分为 CLT。应考虑 CLT 合并癌或淋巴瘤的可能，需做穿刺或手术活检的情况：①甲状腺疼痛明显，甲状腺激素治疗和一般对症处理无效；②甲状腺激素治疗后甲状腺不缩小反而增大；③甲状腺增大伴邻近淋巴结增大或有压迫症状；④甲状腺内有冷结节，不对称、质硬、单个结节者。

知识点 9：CLT 的特殊临床表现——伴发其他自身免疫性疾病

副高：熟练掌握　正高：熟练掌握

CLT 可伴发 Addison 病、1 型糖尿病、性腺功能减退症。也可伴发恶性贫血、特发性甲状旁腺功能减低、重症肌无力、系统性红斑狼疮、干燥综合征、类风湿关节炎等自身免疫性疾病。

知识点 10：CLT 的特殊临床表现——桥本脑病　　副高：熟练掌握　正高：熟练掌握

桥本脑病又称自身免疫性甲状腺炎相关的糖皮质激素敏感性脑病。本病严重而罕见，病因尚有争论，但肯定与自身免疫有关，其最具特征性的改变是高效价抗甲状腺抗体，特别是 TPOAb，同时有神经精神症状。临床表现：①血管炎型，以脑卒中样发作反复出现为特征；②弥漫性进展型，可出现意识障碍、精神错乱、嗜睡或昏迷。脑脊液检查异常，表现为蛋白含量升高，单核细胞增多。甲状腺激素水平一般正常或偏低。脑电图可出现异常。

知识点 11：CLT 的特殊临床表现——桥本病伴突眼甲亢

副高：熟练掌握　正高：熟练掌握

CLT 伴突眼者较少见，一般以浸润性突眼为主，可伴有甲状腺肿。甲状腺功能大多正常，TgAb、TPOAb 阳性，部分患者可测到 TSAb。

知识点 12：甲状腺功能测定　　副高：熟练掌握　正高：熟练掌握

大多数 CLT 患者甲状腺功能正常，约 20% 患者有甲减表现，有甲亢表现者不足 5%。CLT 为慢性进行性，最终随甲状腺破坏而出现甲减。

知识点 13：自身抗体测定　　副高：熟练掌握　正高：熟练掌握

（1）抗甲状腺抗体：抗甲状腺抗体测定对诊断本病有特殊意义。CLT 患者大多数血中 TgAb 及 TPOAb 效价明显升高，可持续较长时间，甚至可达数年或 10 多年。目前认为，诊断桥本甲状腺炎，血清 TPOAb 测定优于 TgAb 测定，如进行两种抗体联合测定，其诊断价值增高。

（2）TSH 结合抑制性免疫球蛋白（TBⅡ）或甲状腺刺激阻断抗体（TSBAb）：这两类抗体在 10%或 20%的 CLT 患者血循环中存在。

知识点 14：甲状腺超声　　副高：熟练掌握　正高：熟练掌握

（1）甲状腺两叶弥漫性增大，一般为对称性，也可一侧增大为主。峡部增厚明显。

（2）表面凹凸不平，形成结节状表面，形态僵硬，边缘变钝，探头压触有硬物感。

（3）腺体内为不均匀低回声，见可疑结节样回声，但边界不清，不能在多切面上重复，有时仅表现为局部回声减低。有的可见细线样强回声形成不规则的网格样改变。

（4）内部可有小的囊性变。

（5）早期甲状腺内血流较丰富，有时几乎呈火海征，甲状腺上动脉流速偏高、内径增粗，但动脉流速和阻力指数明显低于甲亢，且频带宽，舒张期波幅增高，又无甲亢症状，可相鉴别。病程长者甲状腺内血流减少。

知识点 15：甲状腺核素扫描　　副高：熟练掌握　正高：熟练掌握

常显示甲状腺增大但摄取核素减少，核素分布不均，为不规则的稀疏与浓集区，边界不清，具有“破布丁”样特征。如有较大结节可呈冷结节表现。但甲状腺显像无特异性。

知识点 16：甲状腺细针穿刺细胞学检查　　副高：熟练掌握　正高：熟练掌握

甲状腺细针穿刺细胞学检查（FNAC）是甲状腺疾病确诊率最高的诊断方法。方法简便，有助于在术前做出确定诊断，避免误诊手术，在国外已广泛开展。国外资料显示与术后病检符合率达 95%以上，并可做首选检查方法，取代放射性核素扫描。在国内，FNAC 还未普遍开展，主要用于临床上可疑的患者和并发肿瘤者。HT 在镜下可呈弥漫性实质萎缩，淋巴细胞浸润及纤维化，甲状腺细胞略增大呈嗜酸性染色，即 Hürthle 细胞。FNAC 诊断 HT 的标准：①滤泡上皮细胞多形性；②腺上皮细胞间有丰富的或中度的淋巴细胞浸润，以成熟淋巴细胞为主，少量未成熟细胞；③有嗜酸性滤泡细胞（Hürthle cell）、浆细胞和网状细胞等。

知识点 17：其他检查　　副高：熟练掌握　正高：熟练掌握

（1）甲状腺 ^{131}I 摄取率：可正常、低于正常或高于正常，大多数患者在正常水平。因此，本检查对 CLT 无特异性。

（2）过氯酸钾排泌试验：60%患者阳性，提示碘的有机化障碍。

知识点 18：CLT 的诊断　　副高：熟练掌握　正高：熟练掌握

典型的 CLT 病例诊断不难，但不典型病例临床易漏诊或误诊。临床可综合以下特征确立 CLT 的诊断。

（1）甲状腺弥漫性增大、质韧，特别是峡部大或不对称，或伴结节者，不论甲状腺功能如何，均应怀疑此病。

（2）具有典型的临床表现，只要血清 TgAb 或 TPOAb 阳性，即可诊断。

（3）临床表现不典型者，需要有高效价抗甲状腺抗体测定结果才能诊断，即两种抗体用放免法测定时，连续 2 次结果≥60%。

（4）同时有甲亢表现者，且高效价抗体持续存在半年以上。

（5）必要时考虑做 FNAC 或手术活检。甲状腺细针穿刺活检方法简便，有确诊价值。

（6）超声检查对诊断有一定意义。

知识点 19：桥本脑病的诊断　　副高：熟练掌握　正高：熟练掌握

桥本脑病是与桥本甲状腺炎相关的以神经系统症状为主要表现的疾病，呈急性或亚急性起病，其诊断标准如下：

（1）不能解释的复发性肌痉挛发作、全身癫痫样发作、局灶性神经功能缺失或精神异常。

（2）伴有以下 5 项中的 3 项以上：①脑电图异常；②甲状腺自身抗体阳性；③脑脊液蛋白含量和（或）单克隆带增高；④对糖皮质激素反应良好；⑤脑部 MRI 异常。

知识点 20：CLT 与 Riedel 甲状腺炎的鉴别诊断　　副高：熟练掌握　正高：熟练掌握

Riedel 甲状腺炎又称慢性侵袭性甲状腺炎、木样甲状腺炎。本病罕见，见于 30~60 岁中老年女性，男女发病率为 1∶3。病因不清。呈良性经过，进展缓慢，病程数月到数年，可自行停止发展。甲状腺不同程度的增大，可为正常轮廓，累及一叶或整个腺体，质坚如石、不痛、与皮肤粘连、不随吞咽活动、周围淋巴结不大。甲状腺结构破坏，被大量纤维组织取代，病变常超出甲状腺范围，侵袭周围组织，产生邻近器官的压迫症状，如吞咽困难、呼吸困难、声嘶等。压迫症状与甲状腺增大程度不成正比。常伴有其他部位纤维化，如纵隔、腹膜后、泪腺、胆囊等纤维化。白细胞计数、血沉、T_3、T_4、TSH 和 ^{131}I 摄取率大多正常。抗甲状腺抗体阴性或效价很低。甲状腺功能一般正常，甲状腺组织完全被纤维组织取代后可出现甲减，并伴有其他部位纤维化。可行细针穿刺活检和甲状腺组织活检确诊。

知识点 21：CLT 与 Graves 的鉴别诊断　　副高：熟练掌握　正高：熟练掌握

CLT 与 Graves 病都有甲状腺自身抗体存在，HT 以产生 TgAb 和 TPOAb 为主，而 Graves 病以产生 TSH 受体抗体为主。Graves 病通常增大的甲状腺质地较软，TgAb 和 TPOAb 效价较低。二者区别较困难，必要时需靠 FNAC 或手术活检进行鉴别。

知识点 22：CLT 与甲状腺癌的鉴别诊断　　副高：熟练掌握　正高：熟练掌握

CLT 可合并甲状腺恶性肿瘤，如甲状腺乳头状癌和淋巴瘤。甲状腺癌的发生率高于一般甲状腺疾病合并甲状腺癌的比率。因此，对 CLT 患者需长期随访，当 CLT 患者出现甲状腺明显疼痛，结节样变，如结节孤立、质地较硬时，难与甲状腺癌相鉴别。甲状腺癌的甲状腺抗体一般正常，甲状腺功能也正常。如临床难以诊断，应做 FNAC 或手术切除活检以明确诊断。

知识点 23：CLT 与甲状腺恶性淋巴瘤的鉴别诊断

副高：熟练掌握　正高：熟练掌握

有资料显示，CLT 合并恶性淋巴瘤的发生率为 16%～50%。也有人认为，重度慢性淋巴细胞性甲状腺炎可向恶性淋巴瘤转变。但多数甲状腺恶性淋巴瘤的肿块增大迅速，颈淋巴结增大，很快出现压迫症状，甲状腺扫描为冷结节，二者较易鉴别。当 HT 合并恶性淋巴瘤，尤其是无肿块的甲状腺恶性淋巴瘤时区别较难，应做病理学检查。

知识点 24：CLT 与无痛性甲状腺炎的鉴别诊断

副高：熟练掌握　正高：熟练掌握

无痛性甲状腺炎为良性自限性疾病，一般 2～8 个月病情自行缓解。特征为伴自发缓解性甲亢，甲状腺大小正常或轻度增大，可有结节，甲状腺无压痛，血清 T_3、T_4 均增多，而甲状腺^{131}I 吸收率则明显下降，血沉正常或轻度升高，半数患者 TgAb、TPOAb 效价低或中度升高，病理检查为弥漫性或局灶性淋巴细胞性甲状腺炎改变，很少见组织纤维化及 Hürthle 细胞，无肉芽肿样表现。

知识点 25：CLT 的治疗原则与目的　　副高：熟练掌握　正高：熟练掌握

CLT 目前没有根治方法，治疗的主要目的是纠正继发的甲状腺功能异常和缩小显著增大的甲状腺。

（1）轻度弥漫性甲状腺肿又无明显压迫症状，不伴有甲状腺功能异常，一般不需治疗，可随诊观察。

（2）甲状腺增大明显并伴有压迫症状，采用 L-T_4 制剂治疗可减轻甲状腺肿；有甲减采用甲状腺激素替代治疗。

（3）对 CLT 一般不宜手术治疗，因为不适当的切除将促使甲状腺功能减退提前发生。

但为明确诊断（疑为恶性）或减轻压迫症状，部分患者需采用手术治疗，如施行甲状腺峡部、部分或次全切除。若 CLT 合并甲状腺癌则行根治性手术。若 HT 合并恶性淋巴瘤，则采用化疗或放疗的方法治疗。

知识点 26：CLT 合并甲减的内科治疗　　副高：熟练掌握　正高：熟练掌握

CLT 合并甲减患者需长期以甲状腺片或 L-T_4 替代治疗。一般从小剂量开始，干甲状腺片 40～60mg/d，或 L-T_4 50～100μg/d，逐渐增量分别至 120～180mg/d 或 100～200μg/d，直到腺体开始缩小，TSH 水平降至正常。临床上应对不同患者采用不同剂量调整到维持量。

（1）老年或有缺血性心脏病患者的治疗：L-T_4从 12. 5～25μg/d 较小剂量用起，缓慢增加剂量，间隔 4 周，使 TSH 在变动剂量后能达到一个稳定浓度。

（2）年龄小于 50 岁，无心血管疾病风险患者：一开始即可使用全部替代剂量 1. 6～1. 8μg/(kg・d)。

（3）妊娠期患者的治疗：应增加 L-T_4剂量 25%～50%。季节一般不影响甲状腺激素的给药量。

（4）新生儿甲减患者的治疗：L-T_4 的起始剂量较大，0～6 个月：8～10μg/(kg・d)(25～50μg/d)；6～12 个月：6～8μg/(kg・d)（50～75μg/d)；1～5 岁：5～6μg /(kg・d)(75～100μg/d)；6～12 岁：4～5μg/(kg・d)（100～150μg/d)。

甲状腺激素应空腹或睡前服用，避免与钙剂、铁剂等同时服用。

知识点 27：CLT 伴亚临床型甲减的内科治疗　　副高：熟练掌握　正高：熟练掌握

治疗方法同上，但剂量宜小，甲状腺功能恢复后 L-T_4 减量或停用。需要注意，在替代治疗前，应在 2 周至 3 个月内复查 TSH，如果两次 TSH 均升高，才可考虑给予甲状腺激素制剂。如果 TSH 只轻度升高，应根据患者的年龄与心血管疾病的风险，确定是否给予替代治疗。

知识点 28：甲状腺功能正常的 CLT 内科治疗　　副高：熟练掌握　正高：熟练掌握

对甲状腺功能正常的 CLT，一般不需特殊治疗，在确认碘营养状态后，采用适碘饮食，避免高碘食物和药物（包括中药）的摄入。对于甲状腺明显增大，尤其是有明显压迫症状者，可给予甲状腺激素制剂，或短期使用糖皮质激素。

知识点 29：桥本甲亢的内科治疗　　副高：熟练掌握　正高：熟练掌握

桥本甲亢治疗应按 Graves 病进行，给予硫脲类或咪唑类抗甲状腺药物，剂量宜小，避免发生甲减。通常不选用^{131}I 治疗及手术治疗。对于症状明显者，可同时给予 β 受体阻滞剂，如用普萘洛尔控制毒症的症状。一过性甲亢者，甲亢为症状性，给予 β 受体阻滞剂对症处理即可。

知识点30：桥本脑病的内科治疗 副高：熟练掌握 正高：熟练掌握

在抗癫痫、维持水电平衡、营养支持等一般治疗的基础上，需要给予糖皮质激素（口服或静脉）。急性或亚急性发作时，可口服泼尼松50~150mg/d或静脉输入甲泼尼龙1g/d，连用3~7后逐渐减量至维持量或停用。也可应用其他免疫抑制剂，如环磷酰胺、硫唑嘌呤等，或尝试免疫球蛋白、血浆交换疗法等。

知识点31：HT的手术治疗 副高：熟练掌握 正高：熟练掌握

HT的手术治疗仍颇有争议，仅在高度怀疑合并甲状腺癌时采用。术后终生甲状腺激素替代治疗。

一般出现下列状况可以考虑手术疗法：①甲状腺增大，有明显的压迫症状，尤其是药物治疗不能改善者；②临床高度怀疑并发甲状腺肿瘤或FNAC提示有癌变者；③甲状腺疼痛较剧烈，又不能耐受甲状腺素治疗者；④并发Graves病反复发作，或有进展性Graves病症状者。

单纯CLT患者的甲状腺切除量应适中，以缓解症状为主，尽量多保留甲状腺组织。术后均应加强随访，定期测定T_3、T_4、TSH，术后终生甲状腺激素替代治疗。

知识点32：CLT的预后 副高：熟练掌握 正高：熟练掌握

CLT的预后较好。本病进展缓慢，有发展为甲减的趋势。应注意定期随访复查，长期随诊。CLT的部分患者可自行缓解，有不少患者增大的甲状腺可以缩小或消失，甲状腺结节也会消失或缩小，硬韧的甲状腺可能变软，不必终身甲状腺激素替代治疗。

桥本脑病患者少数可自然缓解，糖皮质激素治疗后几天或几周内迅速好转，约55%的患者停用糖皮质激素后可复发，再用症状又可缓解。极少数病例死亡。

第六节 甲状腺结节及甲状腺肿瘤

一、甲状腺结节

知识点1：甲状腺结节的概念 副高：熟练掌握 正高：熟练掌握

甲状腺结节是一种非常常见的疾病，是指局部甲状腺细胞生长异常导致甲状腺内出现一个或多个组织结构异常的团块。甲状腺结节可由多种病因引起，可单发，也可多发，多发结节比单发结节的发病率高，但单发结节甲状腺癌的发生率较高。不同检查手段提示甲状腺结节征象不同。甲状腺查体时甲状腺结节表现为视诊或触诊发现的甲状腺肿块。B超检查甲状腺结节表现为局灶性回声异常的区域。

知识点2：甲状腺结节的分类　　副高：熟练掌握　正高：熟练掌握

甲状腺结节的分类

甲状腺良性病变	甲状腺恶性病变
结节性甲状腺肿	滤泡上皮细胞来源
毒性结节性甲状腺肿	乳头状癌
甲状腺囊肿	滤泡癌
炎症性结节	髓样癌（C细胞癌）
亚急性甲状腺炎	未分化癌（间变癌）
慢性淋巴细胞性甲状腺炎	非滤泡上皮来源的恶性肿瘤
其他炎症	恶性淋巴瘤
良性肿瘤	杂类肿瘤
	未分类肿瘤
	转移癌

知识点3：甲状腺结节的病因及分类　　副高：熟练掌握　正高：熟练掌握

甲状腺结节病因有多种，可分为良性和恶性两大类。

（1）增生性结节性甲状腺肿：各种原因，包括碘过高或过低、食用致甲状腺肿的物质、服用致甲状腺肿药物或甲状腺素合成酶缺陷等，导致了甲状腺滤泡上皮细胞增生，结节形成。

（2）肿瘤性结节：甲状腺良性腺瘤、甲状腺乳头状癌、滤泡细胞癌、Hürthle细胞癌、甲状腺髓样癌、未分化癌、淋巴瘤等甲状腺滤泡细胞和非滤泡细胞恶性肿瘤以及转移癌。

（3）囊肿：结节性甲状腺肿、腺瘤退行性变和陈旧性出血导致囊肿形成。部分甲状腺癌，特别是乳头状癌也可发生囊性变。少数囊肿为先天的甲状舌骨囊肿和第四鳃裂残余所致。

（4）炎症性结节：急性化脓性甲状腺炎、亚急性甲状腺炎、慢性淋巴细胞性甲状腺炎均可以结节形式出现。极少数情况下甲状腺结节为结核或梅毒所致。

知识点4：甲状腺结节的诊断　　副高：熟练掌握　正高：熟练掌握

发现甲状腺结节并不困难。绝大多数甲状腺结节患者没有临床症状，查体时可触摸到甲状腺结节，甲状腺超声检查时甚至能发现直径仅有几毫米的甲状腺结节。如何判断甲状腺结节的性质、如何在众多的甲状腺结节中发现甲状腺恶性病变有赖于详细的病史采集、全面的体格检查、必要的实验检查以及辅助检查。甲状腺细针穿刺活检的开展显著提高了甲状腺结节良恶性的诊断率。结节病因诊断过程，无论是症状、体征，还是实验室和辅助检查都将围绕着良、恶性鉴别核心进行。

知识点5：甲状腺结节病史采集和体格检查 副高：熟练掌握 正高：熟练掌握

详细的病史采集和全面的体格检查是评估甲状腺结节性质的基础。病史采集中应重点关注患者的年龄、性别，有无头颈部放射线暴露史，结节的大小及变化和增长的速度，有无颈痛、声嘶、呼吸困难等局部症状，有无甲亢、甲减的症状，有无甲状腺肿瘤、甲状腺髓样癌或多发性内分泌腺瘤（MEN2 型）、家族性多发性息肉病、Cowden 病和 Gardner 综合征等家族性疾病史。体格检查中应重点关注结节的数目、大小、质地、活动度、有无压痛、局部淋巴结有无增大和声带的运动情况等。

知识点6：甲状腺功能检查 副高：熟练掌握 正高：熟练掌握

所有甲状腺结节患者都应进行甲状腺激素（T_3、T_4、FT_3、FT_4）和血清 TSH 检查，了解有无甲亢或甲减。绝大多数甲状腺恶性肿瘤患者甲状腺功能处于正常状态。TSH 被抑制的甲状腺结节提示可能为功能自主性结节，需要进行甲状腺核素显像确诊。

知识点7：甲状腺自身抗体检查 副高：熟练掌握 正高：熟练掌握

血清 TPOAb 和 TgAb 检测对诊断桥本甲状腺炎很有帮助，尤其是对血清 TSH 水平增高者。85%以上桥本甲状腺炎患者，血清抗甲状腺抗体水平升高。但确诊桥本甲状腺炎不能完全除外甲状腺恶性肿瘤的可能。部分桥本甲状腺炎可合并甲状腺乳头状癌或甲状腺淋巴瘤。

知识点8：甲状腺球蛋白（Tg）水平测定 副高：熟练掌握 正高：熟练掌握

甲状腺炎症或肿瘤均可引起血清 Tg 水平升高。手术前测定血清 Tg 水平不能鉴别甲状腺结节的良、恶性。血清 Tg 水平测定主要用于甲状腺癌全切术后或近全切术后和（或）放射碘去除残余甲状腺后，判断癌肿复发和转移。

知识点9：血清降钙素水平测定 副高：熟练掌握 正高：熟练掌握

甲状腺结节伴有血清降钙素水平明显升高时，可诊断甲状腺髓样癌。有甲状腺髓样癌家族史或多发性内分泌腺瘤家族史者，应检测基础或刺激状态下血清降钙素水平，以明确甲状腺髓样癌。

知识点10：甲状腺超声检查 副高：熟练掌握 正高：熟练掌握

目前，甲状腺超声检查是评价甲状腺结节大小和数目较敏感的方法。主要用于明确甲状腺结节的有无、数量，结节大小和性质，有无颈部淋巴结增大及辅助甲状腺穿刺定位、治疗、随诊。

所有怀疑有甲状腺结节或已有甲状腺结节患者都需行甲状腺超声检查。如果甲状腺超声发现以下特征常提示结节恶性可能性大。①回声低；②结节边缘不规则；③结节内有点状钙化；④结节内血流信号紊乱；⑤颈部淋巴结增大。

另外，结节的良、恶性与结节的大小无关，直径小于1.0cm的结节恶性并不少见；与结节是否可触及无关；与结节单发或多发无关；与结节是否合并囊性变无关。

知识点11：甲状腺核素显像　　副高：熟练掌握　正高：熟练掌握

甲状腺核素显像是目前唯一能够评价甲状腺结节功能状态的影像学检查方法。依据结节对放射性核素摄取能力将结节分为“热结节”“温结节”和“冷结节”。“热结节”几乎均为良性，恶性病变极为罕见。“温结节”“冷结节”部分为恶性。因此，甲状腺核素显像只对“热结节”有诊断意义，而对判断甲状腺结节的良、恶性帮助甚少。适用于甲状腺结节合并甲亢和亚临床甲亢的患者。

知识点12：甲状腺MRI和CT检查　　副高：熟练掌握　正高：熟练掌握

MRI或CT对确定甲状腺结节存在与否帮助水大，其敏感性不如甲状腺超声，且价格昂贵，故不推荐首选检查。但MRI或CT能确定甲状腺结节与周围组织的关系，了解有无胸骨后甲状腺存在、有无纵隔淋巴结转移等。需要了解甲状腺结节与周围组织的关系、有无纵隔淋巴结转移时可行MRI或CT检查。

知识点13：甲状腺结节的FNAC检查　　副高：熟练掌握　正高：熟练掌握

FNAC是鉴别良、恶性甲状腺结节最准确、最可靠、最有价值的检查方法。以下情况应进行FNAC检查：①直径>1.0cm；②直径<1.0cm，怀疑恶性；③甲状腺癌准备行甲状腺手术或采用非手术方式治疗者。

FNAC结果：①良性病变；②恶性病变；③可疑恶性病变；④不能诊断。FNAC活检可对桥本甲状腺炎、胶质性结节（结节性甲状腺肿）、亚急性甲状腺炎、乳头状癌、滤泡细胞新生物、髓样癌、未分化癌、恶性淋巴瘤、转移癌等甲状腺疾病做出诊断。但FNAC不能区分滤泡细胞癌或滤泡细胞腺瘤。

FNAC可能因为不能获得满意标本而失败。失败原因：①操作技术不够熟练；②细胞病理学家经验不足；③标本中细胞数目过少或没有细胞；④标本被稀释或为囊性液体。

知识点14：甲状腺恶性结节的治疗　　副高：熟练掌握　正高：熟练掌握

绝大多数甲状腺恶性肿瘤需首选手术治疗。甲状腺淋巴瘤对化疗和放疗敏感，故一旦确诊，应采用化疗或放疗的方法。甲状腺未分化癌恶性度极高，诊断时即已有远处转移存在，单纯手术难以达到治疗目的，故应选用综合治疗的方法。

知识点 15：LT_4 抑制治疗甲状腺良性结节　　副高：熟练掌握　正高：熟练掌握

$L\text{-}T_4$ 抑制治疗甲状腺良性结节的目的是使已有的结节缩小，防止新结节的产生。但此法是否需要采用一直存有争议，因为只有少数患者 $L\text{-}T_4$ 治疗后甲状腺结节缩小，但停药后缩小的结节还可重新变大。另外，长期 $L\text{-}T_4$ 治疗可导致多种不良反应，因此，不适宜广泛推广使用，特别不适用于血清 TSH 水平小于 1mU/ml、年龄大于 60 岁的男性患者、绝经后妇女、合并心血管疾病患者。如果 $L\text{-}T_4$ 治疗后甲状腺结节不缩小，或结节反而增大者，需要重新进行 FNAC。

知识点 16：手术治疗甲状腺良性结节　　副高：熟练掌握　正高：熟练掌握

甲状腺结节患者出现局部压迫症状，或伴有甲状腺功能亢进，或出现结节进行性增大或 FNAC 提示交界性病变时可行外科手术治疗。

知识点 17：PEI 治疗甲状腺良性结节　　副高：熟练掌握　正高：熟练掌握

超声引导下经皮酒精注射（PEI）是一种微创疗法，主要用于治疗甲状腺囊肿或结节合并囊性变，有效性达 95%以上，但复发率较高。大的或多发囊肿可能需要多次治疗方能取得较好的效果。因 PEI 治疗单发、实性结节缩小率低，复发率高，目前不推荐使用。

PEI 治疗前一定要除外恶性变的可能，详细了解结节的位置、大小、形态、边缘和血流状态。操作过程中应始终监测穿刺针尖的位置，确保针尖位于结节内部，注意患者反应，当患者出现严重疼痛、咳嗽或发音变化等表现应立即停止操作。

知识点 18：^{131}I 治疗甲状腺良性结节　　副高：熟练掌握　正高：熟练掌握

^{131}I 治疗的目的是除去功能自主性结节，恢复正常的甲状腺功能状态。有效率高达 80%~90%。少数患者治疗后可发生甲减，极少数患者治疗后发生 Graves 病。用于自主性高功能腺瘤和毒性结节性甲状腺肿且体积小于 100ml 者或不适用手术治疗或手术治疗复发者。本法不适用于有巨大甲状腺结节者，禁用于妊娠和哺乳期妇女。

知识点 19：可疑恶性和诊断不明的甲状腺结节的治疗
副高：熟练掌握　正高：熟练掌握

甲状腺囊性或实性结节，经 FNAC 检查不能明确诊断者，应重复 FNAC 检查，使其中

30%~50%的患者明确诊断。如果重复 FNAC 检查仍不能确诊，且结节较大、固定则需手术治疗。

知识点 20：妊娠时甲状腺结节的治疗　　副高：熟练掌握　正高：熟练掌握

妊娠期间发现甲状腺结节，处理措施与非妊娠期间甲状腺结节相同。值得注意的是，妊娠期间禁用甲状腺核素显像检查和放射性碘治疗。FNAC 可在妊娠期间进行，也可推迟在产后进行。如果结节是恶性的，在妊娠期的 3~6 个月手术治疗较为安全；否则，手术选择在产后进行。

知识点 21：儿童甲状腺结节的治疗　　副高：熟练掌握　正高：熟练掌握

儿童甲状腺结节相对少见，但恶性率高于成年人，癌占 15%。因此，对儿童甲状腺结节患者同样应行 FNAC 检查。当细胞学检查提示结节为恶性病变或可疑恶性病变时，应采取手术治疗。

二、甲状腺肿瘤

知识点 1：甲状腺肿瘤的分类　　副高：熟练掌握　正高：熟练掌握

甲状腺肿瘤是最常见的内分泌肿瘤，依其分化程度和生物学特性可分为良性和恶性两大类。良性肿瘤以来源于滤泡细胞的腺瘤最常见，而来源于中胚层的脂肪瘤、血管瘤、纤维瘤等较少见。恶性肿瘤又分为原发和继发（转移），以来源于滤泡细胞的甲状腺乳头状癌、滤泡状癌为主，而未分化癌及来源于滤泡旁 C 细胞的髓样癌较少见，甲状腺鳞状细胞癌、肉瘤等则较罕见。甲状腺恶性淋巴瘤也不少见，但继发多于原发。甲状腺肿瘤病因不明，其发生的因素可能与慢性 TSH 刺激、缺碘、放射损伤等导致细胞不可逆突变、甲状腺细胞增生有关，部分可发展成癌变。

知识点 2：甲状腺良性肿瘤　　副高：熟练掌握　正高：熟练掌握

甲状腺良性肿瘤中，滤泡性腺瘤占绝大部分，高功能甲状腺腺瘤（毒性腺瘤）少见。

（1）甲状腺肿瘤是甲状腺良性肿瘤中常见的一种，可发生于任何年龄，女性多见。多数为单结节性，少数呈多结节状。

（2）临床上可多年无症状，当肿瘤直径>1cm 时才能触及，随甲状软骨的吞咽活动可上、下移动，大小不等。圆形或椭圆形，触之有弹性感，不与气管粘连，无邻近淋巴结节转移、增大。如继续增大到 3cm 以上时，可发生气管或食管或上腔静脉压迫症状。少数腺瘤因甲状腺激素分泌增高，出现甲亢表现，称高功能甲状腺腺瘤（毒性腺瘤）。

（3）腺瘤一般有完整包膜。根据其组织学特征可分为三种类型：①滤泡性腺瘤，最常见；②乳头状瘤，较少见；③Hürthle 细胞性，更少见。肿物发展缓慢，可发生退行性变，少数可发生恶变。

（4）对于明确诊断为良性病变者，一般采用手术治疗。

知识点3：甲状腺恶性肿瘤——乳头状癌　　副高：熟练掌握　正高：熟练掌握

乳头状癌是指有滤泡细胞分化、具有典型的乳头/滤泡结构和核特征性改变的恶性上皮细胞肿瘤。

（1）乳头状癌占甲状腺癌的60%~80%，此类癌包括单纯性乳头状癌和混合性甲状腺癌，临床最常见，恶性度最低。

（2）任何年龄均可发病，但以30~50岁者居多，女性多于男性，有些患者儿童时期可有颈部放射治疗史。

（3）为甲状腺癌中生长最慢者，多年可局限在甲状腺内，但可经腺内淋巴管扩散至腺体的其他部位或局部淋巴结。偶可转化为未分化癌，预后极差。

（4）临床上除触及甲状腺结节及局部淋巴结增大外，其他表现极少，有时癌瘤小，位于甲状腺深部而不能触及。

（5）病理上可见分化良好的柱状上皮呈乳头状突起。核清晰伴嗜酸性细胞质，常见同心圆的钙盐沉积。癌瘤浸润周围组织较常见，如广泛地向甲状腺前肌、气管、食管、喉返神经等浸润，但远处转移少见。

知识点4：甲状腺恶性肿瘤——滤泡细胞癌　　副高：熟练掌握　正高：熟练掌握

滤泡癌是具有滤泡细胞分化，但缺乏乳头状癌诊断特征的恶性上皮性肿瘤。

（1）滤泡癌占甲状腺癌的15%~20%，此类癌可单独存在，多数与乳头状癌混杂以混合型存在。恶性程度不一，但高于乳头状癌。

（2）发病年龄平均较乳头状癌高，多见于中年以上女性，儿童时期常有颈部放疗史。

（3）很少有淋巴转移，但可有血行远处扩散，特别易于扩散至骨骼、肺、肝等脏器。有时治疗剂量的甲状腺激素抑制其扩散有较好的作用。

（4）临床上主要表现为结节性甲状腺肿，单结节多见，体积较大，质硬如石，有包膜，完整或不完整。伴有出血、坏死或囊性变，可累及整叶甲状腺，后期可出现邻近组织的侵袭、疼痛，以及远处转移。滤泡细胞癌及其转移灶有摄碘功能，偶可引起甲亢。

（5）病理所见各部位不一，有的组织几乎正常，有的仅见有核分裂，可见到Hürthle细胞，常见到血管和血管附近组织的侵袭，老年患者更为显著。多数与乳头状癌混杂形成混合类型。

知识点5：甲状腺恶性肿瘤——未分化癌　　副高：熟练掌握　正高：熟练掌握

未分化癌最少见，恶性度极高，早期即可发生远处转移，死亡率极高，没有包膜，浸润范围广，使甲状腺形态发生改变。

（1）未分化癌占甲状腺癌的5%~10%，多为60岁左右发病，好发于女性。早期就可出现肺、骨和脑等部位远处转移。多数患者于确诊6个月内死亡。可分若干亚型，但以小细胞癌和巨细胞癌最为重要。

（2）临床上主要表现为甲状腺肿块迅速增大、疼痛。侵袭邻近组织，引起声嘶、呼吸窘迫和吞咽困难。肿块大有压痛，质硬如石，与周围组织粘连固定，局部淋巴结增大，也可远处转移。

（3）病理所见主要为含有许多核分裂的不典型细胞和多核巨细胞，恶性程度大。以小细胞为主时不易与淋巴瘤区别，有时可见乳头状癌和滤泡细胞癌的成分，提示部分未分化癌是其二者的退行性变（间变）。

知识点6：甲状腺恶性肿瘤——甲状腺髓样癌　　副高：熟练掌握　正高：熟练掌握

甲状腺髓样癌发生于C细胞的肿瘤。癌肿多位于双侧甲状腺的上1/3。常有局部或对侧淋巴结转移。

（1）多在50岁以上发病，女性略多于男性。恶性程度高于滤泡细胞癌。

（2）临床上一般先有甲状腺坚硬结节或局部淋巴结增大，也可经血行向远处扩散。可分泌降钙素，但一般血钙正常，不出现低血钙症状；可分泌前列腺素、肾素和血管活性肠肽引起相应症状；也可分泌血清素和ACTH，表现有类癌细胞症状和库欣综合征；100%存在于多发性内分泌肿瘤（MEN）的2型和3型中；20%~30%有腹泻，原因不明。

（3）病理可见细胞形态、排列、分化不一，但无坏死或多核细胞浸润，腺体的其他部位也可见癌性病灶，有血管侵袭。

知识点7：甲状腺恶性肿瘤——甲状腺淋巴癌　　副高：熟练掌握　正高：熟练掌握

（1）临床罕见甲状腺淋巴癌，多在桥本甲状腺炎的基础上发病，女性多见，是淋巴癌中唯一以女性发病为主的肿瘤。

（2）临床上有桥本甲状腺炎或甲亢患者，如有迅速增大的甲状腺肿块则应考虑本病。

（3）病理上呈间质内异型淋巴细胞弥漫性浸润，淋巴滤泡生发中心萎缩消失，淋巴细胞成堆或环状浸润；甲状腺滤泡上皮在滤泡腔内呈瘤样损害；血管壁浸润，尤其在含肌层的小血管壁有淋巴细胞浸润。

知识点8：甲状腺癌分期标准　　副高：熟练掌握　正高：熟练掌握

甲状腺癌采用TNM分期，同时考虑癌肿的组织类型和年龄对预后的影响。可根据临床表现分期，也可根据手术前活检或是手术中及手术后病理进行分期，病理分期更优。1992年版TNM分期中根据原发于甲状腺肿瘤大小，T分为：T_1，直径≤1cm；T_2，1cm<直径<4cm；T_3，直径>4cm；T_4，侵袭到甲状腺外通过包膜。N_0，没有淋巴结转移；N_1，有淋巴结转移。M_0，无远处转移；M_1，有远处转移。1992 年，美国癌症联合会甲状腺癌的分期标准见下表。2002 年版肿瘤分期较 1992 年版细化，但执行中也有争议。

美国癌症联合会甲状腺癌分期标准

分期	乳头状癌（<45 岁）	滤泡状癌（>45 岁）	髓样癌	未分化癌
Ⅰ	M_0	T_1	T_1	-
Ⅱ	M_1	T_2~T_3	T_2~T_4	-
Ⅲ	-	T_4 或 N_1	N_1	-
Ⅳ	-	M_1	M_1	任何

知识点 9：实验室及其他检查　　副高：熟练掌握　正高：熟练掌握

（1）甲状腺功能检查：血清甲状腺激素、TSH 一般正常，但甲状腺腺瘤增大、释放甲状腺激素过多或少数滤泡细胞癌有过多甲状腺激素形成时，则甲状腺激素增高，TSH 降低，TSH 对 TRH 兴奋试验无反应。

（2）甲状腺髓样癌时血清降钙素水平增高。甲状腺淋巴瘤时免疫球蛋白标记为轻链单克隆性。

（3）甲状腺球蛋白测定：在分化良好的甲状腺癌，可作为手术后肿瘤复发的标志。

（4）超声检查：低回声、结节内血供丰富、边缘不规则、结节内微小钙化、晕圈缺如或结节高度超过宽度以及颈部淋巴结浸润病变等提示恶性病变。超声引导下细针穿刺活检是性价比最高、最准确的术前评估方法，一般用于直径>1cm 的结节，可疑的直径>5mm 的结节也可使用。

（5）甲状腺细针活检和手术切除后病理检查可做出明确诊断。

知识点 10：甲状腺核素扫描检查　　副高：熟练掌握　正高：熟练掌握

（1）大约 90% 的良性甲状腺瘤不能浓聚 ^{99m}Tc 或 ^{131}I，扫描结果为功能丧失或“冷结节”，易误诊为癌，但术后和病理证实为低功能腺瘤、腺瘤出血和甲状腺囊肿。少数腺瘤扫描呈“温结节”；有些腺瘤具有自主性，甲状腺激素释放增加，TSH 下降，扫描呈“热结节”，临床上可有甲亢表现，称为高功能自主性腺瘤或毒性腺瘤。

（2）甲状腺癌中只有滤泡细胞癌及其转移病灶有摄碘功能，扫描呈“温结节”或“热结节”外，其他型癌均呈“冷结节”。

知识点 11：甲状腺肿瘤的良、恶性鉴别　　副高：熟练掌握　正高：熟练掌握

（1）甲状腺癌可发生于任何年龄，但多见于年龄较大者，女性多于男性。

（2）甲状腺癌多见于单个结节性甲状腺肿。

（3）质地较软、光滑、可活动、邻近无颈淋巴结增大的结节，一般为良性。坚硬、不痛、固定、邻近有颈淋巴结增大的结节，恶性的可能性大。

（4）钙化的结节，如能排除髓样癌，则癌的可能性小。但结节内砂粒样钙化常提示乳头状癌。

（5）结节生长快的提示癌肿，但急骤长大伴疼痛的结节性甲状腺肿多系腺瘤内出血或急性甲状腺炎，而非癌肿。

（6）足量甲状腺激素抑制治疗 2~4 个月，结节无明显缩小或反而增大者，应考虑为癌。

（7）参考实验室及特殊检查，甲状腺细针活检和手术切除病理检查可以鉴别。

知识点 12：甲状腺肿瘤手术治疗　　副高：熟练掌握　正高：熟练掌握

明确诊断或高度怀疑甲状腺癌的患者，应及早手术。除甲状腺未分化癌和甲状腺淋巴瘤之外，绝大多数甲状腺癌患者需要首选手术治疗。

（1）确定手术切除范围应考虑的因素：①组织病理类型；②原发病灶的大小；③淋巴结和远处转移的情况；④患者的年龄和危险分层等。手术应尽可能切除原发病灶和受累的淋巴结。

（2）对于分化型甲状腺癌患者，推荐行甲状腺全切或近乎全切。可降低术后复发率，也可提高术后 20~30 年生存率，降低癌症相关的死亡率，同时有利于术后^{131}I 治疗和随诊。

（3）甲状腺微小型乳头状癌，多数没有浸润到甲状腺包膜，没有血管浸润，没有局部和远处转移，死亡率不足 0.1%，推荐采用单侧甲状腺切除。

（4）滤泡细胞腺瘤和滤泡癌在手术期间不能区分，推荐先行甲状腺单叶和峡部切除术。如术后病理为良性，不需要做进一步处理；如病理为恶性，需要再次手术行甲状腺全部切除或术后 6 周内再行甲状腺全切术。

（5）分化型甲状腺癌淋巴结切除：摘除增大淋巴结已被整个区组淋巴结切除取代。推荐乳头状癌应常规行中央区淋巴结清扫。滤泡癌淋巴结转移少见，如果有淋巴结转移证据需做淋巴结切除，否则不常规清扫中央区淋巴结。

（6）髓样癌需要采用甲状腺全切和双侧中央区和颈动脉链淋巴结切除。

（7）未分化癌因肿瘤浸润程度广泛，手术目的是解除肿瘤压迫，联合放疗、化疗及试验治疗。

知识点 13：甲状腺肿瘤的^{131}I 治疗　　副高：熟练掌握　正高：熟练掌握

术后^{131}I 治疗目的是去除残余的甲状腺组织，前提是完全切除具有摄碘能力的正常甲状腺组织及肿瘤组织。如残留有少许甲状腺组织，可先消融后再治疗。

一般在行^{131}I 以前应停服甲状腺激素，改为低碘饮食 1~2 周，使 TSH 明显升高后才有效（TSH>30mU/L）。不能耐受停用甲状腺激素者，或停用甲状腺素后 TSH 不升者，可在治疗前使用重组 TSH（国内目前暂时没有此药）。^{131}I 治疗 1 周后，应行全身^{131}I 扫描，以发现新的或转移病灶。

知识点 14：甲状腺肿瘤的 TSH 抑制治疗　　副高：熟练掌握　正高：熟练掌握

分化型甲状腺癌术后应给予高于生理剂量的 L-T_4，以抑制垂体 TSH 分泌，从而达到抑制肿瘤生长，减少甲状腺癌复发的目的。目前建议对患者采用分层管理，高危患者 TSH <0. 1mU/L，低危患者 TSH 应在 0. 1～0. 5mU/L。

甲状腺髓样癌、未分化癌和甲状腺恶性淋巴瘤患者使用甲状腺激素治疗的目的是替代甲状腺功能，甲状腺激素对肿瘤本身的复发没有抑制作用。这类患者应将血清 TSH 水平控制在正常范围内。

知识点 15：甲状腺肿瘤的放疗　　副高：熟练掌握　正高：熟练掌握

分化型甲状腺癌对放疗不敏感，只适用手术不能完全切除及颈、胸部有肿瘤残存的分化型甲状腺癌患者，特别是不能耐受手术且肿瘤组织不能摄取^{131}I 的老年患者。髓样癌患者肿瘤不能完全切除或肿瘤切除后血清降钙素水平仍高而又没有发现远处转移病灶者。未分化癌确诊患者放疗联合化疗以提高生存时间。但甲状腺原发性恶性淋巴瘤首选放疗。

知识点 16：甲状腺肿瘤的化疗　　副高：熟练掌握　正高：熟练掌握

分化型甲状腺癌对化疗不敏感，化疗仅适用于不能手术、对^{131}I 治疗没有反应、肿瘤呈进展性或有明显症状者；或是对已施行的治疗没有反应的患者。但对于甲状腺淋巴瘤，一经确诊，即应采用化学治疗的方法，如 CHOP 方案。对于未分化性甲状腺癌，无论是采用手术治疗、放射性^{131}I，还是化疗效果均很差。

知识点 17：甲状腺肿瘤的随诊　　副高：熟练掌握　正高：熟练掌握

甲状腺癌患者术后应该终身随诊。随诊主要目的是了解 TSH 抑制治疗是否符合要求，尽早发现甲状腺癌的复发转移并给予及时处理。

复查的主要项目：①血清 TSH、FT_4，以了解抑制治疗是否达到目标；②血 Tg，以了解是否有甲状腺癌的复发，一般认为，在充分抑制（TSH<0. 1mU/L）状态下 Tg<2μg/L，在刺激状态下 Tg<10μg/L 为佳；如果高于该水平提示有甲状腺癌复发转移，应该寻找复发转移灶；③颈部高频彩超，以了解颈部有无复发转移灶；④^{131}I 全身扫描，以了解肺、骨等全身有无转移灶；⑤^{18}FDG-PET 全身扫描，作用与^{131}I 全身扫描相同，但其对血清 Tg 水平升高，但^{131}I 全身扫描阴性者有较好的效果。其对 TC 的预后有提示作用，病灶摄取^{18}FDG 越多，提示预后越差。

一般常规复查血清 Tg 及颈部彩超检查即可，检查 Tg 及^{131}I 全身扫描的前提是甲状腺全切除及^{131}I 消融后才准确。

知识点 18：转移和复发后治疗　　副高：熟练掌握　正高：熟练掌握

分化型甲状腺癌复发和转移采用的治疗手段包括手术、^{131}I 治疗、放疗、化疗和试验性药物治疗。

（1）当肿瘤发生颈部局部复发和转移，可采用手术切除方法。

（2）当肿瘤浸润到呼吸道时，可采用手术联合^{131}I 或放疗的方法。

（3）当出现远处转移时，可根据转移病灶部位、大小、摄取碘的能力、对^{131}I 治疗的反应以及转移病灶的稳定性等因素选用治疗方法。

第七节　产后甲状腺炎

知识点 1：产后甲状腺炎的概念　　副高：掌握　正高：熟练掌握

产后甲状腺炎（PPT）是自身免疫性甲状腺炎（AIT）的一个类型。PPT 是女性最常见的内分泌疾病之一，患病率为 7.5%左右（1.1%～16.7%）。典型的 PPT 主要发生于产后期，表现为暂时性甲亢之后紧接着暂时性甲减，大约在产后 1 年甲状腺功能恢复正常。

PPT 是一种自身免疫性疾病，起病于分娩后 1 年以内，这期间正处于妊娠免疫抑制后的自身免疫修复阶段。PPT 患者甲状腺自身抗体、T 细胞异常以及病理学表现一致支持 PPT 是一种自身免疫性疾病。过量的碘摄入是诱发 PPT 发生的因素。曾患过 PPT 的妇女在下一次妊娠过后仍有 75%的机会复发。首次妊娠妇女 TPOAb 或 TgAb 阳性时产后有 33%～50%的概率发展成为 PPT；相反，甲状腺自身抗体阴性的妊娠妇女产后发展成为 PPT 的概率为 0.5%。并且甲状腺自身抗体的效价越高，发展成为 PPT 的可能性越大。对 PPT 妇女甲状腺活组织检查发现有不同程度的淋巴细胞浸润，不形成生发中心，没有 Hürthle 细胞，没有甲状腺滤泡的萎缩及纤维化形成。

知识点 2：PPT 的临床表现　　副高：掌握　正高：熟练掌握

根据 PPT 患者甲状腺功能异常的类型，可分为 3 个亚型：①甲亢甲减双相型，占 42.9%；②甲亢单相型，占 45.7%；③甲减单相型，占 11.4%。甲亢甲减双相型是 PPT 典型的临床过程。

（1）甲亢期：甲亢往往先于甲减出现，并且发生于产后 2～6 个月。甲减可发生于分娩后 3～12 个月之间的任何时间段。甲亢期发生在产后 1～6 个月（通常在 3 个月），维持 1～2 个月。表现为心悸、乏力、怕热、情绪激动等症状。辅助检查表现是血清甲状腺激素水平与^{131}I 摄取率呈现“双向分离”现象，即血清 T_4、T_3 水平升高，^{131}I 摄取率显著降低。

（2）甲减期：通常发生在产后6个月左右，持续4~6个月。表现为肌肉、关节疼痛和僵硬，疲乏无力、注意力不集中、便秘等症状。血清TSH水平升高、甲状腺激素水平下降，4~6个月后甲状腺激素水平和^{131}I摄取率逐渐恢复至正常。但是有约20%的病例可转为持续性甲减。

PPT患者甲状腺可以轻、中度增大，质地中等，但无触痛。超声显示甲状腺混合性回声或低回声及低回声结节。

知识点3：PPT的诊断　　副高：掌握　正高：熟练掌握

符合以下标准者可诊断为PPT。

（1）产后1年之内发生甲状腺功能异常，可以表现为甲亢甲减双相型、甲亢单相型和甲减单相型三种形式。

（2）产前无甲状腺功能异常病史。

（3）排除产后Graves病。

知识点4：PPT的鉴别诊断　　副高：掌握　正高：熟练掌握

（1）产后Graves病复发：主要有以下3个鉴别点。①产后Graves病：常有产前Graves病史或伴有Graves病特征性表现，如浸润性突眼等，甲亢症状较重；②^{131}I摄取率：甲亢期PPT减低；产后Graves病增高，但是受哺乳限制患者不能做^{131}I摄取率检查；③TSH受体抗体（TRAb）：产后Graves病阳性，PPT则为阴性。

（2）无痛性甲状腺炎：无痛性甲状腺炎与PPT十分类似，区别在于产后甲状腺炎特指妇女在产后1年内发生的亚急性淋巴细胞性甲状腺炎。

知识点5：PPT的治疗　　副高：掌握　正高：熟练掌握

因为PPT系自限性、暂时性疾病，病程仅数月；甲状腺功能亢进期应予以保守治疗，通常只需β受体阻滞剂等对症治疗（如普萘洛尔）。可以改善心悸、心动过速、精神紧张、震颤、多汗等。甲减期血清TSH<10mU/L时不需要甲状腺激素替代治疗，TSH可以自行恢复。曾患PPT的妇女在产后5~10年内发生永久性甲减的危险性明显增加，建议每年监测TSH。一旦发生甲减，应当及时治疗。如果计划再次妊娠，首先要确认甲状腺功能是否正常。妊娠期间也要定期检测甲状腺功能。

第五章 甲状旁腺和矿物质代谢异常疾病

第一节 原发性甲状旁腺功能亢进症

知识点1：甲状旁腺功能亢进症的概念 副高：熟练掌握 正高：熟练掌握

原发性甲状旁腺功能亢进症（PHPT），简称原发性甲旁亢，是指甲状旁腺素（PTH）过度分泌所引起的，以高钙血症、泌尿系结石和骨代谢紊乱为特征的一种全身性疾病。本病在欧美多见，女性更为常见，在大于50岁的人群中，女性和男性之比为3：1。但目前我国尚无确切的流行病学调查资料。

知识点2：PHPT的分类 副高：熟练掌握 正高：熟练掌握

PHPT可分为原发性、继发性、散发性和假性4种。

（1）原发性PHPT：是甲状旁腺本身病变引起的甲状旁腺素合成、分泌过多。

（2）继发性PHPT：是各种原因所致的低钙血症，刺激甲状旁腺，使之增生肥大，分泌过多的PTH，见于肾功能不全、骨质软化症和小肠吸收不良等。

（3）散发性PHPT：是在继发性PHPT的基础上，由于腺体受到持久和强烈的刺激，部分增生组织转变为腺瘤，自主地分泌过多的PTH，见于肾脏移植后。

（4）假性PHPT：是由于某些器官，如肺、肾和卵巢等的恶性肿瘤，分泌类似甲状旁腺素的多肽物质，致血钙升高。

知识点3：PHPT的病因 副高：熟练掌握 正高：熟练掌握

PHPT大多是散发的、孤立的甲状旁腺腺瘤引起，占80%~90%，而甲状旁腺癌却极为罕见（<2%）；4个腺体同时增生者亦较少见，占15%~20%。但是其确切病因不明。流行病学研究表明，既往颈部放射治疗后良、恶性甲状旁腺瘤和甲状腺肿瘤发生率为11%~25%。有明显家族发病倾向，尤其是作为家族性多发性内分泌肿瘤病（MEN）的一部分，常分属于MEN1型、MEN2型和家族性低尿钙性高钙血症这3种常染色体显性遗传性疾病。

知识点4：PHPT的病理 副高：熟练掌握 正高：熟练掌握

甲状旁腺病理类型有腺瘤、增生和腺癌3种。

（1）腺瘤：近期国内文献报道占78%~92%，大多单个腺体受累，少数有2个或2个以上腺体受累。瘤体一般较小，肿瘤重量 0.4~60g 不等。

（2）增生：一般 4 个腺体都增生肥大，也有以一个增大为主，主细胞或水样透明细胞增生，有间质脂肪、细胞内基质的量增多，与正常甲状旁腺组织移行，常保存小叶结构，但公认的区分腺瘤和增生形态的标准暂时没有。

（3）腺癌：少见，国外文献报道不足 1%，国内文献报道占 3%~6%，一般瘤体较腺瘤大，生长较慢，颈部检查时常可以扪及，切除后可再生长，细胞核大、深染，有核分裂，有包膜和血管的浸润、局部淋巴结和远处转移，转移以肺部最常见，其次为肝和骨骼。有 3%~10%的病例系多发性内分泌腺瘤。

知识点 5：PHPT 的病理生理　　副高：熟练掌握　正高：熟练掌握

甲旁亢的主要病理生理改变是甲状旁腺分泌 PTH 过多，PTH 与骨和肾脏的细胞表面受体结合，骨钙溶解释放入血，肾小管重吸收钙的能力增强，并增加肾脏 $1,25(OH)_2D_3$——活性维生素 D 的合成，后者作用于肠道增加饮食钙的吸收，导致血钙升高。当血钙上升超过正常水平时，从肾小球滤过的钙增多，致使尿钙排量增多，尿磷排出增多，血磷水平随之降低。临床上表现为高血钙、高尿钙、低血磷和高尿磷。

PTH 过多可加速骨的吸收和破坏，长期进展可发生纤维性囊性骨炎的病理改变，血碱性磷酸酶水平增高。出现以骨吸收、骨溶解增加为主的骨骼病变，也可呈现骨质疏松或同时并有骨软化/佝偻病。由于尿钙和尿磷排出增加，磷酸钙和草酸钙盐沉积而形成肾结石、肾钙化，易有尿路感染、肾功能损害，晚期发展为尿毒症，此时血磷水平升高。血钙过高引起关节痛等症状。高浓度钙离子可刺激促胃液素分泌，胃壁细胞分泌胃酸增加，形成高胃酸性多发性胃十二指肠溃疡；激活胰腺管内胰蛋白酶原，引起自身消化，导致急性胰腺炎。PTH 还可促进肾结石的形成，引起高氯性酸中毒，后者可增加骨盐的溶解，加重骨吸收。

知识点 6：PHPT 高钙血症状的临床表现　　副高：熟练掌握　正高：熟练掌握

不同病因导致的高钙血症表现基本相似，主要累及胃肠道、肾脏、神经肌肉系统、心血管系统等，但均受到病程长短、血钙升高的程度和速度、个体对高血钙的耐受程度及年龄、种族等多种因素的影响。如疾病发生发展缓慢，患者能够耐受高血钙，但当血钙水平超过 3.5mmol/L 时，绝大多数患者都出现相应的临床表现。

血钙水平增高引起的症状可影响多个系统。神经肌肉系统的表现包括淡漠、嗜睡、性格改变、智力迟钝、记忆力减退、肌张力减低、易疲劳、四肢肌肉（尤其是近端肌肉）乏力等。消化系统方面，高血钙使神经肌肉兴奋性降低，胃肠道平滑肌张力减低，胃肠蠕动减慢，表现为食欲不振、恶心、呕吐、腹胀腹痛、便秘、反酸等；高血钙刺激促胃液素分泌，胃酸分泌增多，可引起消化性溃疡；高血钙可激活胰蛋白酶，引起急、慢性胰腺炎。

知识点7：急、慢性高钙血症临床表现　　副高：熟练掌握　正高：熟练掌握

急、慢性高钙血症常见的临床表现

	急性高钙血症	慢性高钙血症
胃肠道	食欲减退	消化不良
	恶心	便秘
	呕吐	胰腺炎
肾脏	烦渴	肾结石病
	多饮	肾脏钙盐沉积
神经肌肉系统	抑郁	疲乏无力
	谵妄	嗜睡、精神萎靡
	木僵	抑郁焦虑状态
	昏迷	记忆力减退
		肌张力降低、腱反射减弱或消失
心血管系统	心动过缓	高血压
	Ⅰ度房室传导阻滞	心脏骤停
		洋地黄敏感性增加

知识点8：PHPT骨骼病变的临床表现　　副高：熟练掌握　正高：熟练掌握

过量的PTH可以导致严重的骨量丢失，临床上主要表现为广泛的骨关节疼痛及压痛，多从下肢和腰部开始，逐渐发展至全身，可出现活动受限、卧床不起。骨密度减低，严重者可有骨畸形，如肩关节下垂、驼背、身高变矮、肋骨和骨盆塌陷伴“鸡胸”及骨盆三叶草畸形。

知识点9：PHPT泌尿系统的临床表现　　副高：熟练掌握　正高：熟练掌握

长期高血钙可影响肾小管的浓缩功能，尿钙和尿磷排出增多，患者常可出现多饮、多尿。发生反复的泌尿系结石或肾脏钙化，表现为肾绞痛、血尿、尿砂石等，易合并泌尿系感染，病程较长不能得到及时正确诊断治疗的患者可发生肾功能不全。

知识点10：PHPT的其他临床表现　　副高：熟练掌握　正高：熟练掌握

（1）软组织钙化影响肌腱、软骨等处，可引起非特异性关节痛，常累及手指关节，有时主要在近端指间关节。

（2）皮肤钙盐沉积可引起皮肤瘙痒。重症患者可出现贫血，可能是PTH介导的骨髓纤维化以及促红细胞生成素合成减少所致。

（3）可有一些神经精神系统、心血管系统等非特征性的表现。近期研究提示，高钙血症及高 PTH 血症是此类患者心血管疾病发病率和死亡率的独立危险因素，也有多项研究均提示在 PHPT 患者中糖脂代谢异常、胰岛素抵抗及肥胖的发生率增高，亦为心血管疾病（尤其是缺血性心脏病）的危险因素。

知识点 11：PHPT 的体格检查 副高：熟练掌握 正高：熟练掌握

少数患者颈部可触及肿物。骨骼有压痛、畸形、局部隆起，可有身材缩短等。心电图示心动过速，Q-T 间期缩短，有时伴心律失常。肾脏受损者可合并继发性高血压。

知识点 12：PHPT 的实验室检查 副高：熟练掌握 正高：熟练掌握

（1）血清钙：正常人血清总钙值为 2.2～2.7mmol/L（8.8～10.9mg/dl），多次超过 2.75mmol/L，应疑及此病；超过 2.8mmol/L，诊断价值更大。疾病早期因钙呈波动性增高，故应多次连续采血测定；疾病后期至肾功能不全时，因血磷增高，致使血钙的升高不明显。

（2）血清磷：甲旁亢时血磷水平降低，肾功能不全时血清磷水平可正常或增高。

（3）血清碱性磷酸酶：成人正常值为 34～120U/L，儿童骨骼生长活跃，其正常值较成人高 2～3 倍。原发性甲旁亢时，排除肝胆系统病变后，血清碱性磷酸酶增高反映骨骼病变的存在，骨骼病变愈严重，血清碱性磷酸酶水平愈高。

（4）血清甲状旁腺素（PTH）：测定血 PTH 水平可直接了解甲状旁腺功能，目前多采用测定全分子 PTH（1～84）的免疫化学分析法（ICMA）和免疫放射法（IRMA）。原发性甲旁亢患者血 PTH 水平增高，血 PTH 升高的程度与血钙浓度、肿瘤大小相平行。

（5）24 小时尿钙排量：原发性甲旁亢患者尿钙排出增加，儿童患者 24 小时尿钙>0.1～0.15mmol/kg（4～6mg/kg）。

（6）24 小时尿磷排量增高，但受饮食因素影响较大。

（7）骨转换指标：呈高转换改变，即骨吸收和骨形成均增加，但是骨吸收增加超过骨形成增加。反映骨吸收的血清Ⅰ型胶原羧基末端肽、尿Ⅰ型胶原氨基末端肽、吡啶啉、尿脱氧吡啶啉（D-Pyr）和尿羟脯氨酸（Hop）排泄增多，血浆抗酒石酸酸性磷酸酶（TrAP）升高；反映骨形成的血清标志物——骨特异性碱性磷酸酶（B-ALP）和骨钙素（BGP）水平也升高。

知识点 13：PHPT 的 X 线检查 副高：熟练掌握 正高：熟练掌握

X 线检查可以发现患者的全身性骨质疏松、纤维囊性骨炎、病理性骨折、陈旧性骨折、肾脏或尿路结石、肾脏钙化等。具体表现为：

（1）普遍性骨量减少、骨质稀疏，常为全身性，以胸腰椎、扁骨、掌骨和肋骨最常见，显示密度减低，小梁稀疏粗糙。

（2）特征性的骨膜下骨吸收，以指骨桡侧最为常见，外侧骨膜下皮质呈不规则锯齿样，可进展为广泛的皮质吸收。

（3）骨囊性变，常为多发，内含棕色浆液或黏液，易发生在掌骨、肋骨骨干的中央髓腔部分或骨盆，可进展并破坏表面的皮质。

（4）“棕色瘤”，由大量多核破骨细胞（巨细胞）混杂基质细胞、基质组成，常发生在颌骨、长骨、肋骨的小梁部分。

（5）病理性骨折。

（6）颅骨影像上可表现为有细小斑点的“砂粒样”改变，内外板界限消失。典型的齿槽相表现为牙槽板由于骨膜下骨吸收而受侵袭或消失，经常发展至邻近的下颌骨。

知识点 14：“棕色瘤”的概念　　副高：熟练掌握　正高：熟练掌握

“棕色瘤”是指在甲旁亢时 PTH 分泌过多，刺激破骨细胞活性增加、大量聚集，广泛骨吸收形成的骨骼肿瘤样改变，其中还包括纤维组织、编织样的新生骨及支持血管，可以合并出血甚至囊性变。因其组织中的多核巨细胞的胞质含有红细胞、含铁血黄素而在病理解剖上呈现棕褐色或棕色，故名“棕色瘤”，其实质是含铁血黄素沉积的溶骨性囊肿。由于其中不含骨基质，X 线摄片时呈低密度影。在棕色瘤的形成过程中，由于破骨细胞对骨小梁的过度吸收，导致成骨细胞无法正常修复骨小梁，继而骨吸收的边缘可以不断扩大，改变骨骼的正常形态，甚至可以达到骨膜下，引起骨痛。

知识点 15：PHPT 的骨密度测定　　副高：熟练掌握　正高：熟练掌握

PHPT 是引起继发性骨质疏松的重要原因之一。PTH 持续性大量分泌对皮质骨有强的促进骨吸收的作用，如桡骨远端 1/3 处。当 PTH 间歇性轻度分泌增多时对于小梁骨为主的部位还有一定的促进合成作用，如腰椎和髋部。所以，在原发性甲旁亢患者中桡骨远端 1/3 部位的骨密度降低较腰椎和髋部更为明显。部分原发性甲旁亢患者可仅有骨密度的减低。常用的骨密度测量方法有单光子吸收法、双能 X 线吸收法、定量计算机体层扫描测量法等。

知识点 16：PHPT 的定位检查　　副高：熟练掌握　正高：熟练掌握

一旦确定 PHPT 的诊断，就应该选择恰当的影像学检查方法确定病变部位。超过 80% 的 PHPT 是单个甲状旁腺腺瘤所致，超声检查可以发现较大的占位，但有时不能区别是来自甲状腺还是甲状旁腺。

（1）颈部超声检查：简便快速，无创伤。

（2）放射性核素检查：采用 ^{99m}Tc-MIBI（^{99m}Tc 甲氧基异丁基异腈）甲状旁腺扫描，可检出直径 1cm 以上的病变。

（3）颈部和纵隔 CT 扫描：对甲状旁腺定位意义不大，对手术失败的病例可用于除外纵隔病变。

（4）选择性甲状腺静脉取血测 PTH：血 PTH 峰值点反映病变甲状旁腺的位置，增生和位于纵隔的病变则双侧甲状腺上中下静脉的 PTH 值常无明显差异。此方法有创伤，费用高，仅在临床高度怀疑、其他定位诊断技术结果阴性才被采用。

知识点 17：PHPT 的诊断　副高：熟练掌握　正高：熟练掌握

PHPT 的诊断分定性诊断和定位诊断两个步骤。

（1）定性诊断：具有骨骼病变、泌尿系结石、高血钙的临床表现，血钙、PTH 及碱性磷酸酶水平升高，血磷水平降低，尿钙和尿磷排出增多，X 线片提示骨吸收增加等均支持甲状旁腺功能亢进的诊断。典型的原发性甲旁亢临床诊断不难，轻型早期病例需测定血清游离钙、钙负荷甲状旁腺功能抑制试验和骨密度等。

（2）定位诊断：定性诊断明确后，可通过超声、放射性核素扫描等有关定位检查了解病变甲状旁腺的部位。

知识点 18：与恶性肿瘤引起的高钙血症的鉴别诊断　副高：熟练掌握　正高：熟练掌握

肺、肝、甲状腺、肾、肾上腺、前列腺、乳腺和卵巢恶性肿瘤可引起高钙血症。恶性肿瘤通过骨转移破坏或分泌体液因素（包括 PTH 相关蛋白、前列腺素和破骨细胞刺激因子等）引起高血钙，临床上有原发肿瘤的特征性表现，血 PTH 水平正常或降低。

知识点 19：与多发性骨髓瘤的鉴别诊断　副高：熟练掌握　正高：熟练掌握

多发性骨髓瘤可有局部和全身骨痛、骨质破坏、高钙血症，有特异性的免疫球蛋白增高、血沉增快、血尿轻链增高、尿本周蛋白阳性，骨髓象可找到瘤细胞，血碱性磷酸酶正常或轻度升高，血 PTH 水平正常或降低。

知识点 20：与结节病的鉴别诊断　副高：熟练掌握　正高：熟练掌握

结节病可有高血钙、高尿钙、低血磷和高碱性磷酸酶，但无普遍性脱钙，有血浆球蛋白增高，血清血管紧张素转换酶水平升高，X 线胸片有相应改变，血 PTH 水平正常或降低。

知识点 21：与维生素 A、D 过量的鉴别诊断　副高：熟练掌握　正高：熟练掌握

有明确用药史，皮质醇抑制试验有助于鉴别。

知识点 22：与甲状腺功能亢进的鉴别诊断　副高：熟练掌握　正高：熟练掌握

甲亢时过多的甲状腺激素使骨吸收增加，20% 的患者可有轻度高钙血症，尿钙增多，

伴骨质疏松。临床上有甲状腺功能亢进的相应表现，血 PTH 水平正常或降低。

知识点 23：与原发性骨质疏松的鉴别诊断 副高：熟练掌握 正高：熟练掌握

原发性骨质疏松者血清钙、磷及碱性磷酸酶水平正常，X 线无甲旁亢特征性的骨吸收增加的改变。

知识点 24：与维生素 D 缺乏病（佝偻病）的鉴别诊断 副高：熟练掌握 正高：熟练掌握

佝偻病患者血钙、磷正常或降低，血碱性磷酸酶、PTH 水平增高，尿钙、磷排量减少。X 线在儿童有尺桡骨远端干骺端增宽、杯口状、边缘不齐呈毛刷样改变，成人有椎体双凹变形、假骨折或骨盆变形等特征性表现。

知识点 25：与肾性骨营养不良的鉴别诊断 副高：熟练掌握 正高：熟练掌握

肾性骨营养不良的骨骼病变有纤维性囊性骨炎、骨硬化、骨软化和骨质疏松 4 种，血钙水平降低或正常，血磷水平增高，尿钙排量减少或正常，有肾功能损害。

知识点 26：PHPT 的手术治疗 副高：熟练掌握 正高：熟练掌握

治疗 PHPT 最有效的措施就是手术切除病变甲状旁腺。1990 年，美国国立卫生研究院（NIH）提出了甲旁亢的处理与治疗指南，建议有下述表现之一者行甲状旁腺切除术：①有甲状旁腺功能亢进症状；②血钙明显高于正常水平达到 110～116mg/dl（2.5～4.0mmol/L）；③有尿路结石；④尿钙排出大于 400mg/24h（10mmol/d）；⑤骨量检测 Z 值评分低于-2.0 个标准差；⑥年龄<50 岁；⑦肾功能降低。

研究表明，在仅有轻度高钙血症的 PHPT 患者中已存在生理或精神心理障碍，可通过甲状旁腺切除术得以纠正；另外，未经治疗甲旁亢患者会因心血管疾病等导致的死亡率增高。因此，有专家建议，PHPT 一经诊断，就应实施甲状旁腺切除术。

通常认为术前定位诊断是手术成败的关键。多数学者主张保守性手术，即在探查 4 个腺体后，一般仅需切除 1 个增大的腺体，这种术式可治愈大多数患者。手术后出现轻微而短暂的低钙血症是手术成功的标志，一般无须治疗；若持续存在相对的低磷血症则提示“骨饥饿”，并因此继发严重而又持久的低钙血症，常发生于有广泛骨损害的病例，此时可能需要补充钙剂和口服维生素 D。

最好于术中开展快速甲状旁腺激素分析（QPTH）以提高手术的成功率。QPTH 技术是采用非放射性核素的免疫化学发光法，操作时间仅需 10 分钟。

知识点 27：PHPT 术后低钙血症的原因　　副高：熟练掌握　正高：熟练掌握

PHPT 术后可出现低钙血症，表现为口周和肢体麻木、手足搐搦等，引起低钙血症的原因：①骨饥饿和骨修复；②剩余的甲状旁腺组织由于长期高血钙抑制而功能减退，多为暂时性；③部分骨骼或肾脏对 PTH 作用抵抗，见于合并肾功能衰竭、维生素 D 缺乏、肠吸收不良或严重的低镁血症。

低钙血症的症状可开始于术后 24 小时内，血钙最低值出现在手术后 4～20 天。对于低钙血症的治疗，需要给予补充钙剂和维生素 D 或活性维生素 D。一般可在出现症状时口服钙剂，如手足搐搦明显也可静脉缓慢推注 10%葡萄糖酸钙 10～20ml。

知识点 28：PHPT 的药物治疗　　副高：熟练掌握　正高：熟练掌握

并非所有原发甲旁亢都需要外科手术治疗，一些无症状性或不适宜手术的 PHPT 患者，可考虑药物治疗。在考虑药物治疗方案的时候，应该给予的基本措施包括使用双膦酸盐保护骨骼以及钙类似物 calcimimetics 降低血钙水平（国内尚无这类药物）。

（1）双膦酸盐：为骨吸收抑制剂，能够降低骨转换，虽然不直接影响 PTH 的分泌，但可以降低血清和尿钙的水平。静脉应用双膦酸盐已被成功用于 PHPT 所致高钙血症的急诊处理。现多用帕米膦酸盐，其常用剂量为每次 0.5～1mg/kg，静脉滴注 4～6 小时，能够有效降低血钙水平。

（2）雌激素：患 PHPT 的绝经后妇女应用雌激素可将血钙水平降低 0.125～0.25mmol/L（0.5～1mg/dl），并可增加腰椎和股骨颈部位的骨密度，不良反应包括增加乳腺癌、血栓栓塞性疾病的危险，应用过程中需考虑风险/益处比值。

（3）选择性雌激素受体调节剂：雷洛昔芬对骨骼的作用与雌激素类似，对于乳腺和子宫有拮抗雌激素的作用。其致乳腺癌的风险显著少于雌激素，血栓栓塞的危险性与之类似。

（4）钙类似物：能通过模拟钙离子的作用影响钙敏感受体，从而减少 PTH 的分泌，降低血钙水平。

（5）口服磷：可将血钙水平降低约 0.25mmol/L（1mg/dl），但由于其胃肠道反应、刺激 PTH 分泌的作用以及长期应用可能引起软组织钙化等不良反应，目前已不再推荐使用。

知识点 29：PHPT 的预后　　副高：熟练掌握　正高：熟练掌握

手术切除病变的甲状旁腺后，高钙血症及高 PTH 血症即被纠正。骨吸收指标的水平在手术后迅速下降，而骨形成指标的水平下降较为缓慢。术后 1～2 周骨痛开始减轻，6～12 个月明显改善。术前活动受限者多于术后 1～2 年可以正常活动并恢复工作。骨密度在术后显著增加，以在术后第一年内增加最为明显。

第二节　甲状旁腺功能减退症

知识点1：甲状旁腺功能减退症的概念　　副高：掌握　正高：熟练掌握

甲状旁腺功能减退症，简称甲旁减，是指甲状旁腺激素（PTH）生成/分泌减少或功能障碍所导致的一组临床综合征。PTH生成/分泌减少是甲状旁腺自身功能发生障碍所致，包括特发性甲旁减和继发性甲旁减等临床疾病。甲旁减的临床表现为手足抽搐、癫痫样发作、低钙血症和高磷血症。临床常见类型有特发性甲旁减、继发性甲旁减、低血镁性甲旁减，少见类型包括假性甲旁减等。

知识点2：甲旁减的病因　　副高：掌握　正高：熟练掌握

（1）继发性：较常见。最多见者为甲状腺手术时误将甲状旁腺切除或损伤所致。如腺体大部或全部被切除，可表现为一过性或永久性甲状旁腺功能减退，前者占绝大多数且一般为急性部分性甲旁减，少见慢性完全性的甲旁减。可以发生在手术后1~2天，也可以出现在手术后数年。甲状旁腺增生切除腺体过多也可引起本病。因甲状腺炎症、甲状腺功能亢进症接受放射性碘治疗后或因恶性肿瘤侵及甲状旁腺所致者较少见。

（2）特发性：较少见。系自身免疫性疾病。可以单独发生，也可以是1型自身免疫性多腺体综合征（APS1）的一部分。其典型的三联征包括甲旁减、肾上腺皮质功能减退和皮肤黏膜念珠菌病，三者有其二即可诊断。常可检测出多种自身抗体，其中抗钙敏感受体的抗体可以激活受体而抑制PTH的分泌。

（3）假性甲旁减：又称PTH抵抗综合征，如假性甲旁减Ⅰa、Ⅰb型和Ⅱ型、以及假-假性甲旁减。

知识点3：甲旁减的病理生理　　副高：掌握　正高：熟练掌握

PTH生成和分泌不足造成低血钙、高血磷、尿钙和磷排量降低。PTH不足，破骨作用减弱，骨钙动员和释放减少；PTH不足致$1,25\text{-}(OH)_2D_3$生成减少；同时肾排磷减少，血磷增高，也使$1,25\text{-}(OH)_2D_3$生成减少，肠钙吸收下降，肾小管对钙的重吸收减少。通过以上多途径导致低钙血症。因低血钙，故尿钙排量减少。PTH不足，肾小管对磷的重吸收增加，故血磷升高，尿磷减少。低钙血症和碱中毒达到一定程度时，神经肌肉兴奋性增加，出现手足搐弱。病程较长者常伴有视盘水肿、颅压增高、皮肤粗糙、指甲干裂、毛发稀少和心电图异常。

知识点4：甲旁减神经肌肉系统的临床表现　　副高：掌握　正高：熟练掌握

搐搦是自发性强直性肌肉收缩的一种状态。临床上手足搐搦是低钙血症的典型表现之一。搐搦还可发生在其他肌群，包括威胁生命的喉肌痉挛。在肌电图上，搐搦表现为典型的反复性的运动神经元放电。搐搦也可发生在低镁血症和代谢性碱中毒，如通气过度所致的呼吸性碱中毒。

轻度的神经肌肉兴奋产生的隐匿性搐搦，可由面神经叩击征（Chvostek 征）和束臂征试验（Trousseau 征）引出。面神经叩击征通过轻叩耳前2~3cm 处，即颧弓下的面神经分支处引出，阳性反应轻度仅表现为口角抽搐，重度可有半侧面肌痉挛。束臂征通过血压计气囊在收缩压上 10mmHg 处加压在上臂，持续2~3 分钟引出，阳性反应为引发腕部痉挛（助产士手）。低钙血症易导致癫痫局灶性或全身发作。

知识点5：甲旁减低钙血症的临床表现　　副高：掌握　正高：熟练掌握

低钙血症最特征性的临床表现为慢性低钙血症的基础上，呈发作性低钙抽搐。长期低钙血症可有如下临床表现：

（1）精神神经系统：由于神经肌肉兴奋性增高，可引起癫痫样发作、癔症样发作、神经衰弱症状（如头晕、失眠等）、末梢神经肌肉症状（如过敏、疼痛等）、自主神经症状（如腹痛、腹泻等）、中枢神经症状（如颅压增高、精神病样表现等）。

（2）眼部：白内障在慢性低钙血症患者中较常见，常为双侧性，其严重程度和低钙血症的持续时间和血钙水平相关。

（3）心脏：长期低钙血症可引起顽固的心力衰竭、低血压，且对洋地黄和升压药物抵抗，但补充钙剂可使心肌对洋地黄敏感性、血压恢复。

（4）皮肤：皮肤干燥剥脱，指甲脆而易碎。疱疹样脓疱病或脓疱性银屑病的皮炎为低钙血症所特有。

（5）牙齿：可引起牙釉质发育不全和恒牙不出。

（6）血液系统：低钙血症使维生素 B_{12}与内因子结合欠佳，可发生大细胞性贫血。

知识点6：甲旁减的实验室检查　　副高：掌握　正高：熟练掌握

（1）血钙降低、血磷增高、血 ALP 正常或稍低；血镁可增高或降低。

（2）尿钙、尿磷均减少。

（3）血 PTH：降低（激素缺乏性）；正常或升高（激素抵抗性）。

（4）PTH 兴奋试验（Ellsworth-Howard 试验）：甲旁减者在滴注 PTH 后，尿磷/尿肌酐比值明显升高（由于基础值低，增加5倍以上）。假性甲旁减患者无增加或增加值小于1倍。

（5）自身免疫指标、Gs 蛋白测定及其基因突变的检查（非常规项目）。

（6）其他：肾功能、肝功能、白蛋白、血 25-(OH) D_3 多正常，1,25-$(OH)_2D_3$ 水平降低，血镁低、尿镁高。

知识点7：甲旁减的特殊检查　　副高：掌握　正高：熟练掌握

影像学检查可发现基底结节钙化，骨密度常增高或正常。心电图示 ST 段延长、QT 间期延长和 T 波异常，可出现脑电图异常。

知识点 8：甲旁减的诊断　　副高：掌握　正高：熟练掌握

手足搐搦反复发作、Chvostek 征和 Trousseau 征阳性患者，实验室检查如有血钙降低、血磷升高，且能排除肾功能不全，诊断基本可确定。如血清 PTH 测定结果明显降低或不能测得，诊断可以肯定。特发性甲旁减患者，临床常无明显病因，可有家族史。手术后甲旁减常见于甲状腺或甲状旁腺手术后。

知识点 9：甲旁减的鉴别诊断　　副高：掌握　正高：熟练掌握

（1）假性甲旁减需与 PTH 水平正常或增高的低钙血症相鉴别：主要根据病史和 PTH 兴奋试验进行鉴别。后者常见原因有肾功能不全、肠吸收不良、急性胰腺炎、成骨细胞性转移瘤、维生素 D 缺乏或抵抗，见下表。

低钙血症实验室鉴别要点

	钙	磷	PTH	25-(OH) D_3	1,25-$(OH)_2D_3$
甲旁减	↓	↑	↓	正常	↓
假性甲旁减	↓	↑	↑	正常	↓/正常
肝脏疾病	↓	↓	↑	↓	↓/正常
肾脏疾病	↓	↑	↑	正常	↓/正常

（2）PTH 缺乏性和 PTH 抵抗性甲旁减的鉴别：低钙血症、高磷血症和肾功能正常时，血 PTH 低或测不出，则可确诊为 PTH 缺乏性甲旁减；若血 PTH 水平增高，则支持 PTH 抵抗性甲旁减的诊断。此外，病史、体检和 PTH 兴奋试验有助于二者鉴别。

知识点 10：各型甲旁减的鉴别要点　　副高：掌握　正高：熟练掌握

各型甲旁减的鉴别要点

类型	体态畸形	低血钙、高血磷	血 ALP 明显增高	血 iPTH	对 PTH 效价的反应
真性甲旁减	无	有	无	减少	有
特发性甲旁减	无	有	无	减少	有
假性甲旁减Ⅰa 型	有	有	无	增高	有*

续 表

类型	体态畸形	低血钙、高血磷	血 ALP 明显增高	血 iPTH	对 PTH 效价的反应
假性甲旁减Ⅰb 型	无	有	无	增高	无
假性甲旁减伴亢进	无/有	有	有	增高	无
假-假性甲旁减	有	无	无	正常	有

注：同时予以静脉滴注钙后。

知识点 11：甲旁减的治疗目的 副高：掌握 正高：熟练掌握

甲旁减的治疗目的：①控制症状，包括终止手足搐搦发作，使血清钙正常或接近正常；②减少甲旁减并发症的发生；③避免维生素 D 中毒。

知识点 12：甲旁减的治疗原则 副高：掌握 正高：熟练掌握

（1）暂时性甲旁减可不必治疗。

（2）可逆性甲旁减应给予相应的治疗，如低镁血症可给予镁替代治疗，如 50%硫酸镁 10ml，溶于 5%葡萄糖盐水 500ml 中，缓慢静脉滴注；或 25%硫酸镁深部肌内注射。

（3）伴有其他内分泌疾病者，应给予相应激素替代治疗。

（4）对于永久性甲旁减者，采用口服维生素 D 和钙剂治疗，使血钙维持在接近于正常的水平，是目前最常用也是最有效的治疗手段。元素钙的用量为 0.6～1.2g/d，目前常用口服钙剂有碳酸钙、氨基酸螯合钙和枸橼酸钙等。通常要同时服用维生素 D，常需较大剂量维生素 D（5 万～10 万 U/d）或给予活性维生素 D［$1,25\text{-}(OH)_2D_3$］，0.25～2.0μg/d。

知识点 13：慢性低钙血症的治疗目标 副高：掌握 正高：熟练掌握

在慢性低钙血症所致疾病中，要根本解决低钙血症需治疗原发病。治疗目标是控制症状，减少并发症。使患者血钙水平维持在 2.075～2.3mmol/L（8.5～9.2mg/dl）。更低的血钙水平使患者不仅会产生低血钙的症状，长期还易导致白内障。但当血钙浓度在正常上限时，由于 PTH 降低尿钙的作用丧失，可有明显的高尿钙，易导致肾结石、肾钙质沉着和慢性肾功能不全。

治疗以钙、维生素 D 及其衍生物为主。

知识点 14：慢性低钙血症的钙剂治疗 副高：掌握 正高：熟练掌握

对于慢性低钙血症患者以口服钙剂为宜。有胃酸不足的患者首选枸橼酸钙，如果只有碳酸钙的情况下需要摄入富含蛋白质的饮食，以保证钙的吸收，且最好在饭后或饭中嚼碎服用。患者对钙的需要量有个体差异，一般按照元素钙 1~1.5g/d 的剂量分次口服。

知识点 15：慢性低钙血症的维生素 D 衍生物治疗

副高：掌握　正高：熟练掌握

各种维生素 D 衍生物对钙磷代谢的效果强弱，取决于肠的吸收功能、肾的排泄功能及骨的再吸收功能的总和。因每名患者的生理功能不同，故维生素 D 的治疗剂量需要在治疗中逐渐调整以达到最终的治疗目的。常用的制剂有：

（1）长效制剂：如维生素 D_2（麦角骨化醇）或维生素 D_3（胆骨化醇）使用后储存于脂肪组织和肝脏，缓慢释放发挥作用。优点：价廉且容易保持血钙稳定；缺点：会缓慢蓄积产生迟发的维生素 D 中毒。

（2）双氢速固醇（AT10）：治疗较为方便有效，一般每日 0.5~1mg 口服，2~3 天可见疗效，10 天之内血钙应上升至正常水平，以后一般以每日 0.2~1mg 维持，定期复查血尿钙水平。

（3）维生素 D 短效制剂：1，25-$(OH)_2D_3$（骨化三醇）、25-(OH) D_3 和 1a（OH）D_3（阿法骨化醇）均可使用。阿法骨化醇需要在肝脏羟化一次变为有活性的骨化三醇，可在肝功能正常的患者中使用。骨化三醇可直接在体内发挥维生素 D 活性，所以有肝肾功能异常的患者可使用，且更易发生维生素 D 中毒。阿法骨化醇的安全性较骨化三醇高。

知识点 16：慢性低钙血症的普通维生素 D 治疗

副高：掌握　正高：熟练掌握

普通维生素 D 有胶囊和注射剂两种剂型，与维生素 D 衍生物相比，普通维生素 D 能更加平稳的提高血钙。普通维生素 D 在体内经过两次羟化方能发挥作用，起效较慢，但安全性好，不易发生中毒，适用于肝肾功能正常的患者。患者个体化差异较大，所需剂量相差比较悬殊，因此，用药初期需检测血尿钙，再探索最合适的用法用量。维生素 D_3 的效果优于 D_2。

知识点 17：慢性低钙血症的噻嗪类利尿剂治疗

副高：掌握　正高：熟练掌握

噻嗪类利尿剂有降低尿钙的作用，可增加远端肾小管对钙的重吸收，对胃肠道钙吸收也有一定的促进作用。一般在用药后 3~4 天起效，因此，用于甲旁减的辅助治疗，可减少维持血钙所需要的维生素 D 用量。

知识点 18：急性低钙血症的治疗

副高：掌握　正高：熟练掌握

一般来讲，经校正的血钙<1.9mmol/L 为急性干预的阈值。患者发生手足抽搐、喉痉挛、癫痫发作时需要静脉补钙，常用制剂有氯化钙、葡萄糖酸钙。可先缓慢静注葡萄糖酸钙或氯化钙 10~20ml，必要时 1~2 小时后重复给药。同时给予口服钙和维生素 D 制剂。若抽搐严重难以缓解，可持续静脉滴注补钙，但速度不宜超过元素钙 4mg/kg。24 小时可静脉

输注元素钙400~1000mg，直至口服治疗起效。治疗同时需注意患者有无喘鸣及保持气道通畅，并定期严密监测血清钙水平。接受地高辛治疗的患者需在心电监护下静脉补钙，可同时口服骨化三醇，有条件者可采用PTH替代治疗。

第三节 骨质疏松症

知识点1：骨质疏松症的概念 副高：熟练掌握 正高：熟练掌握

骨质疏松症（OP）是一种以骨量减少、骨组织微结构破坏、骨脆性增加和易于骨折为特征的一种全身性代谢性骨骼疾病。骨量减少的特点是骨质绝对量逐渐减少、骨质矿化过程持续正常，即单位体积内骨量减少、骨矿物质和骨有机质比例正常；骨微结构破坏，乃骨吸收所致，表现为骨皮质变薄、海绵状骨小梁数目减少和体积减小，甚至断裂（微骨折），而类骨质带宽度正常。因此，骨强度下降、脆性增加，难以承受日常活动和简单动作，甚至机体重量所产生的应切力，因而极易骨折。最常见的骨折部位有椎体、桡骨远端和股骨近端。

知识点2：骨质疏松症的分类 副高：熟练掌握 正高：熟练掌握

OP可分为原发性、继发性两型。

（1）原发性：可分为绝经后骨质疏松症（PMOP，Ⅰ型OP症）、老年性骨质疏松症（SOP，Ⅱ型OP症）和特发性骨质疏松症三种。也有人将Ⅰ型和Ⅱ型OP统称为退行性OP。PMOP是OP的最常见临床类型（80%以上），其发病与雌激素缺乏直接相关。

特发性发生于既往身体健康、青春发育前的儿童，发病年龄2~16岁。特发性骨质疏松症的诊断必须排除各种原因引起的继发性骨质疏松，症状可在青春期后自行缓解。

（2）继发性：继发性骨质疏松症是某些疾病、药物、营养和活动异常造成，临床上以内分泌代谢病、结缔组织病、肾脏疾病、消化道疾病和药物所致者多见。

知识点3：原发性骨质疏松症的特点 副高：熟练掌握 正高：熟练掌握

原发性骨质疏松症的特点

特点	Ⅰ型OP	Ⅱ型OP
年龄	50~70	>70
性别比（男：女）	绝经后女性	1：2
骨丢失类型	主要为松质骨	松质骨和皮质骨
骨丢失率	加速	不加速
骨折部位	椎体（粉碎性）和桡骨远端	椎体（多楔形）和髋骨

续 表

特点	Ⅰ型 OP	Ⅱ型 OP
甲状旁腺功能	减低	亢进
钙吸收	减少	减少
25-(OH) D_3→1, 25-$(OH)_2D_3$	减少（继发性）	减少（原发性）
主要原因	与绝经有关	与老龄有关

知识点4：骨质疏松症的病因与病理　　副高：熟练掌握　正高：熟练掌握

骨质疏松症的发生取决于个体峰骨量和骨质丢失速率。骨重建（即骨吸收和骨形成）是一个连续不断的过程。正常情况下，30岁以前，骨形成速率大于骨吸收速率，骨质积累，骨密度逐年增加；至30~35岁，骨量达到高峰，是为峰骨量，此时骨吸收和骨形成的速度相对减慢，但二者相等、处于一种动态平衡之中；35岁以后，这种平衡被打破，骨吸收速率超过骨形成速率，骨质丢失，其年丢失率为0.3%~1%，而女性在绝经的最初3~5年，骨质年丢失率可达3%~7%。骨丢失速率与骨转换率快慢有关，骨转换率是指被激活的骨重建单位数的多寡。骨转换率高，骨更新就快；反之，骨更新就慢。若骨形成不足以代偿骨吸收，骨转换率越快，骨丢失率就越高，骨量减少就越明显。因此，凡是降低峰骨量和增加骨丢失速率的任何因素都会导致骨质疏松症发生。

知识点5：骨质疏松症的一般临床表现　　副高：熟练掌握　正高：熟练掌握

骨质疏松症常见于中年后期和老年人，尤以绝经后女性多见。轻者无任何不适。较重者有“腰背疼痛”或“全身骨痛”主诉，以腰痛最突出。病情进展缓慢，早期常无明显症状或症状轻微，主要表现为乏力、腰背疼痛或四肢酸痛不适。随着病情的进展，上述症状逐渐加重。脆性骨折是OP的典型表现，常于轻度外伤或日常活动后发生；一般发生一次脆性骨折后，再次骨折的风险明显增加。骨折可见于任何部位，可于无意中或轻微外力时发生，但多发生于承受压力最大的部位，如脊柱胸腰交界处、股骨近端、桡骨远端等。骨骼畸形表现为驼背、脊柱侧弯、胸廓畸形等，严重者影响呼吸运动，可出现胸闷、气短、呼吸困难，极易并发呼吸道感染。

知识点6：椎体压缩性骨折的临床表现　　副高：熟练掌握　正高：熟练掌握

椎体压缩性骨折常见于PMOP患者，可单发或多发，有或无诱因；椎体骨折的数量与骨密度相关，骨矿物质丢失越多，椎体压缩骨折发生率越高。身材变矮，上部量（头颅至耻骨联合上缘）小于下部量（耻骨联合上缘至足底）。严重者出现脊柱前屈和驼背，部分出现脊柱后侧凸或胸廓畸形，可伴有胸闷、气短、呼吸困难，甚至发绀，肺活量、肺最大换气量下降，极易并发上呼吸道和肺部感染。胸廓严重畸形使心排血量下降。

知识点7：髋部骨折的临床表现　　副高：熟练掌握　正高：熟练掌握

髋部骨折通常于摔倒或挤压后发生，骨折部位多在股骨颈部（股骨颈骨折）。髋部骨折的特点：

（1）骨折后1年内的死亡率高：一般达50%，幸存者伴活动受限，生活自理能力丧失。长期卧床加重骨质丢失，常因并发感染、心血管病或慢性衰竭而死亡。

（2）骨坏死率及不愈合率高：股骨颈囊内骨折由于解剖学的原因，骨折部位承受的扭转及剪切应力大，影响骨折复位的稳定性，不愈合率高；骨折后易造成股骨头缺血、坏死。

（3）致畸、致残率高：髋部转子间骨折常留有髋内翻、下肢外旋、缩短等畸形，影响下肢功能。

（4）康复缓慢：高龄患者体能恢复差，对康复和护理有较高要求。

知识点8：骨质疏松症的诊断要点　　副高：熟练掌握　正高：熟练掌握

出现下列临床情况时，提示OP可能：

（1）绝经后和双侧卵巢切除后或合并性激素缺乏。

（2）不明原因的慢性腰背疼痛。

（3）低体重。

（4）身材变矮或脊椎畸形。

（5）长期应用某些药物（抗惊厥药、抗酸药、排钙利尿剂、糖皮质激素等）。

（6）脆性骨折史或脆性骨折家族史。

知识点9：X线摄片检查　　副高：熟练掌握　正高：熟练掌握

X线可观察骨组织的形态结构，是对骨折进行定性、定位诊断及鉴别的常用方法。摄片部位包括椎体、髋部、腕部、掌骨、跟骨和管状骨等。但用X线摄片法诊断OP的敏感性和准确性低，只有当骨量下降30%以上才能检测出，因而对OP的早期诊断无帮助，但对确定骨折具有诊断价值，通常行胸、腰椎X线检查或其他怀疑骨折部位的X线检查。

早期OP表现为非应力部分的骨小梁变细、减少、稀疏，而承力骨小梁代偿性增粗，与关节面垂直的承力纵向骨小梁更为明显。随后承力骨小梁亦受累，表现为纵向骨小梁数量减少、稀疏，部分区域可见散在分布的点状透光区。骨皮质变薄、分层、疏松化。椎体骨小梁减少多始于椎体的中央区域，随后向椎体四周扩展。

知识点10：骨密度检测　　副高：熟练掌握　正高：熟练掌握

骨密度测定（BMD）的临床对象：①无OP危险因素的65岁以上女性和70岁以上男

性；②伴有一个或多个 OP 危险因素的 65 岁以下女性和 70 岁以下男性；③脆性骨折史或脆性骨折家族史者；④性激素水平低下者；⑤药物疗效监测者；⑥其他需要了解 BMD 变化者。

双能 X 线吸收法（DXA）是目前骨质疏松诊断的金标准方法。同时也常采用骨密度测量作为预测骨质疏松性骨折风险、监测骨质疏松症自然病程以及抗骨质疏松干预措施疗效评估的最佳定量指标。而单光子吸收法（SPA）和双光子吸收法（DPA）已少用。定量计算机体层扫描（QCT）和超声发射速率法（UVA）可能有助于骨质量的评价。

知识点 11：骨质疏松症的其他影像检查　　　　副高：熟练掌握　正高：熟练掌握

CT、MRI 对微细骨折部位、类型、移位方向和程度判断有重要价值。

（1）CT 三维成像能显示关节内或关节周围骨折，能准确反映骨骼细微结构的变化，但对结构变化进行量化较为困难，实用性不够。

（2）MRI 对鉴别新鲜和陈旧性椎体骨折有较大意义，能够准确反映骨骼与各种软组织细微结构的改变，同时通过对组织含水比例的变化，可判断陈旧骨折与新鲜骨折。

知识点 12：根据 WHO 标准确立诊断　　　　副高：熟练掌握　正高：熟练掌握

非典型 OP 的诊断需根据 BMD 测定结果，首先确定是骨量减少（低于同性别正常人群的峰值骨量的 1~2.5SD）、OP（低于同性别正常人群的峰值骨量的 2.5SD 以上）或严重 OP（OP 伴一处或多处自发性骨折），然后再明确是原发性或继发性 OP 及其病因。

用双能 X 线吸收法（DXA）测定的 BMD 受骨组织退变、损伤、软组织钙化、体位、仪器的精确度及操作的规范程度的影响，因此，要严格质量控制。常用的测量部位是 $L_{1\sim4}$ 和股骨颈。

知识点 13：根据 BMD 评估骨折风险　　　　副高：熟练掌握　正高：熟练掌握

如 BMD 低于骨峰值平均值 1 个标准差以上，即可列为高危人群。髋部 BMD 预测髋部骨折危险的强度最高，而年龄增强其预测性。

知识点 14：根据 FRAX 评估骨折风险　　　　副高：熟练掌握　正高：熟练掌握

为了实施对 OP 骨折风险的分层干预，WHO 提出了骨折风险评估计算法（FRAX），使用风险因素计分法评估 10 年内的髋部与其他部位骨折发生概率。患者可以在网上下载，根据父母骨折史、年龄、性别、体重指数、种族、吸烟、饮酒、糖皮质激素应用、类风湿关节炎和其他继发性 OP（有人建议加入经常摔倒一项）进行自我测算，该系统适用于未治疗的绝经后妇女和 40~90 岁的男性。

知识点15：根据骨代谢生化标志物评估骨折风险

副高：熟练掌握　正高：熟练掌握

骨代谢生化标志物测定不能用于OP诊断，但对骨转换率的评价十分重要。随着增龄，骨代谢生化标志物与BMD的相关性越来越明显。一般在绝经30年后，骨转换率对BMD的贡献率达50%，骨转换率增加是预测骨折风险的主要指标。血和尿Ⅰ型胶原羧基末端肽（CTX）和尿Ⅰ型胶原氨基末端肽（NTX）可作为判断骨吸收的标志物，而血骨钙素和Ⅰ型胶原前肽（PINP）可作为骨形成的标志物。骨吸收标志物每升高1个标准差，快速骨丢失风险增加2倍，骨丢失较低转换率者快6倍。

知识点16：OP与内分泌、代谢疾病的鉴别诊断

副高：熟练掌握　正高：熟练掌握

内分泌与代谢疾病主要包括：①甲旁亢或甲旁减；②Cushing综合征；③甲亢或甲减；④性腺功能减退症；⑤高PRL血症；⑥糖尿病；⑦GH瘤或GH缺乏；⑧妊娠。甲旁亢者的骨骼改变主要为纤维囊性骨炎，早期可仅有OP表现，测定血PTH1-84/PTH-C比值、血钙、血离子钙和血磷一般可予排除，仍有困难者行特殊影像检查或动态试验。其他内分泌疾病因原发病表现较明显，鉴别不难。

知识点17：OP与血液系统疾病的鉴别诊断　副高：熟练掌握　正高：熟练掌握

多发性骨髓瘤是一种以骨髓中单克隆浆细胞大量增生为特征的恶性疾病。临床症状以贫血、骨骼疼痛或溶骨性骨质破坏、高钙血症和肾功能不全为特征。其他血液系统疾病主要包括系统性肥大细胞增多症、白血病、淋巴瘤、Gaucher病等。局限性骨病变伴骨吸收指标明显升高时，要考虑血液系统疾病的可能。血液系统肿瘤的骨损害有时酷似甲旁亢，此时有赖于检测血PTH及其组分和PTH相关蛋白（PTHrP）、肿瘤特异标志物加以鉴别。

知识点18：OP与结缔组织疾病的鉴别诊断　副高：熟练掌握　正高：熟练掌握

结缔组织疾病包括：①成骨不全；②Ehlers-Danlos综合征；③Marfan综合征；④同型半胱氨酸血症和赖氨酸血症；⑤Menkes综合征。成骨不全的骨损害特征是骨脆性增加，多是Ⅰ型胶原基因缺陷所致，其临床表现依缺陷的类型和程度而异。轻者可仅表现为OP而无明显骨折，必要时要借助生化或分子生物学方法鉴别。此外，患者有蓝色巩膜有重要鉴别意义。

知识点19：OP与其他继发性OP的鉴别诊断　　副高：熟练掌握　正高：熟练掌握

肾脏疾病主要包括慢性肾功能不全、肾小管酸中毒、慢性肾衰、肾移植。药物引起的OP主要包括糖皮质激素、肝素、抗惊厥药物、环孢素、GnRH类、抗肿瘤药物。制动和失用性OP主要包括肢体瘫痪、手术后长期制动、关节功能障碍。营养不良和胃肠疾病主要包括吸收不良综合征、肠外营养、胃切除、肝胆疾病。

知识点20：OP的预防目的　　副高：熟练掌握　正高：熟练掌握

骨质疏松症的防治应以早期预防为主，采取综合措施积极治疗，达到有效改善临床症状、增加骨密度、降低骨折发生率的目的。因为一旦发生骨折，生存质量急剧下降，可致残甚至致死。OP的初级预防对象是未发生骨折但有OP危险因素，或已有骨量减少者。预防的目的是避免发生第一次骨折。OP的二级预防和治疗是针对已有OP或已发生过骨折者，其预防和治疗的目的是避免再次骨折。

知识点21：基础用药补充钙剂治疗OP　　副高：熟练掌握　正高：熟练掌握

补充钙剂和维生素D是防治OP的基本措施，如进食富含钙、低盐和适量蛋白质的均衡膳食，适当增加户外活动，避免嗜烟、酗酒和慎用影响骨代谢的药物等。采取防止跌倒的各种措施，加强自身和环境的保护等。

钙是骨骼形成所必需的一种无机元素，体内无法自身合成。补充足够钙剂的目的不仅在于纠正骨重建过程中的负钙平衡，还是保证骨量提高的物质基础。因此，OP均应补充适量钙剂。补充钙剂对PMOP和老年性OP尤为重要。中国人饮食钙偏低，防治PMOP时钙剂应作为基础药物。给予维生素D，促进钙吸收。一般可每天口服0.4~0.6g元素钙。碳酸钙（$CaCO_3$）的钙含量为40%，每日补充1~1.5g。钙剂的不良反应少，可见胃肠道不适症状、便秘等。

知识点22：基础用药补充维生素D治疗OP　　副高：熟练掌握　正高：熟练掌握

维生素D不但可以促进肠钙吸收与尿钙的重吸收，促进钙盐在骨基质内沉积，同时还能调节神经肌肉组织的协调性。因此，维生素D不但在骨量累积过程中有突出的作用，还有明确的预防跌倒、减少骨折的作用。

骨质疏松症者广泛存在维生素D不足的现象，补充维生素D必不可少。如缺乏阳光照射，每天摄入维生素D 5μg（200U）即可满足生理需要，但预防OP和继发性甲旁亢则应增加用量。如日照充足，皮肤可合成足够（相当于25μg或1000U/d）的维生素D。水下作业者需补充20~50μg/d（800~2000U/d），维持血25-(OH) D_3在100~150nmol/L范围内。钙尔奇-D（caltrate-D）和凯思立D（calcichew D_3）为维生素D-碳酸钙合剂，每日口服1~2片。

知识点23：OP的对症用药治疗　　副高：熟练掌握　正高：熟练掌握

（1）镇痛：对疼痛患者应给予适量非甾体类镇痛剂：①阿司匹林（乙酰水杨酸）片，每次0.3~0.6g，每日不超过3次；②吲哚美辛（消炎痛）片，每次25mg，每日3次；③桂美辛（吲哚拉辛）每次150mg，每日3次；④塞来昔布（西乐葆）可特异性抑制COX-2，阻止炎性前列腺素类物质生成，对炎症性OP和OP性疼痛有镇痛作用，每次100~200mg，每日1~2次；⑤顽固性疼痛时，可考虑短期应用降钙素制剂，如鳗鱼降钙素（益盖宁）20U，每周肌注1次，连用3~4周。

（2）改善营养状况：老年人由于蛋白质摄入不足常导致营养不良，补给足够蛋白质有助于治疗。

知识点24：OP的药物治疗原则　　副高：熟练掌握　正高：熟练掌握

（1）不过分强调某一治疗措施而排斥另外的防治方法。

（2）强调早期预防和早期治疗。

（3）治疗方法、疗程的选择应考虑疗效、费用和不良反应等因素，尤其要注意治疗终点（减少骨折发生率）评价。

（4）用药依从性是决定疗效的重要因素，应尽量选择长效制剂，如每周1次、每月1次、每半年1次或每年1次。

知识点25：OP的治疗药物——降钙素　　副高：熟练掌握　正高：熟练掌握

预防骨丢失并增加骨量。

（1）适应证：降钙素为骨吸收抑制剂，主要适用于高转换型OP患者或OP伴或不伴骨折者，其镇痛效果好。

（2）具体用法：①鲑鱼降钙素（密盖息）：每日皮下或肌内注射50~100U，有效后减量。如需长期使用，可每周注射2次，每次50~100U；②鳗鱼降钙素（益盖宁）：每周肌内注射2次，每次20U，可根据病情酌情增减；③鲑鱼降钙素鼻喷剂，100U/d，其疗效与注射剂相同。2012年7月，欧洲药品管理局（EMA）对降钙素的适应证做出了修改，提出在骨质疏松症的患者中不再建议长期应用降钙素，但在中国尚未做相应的修改。

（3）注意事项：应用降钙素制剂前需补充数日钙剂和维生素D。有过敏史者慎用或禁用。降钙素可通过胎盘，孕妇禁用，以防止胎儿低钙血症和继发性甲旁亢。长期应用易发生“脱逸”现象，其原因未明。

知识点26：OP的治疗药物——双膦酸盐　　副高：熟练掌握　正高：熟练掌握

双膦酸盐是目前最受推崇的抗骨质疏松药物，具有广泛的适应证。临床上常用阿仑膦酸钠、利塞膦酸钠和唑来膦酸钠。

（1）适应证：双膦酸盐主要用于治疗骨吸收明显增强的代谢性骨病，如变形性骨炎、多发性骨髓瘤、甲旁亢、肿瘤性高钙血症、骨纤维结构不良症、成骨不全、系统性肥大细胞增多症等；亦可用于治疗原发性和继发性 OP，尤其适用于高转换型 PMOP 又不宜用雌激素治疗者，对糖皮质激素 OP 也有效。此外，双膦酸盐对防治骨肿瘤性骨折有一定作用。

（2）具体用法：①阿仑膦酸钠：常用量 10mg/d，服药期间无需间歇；新的口服制剂为每片 70mg，每周 1 片。需严格遵照正确的用药方法，早晨空腹用 200ml 清水送服，服药后 30 分钟内避免平卧和进食；②利塞膦酸钠：每次 35mg，每周 1 次，或每次 5mg，每日 1 次，连续服用；③新型制剂唑来膦酸钠：每年使用 1 次，每次 5mg，静脉滴注至少 15 分钟以上。

（3）不良反应：主要集中在消化道，如恶心、呕吐、腹痛、腹泻等。对食管溃疡及糜烂、胃食管反流、活动性胃溃疡等患者应慎用或禁用。采用静脉滴注可避免消化道不良反应，但仍可出现发热、乏力、全身酸痛等流感样症状以及过敏反应等。

知识点 27：OP 的治疗药物——PTH　　副高：熟练掌握　正高：熟练掌握

PTH 是当前促进骨形成的代表药物，可升高 BMD，降低骨折率。对老年性 OP、雌激素缺乏的年轻妇女、男性 OP 和糖皮质激素所致的 OP 有治疗作用。PTH 可单独或与雌激素、降钙素、双膦酸盐、维生素 D 联合应用；PTH 和降钙素循环治疗也取得良好效果。疗程 6~24 个月。间歇用药时，为防止皮质骨“偷盗”（总 BMD 增加，皮质骨 BMD 下降）现象，必须加用其他药物（如双膦酸盐）。

知识点 28：OP 的治疗药物——锶盐　　副高：熟练掌握　正高：熟练掌握

锶是人体必需微量元素，参与人体许多生理功能和生化效应。人工合成锶盐雷奈酸锶是新一代抗骨质疏松药，同时作用于成骨细胞和破骨细胞，具有抑制骨吸收和促进骨形成双重作用。中度肝肾损害者无需调整剂量，但不推荐重度肾损害者使用。一般每日 2g，睡前口服（最好在进食 2 小时之后）。不宜与钙、食物同服，以免影响吸收。

不良反应：恶心、腹泻，较轻且短暂。超敏反应罕见，一般发生于治疗开始后 3~6 周，表现为嗜酸性粒细胞增多和药物疹。出现此种情况必须立即停药，且不能再次使用。

知识点 29：OP 的雌激素补充治疗　　副高：熟练掌握　正高：熟练掌握

雌激素补充治疗（ERT）适用于早期预防或性激素缺乏者。应视为实现缺乏雌激素女性健康生活方式的一种基本措施。

（1）适应证：建议用于有绝经期症状（潮热、出汗等）及 OP 或 OP 危险因素妇女，尤其提倡绝经早期应用。

（2）禁忌证：禁用于雌激素依赖性肿瘤（乳腺癌与子宫内膜癌）患者。不宜或暂不宜使用雌激素制剂的其他情况：①子宫内膜异位症；②不明原因阴道出血；③活动性肝炎或其他肝病伴肝功能明显异常；④系统性红斑狼疮；⑤活动性血栓栓塞性病变。

（3）方法与剂量：建议给予生理剂量或低剂量。①倍美力：0.3～0.625mg/d；②17β-雌二醇或戊酸雌二醇：1～2mg/d；③炔雌醇：10～20μg/d；④利维爱（替勃龙）：1.25～2.5mg/d；⑤尼尔雌醇（雌三醇衍化物）：每周1～2mg；⑥雌二醇皮贴剂：0.05～0.1mg/d；⑦雌二醇凝胶：2.5g/d（含 E_2 60mg/100g，1.5g/2.5g）；⑧E_2 皮埋剂：4~6个月埋植1次。

（4）不良反应：主要有乳腺胀痛、腹胀、恶心、呕吐、头痛、体重增加、水肿、子宫出血等。

知识点30：OP的选择性雌激素受体调节药治疗　　副高：熟练掌握　正高：熟练掌握

选择性雌激素受体调节药（SERM）是防治OP的有效药物，对骨组织表现为雌激素激动剂，对乳腺和子宫内膜则表现为拮抗雌激素的作用，因此，SERM避免了雌激素对乳腺和子宫内膜的不良作用。

（1）盐酸雷洛昔芬（易维特）：防止绝经后妇女骨丢失，降低椎体骨折发生率，对脂代谢也有良好作用，能降低总胆固醇和LDL-C水平及心血管事件风险。主要适用于治疗无更年期症状、无血栓栓塞性疾病的PMOP患者。

（2）拉索昔芬和巴多昔芬：对骨的作用更强而不良反应更低。

知识点31：老年性OP的治疗　　副高：熟练掌握　正高：熟练掌握

老年性OP（SOP）应注重饮食治疗和体力锻炼。

（1）基础药物治疗：应包括补充钙剂和维生素D。药物治疗的原则和方法与绝经后OP基本相同，但用量要低，需严密观察不良反应。不宜长期使用抗骨吸收制剂（如双膦酸盐类），必要时应与PTH合用或单独使用PTH。活性维生素D对增强肌力、提高平衡能力和防止摔倒有一定作用。男性老年性OP伴明显性腺功能减退者应加用雄激素，但可引起前列腺增生，采用经皮制剂或雄激素受体调节剂（SARM）可能有更好的治疗作用。

（2）饮食治疗：低钠、高钾、高钙饮食不但适用于OP的防治，对高血压、冠心病也有益处。

（3）体力锻炼：重点应放在提高耐受力和平衡能力方面。

知识点32：青少年OP的治疗　　副高：熟练掌握　正高：熟练掌握

青少年OP是指发生于青少年的不明原因的OP，多数具有自限性特点，少数的病情为进展性，并导致多发性骨折。当骨代谢转换率升高时，首选双膦酸盐治疗，但儿童和少年患者慎用，并严密观察病情变化和该类药物的不良反应。抗炎镇痛剂对青少年型特发性OP有一定作用。

知识点33：男性OP的治疗　　副高：熟练掌握　正高：熟练掌握

男性OP治疗主要是恢复肌力和增加BMD，包括加强肌力锻炼，提高耐力和机体抵抗力，降低血压和胰岛素抵抗，消除腹部脂肪和肥胖，减少摔倒和骨折风险。基础药物治疗与绝经后OP相同，双膦酸盐、降钙素、锶盐和选择性雄激素受体调节剂是男性OP的治疗药物，用睾酮和（或）脱氢表雄酮（DHEA）维持老年男性骨量、肌肉量和提高生活质量仍有争议。口服雷奈酸锶者注意防治超敏反应。

知识点34：糖皮质激素所致OP的治疗　　副高：熟练掌握　正高：熟练掌握

糖皮质激素所致的OP（GIOP）是常见的继发性OP。如女性患者原有性腺功能减退症，主张早期应用雌激素或SERM。男性患者则应用雄激素制剂，在糖皮质激素应用期间要尽量使性腺激素水平维持在正常范围内。SARM可望应用于男性GIOP伴性腺功能减退的治疗。因为在应用糖皮质激素的极早期即出现骨丢失（骨量丢失急性相），所以早期应用双膦酸盐制剂可起到防止骨丢失作用。双膦酸盐亦可与雌激素、降钙素等联合应用。降钙素可增加椎体BMD。

知识点35：原发性骨质疏松症非药物治疗　　副高：熟练掌握　正高：熟练掌握

（1）增加负重与非负重运动：加强肌肉锻炼，提高肌肉的数量和力量，增加骨骼应力，增加骨的力学性能。

（2）摒弃不良的生活方式：如戒除烟酒嗜好，减少咖啡、可乐或碳酸水等饮品的摄入；合理饮食，增加富钙食品的摄入，平衡膳食中蛋白质、钙、磷三者之间的比例，避免不合理的配餐以及其他影响钙吸收的因素等。

（3）防止骨折发生：提高抗骨折及整体运动能力，防止跌倒。发生骨折后应注意预防再次骨折。

知识点36：OP骨折的复位和固定方法　　副高：熟练掌握　正高：熟练掌握

骨折的复位和固定有手术和非手术两种方法，临床应根据骨折的具体部位、损伤程度及患者的全身状况决定，无论选择哪种治疗方法应以不影响骨折愈合为前提。

老年人骨折的复位和固定应以方法简便、安全、有效为原则，选择创伤小、关节功能影响小，尽早恢复伤前生存质量为目的。不应强求骨折的解剖复位，而应着重于功能恢复和组织修复，降低死亡率，减少并发症及致残率。由于老年人骨折的自身修复能力降低，并存疾病较多，手术耐受性差，增加了手术治疗的风险。应权衡手术与非手术治疗利弊，合理选择。除了防治骨折局部并发症外，对高龄患者还需积极防治下肢深静脉血栓形成、脂肪栓塞综合征、坠积性肺炎、泌尿系感染和压疮等并发症。

知识点37：OP椎体骨折的治疗方法 副高：熟练掌握 正高：熟练掌握

椎体骨折有手术和非手术两种治疗方法，应根据病情合理选择。

（1）胸腰段脊柱活动度大，又是脊柱应力集中的部位，应根据病情合理选择。

（2）有脊髓、神经根压迫和严重压缩性骨折时，考虑手术减压，并依据骨质量酌情选用内固定术，同时积极抗OP治疗。

（3）脊柱微创-经皮椎体成形术和后凸成形术适用于新鲜而不伴脊髓或神经根症状、疼痛严重的椎体压缩性骨折。手术创伤小，能迅速缓解疼痛症状，患者能够早期、及时恢复正常活动，不但可避免长期卧床或制动所带来的一系列并发症，还对OP的控制提供了有利条件。

知识点38：OP髋部骨折的治疗方法 副高：熟练掌握 正高：熟练掌握

髋部骨折的治疗除骨折本身外，还应针对并发症和伴随疾病进行处理。可根据患者情况，对骨折采取手术治疗或非手术治疗。手术治疗包括内固定、人工关节置换和外固定器等。同时治疗OP。

知识点39：老年人OP性桡尺骨远端骨折的治疗方法 副高：熟练掌握 正高：熟练掌握

老年人OP性桡尺骨远端骨折多为粉碎性骨折，且累及关节面，骨折愈合后易残留畸形，常造成腕关节和手指功能障碍。治疗方法一般采用手法复位，可用夹板或石膏固定，或外固定器固定。对于少数不稳定的骨折可考虑手术处理，包括复位、固定、功能锻炼和抗OP治疗。

知识点40：OP骨折的非手术治疗措施 副高：熟练掌握 正高：熟练掌握

OP骨折的非手术治疗措施应考虑综合性措施。

（1）外科治疗同时积极治疗OP，改善骨质量，防止再次发生骨折，但长骨骨折后1个月内慎用抗骨吸收药物。

（2）如为非急救手术，应在手术前加强营养，合理使用药物，提高BMD和骨质量。一般应针对病因和骨代谢转换率状况选用1~2种药物。但到手术前的1~2周内，应停用抗骨吸收药物，以防对破骨细胞的过度抑制而影响骨痂形成。

（3）OP骨折患者骨科手术后是否立即进行抗骨吸收药物治疗的意见不一，为慎重起见，可在手术1个月后开始治疗。手术后抗OP治疗应是综合性的，在使用药物的同时需特别重视运动和营养、钙剂和维生素D的补充。

第六章 肾上腺疾病

第一节 皮质醇增多症（Cushing 综合征）

知识点 1：皮质醇增多症的概念 副高：熟练掌握 正高：熟练掌握

皮质醇增多症，即通常所称的库欣综合征（Cushing 综合征，CS），是指肾上腺皮质分泌过量糖皮质激素（主要是皮质醇）而出现的一系列临床症状与体征，主要临床表现为向心性肥胖、满月脸、多血质外貌、皮肤紫纹、痤疮、高血压、高血糖、骨质疏松等。临床上通常分为 ACTH 依赖性和 ACTH 非依赖性两大类。

库欣综合征女性发病率明显高于男性，各年龄组均可发病，但成人多于儿童，主要见于 20~45 岁女性，异位 ACTH 综合征主要见于 50 岁以后的男性。

知识点 2：皮质醇增多症的病因 副高：熟练掌握 正高：熟练掌握

皮质醇增多症的病因可分 ACTH 依赖性和 ACTH 非依赖性两大类。

（1）ACTH 依赖性：是指垂体或垂体以外的某些肿瘤组织分泌过量 ACTH，使双侧肾上腺皮质增生并分泌过量皮质醇，皮质醇的分泌过多是继发的。

（2）ACTH 非依赖性：是指肾上腺皮质自主地分泌过量皮质醇，其原因可以是肾上腺皮质腺瘤、肾上腺皮质腺癌，也可以是双侧肾上腺皮质大结节增生症、原发性色素结节性肾上腺皮质病。

知识点 3：皮质醇增多症的分类 副高：熟练掌握 正高：熟练掌握

皮质醇增多症病因分类和相对比例

病因	比例（%）
ACTH 依赖性	
垂体性库欣综合征（库欣病）	60~70
异位 ACTH 综合征	10~20
异位促肾上腺皮质激素释放激素（CRH）综合征	罕见

续 表

病因	比例（%）
非 ACTH 依赖性	
肾上腺腺瘤	10~20
肾上腺腺癌	2~3
ACTH 非依赖性双侧肾上腺大结节增生症（AIMAH）	1
原发性色素结节性肾上腺皮质病（PPNAD）	罕见
McCune-Albright 综合征（MAS）	罕见

知识点4：垂体性库欣综合征 副高：熟练掌握 正高：熟练掌握

垂体分泌 ACTH 增多所致的库欣综合征是内源性库欣综合征的最常见原因，又称为库欣病。因垂体分泌过量 ACTH 引起双侧肾上腺皮质弥漫性和（或）结节性增生，束状带和网状带明显增宽，皮质醇分泌显著增加。库欣病患者占库欣综合征患者总数的 60%~70%。库欣病可发生在任何年龄，以 25~45 岁为多见。

知识点5：垂体 ACTH 腺瘤引起垂体过量分泌 ACTH 副高：熟练掌握 正高：熟练掌握

有 85%~90%的库欣病患者存在垂体 ACTH 腺瘤。垂体 ACTH 腺瘤的病因和发病机制仍然不很清楚。垂体 ACTH 瘤可能存在若干不同类型。垂体 ACTH 腺瘤中微腺瘤的比例高达 90%，而且其中直径≤5mm 的占多数，大腺瘤只有大约 10%。垂体瘤没有明确的包膜。有的有假包膜，有的连假包膜都没有。垂体 ACTH 瘤的局部浸润倾向明显大于其他垂体瘤，可以向邻近的海绵窦、蝶窦及鞍上池浸润。

知识点6：垂体 ACTH 腺癌引起垂体过量分泌 ACTH 副高：熟练掌握 正高：熟练掌握

罕见。早期难以与良性的腺瘤鉴别，病理改变也很相似，只有当其向颅内其他部位及远处转移时或显微镜下发现瘤栓时才能肯定。

知识点7：垂体 ACTH 细胞增生引起垂体过量分泌 ACTH 副高：熟练掌握 正高：熟练掌握

垂体 ACTH 细胞增生可为弥漫性、簇状或形成多个结节，还有一些在增生的基础上形成腺瘤。增生的原因还不清楚。有些可能为下丘脑 CRH 分泌过多。有报告，艾迪生病（Addison 病）可发展为库欣病，但极为罕见。有些垂体 ACTH 细胞增生是下丘脑以外的肿瘤异位分泌 CRH 所致。也有很多垂体 ACTH 细胞增生找不到确切的原因。

知识点8：异位ACTH综合征引起肾上腺分泌过量皮质醇

副高：熟练掌握 正高：熟练掌握

异位ACTH综合征是由于垂体以外的肿瘤组织产生ACTH，刺激肾上腺皮质增生，分泌过量的皮质醇，由此引起的皮质醇增多症为异位ACTH综合征。

异位分泌ACTH的肿瘤可分为显性和隐性两种：①显性肿瘤：瘤体大，恶性程度高，发展快，肿瘤较易发现。常因病程太短，典型皮质醇增多症的临床表现尚未显现患者已死亡；②隐性肿瘤：瘤体小，恶性程度低，发展慢，不易在影像检查时发现，这类患者有足够的时间显现出典型的皮质醇增多症临床表现，临床上难以和垂体性皮质醇增多症相鉴别。

临床上引起异位ACTH综合征较多见的是肺癌，尤其是小细胞性肺癌，其次为胸腺癌和胰腺癌，其他尚有起源于神经嵴组织的肿瘤、甲状腺髓样癌等。异位CRH分泌所致ACTH依赖性库欣综合征极为罕见，文献报道主要见于支气管类癌、甲状腺髓样癌等肿瘤细胞异位分泌CRH或同时分泌CRH与ACTH，刺激双侧肾上腺皮质增生及功能亢进。

知识点9：肾上腺皮质肿瘤分泌过量皮质醇

副高：熟练掌握 正高：熟练掌握

分泌皮质醇的肾上腺皮质肿瘤有良性的腺瘤和恶性的腺癌之分。国外腺瘤和腺癌的比例相仿，分别占库欣综合征的6%～10%。在中国，腺瘤的比例显著高于腺癌。

（1）原发于肾上腺皮质的腺瘤自主性分泌皮质醇增多而出现高皮质醇血症的临床表现。血皮质醇增高反馈性抑制CRH与ACTH的分泌，垂体ACTH细胞长期受抑制而萎缩。因血ACTH水平低下肾上腺球状带与网状带细胞亦不同程度萎缩。有些肾上腺肿瘤细胞尚可同时分泌其他皮质激素，从而伴有相应的临床症状。

（2）肾上腺皮质腺癌细胞由于其分化程度低，细胞类固醇合成酶的表达减少而不能有效合成皮质醇，故皮质醇合成过程的各种中间代谢产物，如去氢表雄酮、去氧皮质酮、皮质酮等大量堆积。临床上除库欣综合征的特征外，尚有明显的盐皮质激素与雄性激素过多的表现，如高血压伴低钾性碱中毒，女性患者出现多毛、阴蒂肥大、声音低沉等男性化表现。病情进展迅速，患者可有腹痛，甚至腹部可触及巨大的肾上腺包块。

知识点10：肾上腺皮质大结节样增生引起分泌过量皮质醇

副高：熟练掌握 正高：熟练掌握

肾上腺皮质大结节样增生ACTH（AIMAH），是一种少见的库欣综合征。其病理特点为双侧肾上腺明显增大，其内有多个非色素性直径大于5mm的结节，结节周围的肾上腺组织增生肥大。患者血皮质醇水平增高，ACTH水平不高。双侧肾上腺皮质增生的原因可能与其他一些激素受体的过度表达或异位受体的不适当表达等有关，如胃抑肽（GIP）、血管紧张素、血清素等受体在肾上腺皮质的过度表达可能导致肾上腺皮质大结节性增生。AIMAH皮质醇的分泌有很强的自主性，垂体ACTH分泌被严重抑制。

知识点11：原发性色素结节性肾上腺皮质病引起皮质醇分泌过多

副高：熟练掌握　正高：熟练掌握

原发性色素结节性肾上腺病（PPNAD）又称小结节性双侧肾上腺增生，是一种罕见的库欣综合征类型，有家族性与散发性两种类型。前者系常染色体显性遗传性疾病。组织学上肾上腺结节直径为2～4mm，切面呈褐色或黑色。这些增生的结节自主性分泌过多皮质醇，垂体ACTH的分泌受抑制，结节周围的肾上腺组织萎缩。

知识点12：异位肾上腺皮质瘤引起皮质醇分泌过多

副高：熟练掌握　正高：熟练掌握

罕见。肾上腺皮质在胚胎发育时有一个迁徙的过程。少数肾上腺皮质细胞在此过程中会散落在途中，散落的肾上腺皮质细胞有可能发展为肿瘤。这种肿瘤的行为与肾上腺皮质肿瘤相同，但定位很困难。文献上有报告，在盆腔发现分泌皮质醇的肿瘤，临床表现与肾上腺皮质腺瘤相同。

知识点13：McCune-Albright综合征引起皮质醇分泌过多

副高：熟练掌握　正高：熟练掌握

McCune-Albright综合征（MAS）是一种先天性疾病，临床表现为纤维萎缩和皮肤色素沉着，常伴有垂体、甲状腺和性腺功能亢进，所以性早熟和GH分泌过多很常见。MAS合并皮质醇增多症也屡有报告。基因突变后的G蛋白具有ACTH样作用，持续不断地刺激皮质醇的分泌。

知识点14：皮质醇增多症的临床特征

副高：熟练掌握　正高：熟练掌握

皮质醇增多症的临床特征

受累器官/系统	临床特征
全身	向心性肥胖，满月面，面部多血质貌，水牛背，乏力
皮肤	多毛，痤疮，皮肤菲薄，皮肤紫癜，宽大紫纹（>1cm），可有色素沉着
精神	情绪异常，如烦躁、少言、性格改变，失眠多梦，抑郁
心血管	高血压，易于形成血栓
生殖系统	月经紊乱，性腺功能减退，性欲降低
代谢	糖尿病/糖耐量异常，血脂异常，低钾性碱中毒
感染	易于伴发结核与真菌感染，伤口易于感染
肌肉/骨骼	肌无力，近端肌萎缩，儿童生长迟缓，骨质疏松伴骨折，高钙血症伴肾结石
眼	青光眼，球结膜水肿

知识点 15：皮质醇增多症临床表现——向心性肥胖

副高：熟练掌握　正高：熟练掌握

库欣综合征患者多数为轻至中度肥胖，极少有重度肥胖。有些面部及躯干偏胖，但体重在正常范围。典型的向心性肥胖主要表现为面部及躯干部胖，面如满月，胸、腹、颈、背部脂肪甚厚，而四肢相对瘦小。库欣综合征的特征性临床表现就是满月脸、水牛背、悬垂腹和锁骨上窝脂肪垫。少数患者尤其是儿童可表现为均匀性肥胖。向心性肥胖的原因尚不清楚。

知识点 16：皮质醇增多症临床表现——糖尿病和糖耐量低减

副高：熟练掌握　正高：熟练掌握

库欣综合征约有半数患者有糖耐量低减，约 20%有显性糖尿病。大量皮质醇抑制糖利用促进糖异生，同时又具有拮抗胰岛素的作用，导致葡萄糖耐量减低，表现为血糖升高，部分患者出现糖尿病症状，临床称为类固醇性糖尿病。如果患者有潜在的糖尿病倾向，则糖尿病更易表现出来，但很少会出现酮症酸中毒。

知识点 17：皮质醇增多症临床表现——负氮平衡

副高：熟练掌握　正高：熟练掌握

库欣综合征患者大量皮质醇促进蛋白质分解，抑制蛋白质合成，使机体处于负氮平衡状态，临床上出现蛋白质过度消耗的现象，表现为：①皮肤菲薄，毛细血管脆性增加，轻微损伤即可出现淤斑，腹下侧、臀部、股根部、腋下等处因脂肪沉积，皮肤弹性纤维变细和断裂，而透过菲薄的皮肤可见微血管的红色，一般呈中间宽、两头尖的红色或紫红色，临床上称为紫纹。但不是每名库欣综合征患者都有典型的宽大呈火焰状的紫纹。单纯性肥胖患者常有细小紫纹，在鉴别时应予注意；②病程久者肌肉萎缩、骨质疏松、脊椎压缩性骨折，表现身材变矮，骨折的好发部位是肋骨、胸腰椎；③儿童患者如为癌肿可出现性早熟，多数生长发育受抑制。

知识点 18：皮质醇增多症临床表现——高血压和低血钾

副高：熟练掌握　正高：熟练掌握

皮质醇本身有潴钠排钾作用。库欣综合征时高水平的血皮质醇是高血压低血钾的主要原因，加上有时脱氧皮质酮及皮质酮等弱盐皮质激素的分泌增加，使机体总钠量显著增加，血容量扩大，血压上升并有轻度下肢水肿。尿钾排量增加，致低血钾和高尿钾，同时因氢离子的排泄增加致碱中毒。

库欣综合征的高血压一般为轻至中度，低血钾碱中毒的程度也较轻，但异位 ACTH 综合征及肾上腺皮质癌患者由于皮质醇分泌量的大幅度上升，同时弱盐皮质激素分泌也增加，因而低血钾碱中毒的程度常常比较严重。长期高血压可并发左心室肥大，甚至发生心力衰竭和脑血管意外。

知识点19：皮质醇增多症临床表现——心脑血管并发症

副高：熟练掌握 正高：熟练掌握

高皮质醇血症引起的高血压、低血钾、高血脂和糖尿病等代谢紊乱很容易诱发心脑血管并发症，其发生率比其他病种高很多。心肌梗死和脑血管意外是未经治疗或治疗效果不好的皮质醇增多症患者的主要死因。

知识点20：皮质醇增多症临床表现——生长发育障碍

副高：熟练掌握 正高：熟练掌握

库欣综合征对生长发育有严重影响，是由于过量皮质醇抑制生长激素的分泌及其作用，抑制性腺发育。少年儿童时期发病的库欣综合征患者，生长停滞，青春期迟延。如再有脊椎压缩性骨折，身材变得更矮。

知识点21：皮质醇增多症临床表现——性腺功能紊乱

副高：熟练掌握 正高：熟练掌握

女性患者肾上腺皮质产生过多雄激素和皮质醇，二者共同对垂体促性腺激素的分泌起抑制作用，因此，大多女性患者月经减少，不规则或闭经，轻度多毛，如生少量胡须、发髻降低等，常见痤疮，而明显男性化（乳房萎缩、长须、喉结出现、阴蒂肥大）少见，一旦出现，要警惕肾上腺癌。男性患者可表现为性欲减退，阳痿、阴茎缩小、睾丸变软等，与大量皮质醇抑制垂体促性腺激素分泌有关。

知识点22：皮质醇增多症临床表现——精神症状

副高：熟练掌握 正高：熟练掌握

多数患者有精神症状，但一般较轻，表现为欣快感、失眠、注意力不集中、情绪不稳定等。少数患者会出现类似躁狂抑郁或精神分裂症样的表现。

知识点23：皮质醇增多症临床表现——易有感染

副高：熟练掌握 正高：熟练掌握

库欣综合征患者免疫功能受到抑制，易有各种感染。长期皮质醇分泌增多，可使免疫功能减弱，到达炎症区域的单核细胞减少，巨噬细胞对抗原的固定、吞噬和杀伤能力减弱；中性粒细胞向血管外炎症区域的移行减少，运动能力、吞噬能力减弱，抗体的形成也受到抑制。在长期大量皮质醇的作用下，细胞内溶酶体保持稳定也不利于消灭抗原，患者对感染的抵抗力减弱，因此，患者常发生真菌感染，皮肤化脓性感染不易局限化而发展成蜂窝织炎、菌血症、败血症，且感染后因炎症反应不显著，易于漏诊造成严重后果。

知识点24：皮质醇增多症临床表现——骨矿代谢异常

副高：熟练掌握　正高：熟练掌握

高皮质醇血症时小肠对钙的吸收受影响，骨钙被动员，大量钙离子进入血液后从尿中排出。虽然血钙在正常低限或低于正常，但尿钙排量增加，易出现泌尿系结石。有人报告，库欣综合征患者泌尿系结石的发病率为15%～19%。骨质疏松广泛而严重，容易发生病理性骨折，好发部位是胸腰椎及肋骨，骨折部位常有骨痂形成。股骨头无菌性坏死也时有发生。

知识点25：皮质醇增多症的眼部临床表现　副高：熟练掌握　正高：熟练掌握

库欣综合征患者常有结合膜水肿，有的还可能有轻度突眼。

知识点26：血常规及生化检查　副高：熟练掌握　正高：熟练掌握

（1）血常规：红细胞及血红蛋白增多，白细胞及中性粒细胞增多，嗜酸性粒细胞、淋巴细胞减少。

（2）轻度低血钾、低血氯。

（3）血糖增高，口服糖耐量试验显示糖耐量异常。

知识点27：皮质醇及其代谢产物的测定　副高：熟练掌握　正高：熟练掌握

（1）尿17-羟皮质类固醇（17-OHCS）：55μmol/24h以上（正常范围男性为13.8～41.4μmol/24h，女性为11～28μmol/24h），尤其是≥70μmol/24h，诊断意义更大。

（2）尿游离皮质醇：300nmol/24h以上（正常为55～275nmol/24h），因其反映血中游离皮质醇水平，且较少受其他因素干扰，诊断价值优于17-羟皮质类固醇。推荐至少2次尿液检测，以提高测定结果的可信度。

（3）血皮质醇：通常测上午8时、下午4时及午夜24时（皮质醇的分泌有昼夜规律，上午8时最高，午夜12时最低下午4时介于二者之间）血皮质醇，上午8时正常范围为140～690nmol/L，下午4时为80～330nmol/L，如浓度增高，节律失调有诊断意义。

（4）小剂量地塞米松抑制试验：目前多采用午夜1mg法，次日上午8时血皮质醇不能被抑制到对照值的50%（或50nmol/L）以下，或尿游离皮质醇不能抑制到55nmol/24h以下，提示为皮质醇分泌增多。

（5）大剂量地塞米松抑制试验：目前多采用8mg 2日法，第3日上午8时血皮质醇不能被抑制到对照值的50%（或50nmol/L）以下，或尿游离皮质醇不能抑制到55nmol/24h以下，提示为肾上腺皮质腺瘤或癌，否则提示为库欣病。

（6）午夜一次口服大剂量地塞米松抑制试验：次晨血皮质醇下降50%以上者提示为库欣病，否则提示为肾上腺皮质腺瘤或腺癌。

知识点28：血ACTH测定 副高：熟练掌握 正高：熟练掌握

正常情况下垂体ACTH的分泌昼夜变化很大，晨6时最高，午夜24时最低。正常值上午8时为10~50ng/L。库欣病ACTH增高，异位ACTH综合征患者异常增高，肾上腺疾病引起的库欣综合征血浆ACTH降低甚至测不出。必要时可行岩下静脉窦采血测定ACTH与外周血ACTH比较协助库欣综合征的病因诊断。

通常经双侧股静脉插入导管，经下腔静脉、上腔静脉、颈内静脉至岩下静脉，通过注射造影剂确定导管位置正确后，在双侧岩下静脉导管及外周静脉共三处同时取血，标本送实验室测定ACTH。库欣病患者岩下窦与外周血ACTH比值常大于2.0∶1，异位ACTH综合征患者比值小于1.4∶1。

知识点29：特殊检查 副高：熟练掌握 正高：熟练掌握

（1）垂体CT、MRI检查：提示垂体增大、蝶鞍受压、破坏的证据。其中垂体MRI对微腺瘤的检出价值最大。

（2）肾上腺超声或CT、MRI检查：提示肾上腺增大，如为增生则双侧增大；如为腺瘤或癌则一侧增大，对侧会出现萎缩。

（3）岩下窦静脉取血：是ACTH依赖性Cushing综合征中鉴别垂体和非垂体来源的ACTH最确切的检查。

知识点30：皮质醇增多症的诊断 副高：熟练掌握 正高：熟练掌握

皮质醇增多症的诊断一般分两步：①确定是否为皮质醇增多症；②明确皮质醇增多症的病因，并进行病灶定位。患者若有向心性肥胖、宽大紫纹、多血质、皮肤薄等典型临床表现，则可为皮质醇增多症的诊断提供重要线索。有典型表现的患者约占80%，但有的只有其中的1~2项。有些患者表现不典型，因而皮质醇增多症应与其他疾病（如单纯性肥胖、高血压、糖尿病、多囊性卵巢综合征等）相鉴别。有皮质醇增多症典型临床表现者，亦应除外因长期应用糖皮质激素（包括局部应用）的医源性皮质醇增多症或饮用酒精饮料、精神性厌食、抑郁症及腹型肥胖引起的假性皮质醇增多症。

确定皮质醇增多症必须有高皮质醇血症的实验室依据。

知识点31：高皮质醇血症的实验室依据——血皮质醇测定 副高：熟练掌握 正高：熟练掌握

单次血皮质醇测定对诊断本病价值不大。因为皮质醇分泌是脉冲式的，且血皮质醇水平极易受情绪、静脉穿刺是否顺利等影响。血皮质醇昼夜节律的消失比早上单次测定有意义。下午 4 点血皮质醇测定也有一定价值，但不如零点。

知识点 32：高皮质醇血症的实验室依据——24 小时尿游离皮质醇测定

副高：熟练掌握　正高：熟练掌握

24 小时尿游离皮质醇测定（UFC）可避免血皮质醇的瞬时变化，也可避免血中 CBG 浓度的影响，对库欣综合征的诊断有较大价值。24 小时尿 17-羟皮质类固醇（17-OHCS）测定具有和 UFC 相似的意义，但前者测定方法相当繁琐，灵敏度及重复性均比较差。如果以毫克肌酐尿对测定值加以校正，则可避免皮质醇增多症患者与单纯性肥胖者的结果的重叠。准确留取 24 小时尿是 UFC 或 17-OHCS 测定可靠性的关键。

知识点 33：高皮质醇血症的实验室依据——小剂量地塞米松抑制试验

副高：熟练掌握　正高：熟练掌握

小剂量地塞米松抑制试验（LDDST）是确定是否为皮质醇增多症的必需试验。不论是经典的 Liddle 法（地塞米松 0.5mg，q6h，×48h），还是简化的过夜法（地塞米松 1mg，0am），其诊断符合率都在 90%以上。两法都做，则可极大提高符合率。不少文献报告用过夜法作为筛选试验。

知识点 34：高皮质醇血症的实验室依据——胰岛素低血糖试验

副高：熟练掌握　正高：熟练掌握

如应用上述方法仍难以确诊，应进行胰岛素低血糖试验。抑郁症患者血皮质醇及 UFC 均可高于正常，血皮质醇的昼夜节律消失，小剂量地塞米松抑制试验也可不被抑制，但对胰岛素低血糖试验却是正常反应。皮质醇增多症患者，不论是何种病因，胰岛素诱发的低血糖（<2.22mmol/L，40mg/dl）应激均不能引起血 ACTH 及皮质醇水平的显著上升。

知识点 35：国际内分泌学会制定的库欣综合征诊断指南

副高：熟练掌握　正高：熟练掌握

应用上述诊断方法，仍有可能漏诊很多病情较轻的皮质醇增多症。2008 年，国际内分泌学会制定了库欣综合征诊断指南。其要点：对临床疑诊为库欣综合征者，首先要通过详细询问病史排除外源性糖皮质激素引起的医源性库欣综合征，然后进行筛查试验。筛查试验共四项，选其中一项进行：①UFC≥正常值高限；②过夜地塞米松抑制试验 1mg（过夜 DST），血 F>1.8μg/dl（50nmol/L）；11pm 唾液 F≥145ng/dl（≥4nmol/L）；③经典小剂量地塞米松抑制试验（LDDST），血 F>1.8μg/dl（>50nmol/L）。

如果筛查试验阳性，要进行确诊试验。确诊试验选用筛查试验的另一项，或做 LDDST-CRH 联合试验，或 0am 血 F。LDDST-CRH 联合试验对鉴别皮质醇增多症和假性皮质醇增多症有重要价值。指南最重要的改变是把区分正常和异常的切点降低，以提高试验的灵敏度，同时强调要进行确诊试验。测定唾液皮质醇有很多优点，值得推广。

知识点 36：皮质醇增多症的鉴别诊断方法——血 ACTH 测定

副高：熟练掌握　正高：熟练掌握

ACTH 测定方法：测定操作应在冷室或冰浴中进行，先预冷取血试管，试管内预先加入抗凝剂和蛋白分解酶抑制剂，取血后立即离心分离出血浆，-20℃保存。

ACTH 测定对于鉴别 ACTH 依赖性与 ACTH 非依赖性有重要意义。ACTH 非依赖性患者血 ACTH 水平应低于最小可测值（<5pg/ml）。ACTH 依赖性的库欣病及异位 ACTH 综合征患者血 ACTH 水平均有不同程度的升高。异位 ACTH 综合征患者中，显性肿瘤的 ACTH 分泌量大，血 ACTH 常高于 300pg/ml，明显高于垂体性皮质醇增多症患者，而隐性肿瘤患者的血 ACTH 水平与垂体性皮质醇增多症重叠。因此，血 ACTH 测定对鉴别垂体性还是异位 ACTH 分泌有价值，但不能完全区分。

知识点 37：皮质醇增多症的鉴别诊断方法——大剂量地塞米松抑制试验

副高：熟练掌握　正高：熟练掌握

皮质醇增多症病因鉴别诊断的经典方法就是大剂量地塞米松抑制试验（HDDST）。试验方法：地塞米松 2mg，q6h，×48h，服药前 1 天及服药第 2 天 8：00 采血测定血浆皮质醇。垂体性库欣病患者服药第 2 日血浆皮质醇水平可以被抑制到服药前 50%以下，符合率约为 80%。肾上腺腺瘤或腺癌患者一般不能被抑制到 50%以下。异位 ACTH 综合征患者约 90%不被抑制，某些病例（如支气管类癌患者）可以被抑制。

过夜大剂量地塞米松抑制试验有快速、简便的优点，近年来受到重视。过夜 HDDST 和过夜 LDDST 方法相同，但地塞米松的剂量由 1mg 增加到 8mg。

知识点 38：皮质醇增多症的鉴别诊断方法——甲吡酮试验

副高：熟练掌握　正高：熟练掌握

甲吡酮试验对鉴别垂体性还是肾上腺性皮质醇增多症有肯定的价值（服用甲吡酮后，尿 17-OHCS 明显升高，提示为肾上腺皮质醇增多症），但对鉴别垂体性还是异位 ACTH 性皮质醇增多症有不同意见。若试验以 ACTH 为指标，对二者鉴别可能有帮助。

库欣病患者在服用甲吡酮 24 小时（750mg，q4h×6 次）后，血 ACTH 水平比服药前显著上升，而异位 ACTH 综合征者变化不明显。

知识点 39：皮质醇增多症的鉴别诊断方法——血 CRH 兴奋试验

副高：熟练掌握　正高：熟练掌握

库欣病患者在静脉推注 CRH1-41 100μg 或 1μg/kg 后血 ACTH 及皮质醇水平均显著上升。上升幅度比正常人还高，而多数异位 ACTH 综合征患者无反应。因此，血 CRH 兴奋试验对这两种 ACTH 依赖性库欣综合征的鉴别诊断有重要价值。

知识点 40：皮质醇增多症的鉴别诊断方法——岩下静脉窦取血测 ACTH

副高：熟练掌握　正高：熟练掌握

岩下静脉窦取血测 ACTH（IPSS）目前被认为是 ACTH 依赖性皮质醇增多症两种病因鉴别诊断的最重要方法。

试验方法：将导管插入垂体的引流静脉——双侧岩下静脉，双侧同时取血或静注 CRH 后双侧同时取血测 ACTH，并同时取外周静脉血测 ACTH，对异位 ACTH 综合征和库欣病的鉴别及对异位 ACTH 分泌瘤的定位有意义。在基础情况下，岩下窦与外周血 ACTH 比值≥2 提示库欣综合征可能性大，如该比值<2 提示异位 ACTH 综合征。加用 CRH 兴奋试验时，这一比值切点提高到 3，IPSS 对确定垂体 ACTH 瘤在左侧还是右侧也有一定意义。

知识点 41：库欣综合征的手术治疗

副高：熟练掌握　正高：熟练掌握

库欣综合征的治疗目的是尽快安全地将血皮质醇水平降至正常范围，去除影响患者健康的任何肿瘤，尽可能避免永久性的药物治疗或激素替代治疗。另外，还需治疗并发症。根据其病因采用不同的治疗方案。

（1）单侧肾上腺腺瘤：推荐采用经腹腔镜单侧肾上腺切除术，术后罕有复发。但术后对侧受抑制的肾上腺皮质功能约需数月至 1 年时间方能恢复，因此，术后应予以亚生理剂量的糖皮质激素替代治疗，如泼尼松 3. 75mg，或地塞米松 0. 5mg 清晨顿服。

（2）肾上腺腺癌：早期可行手术切除，术后长期服用米托坦等药物以阻滞肾上腺皮质激素合成，肿瘤切除后 5 年生存率为 40%；已有远处转移者可手术切除原发肿瘤，联合类固醇合成抑制剂治疗，也可配合其他化疗与放疗，但预后差，多数在诊断后 1 年内死亡。

（3）垂体 ACTH 腺瘤：微腺瘤的直径<1cm，多采用经蝶窦手术切除，治愈率 65%～90%。而对于已向鞍上或海绵窦浸润的大腺瘤需行开颅手术切除，术后复发率较高。术后所有患者同样需要亚生理剂量的糖皮质激素替代治疗数月至 1 年方能停药。

（4）异位 ACTH 综合征：尽可能寻找并治疗异位分泌 ACTH 的肿瘤，其预后取决于原发肿瘤的性质以及能否手术切除。如能去除原发肿瘤则可获缓解。对于已无法根治的恶性肿瘤可使用类固醇合成抑制剂或（和）神经调节剂治疗以暂时缓解高皮质醇血症。

知识点 42：库欣综合征病情缓解标准

副高：熟练掌握　正高：熟练掌握

库欣综合征病情缓解标准：术后 2 周血皮质醇水平持续<50nmol/L，可认为病情缓解，且具有较低的复发率（术后 10 年复发率约为 10%）。如果术后 6 周内血皮质醇水平持续>140nmol/L，则需进一步评估，患者复发率较高；术后血皮质醇水平介于 50~140nmol/L 之间需定期随访观察。

测定 24 小时尿游离皮质醇水平（UFC）有助于判断病情是否缓解，当 UFC<55nmol/24h 提示病情缓解，而 UFC 值高于正常范围则提示可能复发。对地塞米松抑制试验反应正常（1mg 或 2mg 地塞米松），也表明病情缓解。

知识点 43：库欣综合征术后复发治疗　　副高：熟练掌握　正高：熟练掌握

库欣综合征术后复发：垂体 ACTH 腺瘤如果术中未能完全切除，术后可能复发。

（1）对复发病例如无禁忌证首选再次经蝶窦手术，但手术成功率低于第一次手术，术后可能出现垂体前叶功能低下。

（2）对不能行再次手术或不愿再行手术的患者可选择垂体放射治疗，如 γ 刀等。放射治疗后 3~5 年约 60%的患者血皮质醇水平可恢复正常，但常伴发垂体前叶功能低下。

（3）对上述两种方法仍不能控制的高皮质醇血症可考虑行双侧肾上腺切除术，术后长期服用糖皮质激素（如泼尼松 5mg/d）与盐皮质激素替代治疗。但应定期行垂体 MRI 检查，以便早期发现迅速增大的垂体肿瘤（Nelson 综合征）。

知识点 44：库欣综合征的垂体放疗　　副高：熟练掌握　正高：熟练掌握

垂体放疗是治疗库欣综合征的一种重要的辅助手段。^{60}Co 或直线加速器都有一定的效果。有 50%~80%的患者可出现缓解，在放疗后 6 个月至数年时间内出现疗效，大多数在 2 年之内。如果放射治疗时设计一种特制的头部模型，使定位更为准确，改 2 个放射野为 3 个放射野，可明显改善垂体瘤放疗效果。用 γ-刀或 X-刀治疗垂体瘤，称立体定位放射手术，其疗效和常规放疗相似，优点是起效较快，不良反应较少。

知识点 45：库欣综合征的药物治疗　　副高：熟练掌握　正高：熟练掌握

药物也是治疗库欣综合征的一种重要的辅助手段，主要用于手术前的准备及放疗后疗效尚未出现时。手术后疗效不满意时用药物可达到暂时的病情缓解。药物有两类：一类针对肾上腺皮质，通过对皮质醇生物合成中若干酶的抑制以减少皮质醇的合成。另一类针对下丘脑-垂体。常用药物见下表。

库欣综合征的治疗药物

药名	作用机制	剂量	不良反应
密妥坦	抑制皮质醇合成中多种酶，可直接作用于肾上腺细胞	2~4g/d，分次口服	胃肠道反应、头晕、头痛、皮疹
氨基导眠能（氨鲁米特）	对皮质醇合成多种酶有抑制作用	0.5~1.0g/d，分次口服	轻度头痛、头晕、嗜睡、皮疹
甲吡酮	11β-羟化酶抑制剂	0.6~1.0g/d，分次口服	轻度头痛、头晕
酮康唑	抑制皮质醇合成中多种酶	0.4~1.0g/d，从小剂量开始，分次口服	恶心、发热、肝功能受损，个别人对肝功损害重

密妥坦对肾上腺皮质细胞有直接破坏作用，因而作用持久，被称为“药物性肾上腺切除”，适用于各种病因的库欣综合征，尤其适用于肾上腺皮质癌的治疗。其他药物对皮质醇合成酶的抑制都是短暂的，停药后，血皮质醇水平很快上升。

知识点46：异位ACTH综合征的治疗　　副高：熟练掌握　正高：熟练掌握

异位ACTH综合征治疗的前提是诊断明确、肿瘤定位清晰。首选方法是手术切除异位分泌ACTH的肿瘤。凡体积小、恶性程度低的异位ACTH瘤，如支气管类癌手术切除可获得治愈。肿瘤大也可手术治疗，即使局部有淋巴结转移。切除肿瘤及周围淋巴结，必要时加局部放疗，疗效仍良好。若肿瘤较大，和周围粘连紧密，也应将原发肿瘤尽量切除，术后加局部放疗，可获得库欣综合征的暂时缓解，延长患者寿命。如肿瘤已无法切除，或已有远处转移，或虽高度怀疑异位ACTH综合征，但找不到ACTH分泌瘤，则应考虑作肾上腺切除术，以缓解严重威胁患者生命的高皮质醇血症。针对皮质醇合成的药物治疗对降低皮质醇也有帮助。

知识点47：肾上腺皮质腺瘤的治疗　　副高：熟练掌握　正高：熟练掌握

肾上腺皮质腺瘤的治疗方法是摘除腺瘤，并保留已经萎缩的腺瘤外肾上腺，即可达到治愈的目的。手术一般采用腰部切口入路。采用腹腔镜方法创伤小，术后恢复快，但技术要求比较高。腔镜可经腹腔或经腹膜后两种办法。凡有腹部手术史或心肺功能差者，腹膜后腹腔镜更适合。肾上腺皮质腺瘤一般为单侧，尚未见术后有复发的病例。腺瘤摘除后患者会有一过性的肾上腺皮质功能低下，需补充小量糖皮质激素。糖皮质激素要慢慢减量，0.5~1年后可逐渐停药。由于肾上腺皮质激素水平突然下降，即使已补充生理量的糖皮质激素，患者在头几个月内仍然有乏力、食欲不振、恶心、关节肌肉疼痛等不适。应注意，极个别患者双侧都有肾上腺腺瘤。

知识点48：肾上腺皮质腺癌的治疗 副高：熟练掌握 正高：熟练掌握

肾上腺皮质腺癌的治疗方法是早期诊断，争取在远处转移前将肿瘤切除。如已有远处转移，手术切除原发肿瘤的效果显然不佳。药物治疗首选密妥坦。肾上腺皮质腺癌恶性程度较高，肿瘤体积大，周围浸润比较严重，常常在早期即有重要脏器（如肝、肺、脑）转移，因而总的预后不好。

知识点49：肾上腺大结节增生的治疗 副高：熟练掌握 正高：熟练掌握

治疗肾上腺大结节增生，一般应作双侧肾上腺切除术，术后长期用糖皮质激素替代治疗。对于临床表现较轻者也可切除一侧肾上腺后观察疗效，如有必要，再切除另一侧。

知识点50：皮质醇增多症的预后 副高：熟练掌握 正高：熟练掌握

库欣综合征多数是可治性疾病，很少能自行缓解。对肾上腺腺瘤以及垂体ACTH腺瘤患者，如果手术能切除肿瘤，术后数月至1年内其库欣综合征的临床症状可逐渐缓解，高血压与高血糖可减轻或消失。经补钙等治疗后骨质疏松症在数年内可缓慢改善。

库欣综合征患者如未能得到及时诊断、治疗，5年内死亡率高达50%。肾上腺癌早期患者在肿瘤切除后5年生存率为40%；晚期患者预后差，多数在诊断后1年内死亡。

如果治疗不及时，即使经治疗皮质醇分泌降至正常，但有些临床表现已不能逆转。皮质醇增多症死亡的直接原因多因严重的低血钾、感染和心脑血管并发症。生长发育期儿童患皮质醇增多症，会严重影响身高和导致骨骼畸形，严重影响性腺发育和心理健康。所以，皮质醇增多症应早发现、早诊断、早治疗。

第二节 原发性醛固酮增多症

知识点1：原发性醛固酮增多症的概述 副高：熟练掌握 正高：熟练掌握

原发性醛固酮增多症，简称原醛症，是指体内重要的盐皮质激素——醛固酮分泌增多而使肾素-血管紧张素系统（RAS）受抑制、但不受钠负荷调节的疾病，是一种以高血压、正常血钾或低血钾、低血浆肾素活性（PRA）及高血浆醛固酮水平为主要特征的临床综合征，因1955年由Conn首先报道，故又称Conn综合征。原醛症是临床上可控制或可治愈的一种继发性高血压。该病的发病年龄高峰为30~50岁，女性多于男性。

知识点2：原醛症常见的类型 副高：熟练掌握 正高：熟练掌握

原醛症最常见的亚型包括醛固酮分泌瘤（APA）和双侧特发性醛固酮增多症（IHA），其他少见的亚型有单侧肾上腺增生（或称原发性肾上腺增生）（PAH）、家族性醛固酮增多症（FH）。PAH 主要是一侧肾上腺球状带微结节或大结节样增生所致。FH 较罕见，有 FH1 型和 FH2 型两种类型。其中，FH1 型，也称为糖皮质激素可调节性醛固酮增多症（GRA），是常染色体显性遗传伴有不同程度的醛固酮增高、但能被外源性糖皮质激素所抑制。FH2 型通常是家族性的 APA、IHA 或者二者均有。

知识点 3：病因——肾上腺皮质醛固酮分泌腺瘤　副高：熟练掌握　正高：熟练掌握

肾上腺皮质醛固酮分泌腺瘤（APA）原来认为是原醛症的主要病因，现在报告约占原醛症的 35%，APA 瘤多为单一腺瘤，左侧多见，大多数直径<2cm，仅 1%左右为双侧或一侧有两个腺瘤，而 70%的腺瘤又多见于女性患者。

知识点 4：病因——特发性醛固酮增多症（IHA）

副高：熟练掌握　正高：熟练掌握

特发性醛固酮增多症（IHA）为双侧肾上腺皮质球状带小结节增生，患者对肾素-血管紧张素的反应增强，醛固酮分泌不呈自主性。IHA 实际上可能比 APA 要更常见，现认为是原醛症的常见病因。也有学者认为，IHA 可能就是低肾素性原发性高血压（LREH）中的一部分。IHA 患者大多数为肾上腺球状带细胞弥漫性增生，少数为局灶性或结节性增生；这些结节含大量类脂细胞，在电镜下具有正常束状带的亮细胞特征；也有极少数原醛症患者无肾上腺组织学的明显异常变化。

知识点 5：病因——糖皮质激素可调节性醛固酮增多症（GRA 或 GSH）

副高：熟练掌握　正高：熟练掌握

糖皮质激素可调节性醛固酮增多症（GRA 或 GSH）是一种特殊类型的原醛症，较罕见，约占 1%，又称为地塞米松可抑制性醛固酮增多症（DSH），或 ACTH 依赖性醛固酮增多症。GRA 有显著的家族发病倾向，为常染色体显性遗传，与醛固酮合成酶基因的异位表达有关，故有高水平的杂合类固醇，如 18-羟皮质醇和 18-氧皮质醇。GRA 的双侧肾上腺皮质增生以束状带及网状带明显。

知识点 6：病因——肾上腺皮质醛固酮分泌腺癌　副高：熟练掌握　正高：熟练掌握

肾上腺皮质醛固酮分泌腺癌是原醛症一种很少见的病因，约占 1%，其肿瘤比较大，易广泛转移，肿瘤除分泌醛固酮外，还可分泌其他皮质激素，如醛固酮合成的前身物、糖皮质激素或性激素等。

知识点 7：病因——异位醛固酮分泌腺瘤或癌　副高：熟练掌握　正高：熟练掌握

异位醛固酮分泌腺瘤或癌很罕见，可发生在肾内或卵巢内的肾上腺残余组织。

知识点8：病因——原发性肾上腺增生症（PAH）

副高：熟练掌握 正高：熟练掌握

原发性肾上腺增生症（PAH）介于APA和IHA之间，其病理形态表现为肾上腺皮质增生，生化改变与腺瘤相似，血浆18-羟皮质酮浓度明显增高，单侧或部分肾上腺切除术后可使高血压、低血钾得到完全控制与恢复，而IHA患者即使切除双侧肾上腺高血压也难以控制。

知识点9：病因——对肾素有反应的醛固酮分泌腺瘤（APR）

副高：熟练掌握 正高：熟练掌握

对肾素有反应的醛固酮分泌腺瘤（APRA）又称为血管紧张素Ⅱ反应性腺瘤（AⅡ-RAPA），其病理形态表现为腺瘤，但其组织学变化与一般APA不同，体位变化对肾素-血管紧张素-醛固酮系统的影响与IHA相似，但APA的大多数腺瘤对ACTH有反应，只有少数腺瘤才对肾素有反应。

知识点10：病因——家族性醛固酮增多症（FH）

副高：熟练掌握 正高：熟练掌握

家族性醛固酮增多症（FH）分为1型和2型，GRA为FH1型，而FH2型最早是由Stowasser等在1992年报告，在同一个家族中分别表现为APA、IHA或二者均有。

知识点11：原醛症的主要临床表现

副高：熟练掌握 正高：熟练掌握

原醛症由于肾上腺皮质增生或肿瘤而自主分泌过多醛固酮，患者临床表现为高血压、钠潴留，因排钾增多而导致低钾血症，也有部分患者血K^+浓度正常，但进高钠饮食或服用含利尿剂的降压药物后可诱发低钾血症；醛固酮增多及（或）所致的血钾降低可抑制胰岛素分泌或致胰岛素抵抗而使患者出现糖调节受损，如葡萄糖耐量减低甚至发生糖尿病，并产生心、脑、肾血管损害。

知识点12：原醛症的高血压表现

副高：熟练掌握 正高：熟练掌握

高血压是原发性醛固酮增多症患者最早且最常见的表现，也可能是唯一表现。原发性醛固酮增多症患者血压呈中度至重度升高，少数患者血压可高于200/130mmHg，但极少数患者血压可正常。

水、钠潴留导致容量负荷增加，因此，其高血压的特点是以舒张压升高为主。由于

"钠逃逸"，患者很少出现恶性高血压。通常，醛固酮瘤的患者血压升高较特发性醛固酮增多症患者更为明显。用一般降压药常无明显疗效，表现为药物抵抗性高血压。病程长者可出现高血压的心、脑、肾损害，但其眼底改变常与高血压程度不平行。

知识点13：原醛症的低钾血症表现 副高：熟练掌握 正高：熟练掌握

大约37%原发性醛固酮增多症患者合并低钾血症，约50%醛固酮瘤和17%特发性醛固酮增生症的患者血钾低于3.5mmol/L。所以，低钾血症并非诊断原发性醛固酮增多症的必备条件。可能只存在于较严重的病例中，其敏感性、特异性和诊断阳性率均很低。低钾血症的临床表现：

（1）神经肌肉功能障碍：肌肉症状通常与血钾降低程度呈正相关。血钾低于3.5mmol/L时，患者自觉双下肢乏力、阵发性肌无力；通常血钾低于2.5mmol/L时，可出现从下肢开始逐渐向上肢蔓延的对称性、迟缓性瘫痪，严重时可累及呼吸肌，出现呼吸肌麻痹，导致窒息，威胁生命。这种低钾性周期性麻痹无固定发作时间和发作频率，部分患者清晨起床时发现双下肢甚至四肢无法活动，且可能为首发症状，补钾后立即缓解。

（2）心律失常：由于低血钾对心脏的影响，可出现心律失常，以期前收缩和阵发性室上性心动过速常见，严重时可出现室性心动过速或者室颤而死亡。心电图表现为Q-T间期延长，T波低平、增宽或者倒置，U波出现，T-U波融合成双峰。

知识点14：醛固酮增多对肾的影响 副高：熟练掌握 正高：熟练掌握

（1）患者一般有夜尿增多，可伴烦渴、多饮、多尿，是长期尿钾排泄增多，引起肾小管上皮细胞空泡样变性，肾小管浓缩功能障碍引起。

（2）由于醛固酮分泌增多，引起肾近曲小管对钠的重吸收以及肾小球内压力均增加，通过激活肾小管-肾小球反馈，增加肾小球滤过率和肾灌注压，从而增加尿白蛋白排泄率。

（3）8%~24%的原发性醛固酮增多症患者存在临床蛋白尿。

（4）研究证实，醛固酮瘤的患者去除腺瘤后，肾功能性改变可以得到改善，甚至恢复。

（5）醛固酮可以损伤内皮功能，损害肾中小血管。因此，一旦患者长期暴露于高浓度醛固酮，肾改变从最初的功能性适应将转变为结构改变，其肾损害很难逆转。

知识点15：醛固酮增多对心脏的影响 副高：熟练掌握 正高：熟练掌握

（1）因心肌细胞存在特异性盐皮质激素受体，醛固酮可直接作用于心脏，促进心肌细胞和成纤维细胞增生，引起心肌肥大、心肌细胞纤维化。

（2）研究显示，相对于年龄、性别、血压配对的原发性高血压患者，原发性醛固酮增多症患者存在独立于血压、由醛固酮诱导的心脏损害，其心血管事件（如心肌梗死、慢性心功能不全、心律失常）发生率和死亡率更高，左室壁相对厚度及颈动脉内中膜厚度增加，左室舒张功能及血流介导的内皮舒张功能降低。

（3）醛固酮阻滞剂或者患侧肾上腺切除术可明显降低心肌损伤，抑制心肌纤维化，改善或者逆转左室肥厚。

知识点16：其他电解质紊乱及酸碱失衡表现　　副高：熟练掌握　正高：熟练掌握

（1）醛固酮增多使肾小管保钠排钾作用增强，对钙、镁离子排泄也增加，再由于盐皮质激素的“逃逸”现象，使血钠通常在正常高限水平或者轻度升高、血钙血镁可轻度降低。

（2）因肾远曲小管钠-氢交换无明显增加，故尿液通常为中性或者偏碱性。但由于细胞外液钾离子减少，钠-钾交换和氢-钾交换增加，大量钠离子和氢离子进入细胞内，从而引起细胞外液氢离子减少，血 pH 上升，引起碱血症。

（3）代谢性碱中毒可进一步降低循环中离子钙水平，故少数原发性醛固酮增多症患者可出现手足搐搦和肌肉痉挛。

知识点17：血、尿电解质测定　　副高：熟练掌握　正高：熟练掌握

（1）绝大多数原醛症患者在发现低血钾数年或10多年前即有高血压，因此，低钾血症常出现在高血压之后。

（2）化验检查示血清（浆）K^+浓度降低，尿K^+排量明显增多，血清（浆）Na^+浓度正常或略高于正常，血氯化物浓度正常或偏低。如血K^+<3.5mmol/L，尿K^+>25mmol/24h；血K^+<3.0mmol/L，尿K^+>20mmol/24h，说明肾小管排钾过多，注意在血、尿电解质浓度测定前至少应停服利尿剂2～4周。

知识点18：血、尿酸碱度测定　　副高：熟练掌握　正高：熟练掌握

血气分析往往显示血 pH 值呈碱性，二氧化碳结合力处于正常值或高于正常，而提示代谢性碱中毒，当病程长并伴有肾功能损害时常被代偿。尿 pH 值一般多呈中性或碱性。

知识点19：血浆醛固酮、肾素活性、血管紧张素测定　　副高：熟练掌握　正高：熟练掌握

当血浆醛固酮水平及尿醛固酮排量明显增加，同时血浆肾素活性及血管紧张素水平受到严重抑制时，有助于原醛症的确诊。某些药物（如利尿剂、血管紧张素转换酶抑制剂、长压定等）可增加肾素的分泌，而β受体阻滞剂却明显抑制肾素的释放，因此，测定肾素活性及醛固酮前，在保证患者安全的情况下，应尽可能地停用上述相关药物2～3周，同时患者应进正常钠、钾含量的饮食。

目前国内实验室均测定血浆肾素活性（PRA），而不是直接肾素测定。

知识点 20：尿游离皮质醇（UFC）测定　　副高：熟练掌握　正高：熟练掌握

原醛症患者 24 小时 UFC 浓度正常。

知识点 21：醛固酮抑制试验内容　　副高：熟练掌握　正高：熟练掌握

醛固酮抑制试验是原醛症的确诊试验，分为钠负荷醛固酮抑制试验和卡托普利醛固酮抑制试验。钠负荷试验又分为口服钠负荷试验和静脉盐水输注试验。

知识点 22：口服钠负荷醛固酮抑制试验　　副高：熟练掌握　正高：熟练掌握

口服钠负荷醛固酮抑制试验方法：患者每日钠摄取量>200mmol/d（约 6g/d），共 3 天，通过 24 小时尿钠检测确定钠摄取量达到标准。患者口服氯化钾缓释片保持血钾正常范围，收集 24 小时尿（第 3~4 天），检测尿醛固酮。

结果判断：如果尿醛固酮排泄量增高，>12μg/24h（33. 3nmol/d），则原醛症的可能性很大；如果尿醛固酮<10μg/24h（27. 7nmol/d），且无肾脏疾病，原醛症的可能性很小。

有严重的未控制高血压、肾功能不全、心功能不全、心律失常以及严重的低钾血症者不能做此项检查。

知识点 23：静脉盐水输注负荷醛固酮抑制试验　　副高：熟练掌握 正高：熟练掌握

静脉盐水输注负荷醛固酮抑制试验方法：患者卧位，4 小时输注 0. 9%氯化钠溶液 2L，通常 8am 开始，不迟于 9：30am，输注前后 1 小时也应保持卧位。基线（0 时）及 4 小时时采血检测肾素活性、醛固酮、皮质醇以及血浆钾浓度，并在检查过程中监测血压和心率。

结果判断：血醛固酮<138. 5pmol/L（5ng/dl），原醛症诊断可能性小：>277pmol/L（10ng/dl），原醛症可能性大；介于 138. 5~277pmol/L（5~10ng/dl）之间，则诊断可疑。

有严重未控制的高血压、肾功能不全、心功能不全、心律失常以及严重低钾血症等不能做此检查。

知识点 24：卡托普利醛固酮抑制试验　　副高：熟练掌握　正高：熟练掌握

卡托普利是一种血管紧张素转换酶抑制剂，像正常人滴注盐水抑制肾素-醛固酮分泌一样，卡托普利可抑制正常人的血管紧张素Ⅰ向Ⅱ转换，从而减少醛固酮的分泌，降低血压。

卡托普利醛固酮抑制试验方法：患者坐位或立位至少 1 小时后，口服 25~50mg 卡托普利，在基线（0 时）、服药后 1 小时、2 小时采血检测肾素、醛固酮、皮质醇，试验过程中患者应保持坐位。

结果判断：正常人血醛固酮水平被卡托普利抑制（>30%）。在原醛症患者，血醛固酮保持高水平，肾素活性仍处于抑制状态。但有些特醛症患者醛固酮可能也会下降。

知识点 25：螺内酯（安体舒通）试验　　副高：熟练掌握　正高：熟练掌握

螺内酯只能用于鉴别有无醛固酮分泌增多，而不能区分病因是原发性还是继发性醛固酮增多症。

方法：固定钠（150mmol/d）、钾（50mmol/d）摄入量，饮蒸馏水，不用牙膏刷牙，前三天为对照日，第四天起服螺内酯 300mg/d，服药 7~10 天，原醛症患者在服药 1 周后，血钾上升、尿钾减少、血浆 CO_2 结合力下降；肌无力、麻木症状改善，夜尿减少，约半数患者血压有下降趋势。继续服药 2~3 周，多数患者血压可以下降、血钾水平基本恢复正常、碱中毒纠正，但对合并严重肾损害的原醛症患者，血压下降可不明显。

知识点 26：肾上腺 CT 检查　　副高：熟练掌握　正高：熟练掌握

由于醛固酮瘤通常较小，CT 的准确性有限，不能有效地鉴别正常的肾上腺、肾上腺增生或腺瘤。如果患者计划选择手术治疗，CT 检查结果不确定，则推荐采用肾上腺静脉插管采血行激素测定。

知识点 27：肾上腺静脉插管采血（AVS）　　副高：熟练掌握　正高：熟练掌握

对于年龄在 40 岁以上高度怀疑有醛固酮瘤的原醛症患者，如计划采用手术治疗均应做 AVS。采用肾上腺静脉导管术采集双侧肾上腺静脉血测醛固酮/皮质醇比值，可鉴别醛固酮过度分泌是单侧来源还是双侧来源，但 AVS 为有创性检查，且费用昂贵。目前推荐的方法是在静脉输注人工合成 ACTH 的同时采血，即优势侧与对侧的比值如大于 4∶1，提示优势侧为醛固酮瘤或单侧增生，如小于 3∶1，则无优势侧。

知识点 28：原醛症的诊断——筛选试验　　副高：熟练掌握　正高：熟练掌握

（1）2008 年，原醛症指南推荐，应在高度怀疑为原醛症患者中进行检测，包括 JNC7 定义的 1 期（>160~179/100~109mmHg）高血压、2 期（血压>180/110mmHg）高血压、药物抵抗性高血压、高血压伴有持续性或利尿剂引起的低钾血症、高血压伴有肾上腺意外瘤、有早发高血压或 40 岁以前发生脑血管意外家族史的高血压患者；同时也推荐在原醛症患者一级亲属的所有高血压患者中进行筛查。

（2）原醛症指南推荐，首先应测定并运用血浆醛固酮（PAC）与肾素（PRA）的比值（ARR）筛查原醛症患者，其方法简便而迅速。直立位时，ARR>30 需考虑原醛症。该检查结合血浆醛固酮浓度>20ng/dl，对诊断原醛症的敏感性和特异性分别为 90%、91%。另外，约 20%的原发性高血压患者血浆肾素水平会降低，可导致假阳性结果；而低血钾会降低血浆醛固酮水平，因此，需在试验前摄取足够的钾以避免假阴性结果。

（3）许多药物，如螺内酯、钙离子通道阻滞剂、血管紧张素转化酶抑制剂及血管紧张素Ⅱ受体阻滞剂等会干扰肾素和醛固酮的测定，因此，应在保证患者安全的前提下，在检查前停用上述药物2~4周。

知识点29：原醛症的诊断——激素测定　　副高：熟练掌握　正高：熟练掌握

（1）血浆肾素活性（PRA）：低PRA水平及不因低钠、脱水或站立体位刺激而增高，也可做为诊断原醛症的筛选试验，但有一定的局限性，有些原醛症患者在上述刺激时PRA水平可升高，而有些原发性高血压患者PRA也可被抑制，上述刺激时PRA仍低。

（2）血浆醛固酮水平：ARR可用于鉴别原发性高血压和原醛症，为避免醛固酮测定的波动，除多次进行测定外，还应在盐负荷的条件下测定。诊断原醛症最好的单次试验是在盐负荷时测定24小时尿醛固酮水平，大多数患者可与原发性高血压进行鉴别，仅7%的原醛症患者尿醛固酮测定值与原发性高血压患者重叠，而39%的原醛症患者的血浆醛固酮水平可在原发性高血压患者的测定范围内。如果同时运用ARR>30，PAC>20ng/dl的标准，其诊断原醛症的灵敏度为90%，特异性为91%。此外，最好在低血钾纠正后再测定醛固酮。

知识点30：原醛症的定性诊断　　副高：熟练掌握　正高：熟练掌握

1969年Conn曾提出诊断原醛症的三项标准：

（1）高醛固酮：醛固酮分泌增多而不被高钠负荷引起的血容量增加所抑制。

（2）低肾素：肾素分泌受抑制而不因立位及低钠刺激而分泌增加。

（3）正常皮质醇：尿17-羟皮质类固醇水平正常（或血皮质醇水平正常）。

Conn认为，不论有无低血钾，凡符合上述条件均可诊断，符合率达94%。

指南推荐在ARR增高的患者中，再选择下述四种试验之一，并根据结果作为确诊或排除原醛症的依据：①口服钠负荷试验；②盐水输注试验；③氟氢可的松抑制试验；④卡托普利试验。

知识点31：原醛症的定位诊断　　副高：熟练掌握　正高：熟练掌握

原醛症的定性诊断明确后，需进一步鉴别其两种主要类型，即APA或IHA，因为二者的治疗方法截然不同，APA需手术治疗，IHA则用药物治疗。因此，对所有定性诊断为原醛症的患者均应做肾上腺定位检查以鉴别其亚型分类及定位，并除外较大肿物的肾上腺皮质癌。

美国内分泌学会指南推荐肾上腺CT扫描为首选的无创性定位方法，应采用高分辨CT连续薄层及造影剂对比增强扫描，并行冠状位及矢状位三维重建显像，可发现几毫米大小的肿瘤，并提高肾上腺腺瘤的诊断阳性率。不推荐首选MRI检查。小剂量地塞米松抑制试验及基因检测是诊断糖皮质激素可调节性醛固酮增多症（GRA）的主要依据。

原醛症确诊后，患者同意选择手术治疗时，需进一步鉴别是单侧或双侧肾上腺病变，即鉴别是肾上腺腺瘤或肾上腺增生，因二者治疗原则不同。应用选择性肾上腺静脉插管取血留取标本（AVS）分别测定两侧肾上腺静脉血浆醛固酮和皮质醇水平以确诊为腺瘤或增生，可极大提高原醛症的诊断符合率。如确诊原醛症患者的年龄<20 岁、有原醛症或有年轻人卒中的家族史，则应做基因检测，以确诊或排除遗传缺陷所导致的 GRA 的诊断。

知识点 32：与继发性醛固酮增多症的鉴别诊断　　副高：熟练掌握　正高：熟练掌握

高醛固酮血症伴高肾素活性是继发性醛固酮增多症的特点，血浆肾素活性或者浓度是鉴别原发性和继发性醛固酮增多症的关键。一般来说，肾动脉狭窄时患者高血压病程进展较快、眼底改变较明显、腹部可闻到血管杂音，恶性高血压者常有心、脑、肾并发症，测定血浆醛固酮及肾素水平均增高。因此，从病史、体征及肾功能化验，血浆醛固酮水平、肾素活性等测定亦不难予以鉴别。此外，肾血流图、肾血管多普勒超声、卡托普利肾图，必要时可行肾动脉造影等以帮助确诊肾动脉狭窄。

知识点 33：与原发性高血压的鉴别诊断　　副高：熟练掌握　正高：熟练掌握

由于目前小剂量利尿剂作为一线降压药，导致使用排钾型利尿剂（如氢氯噻嗪、呋塞米等）或者含有排钾型利尿剂的降压药（如复方降压片、吲达帕胺等）的患者出现低钾血症。对这些使用小剂量利尿剂诱发低钾血症的患者应对其进行原发性醛固酮增多症的筛查。

应详细询问病史、高血压家族史，行醛固酮、肾素活性测定（ARR）、卡托普利试验、肾上腺 CT 扫描等对鉴别原醛症与原发性高血压均有较大帮助。

知识点 34：与肾脏疾病的鉴别诊断　　副高：熟练掌握　正高：熟练掌握

（1）低钾性肾病：如低钾性间质性肾炎、肾小管酸中毒、Fanconi 综合征等，因多有明显的肾功能改变及血 pH 值的变化，且为继发性醛固酮增多，不难鉴别。

（2）Liddle 综合征：又称假性醛固酮增多症，其表现酷似原发性醛固酮增多症。患者表现为肾脏贮钠过多症候群。临床表现为高血压、低血钾、碱中毒、尿钾排泄增多，但醛固酮分泌正常或稍低于正常，口服醛固酮阻滞剂螺内酯不能纠正低钾血症，仅有肾小管钠离子转运抑制剂氨苯蝶啶才可使尿排钠增加，排钾减少，血压恢复正常。故可用上述两种药物的治疗效果来进行鉴别，目前可用基因检测诊断 Liddle 综合征。

（3）肾素分泌瘤：是一种因肾脏产生分泌肾素的肿瘤而致高肾素、高醛固酮的继发性醛固酮增多症，多见于青少年。测定血浆醛固酮水平及肾素活性，行肾脏影像学检查等可确诊。

知识点 35：与皮质醇增多症的鉴别诊断　　副高：熟练掌握　正高：熟练掌握

因肾上腺肿瘤或增生而分泌大量皮质醇，临床上也可出现高血压、低血钾，但此症有典型的向心性肥胖及其他高皮质醇血症的体征，且血、尿皮质醇水平增高，故可与原醛症进行鉴别。

知识点 36：与异位 ACTH 综合征的鉴别诊断　　副高：熟练掌握　正高：熟练掌握

常见于支气管燕麦细胞癌、类癌、小细胞肺癌、胸腺类癌等恶性肿瘤患者，由于肿瘤组织产生 ACTH 样物质刺激肾上腺，引起肾上腺皮质增生，临床上出现高血压、低钾血症，但此类患者一般有原发病的症状和体征，故不难予以鉴别。

知识点 37：与 CAH 的鉴别诊断　　副高：熟练掌握　正高：熟练掌握

先天性肾上腺皮质增生（CAH）患者在临床上出现盐皮质激素增多所致的高血压、低血钾等症状，但因同时也存在性激素合成障碍而表现为性腺发育异常，如原发闭经、假两性畸形等。因此，从病史、体征，染色体及实验室检查等可予以鉴别。

知识点 38：与 DOC 分泌瘤的鉴别诊断　　副高：熟练掌握　正高：熟练掌握

肾上腺去氧皮质酮（DOC）分泌瘤患者临床表现为高血压、低血钾，但此肿瘤瘤体通常较大并多为恶性，有的可分泌雄激素或雌激素，在女性出现多毛、在男性出现女性化表现，但皮质醇的分泌正常，有的患者可有水肿。由于 DOC 水平明显升高，血浆肾素活性及醛固酮水平可受抑制，CT 扫描可提示肾上腺肿瘤。

知识点 39：与雌激素及口避孕药所致高血压的鉴别诊断　　副高：熟练掌握　正高：熟练掌握

因雌激素可通过激活肾素-血管紧张素系统而刺激醛固酮分泌，引起高血压、低血钾，故主要依据病史、服药史以及停药后上述改变可恢复正常来进行鉴别诊断。

知识点 40：原醛症的手术治疗　　副高：熟练掌握　正高：熟练掌握

指南推荐，如确诊为单侧肾上腺醛固酮分泌瘤（APA）或单侧肾上腺增生（PAH），应采用微创手术腹腔镜行单侧肾上腺手术切除术。术前宜用低盐饮食，口服螺内酯，以纠正低血钾、降低高血压，待血钾正常，血压下降后减至维持量 60～80mg/d，即可进行手术。术前尚需应用醋酸可的松 100mg 肌内注射，术中静脉滴注氢化可的松 100～300mg，术后递减，1 周后可停药。腺瘤效果较好，电解质紊乱可纠正，多尿、多饮症状消失，大部分患者血压可降至正常，高血压持续过久或合并有动脉硬化者则难以恢复正常，可加用卡托普利等进一步治疗。

指南建议，术后 3 个月复查氟氢可的松抑制试验，以确定原醛症是否治愈。

知识点41：原醛症的药物治疗 副高：熟练掌握 正高：熟练掌握

螺内酯为指南推荐的常用的醛固酮受体阻滞剂，如血钾水平较低，初始剂量可为200~300mg/d，分3~4次口服，待血钾恢复正常，血压下降后，可减至维持量60~120mg/d，长期服用或择期进行手术，术前至少应服用4~6周。依普利酮为高选择性醛固酮阻滞剂，指南推荐为螺内酯不能耐受时的选择用药。其他，如CCB、ACEI、ARB、钾制剂等可与螺内酯联合使用作为降压或补钾治疗，目前无循证医学证据表明它们有拮抗醛固酮的作用，同时使用时应定期检测血钾水平及肾功能，特别要警惕肾功能不全的患者发生高血钾。

知识点42：原醛症的预后 副高：熟练掌握 正高：熟练掌握

（1）手术切除肾上腺分泌醛固酮的腺瘤后，可很快纠正低钾血症，大多数患者术后病情可全部缓解达到治愈，但有较严重的心、脑、肾血管并发症的患者除外。

（2）病程长，且有较严重的并发症患者，手术后高血压及其他症状也可达到部分缓解，血钾可恢复正常。大多数患者手术后，可较快纠正电解质紊乱，肾素-血管紧张素-醛固酮系统约在6个月内恢复到正常。但高血压可能要持续一段时间，大部分患者血压在术后数月可下降至正常或接近正常，其余患者的血压也较术前有不同程度的下降，且服用一般降压药物的降压效果也较术前明显，也有少数患者的血压需要数年才能恢复正常。

（3）如果手术后血压无变化需寻找原因，是否遗留有高功能的肾上腺组织或由于长期高血压造成明显的肾脏、心血管损害所致。

（4）IHA及GSH患者，均需长期服用药物治疗以纠正高血压、低血钾，故需监测血压、血钾的变化，并注意药物的不良反应。

第三节 肾上腺皮质功能减退症

知识点1：肾上腺皮质功能减退症的概念 副高：熟练掌握 正高：熟练掌握

肾上腺皮质激素是维持生命的基本要素，在肾上腺皮质激素中最重要的是皮质醇、醛固酮和雄性皮质激素。当两侧肾上腺绝大部分被破坏，出现种种皮质激素不足的表现，称肾上腺皮质功能减退症（ACI）。

ACI多见于成年人，男性多于女性，自身免疫所致者，女性多于男性。临床表现以虚弱乏力、体重减轻、色素沉着、血压下降等为特征。

知识点2：ACI的分类 副高：熟练掌握 正高：熟练掌握

ACI分为原发性及继发性两类。原发性又称Addison病（艾迪生病），是由肾上腺本身的病变导致肾上腺糖皮质激素及盐皮质激素等分泌不足、血浆ACTH水平反馈性增高的一种内分泌疾病。继发性肾上腺皮质功能减退症是指垂体、下丘脑等病变引起ACTH、促肾上腺皮质释放激素（CRH）分泌不足，以致肾上腺皮质萎缩，皮质激素分泌相应降低。在继发性肾上腺皮质功能减退症，ACTH 缺乏时主要导致糖皮质激素缺乏，醛固酮分泌较少受到影响。

ACI 还可分为急性和慢性两种，急性肾上腺皮质功能减退症多继发于 Sheehan 病、垂体炎，或在原有慢性肾上腺皮质功能不全的基础上合并感染、应激、手术、创伤、重大精神因素等情况而诱发。慢性肾上腺皮质功能减退症多见于中年人，老年和幼年者较少见，自身免疫病因所致者以女性多见。

知识点 3：Addison 病的病因及相关特征　　副高：熟练掌握　正高：熟练掌握

任何原因导致肾上腺组织结构破坏、肾上腺皮质发育异常或肾上腺类固醇合成障碍均可引起原发性肾上腺皮质功能减退症，见下表。

原发性肾上腺皮质功能减退症的病因及相关特征

病因	相关特征
自身免疫性	
自身免疫性肾上腺疾病	多见于女性
自身免疫性多内分泌腺病综合征Ⅰ型	伴甲状旁腺功能减退症、黏膜皮肤念珠菌病、其他自身免疫性疾病，AIRE-1 基因突变
自身免疫性多内分泌腺病综合征Ⅱ型	伴自身免疫性甲状腺疾病、自身免疫性糖尿病、其他自身免疫性疾病
感染性	
结核	肾上腺钙化，通常无结核活跃的临床表现
真菌	组织胞浆菌病、隐球菌病、球孢子菌病、常伴免疫功能缺陷
艾滋病	常伴巨细胞病毒肾上腺炎
基因缺陷	
肾上腺脑白质营养不良	神经功能缺损，老年痴呆症，睾丸衰竭。血浆长链脂肪酸水平升高。X-连锁隐性遗传，ABCD1 基因突变
先天性肾上腺增生症	外生殖器发育异常，可伴高血压，或失钠，常染色体隐性遗传，CYP21 基因缺陷是最常见类型
先天性肾上腺发育不全	促性腺激素缺乏性性腺功能低下，X-连锁隐性遗传，DAX-1 基因关键区域突变
家族性糖皮质激素缺乏症	糖皮质激素缺乏而盐皮质激素正常，Ⅰ型：高身材，MC2R 基因突变；Ⅱ型：正常身高，MRAP 基因突变
IMAGe 综合征	宫内发育迟缓，骨干骺端发育不良，生殖器异常，尚不知何种基因异常
3A 综合征（Allgrove 综合征）	贲门失弛缓症，干眼症，智力低下，耳聋，常染色体隐性遗传，AAAS 基因突变

续 表

病因	相关特征
Kearns-Sayre 综合征	眼肌麻痹，视网膜变性，肌肉无力，心肌病，乳酸性酸中毒，感觉性耳聋，线粒体 DNA 缺失
其他	
浸润性病变	恶性肿瘤转移，淋巴瘤，淀粉样变，血色病或结节病
出血	脑膜炎双球菌败血症，抗凝治疗
梗死	抗磷脂综合征
医源性	双侧肾上腺切除，使用某些药物，如酮康唑、依托咪酯、氨鲁米特、米托坦等

知识点4：继发性 ACI 的病理生理　　副高：熟练掌握　正高：熟练掌握

继发性肾上腺皮质功能减退症与原发性的病理生理改变有所不同。因为生理情况下醛固酮主要受肾素-血管紧张素的调节，在继发性肾上腺皮质功能减退症 ACTH 缺乏时主要导致糖皮质激素缺乏，醛固酮分泌较少受到影响。所以尽管继发性肾上腺皮质功能减退症皮质醇对儿茶酚胺“允许”作用缺失，使血压下降、血管加压素（AVP）分泌增多造成稀释性低钠血症，但水盐代谢紊乱和低血压比原发性轻，而同时存在的生长激素和甲状腺激素缺乏，使严重乏力和低血糖倾向更加明显。最重要的特点是由于 ACTH 和黑色素细胞刺激素（MSH）分泌不足，患者无皮肤黏膜色素沉着。

知识点5：原发性、继发性 ACI 共有的表现　　副高：熟练掌握　正高：熟练掌握

原发性和继发性 ACI 共有的表现：①乏力、虚弱和抑郁；②食欲不振和体重减轻；③头晕和直立性低血压；④恶心、呕吐和腹泻；⑤低钠血症；⑥轻度正细胞贫血、淋巴细胞和嗜酸性粒细胞增多。

原发性 ACI 特有的表现：皮肤黏膜色素沉着、高血钾、皮肤白斑以及其他自身免疫性疾病的表现。

继发性 ACI 特有的表现：无明显贫血，但肤色苍白、女性闭经、腋阴毛稀少，男性阳痿和睾丸小。同时出现其他垂体激素缺乏的表现，如继发性甲状腺功能减退、青春期延迟、尿崩症、视力视野改变等。

知识点6：Addison 病的临床表现——乏力　　副高：熟练掌握　正高：熟练掌握

乏力是 Addison 病的主要症状，早期可偶尔出现，逐渐加重，应激时更明显，乏力程度与病情轻重程度相平行，乏力表现为晨轻晚重，轻者可勉强坚持工作，重者需卧床休息。乏力主要是皮质醇和醛固酮减少造成蛋白质代谢紊乱、水盐代谢紊乱以及血糖降低、糖的利用不足等引起。

知识点 7：Addison 病的临床表现——色素沉着　　副高：熟练掌握　正高：熟练掌握

色素沉着是 Addison 病最具特征性的临床表现。几乎见于所有原发性 ACI 患者。棕褐色色素分布全身，尤以暴露处、摩擦处、乳晕、瘢痕等处明显，如颜面、手、掌纹、乳晕、甲床、足背、瘢痕和束腰带等部位；齿龈、舌表面和颊黏膜、阴道、外阴、肛门也常有明显的色素沉着。患者皮肤色素加深的原因是垂体 ACTH、黑素细胞刺激素（MSH）、促脂素（LPH）（三者皆来源一共同的前体）分泌增多所致。一些患者在色素沉着的皮肤间可出现白斑（白癜风），少数患者无皮肤色素加深。

知识点 8：Addison 病的胃肠道症状　　副高：熟练掌握　正高：熟练掌握

胃肠道症状是 Addison 病患者就诊的常见原因。轻症患者表现为厌食伴体重下降，重症患者恶心、呕吐、腹痛、腹泻。如果患者出现明显胃肠道症状，往往提示病情已属较晚期，患者近期如果出现频繁的呕吐伴腹痛常常是肾上腺危象的先兆，胃肠道放射学检查除胃排空减慢外，并无特征性改变。胃肠道症状产生的原因不明，部分症状可能是小肠黏膜酶的活力减低所致。

知识点 9：Addison 病低血压表现　　副高：熟练掌握　正高：熟练掌握

Addison 病低血压表现比较常见，由于皮质醇缺乏，对儿茶酚胺的升压反应减弱，患者缺钠、脱水、血容量降低，变换体位时常感头晕不适，心率减慢，心音低钝。初期往往表现为直立性低血压，严重病例，如急性危象可出现卧位低血压甚至休克。高血压患者可表现为血压正常。

知识点 10：Addison 病低血糖表现　　副高：熟练掌握　正高：熟练掌握

Addison 病低血糖表现多见于婴幼儿患者，成人患者在合并感染、发热、或饮酒后可出现低血糖症。患者症状不明显，仅有饥饿感、头痛、软弱、不安。严重者可出现震颤、视物模糊、复视、精神失常，甚至抽搐、昏迷。本病对胰岛素特别敏感，即使注射很小剂量也可以引起严重的低血糖反应。如果伴发 1 型糖尿病，因缺乏糖皮质激素等升糖激素，故对胰岛素的敏感性增加，低血糖风险增加。

知识点 11：Addison 病的消瘦临床表现　　副高：熟练掌握　正高：熟练掌握

由于食欲差，胃肠功能紊乱，肌肉和脂肪组织的消耗和失水，Addison 病患者几乎均有体重减轻，迅速而进行性体重减轻往往预示危象可能。

知识点12：Addison病精神异常表现　　副高：熟练掌握　正高：熟练掌握

重症患者或长期未得到治疗的患者可出现精神异常的表现：①记忆力下降，甚至神志模糊、精神错乱、昏迷；②20%~40%患者有抑郁障碍，表现为淡漠、思维迟钝、缺乏活力等；③20%~40%患者有精神病症状，表现为社会退缩、易激惹、违拗、判断力差、躁动、幻觉、妄想等。

知识点13：Addison病性功能改变的表现　　副高：熟练掌握　正高：熟练掌握

女性约50%的雄性激素来源于肾上腺，故女性患者因雄性激素不足出现阴毛及腋毛脱落，性欲下降。约1/4患者因营养不良或合并其他自身免疫性疾病等原因出现闭经。男性仅10%的雄性激素来源于肾上腺，故男性患者临床上一般无性激素低下的表现。

知识点14：Addison病的其他临床表现　　副高：熟练掌握　正高：熟练掌握

一些患者可出现弥漫性肌痛或关节痛、脾大及淋巴组织增生、嗜酸性粒细胞增多、高钙血症等。如果其病因系结核且病灶活跃或伴有其他脏器活动性结核，患者可有低热、盗汗等症状，体质虚弱，消瘦更严重；如伴有其他自身免疫性疾病，则还有相应疾病的临床表现。

知识点15：继发性ACI的临床表现　　副高：熟练掌握　正高：熟练掌握

继发性ACI的临床表现与Addison病相类似，但有两点不同：

（1）肤色苍白，无色素沉着，是鉴别原发性肾上腺皮质功能减退的要点之一。原因系ACTH和其他POMC多肽（如β-LPH）水平降低，即缺乏黑色素细胞刺激素。

（2）单纯性ACTH缺乏，主要表现为糖皮质激素生成障碍，而盐皮质激素分泌基本正常。因此，临床主要为糖皮质激素缺乏的表现，如软弱无力、易疲劳、淡漠、食欲不振等，而无低血压、脱水、电解质紊乱等盐皮质激素缺乏的表现。

（3）有的患者是以低血糖为突出表现。

（4）有些患者还有下丘脑、垂体肿瘤和其他病变的局部和全身表现。患者可表现甲状腺和性腺功能的减退，怕冷、便秘、闭经、腋阴毛稀少、性欲下降、阳痿和小睾丸。在青少年患者常表现生长延缓和青春期延迟。下丘脑或垂体占位可表现头痛、尿崩症、视力下降和视野缺陷。注意询问有无长期服用肾上腺皮质激素史等其他证据。

知识点16：肾上腺危象的临床表现　　副高：熟练掌握　正高：熟练掌握

急性肾上腺皮质功能减退或Addison危象是一种临床急症，主要表现：

（1）肾上腺危象的突出表现是低血容量性休克，并伴随其他一些非特异性症状，如极度厌食、恶心、呕吐、腹痛、极度虚弱乏力、发热、神志模糊或昏迷。

（2）既往已存在慢性原发性肾上腺皮质功能低下的患者危象发生时皮肤色素明显加深，常伴腹痛、体温升高，易误诊为急腹症。

（3）因双侧肾上腺出血或梗死而发生肾上腺危象的临床表现：低血容量性休克、腹部及腰背部疼痛（少数患者甚至有腹肌紧张及反跳痛）、发热、厌食、恶心、呕吐以及神经精神症状（如神志模糊、定向力障碍等）。因起病较急，患者多无皮肤色素加深症状。鉴于上述症状缺乏特异性，因此，对高危患者（脑膜炎双球菌败血症、正在使用抗凝治疗者、凝血功能障碍者、腰背部手术或创伤者）如果有出血征象并伴发上述症状时，需警惕肾上腺危象的可能性。

知识点17：应警惕肾上腺皮质危象的临床和实验室检查表现

副高：熟练掌握　正高：熟练掌握

具有以下临床和实验室检查表现时应警惕肾上腺皮质危象：

（1）与当前疾病的严重程度难以匹配的脱水、低血压或休克。

（2）体重下降和厌食的基础上出现恶心、呕吐、腹痛或急腹症。

（3）难以解释的低血糖。

（4）难以解释的发热。

（5）难以解释的低钠血症、高钾血症、氮质血症、高钙血症或嗜酸性粒细胞增多。

（6）色素过度沉着或白癜风。

（7）其他自身免疫性内分泌腺功能减退，如甲状腺功能减退或性腺功能减退。

知识点18：ACI的激素水平测定

副高：熟练掌握　正高：熟练掌握

（1）血清皮质醇：一般于早晨8时和下午4时采血测定，必要时午夜加测1次。正常人的血皮质醇上午最高，午夜最低，男女无显著性差异。ACI皮质醇水平多明显降低，而且昼夜节律消失。一般认为，血皮质醇基础值≤3μg/dl可诊断为肾上腺皮质功能减退症；≥20μg/dl可排除本症。但对于急性危重患者，基础血皮质醇在正常范围尚不能排除肾上腺皮质功能减退。

（2）24小时尿游离皮质醇：常低于正常。

（3）血浆ACTH基础值测定：Addison病患者血浆ACTH明显增高，多超过55pmol/L（250pg/ml），常介于88～440pmol/L（200～400pg/ml）之间。而继发性ACI患者血浆ACTH浓度较低。ACTH正常可排除Addison病，但不能排除轻度的继发性ACI。

（4）血或尿醛固酮：血或尿醛固酮水平依据肾上腺皮质病变破坏的部位及范围而异，如果肾上腺皮质球状带破坏严重，则其含量可低于正常，如仅以束状带破坏为主者，检测结果可正常或接近正常。在Addison病血或尿醛固酮水平一般为低值或正常低限，而血浆肾素活性（PRA）或浓度则升高。继发性肾上腺皮质功能减退则血或尿醛固酮水平正常。

（5）尿17-羟皮质类固醇（17-OHCS）和17-酮皮质类固醇（17KS）：排出量低于正常，其减低程度与肾上腺皮质功能呈平行关系。

知识点19：ACI的快速$ACTH_4$兴奋试验 副高：熟练掌握 正高：熟练掌握

清晨空腹采血测定基础状态下的血皮质醇后，立即静脉注射人工合成的ACTH 25U（250μg），注射后30分钟和60分钟分别采血测定皮质醇水平。正常人注射ACTH后30～60分钟血皮质醇水平>500nmol/L，几乎全部原发性肾上腺皮质功能减退症以及大部分继发性肾上腺皮质功能减退症患者ACTH刺激后血皮质醇水平<500nmol/L。

知识点20：ACI的延长ACTH兴奋试验 副高：熟练掌握 正高：熟练掌握

对已诊断为肾上腺皮质功能减退症患者，如果ACTH水平正常可行连续2天8小时ACTH刺激试验，以鉴别系原发性还是继发性（或三发性）ACI。

具体方法：清晨8时采血测定血皮质醇后，将ACTH 25U（250μg）溶于500ml生理盐水中静脉滴注8小时，共2天，在第2天静脉滴注结束后再次采血测定血皮质醇。如果经2天ACTH刺激后血皮质醇水平>690nmol/L，提示多系继发性或三发性肾上腺皮质功能减退，反之则为原发性。

知识点21：ACI的胰岛素低血糖试验 副高：熟练掌握 正高：熟练掌握

胰岛素低血糖试验主要用于垂体功能的评价，也可了解ACTH的储备功能。

试验方法：上午10时，静脉注射常规胰岛素0.1U/kg后；分别于0、15、30、45、60、90和120分钟时抽取血标本，同时测定ACTH和皮质醇。正常人血糖降低时（2.8mmol/L）刺激皮质醇分泌，正常反应为兴奋后血皮质醇≥20μg/dl（550nmol/L）。

本试验不做常规使用，因存在较高风险，并且不能用于缺血性心脏病（实验前通常检查ECG）、癫痫或严重的垂体功能减退患者。

知识点22：ACI的甲吡酮试验 副高：熟练掌握 正高：熟练掌握

甲吡酮试验用于某些疑难的病例。

试验方法：上午8时测定血皮质醇和ACTH，当日午夜口服美替拉酮（甲吡酮）30mg/kg，次日上午8时测定血皮质醇和ACTH。以明确肾上腺皮质激素合成是否被抑制。正常反应为兴奋后（服药后）血皮质醇上升≥7μg/dl，一般ACTH>150pg/ml，而继发性ACI血皮质醇和ACTH不上升。

知识点 23：ACI 的 CRH 兴奋试验　　副高：熟练掌握　正高：熟练掌握

CRF 刺激试验用于诊断 ACI 是原发性还是继发性。原发性 ACI 患者 ACTH 水平很高，CRF 刺激后还会进一步增高。相反，继发性 ACI 患者（垂体疾病）ACTH 水平很低，不会对 CRF 有反应。下丘脑疾病的患者在 CRF 刺激后 ACTH 水平会稳步增高。静脉注射 1U/kg 或 100μgCRH 后，分别于 0、15、30、45、60、90 和 120 分钟抽取血标本，同时测定 ACTH 和皮质醇。正常反应为刺激后 ACTH 和皮质醇峰值≥原基础值 100%，继发性 ACI 患者刺激后 ACTH 和皮质醇上升不明显或上升不足。

知识点 24：ACI 的血电解质改变　　副高：熟练掌握　正高：熟练掌握

ACI 患者多有电解质紊乱表现，一般以低血钠和高血钾为主，血清 Na^+/K^+ 比值下降（<30）。发生危象时可出现明显电解质紊乱，为醛固酮缺乏所致。由于血管加压素升高引起自由水清除障碍造成低血钠，少数患者可有轻度或中度高血钙（糖皮质激素有促进肾、肠排钙作用），如有低血钙和低血磷则提示合并甲状旁腺功能减退症。因脱水、心排量减少可致肾前性氮质血症，BUN 增高，可造成轻度高氯性酸中毒。

知识点 25：ACI 的糖代谢改变　　副高：熟练掌握　正高：熟练掌握

Addison 病患者空腹血糖多正常，但口服葡萄糖耐量试验多呈低平曲线。部分患者服糖后或饭后 3 小时血糖低于正常。继发性肾上腺皮质功能减退患者，空腹血糖偏低的多见。

知识点 26：ACI 的血细胞分析　　副高：熟练掌握　正高：熟练掌握

ACI 患者常有轻度至中度的嗜酸性粒细胞减少，淋巴细胞相对增多及轻度正细胞正色素性贫血。部分患者还有缺铁性贫血。

知识点 27：ACI 的肾上腺自身抗体测定　　副高：熟练掌握　正高：熟练掌握

采用放射标记的重组人 21-羟化酶简单结合分析法测定肾上腺自身抗体其敏感性和特异性均较高。

知识点 28：ACI 的心电图检查　　副高：熟练掌握　正高：熟练掌握

心电图异常往往有 3 种情况，与缺乏糖皮质激素有关的主要表现为 T 波低平或倒置，Q-T 间期延长，QRS 低电压。还可出现高血钾的心电图改变，如 T 波高尖。

知识点 29：ACI 的病因检查　　副高：熟练掌握　正高：熟练掌握

(1) 结核性者在肾上腺区 X 线片中可看到肾上腺内的钙化灶或者有其他组织和器官的结核病灶。如果怀疑结核病灶，应进行 X 线胸片检查、结核菌素试验和晨尿培养结核分枝杆菌检查。

(2) CT 扫描可能显示肾上腺肥大或钙化，提示结核、其他感染、出血或恶性疾病的诊断。

(3) 自身免疫性肾上腺皮质破坏的患者血清中可能测到肾上腺皮质抗体，患者经常伴有其他自身免疫性疾病及内分泌腺功能低下。

(4) CT 引导下肾上腺活检术在怀疑肾上腺恶性疾病的患者中有助于明确诊断。转移性肾上腺癌肿患者，可能发现原发性癌灶。

知识点 30：ACI 的临床诊断　　副高：熟练掌握　正高：熟练掌握

以下情况应考虑 Addison 病的可能：①临床出现明显乏力且呈进行性加重；②伴有皮肤和黏膜广泛的色素沉着，尤其出现某些特征性部位色素沉着的典型表现；③伴随有低血压、消化系统等症状。如果几种表现同时存在，更应高度怀疑，并进一步给予实验室检查以明确诊断。

知识点 31：ACI 与黄褐斑的鉴别诊断　　副高：熟练掌握　正高：熟练掌握

黄褐斑较常见，多见于女性。患者面部呈对称性黄褐色或褐色斑，边界清楚或模糊，大小不一，不突出皮肤，多数分布于额部、两颊（可呈蝶形分布）、唇周、鼻背等处，日晒常可使之加重。有时乳晕及外生殖器色素也可加深。但黏膜无色素沉着。

知识点 32：ACI 与瑞尔黑变病的鉴别诊断　　副高：熟练掌握　正高：熟练掌握

瑞尔黑变病色素位于额、面、耳后及颈部，不累及口腔黏膜。呈褐色或黑褐色，越近面部中心色素越少，这是本病的特点之一。色素沉着有时也可见于两前臂、手背、腋窝、脐周等处。色素斑中心可有点状或网状色素脱失。

知识点 33：ACI 与焦煤黑变病的鉴别诊断　　副高：熟练掌握　正高：熟练掌握

焦煤黑变病一般见于焦油作业时间较长者。患者手背及前臂伸侧首先发生色素沉着，随后逐渐扩至上臂、颈部、躯干及全身，色素斑点呈黑褐色，大小不一，直径 3~5mm，在黑褐斑中常杂有散在分布的色素脱落及皮肤萎缩斑。

知识点 34：ACI 与血色病的鉴别诊断　　副高：熟练掌握　正高：熟练掌握

血色病是体内铁质代谢障碍所致，皮肤色素沉着为其主要特征之一。患者皮肤呈灰棕色或古铜色，初期常出现于颜面、颈部、前臂等暴露部位，腋窝、乳头、脐周、外生殖器等处色素较深，晚期可遍及全身，但黏膜多不受累。此外，尚可有肝大、糖尿病及性功能减退。皮肤活检，血清铁及含铁血黄素检查有助诊断。

知识点35：ACI与黑色素斑-胃肠息肉病的鉴别诊断

副高：熟练掌握　正高：熟练掌握

黑色素斑-胃肠息肉病特点是局限性黏膜、皮肤色素沉着和胃肠多发性息肉。色素沉着多分布于口周、上下唇与颊黏膜等处，为圆形、卵圆形或不规则的棕色至黑色斑点，直径为1~5mm或更大。同样的色素沉着也可发生于鼻腔或眼眶周围。胃肠道息肉可作胃镜和纤维结肠镜检查以助诊断。原发性与继发性（垂体性与下丘脑性）肾上腺皮质功能减退的鉴别，除截然不同的皮肤特征之外，主要依靠肾上腺皮质激素测定、兴奋试验和病因检查来确诊。慢性肾上腺皮质功能减退症较易识别，但是有些患者存在有限的贮备功能，外表健康，当受到应激时出现急性肾上腺皮质功能不足，休克和发热可以是唯一症状。诊断完全明确之前，治疗应立即开始。

知识点36：肾上腺皮质危象诊断

副高：熟练掌握　正高：熟练掌握

有下列情况的急症患者，应考虑肾上腺危象：

（1）所患疾病不太重，却有严重的循环系统改变，如脱水、休克、衰竭。

（2）不明原因的发热以及低血糖、难以解释的恶心、呕吐、腹泻，有时甚至腹痛。

（3）体检时发现色素沉着、白斑、体毛稀少。

（4）原有体质衰弱，慢性消耗现象者。

可以给予含糖盐水和糖皮质激素，待病情好转后再作检查。肾上腺出血的急诊患者通常表现为低血压、腹部、肋腹或下胸部疼痛、厌食以及呕吐。这种情况很难诊断，对有潜在出血的证据（血红蛋白快速下降）、进行性的高钾血症以及休克等表现时，临床医师应警惕肾上腺皮质功能衰竭的存在。

知识点37：ACI的治疗方法及一般治疗

副高：熟练掌握　正高：熟练掌握

ACI的治疗包括应激危象时的紧急治疗、激素的替代治疗以及病因治疗。Addison病患者应进食高碳水化合物、高蛋白、富含维生素易消化吸收的饮食。每日至少摄取食盐10g左右，若有腹泻、大汗等情况应适当增加。注意休息，避免过度劳累，预防感染或肾上腺危象的发生。糖皮质激素替代治疗以氢化可的松最符合生理要求。醋酸可的松、泼尼松需经肝脏转化后发挥作用。

知识点38：补充皮质激素治疗肾上腺皮质危象

副高：熟练掌握　正高：熟练掌握

急性肾上腺危象是危及生命的急症，不应等到确诊后才开始治疗。当临床高度怀疑急性肾上腺皮质危象时，在取血标本送检 ACTH 和皮质醇后应立即开始治疗。包括静脉给予大剂量糖皮质激素，纠正低血容量和电解质紊乱，全身支持疗法和去除诱因。

补充皮质激素方法：先静脉注射氢化可的松 100mg，然后氢化可的松 50~100mg 加入生理盐水或 5%葡萄糖盐水静脉滴注，每 6 小时 1 次，第一日总量为 300~400mg。多数患者病情 24 小时内得到控制。第 2、3 天可将氢化可的松减至 300mg，分次静滴。如病情好转，继续减至每日 200mg，继而 100mg。若有严重疾病同时存在仍应静脉点滴给药，直至病情稳定后逐渐减量。呕吐停止，可进食者，改为口服。开始口服氢化可的松片剂 20~40mg 或泼尼松 5~10mg，每日 3~4 次。病情稳定者在第 4~7 天后减至维持量。当氢化可的松用量在 50/24h 以下时需要盐皮质激素，可口服 9α-氟氢可的松 0. 05~0. 2mg/24h。不主张肌内注射醋酸可的松。

知识点 39：纠正脱水和电解质紊乱治疗肾上腺皮质危象

副高：熟练掌握　正高：熟练掌握

肾上腺危象时脱水一般很少超过总体液量的 10%，补液量应根据脱水程度、患者的年龄和心脏情况而定。第一天内静脉补充葡萄糖生理盐水 2000~3000ml。如有明显低血压可适当补充低分子右旋糖酐 500~1000ml，或辅用升压药。注意观察电解质和血气分析情况，高血钾可在利尿扩容后纠正。补液多者应注意防止发生低血钾，且同时注意预防和纠正低血糖。

知识点 40：肾上腺皮质危象的消除诱因和支持疗法

副高：熟练掌握　正高：熟练掌握

应积极控制感染及其他诱因。病情控制不满意者多半因为诱因未消除或伴有严重的脏器功能衰竭，或肾上腺皮质危象诊断不确切。应给予全身性的支持疗法。

知识点 41：慢性 ACI 的替代治疗原则　副高：熟练掌握　正高：熟练掌握

绝大多数患者必须终身进行皮质激素替代治疗。平日补充适当的生理需要量，当发生并发症或施行手术等应激状态时，必须增量 3~5 倍或更高剂量。替代治疗应遵循的原则：①长期坚持；②为达到缓解症状为目的，应尽量替代个体化合适的激素用量，避免过度增重以及骨质疏松等激素不良反应；③对原发性 ACI 患者必要时补充盐皮质激素；④应激时应增加激素剂量，有恶心、呕吐不能进食时应静脉给药。生理剂量替代治疗时，补充激素应模拟其昼夜分泌的生理规律。

知识点 42：氢化可的松或泼尼松口服替代治疗　副高：熟练掌握　正高：熟练掌握

常用量氢化可的松每日 20~30mg（可的松 25~37.5mg/d），早晨服全日量的 2/3，下午服 1/3。重者需和盐皮质激素合用，若补充适量食盐疗效更佳。

日常生理替代用泼尼松为 5~7.5mg/d，即上午 8 时前服 5mg，下午 3 时前服 2.5mg。儿童患者用量不足时易发生危象，用量过大则引起发育延迟。一般开始量为每日 $20mg/m^2$，并按疗效加以调整。

知识点 43：常用糖皮质激素的作用比较　　副高：熟练掌握　正高：熟练掌握

常用糖皮质激素的作用比较

	每片剂量相当药效（mg）	临床效果比值	正常人半衰期（h）	作用时间	给药次数（次/日）	理糖作用活性	潴钠作用活性	抑制 ACTH 时间（h）
氢化可的松	20	1.0	1.5	短效	2~4	1.0	++	24~36
可的松	25	0.8	0.5	短效	2~4	0.8	++	24~36
泼尼松	5	4.0	1.0	中效	3~4	4.0	+	24~36
泼尼松龙	5	4.0	3~4	中效	3~4	4.0	+	24~36
甲基泼尼松龙	4	5.0	3~3.5	中效	4	5.0	0	24~36
曲安西龙	4	5.0	3~5	中效	1~3	5.0	0	48
倍他米松	0.6	30.0	5.0	长效	3~4	25.0	0	>48
地塞米松	0.75	30~50	5.0	长效	2~4	30.0	0	>48

知识点 44：判断替代剂量治疗是否适当　　副高：熟练掌握　正高：熟练掌握

通常依靠患者的症状和体征来判断替代剂量治疗是否适当。过量时常表现为体重过度增加，剂量不足则表现乏力、皮肤色素沉着。血 ACTH 水平不能作为剂量合适的唯一指标，当与利福平和巴比妥类药物合用时，可出现氢化可的松不足的表现。正常血压、血钾和血浆肾素活性提示盐皮质激素替代适量。过量则引起高血压和低血钾，剂量不足则表现为倦怠、直立性低血压、低血钠、高血钾。

知识点 45：Addison 病合并其他情况时糖皮质激素替代剂量的调整　　副高：熟练掌握　正高：熟练掌握

Addison 病患者伴有其他情况时需及时调整替代药物的剂量，见下表。

Addison 病合并其他情况时糖皮质激素替代剂量的调整

合并的情况	糖皮质激素剂量调整
伴发其他疾病	
轻度的发热性疾病（如上呼吸道感染）	基础剂量加倍，2~3 天后减量至基础剂量
持续性呕吐和（或）腹泻（如急性胃肠炎）	立即入院，静脉输注氢化可的松
严重疾病（如败血症、心肌梗死、胰腺炎、重度创伤）	氢化可的松持续静脉滴注 150mg/24h，或 50mg 静脉推注，q8h
手术	
小手术或侵入性检查（如拔牙、胃镜检查、肠镜检查）	当日基础剂量加倍
大手术（如开腹手术、心胸外科手术）	氢化可的松 150mg/24h 持续静脉滴注，或 50mg 静脉推注，q8h，2~3 天后减量至基础剂量
妊娠	一般无需调整剂量，分娩时基础剂量加倍

知识点 46：盐皮质激素的替代治疗　　副高：熟练掌握　正高：熟练掌握

若已服适量糖皮质激素并充分摄取食盐，患者还不能获得满意疗效，仍有头晕、乏力、血压偏低等症状，则需加用盐皮质激素。常用方法：

（1）9α-氟氢可的松：每天上午 8 时口服 0.05~0.15mg。

（2）醋酸去氧皮质酮（DOCA）油剂：每日 1~2mg 或隔日 2.5~5.0mg 肌内注射，适用于不能口服的患者，根据疗效调整剂量。

（3）去氧皮质酮缓释锭剂：埋藏于腹壁皮下，潴钠作用持续 8 个月至 1 年。

（4）去氧皮质酮三甲基酸：每次 25~50mg 肌内注射，潴钠作用持续 3~4 周。

（5）中药甘草流浸膏：每日 20~40ml，稀释后口服，无上述药物或病情较轻者可试用以此替代。

若盐皮质激素过量，患者可出现水肿、高血压，甚至发生心力衰竭。故肾炎、高血压、肝硬化和性功能不全者慎用。继发性肾上腺皮质功能不全者一般不需要盐皮质激素替代。

知识点 47：雄激素的替代治疗　　副高：熟练掌握　正高：熟练掌握

雄激素有蛋白质同化作用，可改善周身倦怠、食欲不振和体重减轻等症状。目前临床常用：

（1）苯丙酸诺龙：10~25mg，每周 2~3 次，肌内注射。

（2）甲睾酮：5.0mg，每日 2~3 次，舌下含服。

孕妇、充血性心力衰竭患者慎用。

知识点 48：外科手术时的皮质激素治疗　　副高：熟练掌握　正高：熟练掌握

Addison 病患者须外科手术时应检查评估肾上腺皮质功能，并根据手术大小给予不同处理。局麻下的小手术无须调整皮质激素的用量。大手术时可于手术麻醉前静脉注射 100mg 氢化可的松，8 小时后再给同样剂量，手术第一天一般需 200~300mg，次日剂量减半，第 3 日剂量再减半，逐渐恢复口服用药。

知识点 49：ACI 的病因治疗　　副高：熟练掌握　正高：熟练掌握

明确了 ACI 的病因，则应该进行病因治疗。

（1）因肾上腺结核所致的 Addison 病需要抗结核治疗。肾上腺结核可以是陈旧的，也可以是活动的，而且一般都伴有其他部位的结核病灶。特别是在皮质激素治疗后可能使旧结核病灶活动或使活动结核扩散。故在 Addison 病伴有结核，尽管无活动结核证据，也主张抗结核治疗半年。

（2）自身免疫性肾上腺炎引起的 Addison 病如合并其他内分泌腺体或脏器受累，应予以相应的治疗。

（3）继发性 ACI 常同时伴有其他腺垂体功能减退，如性功能和甲状腺功能减退，应予以相应的治疗。

（4）为避免甲状腺素加重皮质醇缺乏而诱发肾上腺危象，甲状腺素的替代治疗应至少在糖皮质激素治疗 1~2 周后开始。

第四节　先天性肾上腺皮质增生症

知识点 1：先天性肾上腺皮质增生症的概述　　副高：熟练掌握　正高：熟练掌握

先天性肾上腺皮质增生症（CAH）是一组常染色体隐性遗传性疾病，是肾上腺糖皮质激素合成障碍所致。其主要病变是在肾上腺皮质激素生物合成过程中，由于某种必需酶的缺乏，导致正常的类固醇激素，主要是皮质醇的合成不足，并继发垂体促肾上腺皮质激素（ACTH）代偿性分泌增多，造成肾上腺皮质增生，合成过多的雄激素和盐皮质激素。临床上出现不同程度的肾上腺皮质功能减退及性分化发育异常，表现为女性出现男性化，男性则表现为性早熟，或因酶的缺陷同时影响雄激素和雌激素的合成，以致性不发育。

知识点 2：CAH 不同类型酶缺乏的病理生理特征

副高：熟练掌握　正高：熟练掌握

CAH 不同类型酶缺乏的病理生理特征

特征	21 羟化酶缺乏	11β 羟化酶缺乏	17α 羟化酶缺乏	3β 类固醇脱氢酶缺乏	类脂组织增生	醛固酮合成障碍
受损基因	CYP21	CYP11B1	CYP17	HSD3B2	StAR	CYP11B2
染色体位点	6p21. 3	8q24. 3	10q24. 3	1p13. 1	8p11. 2	8q24. 3
生殖器模糊	+（女性）	+（女性）	+（男性） 无青春期发育（女性）	+（男性） 女性轻度	+（男性） 无青春期发育（女性）	无
急性肾上腺功能不全	+	罕见	无	+	++	仅见于失盐型
发病率	1∶15000	1∶100000	罕见	罕见	罕见	罕见
糖皮质激素	降低	降低	降低	皮质酮正常	降低	正常
盐皮质激素	降低	升高	降低	升高	降低	降低
雄性激素	升高	升高	降低	降低（男性） 升高（女性）	降低	正常
升高的代谢产物	17 羟孕酮	去氧皮质酮 11-去氧皮质醇	皮质酮 去氧皮质酮	脱氢表雄酮 17-羟孕烯醇酮	无	18-羟皮质酮
血压、盐平衡	降低	升高	升高	升高	降低	降低
血钾	升高	降低	降低	降低	升高	升高

知识点 3：21-羟化酶缺陷症概述　　副高：熟练掌握　正高：熟练掌握

21-羟化酶缺陷症（21-OHD）是 CAH 中最常见的类型，约占 95%，在人群中的患病率约为 1∶1 万，男女相等，近亲婚配所生子女患病率增高。由于 21-羟化酶缺乏，使糖皮质激素及盐皮质激素合成均受阻，而合成代谢停留在黄体酮和 17-羟孕酮水平，当糖皮质激素减少反馈抑制减弱时，垂体 ACTH 分泌增多，在 ACTH 的作用下黄体酮及 17-羟黄体酮转化为大量的雄烯二酮与睾酮。根据缺乏程度及轻重程度临床可分为经典型和非经典型，其中经典型又包括单纯男性化型和失盐型。按照病情的严重程度依次递减分别为失盐型、单纯男性化型和非经典型。

知识点 4：21-OHD 单纯男性化型　　副高：熟练掌握　正高：熟练掌握

见于 21-羟化酶不完全缺乏。

如为女性患儿，常有如下表现：

（1）女性假两性畸形，有女性的内生殖腺而外生殖器类似男性，如女性胎儿在 5 个月前发病至出生时外生殖器异常明显，阴蒂增大似男性阴茎，阴道与尿道相通，呈尿道阴道瘘，易被误诊为尿道下裂、隐睾症。

（2）1~2 岁后生长明显加速，身长、体重均超过同龄婴儿，肌肉发达，音调低沉，出现痤疮，阴毛、腋毛生长，行为、举止似男童。

（3）至发育年龄不出现女性青春期变化，如无月经、乳房发育不良等。

如为男性患儿，常有表现：胎儿期发病者出生时阴茎明显增大，1~2 岁后外生殖器过度发育，可达成人大小，阴茎易勃起，阴毛生长等，但睾丸相对较小、无精液（由于雄激素增多抑制垂体促性腺激素分泌），肌肉发达如成年男性，呈性早熟表现。

不论男女，患者骨骺融合均较早，青春期前虽一度快速生长，但最终身材均矮于常人。成年期起病者主要表现为女性男性化（男性女性化极罕见），女性患者多表现为性变态、性心理及性生理转变为男性，对男性不感兴趣，性器官萎缩，月经减少或闭经，肌肉逐渐发达，出现喉结，音调低沉，体毛增多，皮肤粗糙伴色素加深，甚至长胡须、阴蒂肥大等。实验室检查可表现 ACTH、17-羟孕酮、睾酮、雄烯二酮、尿 17-KS 等增多。

知识点 5：21-OHD 失盐型　　副高：熟练掌握　正高：熟练掌握

是临床表现最重的一型。75%的患者除了出生后表现为皮质醇缺乏症候群、女性新生儿的外生殖器男性化以外，还伴有失盐症候群。新生儿可在出生后 1 周内表现为肾上腺危象，拒食、昏睡、呕吐、腹泻、脱水、低血压、体重锐减等，可有高尿钠、低血钠、高血钾和代谢性酸中毒等临床表现，严重时可出现低血糖和低血容量性休克，亦称作失盐危象，多于出生后 2 周内出现。另一方面，醛固酮（ALD）缺乏可随年龄的增长而逐渐好转，肾保钠能力增强，血钠逐渐升高，但仍低于正常。这提示临床医生应该对男性婴儿的诊断提高警惕，但往往这类患者被延误诊断，是新生儿死亡的重要原因之一。失盐主要是由于醛固酮分泌减少，其潴钠作用减弱。此外，21 羟化酶缺陷所致的大量分泌的具有对抗盐皮质激素作用的皮质醇前体物质和 17α-OHP 也是发生失盐的原因之一。

知识点 6：21-OHD 非经典型　　副高：熟练掌握　正高：熟练掌握

因此型临床症状轻微，易于漏诊或误诊。因非经典型 21-OHD 其 21-羟化酶的活性下降仅 20%~50%，对皮质激素合成的影响不大，醛固酮和皮质醇可以满足生理需要，故其患者的血皮质醇和醛固酮常维持在正常水平。多在幼儿期以后甚至成年期发病，主要表现为雄性激素过多的临床征象，患者出生时外生殖器可正常，学龄期儿童出现青春期提前，骨龄大于实际年龄。青少年期或成年期起病者女性出现多毛、痤疮、月经紊乱、不孕等，一些患者可无任何症状。男性患者症状较轻或无症状，可出现青春期发育提前、阴毛早现、痤疮、生长轻度加速，但成年后身材变矮。

知识点 7：21-OHD 筛查及诊断　　副高：熟练掌握　正高：熟练掌握

临床新生儿出现失盐表现（如脱水、休克等）、外生殖器难以辨别性别、女性新生儿有假两性畸形、“男性”患儿有双侧隐睾，儿童期生长加速并有女性男性化或男性假性性早熟表现，以及青春期或成年女性出现男性化、多毛、痤疮、月经不规律、不育等症状时，均需考虑 21-OHD 的可能，并做进一步检查以明确诊断。

（1）血 17-羟孕酮（17-OHP）：是筛查、诊断 21-OHD 及评价疗效的重要指标。应抽取清晨（上午 8 点以前）的血标本。经典型 21-OHD 患者血 17-OHP 明显升高（>242nmol/L），伴失盐的患者升高更显著。11β-羟化酶缺陷症和 P450 氧化还原酶缺陷症患者 17-羟孕酮水平也升高。

（2）促肾上腺皮质激素（ACTH）兴奋试验：是目前公认诊断 21-OHD 的金标准，刺激后血 17-OHP 水平与疾病严重程度有关，以失盐型最高（>3000nmol/L），其次是单纯男性型（300~1000nmol/L），非经典型最低（50~300nmol/L）。11β-羟化酶缺陷症患者 ACTH 兴奋试验也能升高 17-OHP 水平。血中其他激素，如黄体酮（P）、雄烯二酮（AD）和睾酮（T）等也常升高。为了与其他羟化酶缺乏症相鉴别，有必要在刺激试验后测定皮质醇、去氧皮质酮、11-脱氧皮质醇、17-羟孕烯醇酮、去氢表雄酮（DHEA）和雄烯二酮。

（3）基因诊断：有助于疾病的确诊。仅在患者进行了 ACTH 兴奋试验或需要遗传咨询时才考虑进行基因分型，对 CYP21B 基因进行测试。但基因分型并不能完全确定其蛋白表达最终导致失盐型还是单纯男性化或者非经典型的临床表现。

知识点 8：21-OHD 的特殊检查　　副高：熟练掌握　正高：熟练掌握

肾上腺影像学检查在诊断中占有很重要的地位，包括 B 超、CT、MRI 和 ^{131}I 标记胆固醇肾上腺皮质扫描检查，以鉴别肾上腺增生与肿瘤。

（1）B 超检查：对肾上腺肿瘤有定位诊断价值，未发现结节也不能排除肾上腺病变。CAH 患者 B 超一般不能检测到双侧肾上腺增生，若发现双侧肾上腺回声增强、增宽，则应进一步行 CT、MRI 检查。

（2）CT 和 MRI 检查：CAH 患者表现为双侧肾上腺普遍增大，边缘略呈结节状，但仍保持其大体形态，结构正常。

（3）^{131}I 标记胆固醇肾上腺皮质扫描：CAH 患者 ACTH 代偿性分泌增加，肾上腺皮质细胞摄取血液中的胆固醇增加。CAH 双侧肾上腺皮质增生，^{131}I 标记胆固醇可浓集于双侧肾上腺皮质区，核素扫描呈双侧肾上腺影像对称增强，但不可用于判断肾上腺皮质功能高低。扫描检查如果 ^{131}I 标记胆固醇浓集于一侧肾上腺皮质区提示为肾上腺皮质肿瘤，而且有功能；如果 CT 或 MRI 确定一侧肾上腺有肿瘤，而 ^{131}I 标记胆固醇扫描不摄取胆固醇，则多为无功能的肿瘤或转移癌。

知识点 9：21-OHD 的鉴别诊断　　副高：熟练掌握　正高：熟练掌握

21-OHD 与 CAH 中其他雄激素分泌增加类型，如 11β-羟化酶缺陷症的鉴别，见下表。

CAH 各类型的临床表现鉴别

	失盐症候群	高血压	女性男性化（雄激素过多症候群）	男性女性化
CYP21 缺陷症	3/4 典型者有，1/4 无，轻度者无	无	几乎所有典型女性患者出生时即有，生长加速，青春期提前，多毛；轻型者无月经紊乱	无
3β-HSD 缺陷症	部分典型者有	无	女性出生时较轻或无，青春期提前；生长加速，多毛；非失盐型典型者有月经紊乱	典型男性（46XY）
CYP11B 缺陷症	几乎无	几乎所有典型者有，某些典型者或轻度者无	所有典型女性出生时即有；青春期提前，多毛；轻型者有月经紊乱	无
CYP17 缺陷症	无	无	无	男性（46XY）
StAR 缺陷症	均有	无	无	男性（46XY）

（1）男性患儿，21-OHD 还需与真性性早熟及睾丸间质细胞肿瘤相鉴别。在真性性早熟的患儿，可发现睾丸有发育，血睾酮水平增高，但一般不超过正常成年男性水平，FSH 和 LH 升高，而 17-OHP 不增多。如果系肿瘤所致的真性性早熟，影像学检查也可发现。至于睾丸间质细胞肿瘤，临床上也有雄激素过多的症状，但睾丸肿瘤容易被触及，加上影像学检查，鉴别诊断应不困难。

（2）女性患者，21-OHD 需与雄激素分泌增加的其他疾病相鉴别，如肾上腺或卵巢分泌雄激素的肿瘤等，这些疾病在 CT 或 MRI 等影像学检查中可见占位性病变。此外，还需与女性真两性畸形和男性假两性畸形有尿道下裂和隐睾者相鉴别，染色体检查和激素检查（如 17-OHP 测定）可帮助进行鉴别。失盐型患者还应该与其他各种原因引起的潴钠激素缺乏性疾病相鉴别。

知识点 10：21-OHD 的治疗目标　　副高：熟练掌握　正高：熟练掌握

由于 21-OHD 患者的年龄不同，治疗目标也不同。

（1）儿童期患者的治疗目标：通过糖皮质激素和盐皮质激素的替代治疗，预防失盐危象，抑制肾上腺雄激素的分泌从而获得正常的生长和骨骼的成熟。如替代治疗过度，糖皮质激素会抑制生长；替代治疗不充足将导致骨骺早闭合所致的开始时线性生长加速但终身高不足。通过生长速度、骨龄以及血尿生化指标（如 17-OHP、DHEA 等）可进行治疗过程的监测。

（2）儿童后期和成年期患者的治疗目标：适当的替代治疗。过度替代治疗可导致肥胖和青春期延迟，而不充足的替代治疗将导致性早熟。因此，必须特别注意青少年患者服药的顺应性问题。

知识点11：21-OHD的糖皮质激素替代治疗　　副高：熟练掌握　正高：熟练掌握

目前，糖皮质激素已经成为各种类型CAH的主要治疗手段。糖皮质激素的剂量因人而异，其治疗目的是用最小剂量的外源性糖皮质激素抑制垂体ACTH的分泌，同时抑制由于21-羟化酶缺乏导致雄激素的过度产生。但是糖皮质激素治疗有时很难同时纠正皮质醇不足和高雄激素血症。若糖皮质激素剂量不足，则有发生肾上腺危象的风险；且肾上腺来源雄激素分泌持续增加，女性男性化表现进行性加重，骨骼生长加速，骨骼早闭，最终导致身材矮小。而过度治疗，同样可抑制生长，引起医源性Cushing综合征。

对于所有类型的CAH，临床上以选用氢化可的松口服最佳。剂量存在个体化差异，维持量一般为氢化可的松20~40mg/d，分2次口服。醋酸可的松与氢化可的松类似。如果常用剂量的氢化可的松疗效不佳，可每日用醋酸可的松20~30mg/m^2，也可选用泼尼松或地塞米松（DXM）等合成的糖皮质激素类似物，但在生长活跃的儿童中不宜应用。在应激情况下，可酌情将糖皮质激素增加至维持量的2~3倍，几天后减至维持量；严重应激，如外科手术，可于第一个24小时内将糖皮质激素加至维持量的5~10倍。

知识点12：21-OHD的盐皮质激素替代治疗　　副高：熟练掌握　正高：熟练掌握

对于失盐型CYP21缺陷症患者，除糖皮质激素外，还需要适当补充盐皮质激素进行替代治疗，同时要每日增加食盐的摄入量。

婴幼儿可口服食盐1~2g/d，比较常用的盐皮质激素为9α-氟氢可的松（9α-FF），其常用替代剂量为0.05~0.15mg/d，可不考虑患者的体重和年龄。因婴幼儿对盐皮质激素相对不敏感，其需要量甚至超过成人（替代剂量可为0.15~0.30mg/d）。严重失盐者可每日静脉输入氢化可的松（100mg/m^2）和生理盐水来进行盐皮质激素替代治疗，或肌内注射醋酸去氧皮质酮（DOCA）。单纯男性化型21-OHD患者在婴幼儿期及儿童期也应给予盐皮质激素，抑制PRA。绝大多数失盐型CAH患者在成年后可以停止盐皮质激素替代治疗和补盐。

知识点13：21-OHD疗效评估及剂量调整　　副高：熟练掌握　正高：熟练掌握

可将17-羟孕酮、雄烯二酮和睾酮作为糖皮质激素剂量是否足够的监测指标；通常每6~12个月监测1次。若17-羟孕酮等皮质激素水平在正常范围内，则预示糖皮质激素剂量过大；适量的糖皮质激素治疗后17-羟孕酮水平轻度升高。

血压、血浆肾素活性和血醛固酮浓度/血浆肾素活性比值（ARR）可用于监测盐皮质激素替代剂量是否足够。如果患者持续存在低血压、低钠血症、高钾血症以及高肾素活性，则表明剂量不足。

21-OHD的疗效评估并非仅仅基于17-羟孕酮浓度等实验室指标，必须结合患者临床特征。如患者身高增加明显、出现明显男性化体征，则提示糖皮质激素治疗剂量不足。因此，应记录患儿生长速率，每2年测定1次骨龄。

知识点 14：非经典型 21-OHD 的治疗原则　　副高：熟练掌握　正高：熟练掌握

非经典型 21-OHD 的儿童和成人的治疗方案不同。治疗原则：

（1）儿童：①无症状者不需治疗；②出现青春期提前、骨龄超前影响身高、严重痤疮或者其他明显男性化表现者，可考虑治疗；③药物最好选择可的松或者氢化可的松；④经过治疗，症状缓解，治疗即应停止；⑤通常青春期女性月经不规则或者有痤疮，糖皮质激素治疗 3 个月，即可缓解；而对于多毛，单用糖皮质激素疗效欠佳，通常需要加用口服避孕药或者抗雄激素药物。

（2）青春期或者成年女性：①患者如有多毛或痤疮等，可行抗雄激素治疗，如乙酰环丙孕酮（达因 35），或选择口服避孕药治疗。从长期治疗的角度看，抗雄性激素治疗的不良反应低于糖皮质激素；②对月经稀少并且无生育要求的女性，可使用口服避孕药以保持月经规律；③对有生育要求者可首选地塞米松治疗，可帮助恢复排卵，必要时可加用克罗米芬辅助排卵。

（3）男性：①一般无需治疗；②如果男性出现睾丸包块或因精子数量不足而不育时，可试用地塞米松，但疗效不肯定。地塞米松的剂量一般为 0.25～0.75mg/d，可根据患者个体情况选择能控制症状的最小剂量。需注意其不良反应（库欣综合征），并定期作骨密度测定了解有无骨量减少。

知识点 15：CAH 的其他类型——11β-羟化酶缺陷症

副高：熟练掌握　正高：熟练掌握

由于 11β-羟化酶缺失，皮质醇和醛固酮合成受阻，分别停留在 11-去氧皮质醇和 11-去氧皮质酮阶段，皮质醇及皮质酮减少，使 ACTH 增加，肾上腺增生合成雄激素增多（脱氢表雄酮的水平升高，因脱氢表雄酮不需 11-羟化）。表现为：①女性患者男性化（多毛和痤疮），男性假性性早熟等表现；②慢性肾上腺皮质功能减退的表现；③高血压（是本症的一个特征性临床表现，与 21-OHD 相区别）、低血钾（因去氧皮质酮及去氧皮质醇具有潴钠排钾的作用）；④ACTH、尿 17-OHCS（17-羟皮质类固醇）及孕三醇增多；去氧皮质酮、11-去氧皮质醇及雄激素（DHEA 和 DHEA-S）的水平升高。糖皮质激素治疗能使激素的水平和高血压水平恢复正常。

知识点 16：CAH 的其他类型——17α-羟化酶缺陷症

副高：熟练掌握　正高：熟练掌握

17α-羟化酶缺乏使雄激素、雌激素、皮质醇的合成受阻。而 17-去氧皮质酮、皮质酮分泌增多。皮质醇减少使 ACTH 分泌增多；雄激素和雌激素的合成受阻而黄体酮及孕烯醇酮增多，其代谢物孕二醇增多，而孕三醇则减少；尿 17-OHCS、17-KS（17-酮类固醇）均低。其临床表现有：①男性与女性的性分化均差，男性表现为假两性畸形（外生殖器可呈女性型）或女性化，而女性则有原发性闭经、第二性征缺如，致使青春期后才引起患者的关注而就医。患者表现有高血压和（或）低血钾；②生化检查发现肾上腺分泌的雄激素，如雄烯二酮和脱氢表雄酮（DHEA、DHEA-S），17-OHP 以及皮质醇的水平下降；血中的去氧皮质酮、皮质酮及 18-羟皮质酮的水平升高。醛固酮和肾素的水平受抑制。表现为慢性肾上腺皮质功能不足综合征；③治疗：采用糖皮质激素治疗能使激素的水平和高血压水平恢复正常。

知识点 17：外生殖器重建手术　　副高：熟练掌握　正高：熟练掌握

对有外生殖器畸形者需做矫形手术，对有尿道下裂等宜做修补术；对阴蒂肥大而激素治疗无效者，宜做手术切除。

现在推荐在 1 岁以内进行一步性完全重建手术，并避免损伤敏感的阴蒂组织（阴蒂成形术）。因为接受手术的患者还很年轻，新型外科手术的结果尚未完全评价。

目前，对 CAH 患者的治疗目标是在考虑生殖能力的同时获得最佳心理治疗结果。

第五节　嗜铬细胞瘤

知识点 1：嗜铬细胞瘤的概述　　副高：熟练掌握　正高：熟练掌握

嗜铬细胞瘤（PHEO）是嗜铬细胞起源的分泌儿茶酚胺的肿瘤。典型的 PHEO 临床上引起高血压伴有“头痛、心悸、出汗”三联症，诊断不难。但其临床表现存在许多不典型的表现，如腹痛、呕吐、气促、心功能衰竭、低血压甚至猝死，若不及时诊断，贻误治疗，可造成严重的心、脑、肾血管损害，治疗棘手，预后差，最终多可致残、致死。

PHEO 约占高血压患者病因的 1%（儿童高血压中比例增高），可发生于任何年龄，以 20~50 岁多见，男女相差无几。少数患者有家族史。

PHEO 是内分泌性高血压的重要原因，是可治愈的继发性高血压之一，临床诊断关键在于要考虑到其可能性，早期发现、正确诊断、及时治疗。

知识点 2：PHEO 的高血压临床表现　　副高：熟练掌握　正高：熟练掌握

阵发性或持续性高血压伴“头痛、心悸、多汗”三联征是典型 PHEO 的临床特征。可表现为阵发性高血压、持续性高血压、直立性低血压以及高血压与低血压相互交替等。

（1）阵发性高血压：发作性血压骤升伴儿茶酚胺分泌亢进综合征是典型 PHEO 的临床特征。发作时收缩压可高达 26.7~30.0kPa，舒张压可高达 17.0~24.0kPa，同时伴剧烈头痛，呈紧箍样疼痛，面色苍白，大汗淋漓，心动过速和（或）心律不齐，心前区及上腹部紧压感和（或）心前区疼痛、恶心、呕吐、震颤等，甚至有濒死感或晕厥。发作时间不一，短者仅数秒，长者可达数小时。发作终止后血压下降至正常，患者感疲乏无力，衰弱。发作可数月一次或一日数次，常随病程延长而发作频数增加。

（2）持续性高血压：可经历阵发性高血压阶段而逐渐发展至持续性高血压，也可一开始即呈持续性高血压。症状酷似高血压病，但常伴血压阵发性波动。

（3）直立性低血压：常见于儿童及青少年，患者由卧位转立位时血压下降 4.0/2.67kPa 以上，或血压低于 12.0/8.0kPa，或测不出，同时伴晕厥、虚脱等症状，平卧后则症状缓解。

（4）低血压、休克或高血压、低血压相交替。

知识点 3：PHEO 代谢综合征临床表现　　副高：熟练掌握　正高：熟练掌握

（1）因代谢加速、氧耗增加，患者有多汗、心悸、低热等类似甲亢的症状。

（2）糖代谢紊乱，可出现糖尿病的“三多一少”症状。

（3）由于肌肉及脂肪组织分解代谢加速，患者可出现消瘦、软弱无力等。

（4）由于儿茶酚胺促进钾离子进入细胞内和促进肾素与醛固酮分泌，可导致低钾血症。

知识点 4：PHEO 消化系统的临床表现　　副高：熟练掌握　正高：熟练掌握

儿茶酚胺使肠蠕动减弱及张力降低，胆囊收缩减弱，引起便秘、腹胀甚至肠扩张，以及胆汁潴留、胆石症。儿茶酚胺可使胃肠壁血管发生增殖性及闭塞性动脉内膜炎，造成肠坏死、出血、穿孔，临床表现为腹部剧痛、胃肠出血、休克等急腹症表现。

知识点 5：PHEO 泌尿系统的临床表现　　副高：熟练掌握　正高：熟练掌握

儿茶酚胺可使肾血流量和肾小球滤过率减低。病程长、病情严重者可发生肾梗死、肾功能减退或尿毒症。膀胱嗜铬细胞瘤患者排尿时或排尿后可致高血压发作，排尿晕厥，约 5%可有无痛性血尿。

知识点 6：PHEO 血液系统的临床表现　　副高：熟练掌握　正高：熟练掌握

周围血中白细胞增多，有时红细胞增多，血沉增快。

知识点 7：PHEO 神经系统的临床表现　　副高：熟练掌握　正高：熟练掌握

常有头痛、失眠、烦躁、焦虑，可有视物模糊、腱反射亢进、肌肉震颤、意识障碍或癫痫样大发作等，重者可发生脑血管意外。

知识点 8：PHEO 的体征　　副高：熟练掌握　正高：熟练掌握

（1）长期高血压或有儿茶酚胺心肌病者可出现心律失常、心界扩大、心功能不全等体征。

（2）眼底改变可有动脉变细、动静脉交叉压迹、出血或渗出，甚至视盘水肿或视神经萎缩。

（3）<5%的患者可能在腹部扪及肿块，一般在左或右侧中、上腹部，包块大小不一，质地中等硬度。

（4）PHEO 可作为多发性内分泌腺瘤病Ⅱ型或Ⅲ型的组成部分之一，因此，应注意观察皮肤有无结节、色素改变，并检查甲状腺有无肿大或包块。

（5）少数嗜铬细胞瘤可与皮质醇增多症并存，应注意有无向心性肥胖、满月脸、水牛背、紫纹等体征。

（6）恶性嗜铬细胞瘤转移至肝、肺、骨时可引起肝大、疼痛，肺部啰音、叩浊、呼吸音降低以及骨骼压痛等体征。

知识点 9：PHEO 患者的常见症状和体征　　副高：熟练掌握　正高：熟练掌握

PHEO 患者的常见症状和体征

体征	发生频率	症状	发生频率
高血压	++++	头痛	++++
持续性高血压	++	心悸	++++
阵发性高血压	++	焦虑、紧张	+++
直立性低血压	+	发抖	++
心动过速或反射性心动过缓	+++	乏力，疲倦	++
大量出汗	++++	恶心、呕吐	+
苍白	++	胸痛、腹痛	+
潮红	+	眩晕或昏晕	+
体重下降	+	感觉异常	+
空腹血糖升高	++	便秘（偶有腹泻）	+
胃肠活动减弱	+	视物异常	+
呼吸频率增加	+		

注：发生频率：最常见++++，较少见+。

知识点 10：PHEO 特殊的临床表现——肾上腺髓质增生　　副高：熟练掌握　正高：熟练掌握

肾上腺髓质增生（AMH）即临床上有嗜铬细胞瘤的典型表现，而影像学检查未发现有肿瘤，仅表现为肾上腺体积增大，是一种极为罕见的疾病。临床又分为两种类型，即单纯性 AMH 及合并有多发性内分泌腺病Ⅱ型的 AMH。前者 70%~80%以上为双侧肾上腺髓质增生，后者仅40%表现为双侧增生。

目前，国内报告仅为单纯的AMH病例报告，尚无MENⅡa病例报告，而国外多见作为MENⅡ组成部分的AMH，偶有单纯的AMH报告。目前普遍将AMH看作一个独立的疾病。

知识点11：PHEO特殊的临床表现——嗜铬细胞瘤危象

副高：熟练掌握　正高：熟练掌握

嗜铬细胞瘤危象是在嗜铬细胞瘤未被诊断或虽已诊断但未良好控制，加上一些诱发因素导致多种具特征性的危急综合征，如不及时进行处理，病死率极高。嗜铬细胞瘤危象包括高血压危象、高血压与低血压交替、发作性低血压与休克、急性左心功能不全、上消化道大出血、糖尿病酮症酸中毒及低血糖危象等。

知识点12：PHEO特殊的临床表现——异源性激素分泌增多综合征

副高：熟练掌握　正高：熟练掌握

异源性激素分泌增多综合征是由于嗜铬细胞瘤为神经内分泌源性，可同时分泌其他激素，导致异位激素分泌过多的临床综合征。①如分泌生长激素释放激素（GHRH）过多，则临床上表现为巨人症；②如分泌CRH或ACTH过多，则表现为库欣综合征；③如分泌甲状旁腺激素相关蛋白（PTHrP）过多，临床上出现高钙血症的症状和体征；④分泌抗利尿激素增多，临床上出现抗利尿激素不适当分泌综合征的表现；⑤分泌血管活性肠肽（VIP）过多，导致分泌性腹泻的发生。

知识点13：尿儿茶酚胺测定　副高：熟练掌握　正高：熟练掌握

反映儿茶酚胺的释放量，用荧光计测定。正常尿排量以去甲肾上腺素计<885nmol/24h（150μg/24h），以肾上腺素计<273nmol/24h（50μg/24h），以多巴胺计<2500nmol/24h（440μg/24h）。非嗜铬细胞瘤的高血压患者大多正常或仅轻度增高。PHEO持续性高血压型及阵发性高血压发作期常成倍增高，超过正常值2倍以上有诊断意义。尿儿茶酚胺反映整个留尿期的儿茶酚胺释放量，因此，阵发性高血压型非发作期可以正常。

测定尿儿茶酚胺时，需避免一些因素的影响，不宜进食有荧光反应的物质，如香蕉、咖啡、巧克力、四环素、氯丙嗪、奎宁、水杨酸、B族维生素等；不要服用L-多巴、甲基多巴、吗啡、氯压定、拉贝洛尔等药物；另外，过度紧张、精神刺激、肝功能不全、颅压增高等也会影响测定结果。

知识点14：尿香草扁桃酸（VMA）测定　副高：熟练掌握　正高：熟练掌握

VMA是儿茶酚胺的最终代谢产物，包括肿瘤内进行代谢的儿茶酚胺，用分光光度计测定。正常尿排量为15～35μmol/24h（3～7mg/24h）。PHEO患者常显著增高。但VMA受很多因素干扰，有较高的假阳性与假阴性。影响尿儿茶酚胺假阳性的药物大多也可造成VMA的假阳性，大量芬氟拉明及乙醇可使之呈假阴性。单胺氧化酶抑制剂可使儿茶酚胺及3-甲氧去甲肾上腺素增高，而VMA降低。

知识点15：血浆儿茶酚胺测定 副高：熟练掌握 正高：熟练掌握

血浆儿茶酚胺反映瞬间的血浆浓度，对于嗜铬细胞瘤阵发性发作时及激发试验血压升高时有很高的诊断价值。临床上多用放射酶法测定总儿茶酚胺，敏感性高。高效液相色谱法可区分肾上腺素及去甲肾上腺素，但敏感性不高。正常基础值为100～500pg/ml，500～1500pg/ml为可疑诊断，>2000pg/ml或基础状态偏高而发作时明显增高，有高度诊断意义。

应当指出，血浆儿茶酚胺水平与嗜铬细胞瘤的高血压程度未必平行，个别患者多次测定仅在正常范围的高限或轻度增高，对此类可疑患者宜作氯压定抑制试验。影响因素：对该方法产生干扰的药物有醋氨酚、三环抗抑郁剂、X射线照相对比剂等，检查前应停用；急性运动和充血性心力衰竭、严重抑郁和惊恐障碍等也会导致假阳性，因此，最好在植入留置针或导管针后仰卧休息30分钟再采血测定血浆甲氧基肾上腺素。

知识点16：血浆甲氨基肾上腺素和甲氧基去甲肾上腺素测定 副高：熟练掌握 正高：熟练掌握

血浆甲氧基肾上腺素（MN）和甲氧基去甲肾上腺素（NMN）是儿茶酚胺激素的中间代谢产物，与其他儿茶酚胺激素相比较，半衰期更长。MN具有更大的诊断价值。血MN测定排除了24小时尿标本留取正确与否的干扰和尿肌酐排泄率的影响，更为客观和准确。在进行MN检测的采血过程中，患者应处于平卧状态，以免出现假阳性结果。在嗜铬细胞瘤的诊断中，若MN水平高于正常参考值4倍以上100%的患者能明确诊断。

知识点17：激发试验和抑制试验 副高：熟练掌握 正高：熟练掌握

（1）可乐定抑制试验：可乐定在正常情况下可抑制神经元所释放的儿茶酚胺，但不能抑制嗜铬细胞瘤分泌儿茶酚胺，故通常用于儿茶酚胺及代谢产物水平升高的患者以鉴别嗜铬细胞瘤或假阳性结果。

试验方法：口服可乐定0.3mg，在服药前及服药后3小时采血测定儿茶酚胺或甲氧基肾上腺素水平。非嗜铬细胞瘤患者服药后血儿茶酚胺水平降低（肾上腺素+去甲肾上腺素<500pg/ml，或去甲肾上腺素较基线降低50%以上），甲氧基肾上腺素较基线降低50%以上，嗜铬细胞瘤患者服药前后血儿茶酚胺水平无明显变化。有报道，可乐定抑制试验的诊断准确度为92%。对于尿儿茶酚胺水平正常的患者不建议进行该试验，因为与儿茶酚胺水平升高的嗜铬细胞瘤患者相比，儿茶酚胺水平正常的患者可乐定抑制试验的假阳性率高达5倍。

（2）其他：如胰高糖素试验、酚妥拉明试验、组胺试验等，由于诊断敏感性较差，目前已较少使用。

知识点 18：CT 或 MRI 定位诊断　　副高：熟练掌握　正高：熟练掌握

因 95%的嗜铬细胞瘤位于腹腔和盆腔，故初次检查选择腹部和盆腔的横断层面成像。如果结果未发现异常，随后进行头颈部的扫描。CT 和 MRI 具有相似的诊断敏感性，对于肾上腺嗜铬细胞瘤的敏感性高达 98%~100%，腹部 CT 对于空间分辨率在 1cm 或以上的肾上腺包块的检查准确度为 85%~95%，当病灶小于 1cm 时，其检查准确度明显降低。PHEO/PGL 是脉管肿瘤，常包含坏死、囊性变和（或）出血区域。对于肾上腺外嗜铬细胞瘤，MRI 优于 CT 扫描，在大约 70%的患者，因为嗜铬细胞瘤含水量高，所以嗜铬细胞瘤在 T2 加权像上显示典型的高信号图像。

知识点 19：^{131}I 标记间碘苄胍（^{131}I-MIBG）扫描进行定位诊断　　副高：熟练掌握　正高：熟练掌握

MIBG 作为一种去甲肾上腺素前体复合物，可聚集在高分泌性的肾上腺组织，当通过生化检查明确 PHEO 诊断但 CT 或 MRI 扫描未发现肿瘤的患者，应当采用^{131}I-MIBG 扫描。

在 MIBG 扫描前，患者不宜服用可降低 MIBG 摄取的药物，如钙离子通道阻滞剂和拉贝洛尔等。对于评估转移性 PHEO，^{123}I-MIBG 优于^{131}I-MIBG 闪烁扫描术，但^{123}I-MIBG 在临床上不易得到。这两种扫描检查的特异性均约为 95%，但^{123}I-MIBG 的敏感性更高。

知识点 20：其他核素闪烁扫描进行定位诊断　　副高：熟练掌握　正高：熟练掌握

因 MIBG 试验敏感性达不到 100%，故应考虑其他的核素显像模式，如应用^{111}In 标记的二乙烯三胺五乙酸奥曲肽、^{123}I 标记的酪氨酸 3 二乙烯三胺五乙酸奥曲肽生长抑素受体闪烁扫描术、^{18}F 氟二羟苯丙氨酸（^{18}F-DOPA）正电子发射计算机体层摄片（PET）、^{18}F 氟多巴胺（^{18}F-FDA）PET、^{18}F 氟脱氧葡萄糖（^{18}F-FDG）PET、^{11}C 肾上腺素 PET 或^{11}C 对羟麻黄碱 PET 等，用于使不浓聚 MIBG 的 PHEO（隐匿性 PHEO）显影，对于检查和定位 PHEO 具有重要的价值。

知识点 21：PHEO 的其他检查定位诊断　　副高：熟练掌握　正高：熟练掌握

一旦 PHEO 诊断确立，还应该进行其他检查，以便排除诸如 MEN2A 和 MEN2B 的家族性综合征：①检查血清甲状旁腺激素水平和同步的血清钙离子水平，用以排除原发性甲状旁腺功能亢进症；②有条件，对于具有家族性综合征病史的患者或为了鉴别散发性嗜铬细胞瘤和家族性嗜铬细胞瘤进行基因突变筛查。

知识点 22：PHEO 的诊断要点　　副高：熟练掌握　正高：熟练掌握

临床 PHEO 的诊断要点：

(1) 中青年患者若出现阵发性高血压，或在持续性高血压的基础上阵发性加剧，伴有头痛、大汗、面色苍白、手抖、胸闷等交感神经兴奋表现，应考虑嗜铬细胞瘤的可能。

(2) 发作时行有关血、尿儿茶酚胺及甲氧基肾上腺素水平测定显示儿茶酚胺及其代谢产物水平升高。

(3) 影像学检查，如 B 超、CT 及 MRI 检查发现肾上腺增粗或肿块。

(4) ^{131}I 间碘苄胍扫描呈阳性显像，对嗜铬细胞瘤可同时进行定性和定位诊断。

对少见类型，如主要表现为弛张型高热或不典型部位的 PHEO，如膀胱、胸腔、盆腔、颅内或颈交感神经节处 PHEO，有发作时头痛、出汗、血压升高或晕厥、面色苍白等交感神经兴奋表现应作相应的检查，以明确诊断。

知识点 23：PHEO 的鉴别诊断　　副高：熟练掌握　正高：熟练掌握

临床应注意与 PHEO 相混淆的疾病相鉴别：

(1) 原发性高血压：部分患者也可能出现血压波动或头痛、心悸、胸闷等症状。急进型高血压患者常有剧烈头痛、心悸、视物模糊等症状。经过测定血、尿儿茶酚胺及其代谢产物、阻滞试验、影像学检查以及对常规降压药物的治疗反应等可资鉴别。

(2) 各种原因所致的继发性高血压：如肾动脉狭窄、肾性高血压、皮质醇增多症以及原发性醛固酮增多症均可引起高血压，但这些疾病所致的高血压常缺乏波动性特征。经检查尿常规、血清电解质、皮质醇、醛固酮和血浆肾素活性等，或做肾动脉造影，可与 PHEO 相鉴别。

(3) 甲状腺功能亢进症：甲亢常有代谢增高症状，如消瘦、心悸、汗多等，且多表现为紧张、焦虑。经测定甲状腺功能即可明确诊断。

(4) 糖尿病：糖尿病合并高血压及自主神经功能紊乱者，有时需与嗜铬细胞瘤相鉴别。经测定儿茶酚胺及其代谢产物后即可鉴别。

(5) 不典型心绞痛：不典型心绞痛患者发作时，可出现胸闷、心悸、面色苍白、濒死感等症状，有的患者发作心绞痛时血压可短暂升高。通过发作时心电图检查及测定发作时血、尿儿茶酚胺及其代谢产物即可鉴别。

(6) 其他：如神经焦虑、更年期综合征、严重神经症以及低血糖发作者，有时需与本病相鉴别。

知识点 24：PHEO 内科治疗药——酚苄明　　副高：熟练掌握　正高：熟练掌握

内科治疗适用于控制高血压症状、术前准备、手术不耐受、不能摘除及恶性 PHEO 术后复发者。

酚苄明为非选择性 α 受体阻滞剂，半衰期长，已广泛应用于 PHEO 的治疗。初始剂量 10mg，每天 2 次，以后根据治疗反应逐渐加量，一般每日 30~40mg 分次口服，即可获得满意控制。不良反应有直立性低血压、鼻塞、瞳孔缩小、恶心、流涎以及心动过速。

知识点 25：PHEO 内科治疗药——选择性 α_1 受体阻滞剂

副高：熟练掌握　正高：熟练掌握

哌唑嗪、特拉唑嗪、多沙唑嗪均为选择性 α_1 受体阻滞剂，可避免全部 α 受体阻滞引起的不良反应。对 PHEO 非常敏感，药物作用时间短，能够更快地调整剂量并减少术后发生低血压。有研究显示，多沙唑嗪较酚苄明能获得更好的术前舒张压水平和术中心率。

知识点 26：PHEO 内科治疗药——α-甲基-L-酪氨酸

副高：熟练掌握　正高：熟练掌握

α-甲基-L-酪氨酸对儿茶酚胺的生物合成有限速作用，能降低儿茶酚胺合成的速率。用药后 3 天左右作用最大，可明显减少但不完全耗竭儿茶酚胺储备。通常用于控制高血压，特别是对肿瘤有广泛转移者，或在术前用于肿瘤生化功能活跃的患者。与其他肾上腺素受体阻滞剂联合使用效果更好。初始治疗剂量为每 8～12 小时口服 250mg，以后每 2～3 天增加 250～500mg，或根据需要增加，直至总量达到 1.5～2.0g/d。但其明显的嗜睡、焦虑等锥体外系不良反应，限制了其治疗剂量和疗程。

知识点 27：PHEO 内科治疗药——钙离子通道阻滞剂

副高：熟练掌握　正高：熟练掌握

钙离子通道阻滞剂在患者血压正常时不引起低血压或直立性低血压，并可预防儿茶酚胺引起的冠状动脉痉挛。

推荐剂量：氨氯地平 10～20mg/d；尼卡地平 60～90mg/d；硝苯地平 30～90mg/d；维拉帕米 180～540mg/d。

知识点 28：PHEO 内科治疗药——β 受体阻滞剂

副高：熟练掌握　正高：熟练掌握

β 受体阻滞剂适用于有心动过速、心律不齐者。目前推荐使用阿替洛尔 12.5～25mg，2～3 次/天；美托洛尔 25～50mg，3～4 次/天；也可用普萘洛尔 20～80mg，1～3 次/天。单用 β 受体阻滞剂可引起 α 肾上腺素能兴奋致血压过高，并有诱发心力衰竭和肺水肿的危险，故使用前需予以 α-受体阻滞剂使血压下降。

知识点 29：PHEO 内科治疗药——拉贝洛尔

副高：熟练掌握　正高：熟练掌握

拉贝洛尔兼有阻滞 α 和 β 受体的作用，可口服或静脉注射，但可导致反常的血压升高甚至高血压危象发作，因此，不能将此药作为首选治疗。此外，拉贝洛尔明显减少^{131}I-间碘变胍（MIBG）的摄取，在^{131}I-MIBG 扫描前 2 周应停药。

知识点 30：PHEO 内科治疗药——血管紧张素转换酶抑制剂

副高：熟练掌握　正高：熟练掌握

有少数患者对卡托普利有效，可能与血管紧张素介导交感神经末梢儿茶酚胺的释放有关。此类药物适用于 PHEO 并发左心功能不全者，可单用或与 α 受体阻滞剂交替使用。

知识点 31：PHEO 发作期的处理

副高：熟练掌握　正高：熟练掌握

（1）即刻吸入亚硝酸异戊酯。

（2）吸氧。

（3）即刻静脉注射速效 α 受体阻滞剂苄胺唑啉 1～5mg，继以苄胺唑啉 20～40mg 于 5%葡萄糖 500ml 中持续滴注，1～2 分钟无效者可根据血压反复推注苄胺唑啉 1～5mg，直至血压下降，危象控制。也有人主张静脉滴注硝普钠，一般用量为硝普钠 100mg 溶于 5%葡萄糖水 250～500ml 中，持续静脉滴注，以维持降压，但有肾功能损害者要警惕氰化物中毒及精神病。

（4）心律失常者按其性质选用适当药物，最多为心动过速及频发期前收缩，可在用 α 受体阻滞剂的基础上给以 β 受体阻滞剂，严重者常用普萘洛尔 1～5mg 缓慢推注（每分钟推注 0.5～1mg）。血压波动大者，可改用阿替洛尔或美托洛尔。若系室性心律失常用 β 受体阻滞剂无效，可加用或改用利多卡因 50～100mg 静脉注射，继以 1～4mg/min 的速率维持。

（5）低血压及休克大多由于血管过度收缩及血容量不足，一般采用滴注苄胺唑啉，并补充复方乳酸钠（林格液）以扩容，必要时可输血。

（6）频繁发作的急性 PHEO，在迅速控制症状后，争取急症手术摘除肿瘤。

（7）严密观察有否急性心力衰竭、高血压脑病、脑血管意外及肺部感染等并发症，及时对症处理。

知识点 32：PHEO 的术前准备

副高：熟练掌握　正高：熟练掌握

PHEO 患者术前准备的主要目的：①使血压、心率和其他器官功能恢复正常；②纠正血容量不足；③防止患者出现手术诱发的儿茶酚胺阵发性大量释放及其对心血管系统的影响。

术前准备的目标：①坐位时血压 130/80mmHg 或更低，立位时收缩压为 100mmHg 左右（不低于 80/45mmHg）；②坐位时心率 60～70 次/分，立位时心率 70～80 次/分。手术常因麻醉、术中按摩肿瘤引起高血压危象及心律失常，或血容量补充不足及术后容易引起低血压休克，故术前准备需应用 α 受体阻滞剂。

知识点33：PHEO的手术治疗　　副高：熟练掌握　正高：熟练掌握

手术时宜作中心静脉压、动脉血压及心电图监护。插管及手术时必需备用苄胺唑啉和（或）硝普钠以控制高血压危象，用普萘洛尔和（或）利多卡因以控制心律失常。

手术宜取腹正中切口，便于探查及按摩腹部各区域。若按摩后发生血压增高，则提示该部位有肿瘤，切除肿瘤后血压应立即下降。良性腺瘤摘除后可获根治。恶性肿瘤尽可能争取手术切除。双侧增生应切除一侧肾上腺，另一侧作次全切除。多发性内分泌腺瘤病，尽管少数病例为一侧肾上腺肿瘤或增生，但一般仍宜切除双侧肾上腺。

术前及术中纠正血容量不足是预防术后低血压的关键。术中及术后如血压骤降一般不用血管加压剂，而宜补充血容量，常用输血及（或）复方乳酸钠（林格液）使收缩压升至80~100mmHg，一般情况良好，尿量正常。个别患者术后可发生低血糖昏迷，可能由于胰岛素释放增多，尤见于接受β受体阻滞剂治疗的患者，为此，术后宜持续24小时滴注葡萄糖液。

知识点34：PHEO手术疗效的评估　　副高：熟练掌握　正高：熟练掌握

有效者大多于术后1个月内高血压及代谢紊乱等症状完全消失，仅少数患者可因持久高血压引起心血管并发症而不能完全恢复。

知识点35：PHEO的术后处理　　副高：熟练掌握　正高：熟练掌握

（1）住院期间常规进行24~48小时持续心电、动脉压、中心静脉压监测，及时发现并处理可能的心血管和代谢相关并发症。术后高血压、低血压、低血糖较常见，应常规适量扩容和补充5%葡萄糖液，维持正平衡。

（2）术后随访：①推荐术后10~14天复查血尿生化指标，判断肿瘤是否残留、有无转移等；②散发病例单侧肾上腺切除患者每年复查1次，至少连续10年；③高危群体，如线粒体琥珀酸脱氢酶B（SDHB）基因突变、PGL、肿瘤体积巨大以及遗传性PHEO/PGL，每6~12个月复查1次临床和生化指标，终生随访。

知识点36：恶性PHEO的化疗　　副高：熟练掌握　正高：熟练掌握

恶性PHEO是指出现远处转移的PHEO。由于目前尚无有效的治疗方法，恶性患者5年生存率不足50%。化疗、动脉栓塞治疗等方法可以控制患者血压、缓解肿瘤负荷、延长生存期。

化疗始终是恶性嗜铬细胞瘤的一线治疗方法。目前常用的化疗方案为环磷酰胺、长春新碱、达卡巴嗪（CVD）联合化疗方案。具体用药方案：第1天：环磷酰胺750mg/m^2、长春新碱1.4 mg/m^2、达卡巴嗪600 mg/m^2；第2天重复达卡巴嗪600mg/m^2；以静脉推注方式给药，21天为1个周期，根据患者情况调整用药周期。CVD联合化疗方案是一种可行性强的治疗方法，且短期疗效肯定，不良反应轻。

知识点 37：PHEO 的靶向药物治疗　　副高：熟练掌握　正高：熟练掌握

用于恶性嗜铬细胞瘤的靶向治疗药物还处于研究之中。目前已知，热休克蛋白（HSP）是生物体中普遍存在的高度保守的蛋白质，起分子伴侣作用，维持蛋白的折叠和构造。这些蛋白调节细胞信号传导通路，引起细胞增生、细胞周期延长和细胞凋亡，在疾病的恶性表型，如浸润、血管生成和转移等的发生中起重要作用。

17-烯丙胺基-17-脱甲基格尔德霉素（17-AAG）是 HSP90 抑制剂，也是第一个进入临床试验的 HSP90 抑制剂，初步研究结果对恶性肿瘤的治疗具有很高的价值，其具有抑制肿瘤血管生成活性作用，可对内皮细胞产生直接作用。

17-AAG 的治疗方案：在第 1、8、15 天，给予 17-AAG 静脉滴注，维持 1～2 小时，每个疗程 28 天，共 3 个疗程。在 3 个疗程后评估治疗反应。

知识点 38：PHEO 经导管动脉栓塞术（TAE）　　副高：熟练掌握　正高：熟练掌握

当巨大 PHEO 无法手术切除、非手术疗法无法控制肿瘤生长、药物难以控制血压升高时，可采用经导管动脉栓塞术（TAE），可有减轻症状、降低血压、缩小瘤体及促进肿瘤坏死的作用，且创伤小、并发症少、术后恢复快。

近年来，TAE 已广泛应用于肝癌的介入治疗。对于肝脏转移的恶性 PHEO 患者，同样可以选择 TAE 治疗。但由于肝脏转移的恶性 PHEO 发生率低，目前尚缺乏大宗病例报道。多数学者认为对于无法手术的肝脏转移性 PHEO，若^{131}I-MIBG 摄取率低或化疗无效，TAE 治疗是唯一有效的治疗方法。但要求术前将血压控制在适当水平，并预先制定好抗高血压危象等应急措施，术中、术后密切监测患者的一般情况及血压等变化。

第七章 性腺疾病

第一节 性 早 熟

知识点1：青春期发育 副高：掌握 正高：熟练掌握

青春期是儿童发育的第二个高峰，是性成熟和机体生长完善并具有生殖能力的人体发育阶段，平均持续5~6年，以第一性征（性腺和生殖器）和第二性征（阴腋毛、女性乳房发育和男性变声等）迅速发育以及体格发育的加速为其主要特征，并伴有心理和行为等诸方面的相应变化。

青春期的发育有一定秩序，根据Tanner标准分为Ⅰ~Ⅴ期。95%的正常女童第二性征出现（如乳房增大）于8~13岁，95%的正常男童第二性征出现（如睾丸增大）于9~13.5岁。女童通常乳房最先开始发育，约1年后出现阴毛，再过1.5~2年月经来潮，从乳房增大到月经初潮平均历时2~2.5年。男童的青春期较女童迟1年左右，一般先有睾丸、阴茎增大，继之阴囊皮肤皱褶增加伴色素加深，接着阴毛开始出现。腋毛和胡须在阴毛生长2年后出现。晨起时，阴茎勃起次数增加，甚至有精子生成，男童从睾丸增大到出现遗精平均历时3年。

女性青春期发育的首要标志是乳房发育（Tanner 2期），男性青春期发育的首要标志是睾丸增大（容积>4ml或长径>25mm）。女童青春期生长加速在青春发育早期时发动，而男童青春期生长加速在青春发育中期时最明显。女童在青春期平均长高25~27cm，男童长高28~30cm，各种性征从开始出现至发育成熟一般需2~4年。性早熟儿童体格发育虽然发生巨大变化，但心理、认知能力和社会心理仍处在儿童期。

知识点2：性早熟的定义 副高：掌握 正高：熟练掌握

性早熟是指任何一个性征出现的年龄比正常人群的平均年龄要早2个标准差的现象。目前一般认为，女童在8岁前出现第二性征发育或10岁前月经来潮，男童在9岁前开始青春期发育，可诊断为性早熟。

知识点3：性早熟根据发病机制的分类 副高：掌握 正高：熟练掌握

根据发病机制的不同，性早熟一般可分为两类。

（1）GnRH依赖性性早熟：又称真性性早熟或中枢性性早熟。是下丘脑促性腺激素释放激素（GnRH）提前释放，导致垂体促性腺激素（LH、FSH）过早分泌，性腺（睾丸和卵巢）体积增大、体内性激素增高，而引起的第二性征提前出现。

（2）非 GnRH 依赖性性早熟：又称假性性早熟或外周性性早熟。由其他非 GnRH 依赖性原因引起体内性激素水平增高，而性腺轴本身未发育导致的第二性征过早出现。

知识点 4：性早熟根据表现与性别是否一致的分类　副高：掌握　正高：熟练掌握

根据患者性早熟的表现与其性别是否一致可分为两类。

（1）同性性早熟：是指女性患者出现女性性早熟的表现或男性患者出现男性性早熟的表现。

（2）异性性早熟：是指女性患者出现男性化表现或男性患者出现女性化表现，异性性早熟以前者多见。

知识点 5：性早熟根据第二性征的分类　副高：掌握　正高：熟练掌握

根据第二性征是否完全充分发育，性早熟可分为完全性性早熟和部分性性早熟，后者仅表现为单独乳腺早发育、单独阴毛早现或单独阴道出血，部分性性早熟多自行恢复。

知识点 6：性早熟的病因及分类　副高：掌握　正高：熟练掌握

性早熟的病因及分类

1. GnRH 依赖性性早熟（真性、中枢性）	2. 非 GnRH 依赖性性早熟（假性、外周性）
1. 1 特发性中枢性性早熟	2. 1 男性
1. 2 中枢神经系统器质性病变	2. 1.1 先天性肾上腺皮质增生症（21α、11β 羟化酶缺乏）
1. 2.1 下丘脑错构瘤	2. 1.2 肿瘤（男性化肾上腺肿瘤、睾丸间质细胞瘤等）
1. 2.2 下丘脑其他肿瘤（神经胶质瘤、星形细胞瘤、室管膜瘤、松果体瘤、生殖细胞瘤等）	2. 1.3 分泌 HCG 的肿瘤（生殖细胞瘤、畸胎瘤等）
	2. 1.4 家族性高睾酮血症
1. 2.3 中枢神经系统损伤（如手术、感染、脑外伤、脑照射、脑缺血缺氧等）	2. 2 女性
	2. 2.1 自律性卵巢囊肿
1. 2.4 其他（大脑畸形、脑积水、鞍隔发育异常、脊髓脊膜突出、蛛网膜囊肿）	2. 2.2 卵巢肿瘤（颗粒细胞瘤、卵泡膜细胞瘤、卵巢癌等）
	2. 2.3 女性化肾上腺肿瘤
1. 3 性发育相关基因突变	2. 3 两性
1. 4 外周性性早熟转化而来	2. 3.1 McCune-Albright 综合征
	2. 3.2 原发性甲状腺功能减低
	2. 3.3 医源性或外源性性早熟

知识点 7：GnRH 依赖性性早熟的发病机制　副高：掌握　正高：熟练掌握

GnRH 依赖性性早熟发病机制在于下丘脑-垂体-性腺轴过早激活，提前增加了 GnRH 的分泌和释放量，出现垂体 LH、FSH 升高，并有脉冲分泌，导致性腺发育并分泌性激素，使内、外生殖器发育以及第二性征出现。其过程呈进行性发展，直至生殖系统发育成熟。各种颅内下丘脑区域的疾病或损伤均有可能激活上述连锁反应链条，在男性性早熟中多数存在器质性病变，而女性性早熟中多数为特发性性早熟。

知识点 8：GnRH 依赖性性早熟的临床表现　副高：掌握　正高：熟练掌握

患儿常表现为生长加速，骨龄提前，除出现第二性征的发育外，还有卵巢或睾丸的发育。此性发育的过程和正常青春期发育的顺序一致，只是年龄提前。

（1）女性表现：乳房发育，小阴唇变大，阴道黏膜细胞的雌激素依赖性改变，子宫、卵巢增大，阴毛出现，月经初潮。

（2）男性表现：睾丸容积>4ml 或长径>25mm、阴茎增大、阴毛出现、肌肉发达、声音变粗。

男女性均存在生长加速、骨成熟加速、身高高于同龄儿童，但由于骨骺提前愈合，最终可导致终身高低于靶身高，未治患者最终身高一般低于 155cm。

知识点 9：特发性性早熟发病机制和临床表现　副高：掌握　正高：熟练掌握

（1）发病机制：不明，可能由于某些因素导致下丘脑对性腺发育的抑制失去控制。近年来发现，GRP54（R386P）激活型杂合突变和 kisspeptin 编码基因 Kiss1 的激活型突变（P74S）是某些中枢性性早熟的发病机制。对患儿全面检查未能发现任何导致青春发育提前的器质性病变。

（2）临床表现：多见于 4~8 岁，女性多见，约占女童中枢性性早熟的 80%以上，男童仅为 40%左右。一般为散发性，少数呈家族性。

知识点 10：特发性性早熟女童发育的早期征象　副高：掌握　正高：熟练掌握

（1）身高加速增长和骨盆发育。

（2）乳房下有硬结，胀痛。

（3）乳晕乳房增大、隆起、着色。

（4）大阴唇、腋窝着色和出现色素较浅的长毛。

（5）阴道分泌物增多、内裤上有少许分泌物、阴部痛痒等。

（6）皮下脂肪增多。

知识点 11：特发性性早熟男童发育的早期征象　副高：掌握　正高：熟练掌握

（1）睾丸、阴囊增大，着色。

（2）腋窝、上唇、阴部出现细长、色浅的毛发。

（3）声音变粗、出现喉结。

（4）身高增长加速。

（5）乳晕着色、增大。

（6）乳头出现硬结和胀痛。

知识点12：中枢神经系统疾病所致性早熟 副高：掌握 正高：熟练掌握

中枢神经系统疾病所致性早熟多继发于中枢神经系统疾病：①肿瘤或占位性病变：下丘脑错构瘤、囊肿、肉芽肿等；②中枢神经系统感染；③获得性损伤：外伤、术后放疗或化疗；④发育异常：脑积水、视中隔发育不全等。肿瘤会破坏抑制GnRH分泌的神经通道，使GnRH分泌增加，也有些肿瘤本身可有释放GnRH的细胞。

患儿以性早熟为首发症状，以后会伴有肿瘤压迫所致症状，如头痛、呕吐、视力改变、癫痫或视野缺损等。另外，脑炎、结核、头部损伤或先天畸形（如脑发育不全、小头畸形、脑积水）均可破坏下丘脑与脑垂体通道或下丘脑失去更高中枢控制而活性增加，诱发性早熟。

知识点13：非GnRH依赖性性早熟的发病机制 副高：掌握 正高：熟练掌握

非GnRH依赖性性早熟（假性性早熟）发病与下丘脑-垂体-性腺轴的激活无关，不是中枢GnRH脉冲发生器激活的结果，而是下丘脑GnRH和垂体LH、FSH以外的因素导致体内内源性或者外源性性激素水平增高所致。例如，hCG分泌性肿瘤引起性腺分泌雄激素，睾丸、卵巢或肾上腺产生性激素增加，以及外源性摄入性激素等。

知识点14：非GnRH依赖性性早熟的临床表现 副高：掌握 正高：熟练掌握

非GnRH依赖性性早熟的临床表现与GnRH依赖性性早熟相似，只是女性乳晕和小阴唇色素沉着明显，男性睾丸体积不大，但在家族性高睾酮血症、睾丸肿瘤、肾上腺睾丸异位等时，睾丸体积可以增大。非GnRH依赖性性早熟常有一些原发病表现。

知识点15：分泌hCG肿瘤引起的性早熟 副高：掌握 正高：熟练掌握

中枢神经系统的生殖细胞瘤或畸胎瘤及位于外周的肝母细胞瘤、畸胎瘤、绒癌均能分泌hCG引起性早熟。其发病机制是由于肿瘤分泌的hCG使血睾酮水平升高，引发周围性性早熟。男性明显多于女性，实验室检查表现为血、脑脊液和尿中hCG水平显著升高，血睾酮水平显著升高，伴有血LH水平的反馈性降低，血睾酮水平和甲胎蛋白升高产生男性性早熟。分泌hCG的颅内生殖细胞瘤既可引起男性外周性性早熟，也可导致中枢性性早熟。

知识点16：CAH引起的性早熟 副高：掌握 正高：熟练掌握

先天性肾上腺皮质增生症（CAH）是一组以肾上腺皮质激素合成缺陷为特征的先天性代谢异常性疾病。21α-羟化酶缺乏症是最常见的 CAH，患儿皮质醇分泌不足，使 ACTH 负反馈升高，中间代谢产物（前体）合成增多并堆积，包括孕酮、17-羟基孕酮（17-OHP）和雄烯二酮等，雄烯二酮可转化为睾酮以及雌二醇。循环中各类雄激素以及孕酮增多，经下丘脑-垂体的负反馈作用，使促性腺激素，尤其是 LH 分泌紊乱。

幼年开始的高雄激素血症，使雄激素受体发生降调节，儿童期呈外周性性早熟，男性出现同性性早熟，阴茎增大，但成年期阴茎反而短小；女性出现异性性早熟，生长加速、阴蒂肥大、逐渐出现喉结、肌肉发达、声音低沉、阴毛呈菱形分布等。经过肾上腺皮质激素治疗的患者有可能转为中枢性性早熟。

知识点 17：性腺、肾上腺肿瘤引起的性早熟　　副高：掌握　正高：熟练掌握

在男、女两性引起假性性早熟的主要原因之一是睾丸间质细胞瘤、卵巢肿瘤（颗粒细胞瘤、卵泡膜细胞瘤、卵巢癌等）。通过分泌雄激素或雌激素可导致女性乳晕及阴唇色素加深，睾丸的间质细胞瘤往往表现为单侧性睾丸增大，而在先天性肾上腺皮质增生症或肾上腺肿瘤引起的男性性早熟常引起双侧睾丸增大。

盆腔 B 超是诊断卵巢肿瘤和睾丸肿瘤的重要手段。分泌雄激素为主的肾上腺皮质肿瘤（腺瘤、癌）生长减速是其与其他性早熟的不同点。确定病灶应依赖肾上腺的影像学检查。

知识点 18：家族性高睾酮血症引起的性早熟　　副高：掌握　正高：熟练掌握

家族性高睾酮血症，又称睾酮中毒症，多为家族性，散发少见。发病机制是由于编码 LH/hCG 受体基因发生活化性突变，使细胞膜上 LH 受体处于持续激活状态，造成 Leydig 细胞和生殖细胞长期过度刺激，而被刺激的 Leydig 细胞合成分泌大量的雄激素，因而发生性早熟。

患儿的血睾酮水平可达青春期或成人水平，但 LH 的分泌方式和 GnRH 兴奋试验的 LH 反应呈青春期前反应，表现为双侧睾丸增大，生长加速和骨成熟加速。睾丸活检可见间质细胞成熟和曲细精管发育。

知识点 19：McCune-Albright 综合征引起的性早熟　　副高：掌握　正高：熟练掌握

McCune-Albright 综合征典型的临床表现为皮肤出现牛奶咖啡斑、多发性囊性纤维性骨发育不良和外周性性早熟。皮肤牛奶咖啡斑分布常不超过中线，位于有骨病变的同侧躯体。多发性囊性纤维性骨发育不良呈慢性渐进性，骨病变常累及四肢长骨、骨盆、颅骨，可有假性囊肿、变形和骨折。

女童发病率较男童高，还可伴甲状腺、肾上腺、垂体和甲状旁腺功能亢进等，表现为结节性甲状腺肿、甲亢、肾上腺结节性增生、生长激素分泌过多产生巨人症或肢端肥大症等。

知识点 20：原发性甲状腺功能减低引起的性早熟 副高：掌握 正高：熟练掌握

甲状腺功能减低患儿未经甲状腺素及时替代治疗时可伴发性早熟，属于性早熟的特殊类型。其发生机制源于垂体负反馈激素的重叠性分泌，LH、PRL 和 TSH 具有共同的调控机制，TSH 与 LH、FSH 具有相同的 α 亚单位，循环中 α 亚单位和 LH、FSH 增多而诱发性早熟。

身材矮小是其重要特征。患儿常有高泌乳素血症，还可有多囊卵巢和阴毛早生，生长迟缓，智能情况视甲减程度而异。早期患儿的血 LH 基础值升高，但在 GnRH 激发后不升高，病程较长后才转化为真正的 CPP。

知识点 21：医源性或外源性性早熟 副高：掌握 正高：熟练掌握

食物、药物、美容用品等含有性激素成分也可引起性早熟，应该仔细询问病史，注意患儿有无意外接触或摄入避孕药。误服避孕药可引起乳房增大、阴道出血，乳晕可呈显著的色素沉着。

知识点 22：性激素测定 副高：掌握 正高：熟练掌握

血清性腺激素和促性腺激素基础值测定（E_2、T、FSH、LH），必要时测定血皮质醇和 ACTH、肾上腺雄性激素（A2，DHEAS）、17 羟孕酮（17-OHP）以及 β-hCG 浓度。

GnRH 依赖性性早熟患儿 T 和 E_2 处于青春期水平（T>10μg/dl，E_2>10ng/ml，但 E_2 变异较大），LH 处于青春期水平（LH 浓度>0. 3U/L，化学发光法）。

非 GnRH 依赖性性早熟患儿 T 和 E_2 明显升高，而 LH 处于青春期前水平（LH 浓度<0. 1U/L，化学发光法）。先天性肾上腺皮质增生患儿皮质醇低下、ACTH 升高、17-OHP 升高、DHEAS 和 A2 升高。肾上腺肿瘤患儿 DHEAS 和 A2 升高。生殖细胞肿瘤（颅内和颅外）患儿血 p-hCG 升高，颅内生殖细胞肿瘤则脑脊液 β-hCG 也升高。有甲减临床表现者应测定甲状腺激素和 TSH。

知识点 23：GnRH 兴奋试验 副高：掌握 正高：熟练掌握

GnRH 兴奋试验又称黄体生成素释放激素（LHRH）刺激试验，是判断中枢性性早熟的“金”标准。GnRH 刺激试验后的 FSH、LH 峰值，对判断垂体功能和中枢性性早熟有重要帮助。

试验方法：静脉注射 GnRH（戈那瑞林）100μg，于注射前（基础值）和注射后 30、60、90、120 分钟分别采血测定血清 LH 和 FSH。GnRH 刺激后中枢性性早熟 LH 及 FSH 水平均迅速升高，以 LH 明显，大多于 30 分钟达到峰值，并于 90 分钟内持续维持在较高水平，而假性性早熟患儿对 LHRH 刺激反应同青春期前。

知识点 24：性早熟的特殊检查　　副高：掌握　正高：熟练掌握

（1）左腕部 X 线片测骨龄：骨龄代表骨骼发育成熟度，是目前评价生物年龄或成熟状况的可靠而操作简便的方法。骨龄超过实际年龄 1 岁以上可视为提前，超过 2 岁则视为明显提前，发育越早，则骨龄超前越多。性早熟患儿一般骨龄超过实际年龄。

（2）脑 CT、MRI：确诊中枢性性早熟的年龄较小的女童和所有男童应做 CT 或者 MRI 检查，以排除颅内占位性病变。

（3）盆腔 B 超：可确定子宫的大小、卵巢的发育情况，单侧卵巢容积≥1ml，并可见多个直径≥4mm 的卵泡，可认为卵巢已进入青春发育状态；子宫长度>3.4cm 可认为已进入青春发育状态，可见子宫内膜影提示雌激素呈有意义的升高。男童应注意睾丸、肾上腺皮质等部位。

疑有肾上腺或卵巢肿瘤者，可行相应部位的 B 超、CT 或 MRI 检查。

知识点 25：性早熟的诊断　　副高：掌握　正高：熟练掌握

诊断方法包括详细病史询问、体格检查、影像学检查、骨龄检查和内分泌检查等多个方面。

（1）应确定是否存在性早熟。

（2）应明确是 GnRH 依赖性（中枢性性早熟）还是非 GnRH 依赖性（外周性性早熟）。性早熟的患者若出现以下特征，应考虑中枢性性早熟：①性腺增大（女童在 B 超下见卵巢容积>1ml，并可见多个直径>4mm 的卵泡；男童睾丸容积≥4ml，并随病程延长呈进行性增大）；②线性生长加速；③骨龄超越年龄 1 年或 1 年以上；④血清性激素水平（雌激素或雄激素）升高至青春期水平；⑤GnRH 兴奋实验结果：LH 水平（ICMA）峰值>5.0U/L、LH 峰/FSH 峰>0.6。

（3）应明确是特发性还是病理性，并进行定位诊断。只有在排除所有明确的病理因素后才可诊断特发性性早熟。

知识点 26：性早熟与单纯性乳房早发育的鉴别诊断　　副高：掌握　正高：熟练掌握

8 岁前只有单侧或双侧乳房发育而无其他第二性征，如阴毛、子宫大小和小阴唇的改变等出现，即为单纯性乳房早发育。常见于 2 岁内，4 岁后较少发生，少数可持续时间较长。血中雌激素水平可正常或轻度升高，血中性激素结合球蛋白（SHBG）常升高，但无 FSH 升高。GnRH 激发后 FSH 明显升高，其反应大于正常对照者（正常青春前期女性激发后也会升高），但 LH 升高不明显（多数<5U/L）。

单纯性乳房早发育多为良性过程，诊断单纯性乳房早发育后需定期随访，尤其是对乳房反复增大或持续不退者，必要时应重复激发试验。

知识点27：性早熟与单纯性阴毛早发育的鉴别诊断

副高：掌握　正高：熟练掌握

单纯性阴毛早发育可见于两性，大多数在6岁左右出现阴毛或者伴有腋毛，但无下丘脑-垂体-性腺轴的发动，亦无其他任何第二性征发育表现。部分患儿可有轻度的生长加速和骨龄提前，血脱氢表雄酮、17-羟孕酮、17-羟孕烯醇酮、雄烯二酮水平可达正常儿童阴毛TannerⅡ期时水平。ACTH激发后脱氢表雄酮可升高，但17-羟孕酮、17-羟孕烯醇酮升高程度不如先天性肾上腺皮质增生症明显。病程呈非进行性，真正的青春发动在正常年龄开始。本类疾病需与引起儿童期雄激素分泌增多的其他病变相区别。

知识点28：性早熟与单纯性早初潮的鉴别诊断　副高：掌握　正高：熟练掌握

单纯性早初潮是指女童在8岁以前出现阴道出血而无其他青春期征象或骨龄提前。更易发生在冬季，不呈周期性。LH和雌激素水平处于正常青春期前水平。需要详细询问病史并进行外生殖器检查以排除外伤或人为因素。

知识点29：性早熟的治疗目标　副高：掌握　正高：熟练掌握

性早熟的治疗目标是最大限度地缩小与同龄人的差异、改善终身高、控制和减缓第二性征成熟程度和速度、预防初潮出现和减少心理行为的影响。

知识点30：性早熟的治疗原则　副高：掌握　正高：熟练掌握

（1）有明确病因者，最主要的治疗是去除病因。

（2）药物治疗主要用于真性性早熟，包括特发性真性性早熟和中枢神经系统肿瘤所致的性早熟。中枢神经系统肿瘤所致的性早熟很难通过切除肿瘤来治疗。目前用于治疗性早熟的药物主要有GnRH激动剂类似物、孕激素制剂和抗雄激素制剂。

知识点31：GnRH依赖性性早熟的治疗目的　副高：掌握　正高：熟练掌握

GnRH依赖性性早熟的治疗目的是以改善患儿的成年期身高为核心，对性早熟进行药物干预，抑制性发育并使已发育的第二性征消退，防止初潮发生，同时应注意防止早熟和早初潮所带来的心理问题。对中枢神经系统器质性病变者进行病因治疗，如颅内肿瘤的手术、放疗等。

知识点32：GnRH依赖性性早熟的药物治疗指征　副高：掌握　正高：熟练掌握

目前，治疗 GnRH 依赖性性早熟的首选药物是 GnRH 类似物（GnRHa）。治疗指征为女童<7 岁和男童<8.5 岁，同时生长潜能明显受损但又存在潜能的患儿，前提是 LH 激发峰值达到青春期水平，骨龄提前 2 岁或以上，女童骨龄≤11.5 岁，男童≤12.5 岁，女童预测成年期身高≤150cm，男童≤160cm，或低于其遗传靶身高负 2 个 SD 者，性发育进程迅速，骨龄增长/年龄增长>1。需强调的是，治疗与否需要综合判断。

知识点 33：GnRH 依赖性性早熟的药物治疗　　副高：掌握　正高：熟练掌握

GnRHa 应用方法：首剂 80~100μg/kg，2 周后加强 1 次，以后每 4 周 1 次（不超过 5 周），剂量 60~80μg/kg，治疗剂量需个体化，应根据性腺轴功能抑制情况（包括性征、性激素水平和骨龄进展）予以调整，抑制差者可参照首剂量，最大量为每次 3.75mg。

治疗过程中每 2~3 个月检查患儿的第二性征发育情况，并测量身高。首剂 3 个月末应复查 GnRH 激发试验，若 LH 激发值在青春前期值则表示剂量合适。此后，对女童只需定期复查基础血清雌二醇（E_2）浓度或阴道涂片（成熟指数），男童则复查血清睾酮基础水平以判断性腺轴功能的抑制状况。每 6~12 个月复查骨龄 1 次，女童同时复查子宫、卵巢 B 超。

知识点 34：非 GnRH 依赖性性早熟的治疗　　副高：掌握　正高：熟练掌握

非 GnRH 依赖性性早熟除了外源性激素摄入外，一般都具有器质性病因，因此，治疗的目的在于去除病因，改善性早熟状态，GnRHa 治疗无效，但周围性性早熟转化为中枢性性早熟时加用 GnRHa 治疗有效。

由外源药物或食物引起者应及时停用。性腺、肾上腺肿瘤需切除肿瘤，恶性者辅以放疗、化疗等。先天性肾上腺皮质增生症应使用糖皮质激素治疗，必要时行矫形手术切除肥大的阴蒂。原发性甲状腺功能减低者需进行甲状腺激素的替代治疗。McCune-Albright 综合征和家族性高睾酮血症引起的性早熟治疗可选用抑制甾体激素合成的药物或拮抗其作用的药物。

（1）达那唑：每晚口服 1 次，每次 3~7mg/(kg·d)。不良反应有皮肤过敏、体重增加、转氨酶升高、血尿、头痛，应定期复检肝功能、尿常规。服用螺内酯可减轻达那唑的弱雄激素的不良反应。

（2）环丙孕酮（色普龙）：剂量为 100mg/d，分 2~3 次口服。甲羟孕酮（安宫黄体酮）已不再用于治疗性早熟。

（3）酮康唑：剂量 4~8mg/(kg·d)，分 2 次口服。不良反应呈剂量依赖性，治疗中应监测肝功能、肾上腺皮质功能。

第二节 多囊卵巢综合征

知识点1：多囊卵巢综合征的概念 副高：掌握 正高：熟练掌握

多囊卵巢综合征（PCOS）在临床发现之初被描述为有闭经、多毛、卵巢增大及肥胖。常常伴有高胰岛素血症、糖耐量异常和血脂异常。多囊卵巢综合征临床表现多样，会造成不孕、增加相关的并发症和死亡率，目前其病因尚不清楚。是育龄妇女常见疾病之一。

知识点2：PCOS的病理生理 副高：掌握 正高：熟练掌握

病因未明，主要特点是存在不同程度的生殖障碍（雄激素过多症和无排卵）和代谢异常（胰岛素抵抗和肥胖）。患者可能存在下丘脑GnRH脉冲频率的增加，造成LH脉冲分泌的频率和幅度均增加，使颗粒细胞的分化提前，卵泡发育障碍以及卵巢膜细胞雄激素的产生增加，从而出现雄激素过多、雌二醇水平可以正常或降低、雌酮水平升高。高雄激素和由于无排卵周期造成低孕酮水平对下丘脑的反馈刺激，使GnRH的脉冲分泌进一步增加，从而造成恶性循环。肾上腺合成的雄激素也可能增加。高胰岛素血症会进一步促进LH所促进的卵巢膜细胞雄激素的产生。胰岛素还能减少肝脏性激素结合球蛋白（SHBG）合成，由于SHBG水平的下降使游离睾酮水平升高从而增加雄激素的生物利用度。

知识点3：PCOS的体检表现 副高：掌握 正高：熟练掌握

（1）主要的临床特点在青春期就开始出现，可以从开始的多毛发展到无排卵，最终出现不孕。不孕常常是患者就诊的主诉。

（2）大多数患者有超重。

（3）有多毛（表现在上唇、下巴、乳晕和下腹部）、痤疮、男性型斑秃和黑色棘皮。

（4）要检测血压、腰臀围及心血管的危险因素。若腰围>100cm、腰臀比>0.85，则因心血管疾病导致的死亡率增加。

知识点4：PCOS的实验室检查 副高：掌握 正高：熟练掌握

（1）测定睾酮和脱氢表雄酮（DHEA-S），排除其他疾病；在导致女性男性化的肾上腺和卵巢肿瘤中二者的水平明显升高，可以分别>200ng/dl和>600μg/dl。LH通常正常和轻度升高。随机测定的17-羟孕酮<200ng/dl可以排除不典型的先天性肾上腺皮质增生。小剂量地塞米松抑制试验可以排除Cushing综合征。测定PRL和TSH可以排除高泌乳素血症和甲减。

（2）在PCOS患者中出现水平异常的激素：①总睾酮和游离睾酮的水平可以正常或达到正常上线2倍；②DHEA-S会轻度升高；③LH和FSH水平升高，LH/FSH比值会升高；

LH 水平可以作为诊断 PCOS 指标，尤其在偏瘦的闭经患者中；④血清的雌酮水平可以升高，而雌二醇的水平正常或下降；⑤PRL 可以轻度升高；⑥部分患者有糖耐量异常和血胰岛素水平的升高；⑦可有 vLDL 和 LDL 升高，HDL 下降。

知识点 5：PCOS 的影像学检查　　副高：掌握　正高：熟练掌握

多囊卵巢的定义要包括三个方面的特点：卵巢的大小和体积、卵巢基质的体积、卵泡的大小和数目。Rotterdam 的标准提出：①存在≥12 个直径在 2~9mm 的卵泡；②至少有一侧卵巢的体积>10ml，并伴有基质增加。只要一侧卵巢满足上述条件即可诊断为多囊卵巢。

因为口服避孕药物可以影响卵巢的形态，上述标准在服用口服避孕药的患者中不适用，如果存在优势卵泡（>10mm）应在下一个月经周期再次检查。

知识点 6：PCOS 的诊断　　副高：掌握　正高：熟练掌握

目前我国主要采用 2003 年欧洲人类生殖与胚胎学会的标准（Rotterdam 标准）：①稀发排卵或无排卵；②雄激素水平升高的临床表现和（或）高雄激素血症；③卵巢多囊性改变。3 条中符合 2 条，并排除其他致雄激素水平升高的病因，包括先天性肾上腺皮质增生、Cushing 综合征、分泌雄激素的肿瘤等，以及其他引起排卵障碍的疾病，如高催乳素血症、卵巢早衰、垂体或下丘脑性闭经以及甲状腺功能异常。

标准的判断：

（1）稀发排卵或无排卵：①初潮 2~3 年不能建立规律月经；闭经（停经时间超过 3 个以上月经周期或≥6 个月）；月经稀发，即周期≥35 天及每年≥3 个月不排卵者（WHO Ⅱ类无排卵）；②月经规律并不能作为判断有排卵的证据；③基础体温（BBT）、B 超监测排卵、月经后半期黄体酮测定等方法有助于判断是否有排卵。

（2）雄激素水平升高的临床表现：痤疮（复发性痤疮，常位于额、双颊、鼻及下颌等部位）、多毛（上唇、下颌、乳晕周围、下腹正中线等部位出现粗硬毛发）。

（3）雄激素水平升高的生化指标：总睾酮、游离睾酮指数或游离睾酮水平高于实验室参考值。

（4）多囊卵巢（PCO）诊断标准：一侧或双侧卵巢中直径 2~9mm（<9mm）的卵泡≥12 个，卵巢体积≥10ml。

知识点 7：PCOS 的鉴别诊断　　副高：掌握　正高：熟练掌握

需与 PCOS 相鉴别的疾病：①非经典型 21-羟化酶缺陷症所致的肾上腺增生；②分泌雄激素的肿瘤：肾上腺和卵巢肿瘤；③Cushing 综合征；④服用雄激素类/合成代谢类的药物；⑤高雄激素-胰岛素抵抗-黑色棘皮综合征；⑥甲状腺功能异常；⑦高泌乳素血症。

知识点 8：PCOS 的口服避孕药治疗　　副高：掌握　正高：熟练掌握

口服避孕药是不准备妊娠患者的标准治疗方案，能打断高雄激素和月经稀少的循环，恢复正常的月经周期从而减少雌激素对子宫内膜的长期刺激。能降低雄激素水平并减轻多毛和痤疮，但有可能加重胰岛素抵抗。一般是联合应用炔雌醇和雄激素样作用较小的孕激素（炔诺酮或去氧孕烯）。

（1）屈螺酮：具有抗盐皮质激素和雄激素作用，可显著改善皮肤的痤疮和多毛。例如，优思明（屈螺酮炔雌醇片），每天 1 片，连续服用 21 天后，停 7 天，然后继续下个周期的服用。

（2）环丙孕酮：可有效对抗雄激素，抑制内源性雄激素与受体结合及 5α 还原酶的活性，抑制毛囊雄激素受体表达而减少毛发生长。目前临床上有达英-35，每日 1 片，连服 21 天。停药 7 天后开始下个周期的服用，其间通常发生撤退性出血，一般是在该周期最后一片药服完后 2~3 天开始出血，而在开始下个周期时出血可能尚未结束。

（3）对于不愿意（或不能）使用口服避孕药的患者可以间断使用孕激素，即每 1~3 个月使用甲羟孕酮（安宫黄体酮），7~10 天，每天 6mg。这种治疗方法仅能防止子宫内膜过度增生，但不能减轻高雄激素所致的多毛和痤疮。

知识点 9：PCOS 的胰岛素增敏剂治疗　　副高：掌握　正高：熟练掌握

胰岛素增敏剂可以通过改善胰岛素抵抗，有的药还能改善体重，起到降低雄激素水平和促排卵的作用。

（1）二甲双胍：每天 1500~2000mg，分 2~3 次口服。

（2）噻唑烷二酮类药物：吡格列酮 15~30mg/d，每日 1 次。

知识点 10：PCOS 的抗雄激素药物治疗　　副高：掌握　正高：熟练掌握

抗雄激素药物与避孕药联用能增强对多毛的治疗效果。

（1）螺内酯：能通过抑制 5α 还原酶的活性减少肾上腺和卵巢的雄激素合成，并阻断雄激素受体。单独应用降低雄激素的作用弱，与口服避孕药合用对降低雄激素水平和减少其作用有协同抑制效应。

（2）非那雄胺和氟他胺：可用于治疗多毛症，非那雄胺每次 5mg，每日 1 次；氟他胺每次 250mg，每日 2 次，有肝毒性。

知识点 11：PCOS 的减重治疗　　副高：掌握　正高：熟练掌握

减重是 PCOS 治疗的核心环节，可以通过运动和限制热量的摄入来达到减重的目的。

知识点 12：PCOS 针对不孕症的治疗　　副高：掌握　正高：熟练掌握

（1）应对夫妻双方进行治疗，包括对精子的分析，以排除其他原因引起的不孕。

（2）减重和使用胰岛素增敏剂，如二甲双胍有可能诱导排卵和受孕。

（3）PCOS 患者自发性流产的发生率增加，采用二甲双胍治疗可能会减少流产。

（4）PCOS 患者妊娠后发生妊娠高血压、先兆性子痫、妊娠糖尿病、流产和早产的风险会增加。

第三节　男性乳腺增生症

知识点 1：男性乳腺增生症的概念　　副高：掌握　正高：熟练掌握

男性乳腺增生症是指男性乳腺腺体增大，往往两侧不对称或单侧增生并伴触痛。临床上以生理性乳腺增生为多见，尤其多见于 11~14 岁青少年男性。

知识点 2：男性乳腺增生症的病因及发病机制　　副高：掌握　正高：熟练掌握

（1）生理性乳腺增生：可发生于新生儿期、青春期及中老年，但多见于青春期，发生于 13~14 岁，平均 18 个月后自行消退，17 岁后罕见。病因不清，可能是乳腺对雌激素敏感性增高或青春期早期雌激素与雄激素比例失调所致。

（2）病理性乳腺增生：见于：①各种原因导致的男性性腺功能低下；②各种原因导致的雌激素水平增加；③系统性疾病，如甲状腺功能亢进时雄激素转化为雌激素增多，且性激素结合球蛋白多，导致乳腺增生等；④药物，如促卵泡成熟素、异烟肼、氯丙嗪、西咪替丁、螺内酯及洋地黄等药物均可引起男性乳腺增生；⑤特发性。

知识点 3：男性乳腺增生症的临床表现　　副高：掌握　正高：熟练掌握

男性乳腺增生症是一种较常见病，可以生于任何年龄，往往两侧不对称或单侧增生，可在乳晕下构成盘状硬结，体积小、活动性好、界限清楚，与邻近组织无粘连，可有肿痛或触痛，极少数患者乳头可有白色分泌物。

知识点 4：男性乳腺增生症的诊断　　副高：掌握　正高：熟练掌握

依据乳房出现肿块，伴有胀痛或压痛，诊断多无困难。

知识点 5：男性乳腺增生症的鉴别诊断　　副高：掌握　正高：熟练掌握

应与男性乳腺增生症相鉴别的疾病：

（1）男性乳腺癌：多为单侧性，乳腺呈孤立性结节，硬结不规则，边界不清楚，可与皮肤粘连，活动度受限，扪查时坚硬无压痛，可伴有同侧腋窝淋巴结增大。可行乳房彩超、乳房 X 线钼靶摄片和乳腺包块穿刺等明确诊断，必要时应行手术病理学检查以鉴别。

（2）脂肪组织增生：患者肥胖，皮下脂肪组织饱满，双侧乳腺组织显示丰满，B 超检查无腺体组织增生，称为假性乳腺肥大。

（3）乳腺纤维腺瘤：多为单侧性，边界清楚，活动度良好，与周围组织无粘连，可行乳腺包块穿刺细胞学检查明确诊断。

知识点 6：男性乳腺增生症的治疗 副高：掌握 正高：熟练掌握

（1）生理性男性乳腺增生者：①一般不需特殊治疗，1～2 年可自行消退；②观察 1 年以上无好转者，特别是伴疼痛和触痛者可考虑给予选择性雌激素受体调节剂，如他莫昔芬 20mg/d，或雷诺昔芬 60mg/d；③对经久不退、药物治疗无效或疑癌变者应行手术治疗。

（2）病理性男性乳腺增生者：以治疗原发病为主。

第八章　多发性内分泌腺瘤病

知识点1：多发性内分泌腺瘤病概述　　副高：掌握　正高：熟练掌握

多发性内分泌腺瘤病（MEN）常同时或先后有2个或2个以上的内分泌腺发生肿瘤或增生，既可以是散发也可以是家族倾向的遗传性疾病。可分为两种类型，即多发性内分泌腺瘤病1型（MEN1）及多发性内分泌腺瘤病2型（MEN2），MEN2又分为2种亚型，即MEN2A和MEN2B。在MEN2中以MEN2A为多见，其次是MEN2B，另外，还包括有家族性甲状腺髓样癌。MEN1基因突变导致肿瘤抑制基因功能缺失，而MEN2的基因突变导致原癌基因被激活。

知识点2：MEN的病因及发病机制　　副高：掌握　正高：熟练掌握

MEN有明显的家族发病倾向，为常染色体显性遗传性疾病，男女患病率无明显差别，不同类型的MEN有不同的基因缺陷。

（1）MEN1的原癌基因定位于第11号染色体长臂上（11q13），有10个外显子，编码610个氨基酸的蛋白质，称Menin蛋白。MEN1基因缺失或突变，导致Menin蛋白被截短而丧失功能，使神经内分泌细胞过度增生从而形成肿瘤。因MEN1基因突变与基因外显率不一致，故通过基因筛查来诊断和预测该病较困难。

（2）MEN2为RET基因的特异性突变所致，RET基因定位于10号染色体长臂上（10q11-12），包含21个外显子，编码酪氨酸激酶，80%~98%的MEN2是由于RET基因第10、11号外显子发生点突变，导致酪氨酸激酶异常激活，诱导细胞增殖及肿瘤发生。与MEN1基因不同的是，MEN2基因突变与基因外显率高度一致，使基因筛查与早期治疗成为可能。

知识点3：MEN1和MEN2的基因特点　　副高：掌握　正高：熟练掌握

MEN1和MEN2的基因特点

	MEN1	MEN2
发病率	（1~20）/10万	（1~10）/10万
遗传	常染色显性遗传	常染色体显性遗传
基因	MEN1基因	RET基因

续 表

	MEN1	MEN2
基因产物	Menin 蛋白（核蛋白）	RET（跨膜酪氨酸激酶）
基因定位	染色体 11q13	染色体 10q11-12
基因功能	抑癌基因	原癌基因
基因外显率	不一致	一致
基因诊断与防治	不可行	可行

第一节　多发性内分泌腺瘤病 1 型

知识点 1：MEN1 的概念　　副高：掌握　正高：熟练掌握

MEN1 又称 Wermer 综合征，是常染色体显性遗传疾病。发病率为（1～20）/10 万。MEN1 临床表现多种多样，通常在 20 岁以后发病，以甲状旁腺功能亢进症、肠胰内分泌肿瘤以及垂体的内分泌肿瘤为特征，以上 3 种主要肿瘤有 2 个或 2 个以上即可诊断 MEN1。

MEN1 可有家族史，在诊断 MEN1 的基础上若一级亲属中 1 人患有上述 3 种主要内分泌肿瘤中的 1 个就可诊断为家族性 MEN1。在甲状旁腺功能亢进者中，MEN1 的检出率为 1%～18%；在促胃液素瘤中，MEN1 的检出率为 16%～38%；在垂体瘤中，MEN1 的检出率 <3%；在胰岛 B 细胞瘤中，MEN1 的检出率<5%。

知识点 2：MEN1 的病理　　副高：掌握　正高：熟练掌握

在 MEN1 中，甲状旁腺是最常见的病变部位，通常 4 个甲状旁腺均受累，早期多为增生，诊断较晚者可为腺瘤或腺瘤样增生，几乎不会进展为甲状旁腺癌。消化道胰腺内分泌肿瘤是第二常见的病变部位，常为多发性腺瘤或腺癌，极少数为增生。垂体瘤也是常见的病变组分，大多数是单个腺瘤，仅少数为增生。

知识点 3：MEN1 甲状旁腺功能亢进症的临床表现　　副高：掌握　正高：熟练掌握

甲状旁腺功能亢进症是 MEN1 最早和最常见的症状，高钙血症可在青少年时期出现，而大多数患者到 40 岁才被发现，50 岁以上 95%都有甲旁亢表现，常累及 3～4 个甲状旁腺，初为增生，后为腺瘤，一般不发生癌变。大多数的患者无症状，但有一部分患者可表现有典型的甲旁亢症状（多尿、肌痛、无力及泌尿系结石），实验室检查示高钙、血 PTH 升高。由于 PTH 增高，可有骨痛、病理性骨折等。

知识点 4：MEN1 促胃液素瘤的临床表现　　副高：掌握　正高：熟练掌握

消化道胰腺内分泌肿瘤是 MEN1 第二位最常见的表现，促胃液素瘤占 MEN1 患者肠胰内分泌肿瘤的一半，故一旦诊断有促胃液素瘤，即提示 MEN1 存在的可能。促胃液素瘤是 MEN1 的主要死亡原因，其有 1/3 发生于胰腺，2/3 发生于十二指肠壁，大多数为多灶性，体积小，多为恶性。50%的肿瘤在发现时已发生转移，是造成患者死亡的主要原因之一。确诊依据是血清促胃液素升高，伴有基础胃酸分泌增加。临床表现为多发性顽固性胃十二指肠和空肠上段溃疡、腹泻、恶病质及腹痛（Zollinger-Ellison 综合征）。

知识点 5：MEN1 胰岛 B 细胞瘤的临床表现　　副高：掌握　正高：熟练掌握

胰岛 B 细胞瘤占 MEN1 患者肠胰内分泌肿瘤的 10%，很少是 MEN1 的首发症状。可发生在胰腺的多个部位，尽管临床表现为典型的空腹低血糖，血浆胰岛素、胰岛素原和 C 肽水平升高，胰岛素/血糖比值>0. 3。但由于肿瘤小，定位诊断困难，常常需在手术中行 B 超检查。腺瘤切除后易复发。90%胰岛 B 细胞瘤为良性，少数为恶性，恶变者可发生肝转移。

知识点 6：MEN1 胰高糖素瘤的临床表现　　副高：掌握　正高：熟练掌握

胰高糖素瘤少见，表现为移行性坏死性皮炎、糖尿病、体重下降和贫血等，血清胰高糖素水平>1000ng/L 时即可诊断胰高糖素瘤。当出现临床症状时，胰高糖素瘤通常体积较大，并已发生转移。

知识点 7：MEN1 血管活性肠肽瘤的临床表现　　副高：掌握　正高：熟练掌握

血管活性肠肽瘤又称 Verner-Morrison 综合征，罕见，表现为水样腹泻、低钾综合征，即胰性霍乱。空腹血管活性肠肽（VIP）水平>200ng/L 时可确诊，且恶性倾向明显。出现临床症状时，VIP 瘤通常体积较大，并已发生转移。

知识点 8：MEN1 胰多肽瘤的临床表现　　副高：掌握　正高：熟练掌握

胰多肽瘤极罕见，虽有血清胰多肽升高，但常无特殊临床表现。甲旁亢患者可见胰多肽水平升高，其他胰腺内分泌肿瘤也可分泌胰多肽。因此，血清胰多肽升高虽不能代表胰多肽瘤的存在，却可能作为早期发现 MEN1 中存在胰腺内分泌肿瘤的标志物。

知识点 9：MEN1 垂体肿瘤的临床表现　　副高：掌握　正高：熟练掌握

垂体肿瘤占 MEN1 第 3 位，见于约 1/3 的 MEN1 患者，多为良性。

（1）60%为泌乳素瘤，女性患者表现为闭经、泌乳；男性患者表现为阳痿。

（2）25%为生长激素瘤，表现为肢端肥大症。

（3）2%~6%可为垂体 ACTH 瘤，表现为 Cushing 病。

（4）大腺瘤可出现局部压迫症状，如头痛、视力障碍、视野缺损、垂体功能减退等。也可有垂体无功能瘤。诊断和治疗同一般垂体瘤。

知识点 10：MEN1 类癌的临床表现 副高：掌握 正高：熟练掌握

类癌见于约 14%的 MEN1 患者。与散发性者不同，MEN1 相关的类癌主要起源于前肠器官，如胸腺、支气管、胃、胰腺、十二指肠等。其中胸腺类癌多见于男性，而支气管类癌多见于女性。MEN1 类癌的平均发现年龄是 45 岁，晚于 MEN1 的其他肿瘤。70%胸腺类癌可有局部浸润或转移，高于支气管类癌的 20%。MEN1 的胸腺类癌和支气管类癌很少过多分泌 ACTH、降钙素或 GHRH，同样也很少过多分泌 5-羟色胺或组胺，因此，表现为潮红、腹泻、腹痛、支气管痉挛等典型的类癌综合征的表现。胃肠道类癌常在发生肝转移后才出现潮红等上述症状。

知识点 11：MEN1 肾上腺皮质肿瘤的临床表现 副高：掌握 正高：熟练掌握

肾上腺皮质肿瘤在 MEN1 中可高达 40%。大多数为无功能性腺瘤，极少数为功能性腺瘤，可引起皮质醇增多症、原发性醛固酮增多症或嗜铬细胞瘤的临床表现。此外，尚可见弥漫性或结节性增生，腺癌少见。

知识点 12：MEN1 面部血管纤维瘤的临床表现 副高：掌握 正高：熟练掌握

85%的 MEN1 患者出现多发性面部血管纤维瘤。半数 MEN1 患者有 5 个或 4 个以上。

知识点 13：MEN1 胶原瘤的临床表现 副高：掌握 正高：熟练掌握

胶原瘤见于 70%的 MEN1 患者，在躯干部分呈现发白的斑点样病变，不累及面部和颈部。

知识点 14：MEN1 脂肪瘤的临床表现 副高：掌握 正高：熟练掌握

见于 30%的 MEN1 患者，通常是位于皮下的小脂肪瘤，有时呈多发性。

知识点 15：MEN1 生化及激素水平的检测 副高：掌握 正高：熟练掌握

（1）累及甲状旁腺，测血钙、血磷、碱性磷酸酶、尿钙、尿磷、甲状旁腺激素。
（2）累及垂体，测 PRL、GH、ACTH、TSH、FSH、LH 等。
（3）累及胰腺，测血糖、胰岛素、胰岛素原、C 肽、胰高糖素等。
（4）累及肾上腺，测血、尿皮质醇，ACTH，24 小时尿 17-羟类固醇，17-酮类固醇，24

小时尿游离皮质醇等。

（5）累及甲状腺，测 T_3、T_4、TSH 以及降钙素等。

知识点 16：MEN1 的特殊检查 副高：掌握 正高：熟练掌握

（1）甲状旁腺病变可行 B 超及核素扫描（99m-MIBI）。

（2）垂体的病变可行 CT 和 MRI 检查，以 MRI 的敏感性和特异性最好。

（3）^{111}In-奥曲肽扫描对肠胰内分泌肿瘤、肿瘤肝脏及骨的转移都有较高的阳性率。

（4）内镜超声对胰腺小肿瘤的定位有较高的价值。

知识点 17：MEN1 的基因诊断 副高：掌握 正高：熟练掌握

因在 MEN1 中基因型和表型之间的相关性不明显，故患者是否应进行基因筛查仍然有争议。

知识点 18：MEN1 的诊断要点 副高：掌握 正高：熟练掌握

（1）甲旁亢，多为 4 个甲状旁腺同时受累。

（2）胰腺内分泌肿瘤。

（3）垂体瘤。

（4）可伴有或不伴有其他肿瘤。

（5）常染色体显性遗传家族史。

值得注意的是，不同患者的临床病程可以完全不同，且多种腺体可同时或先后受累，甚至前后间隔很长时间。

知识点 19：MEN1 的鉴别诊断 副高：掌握 正高：熟练掌握

MEN1 需与非 MEN1 的同类病变（如散发性甲旁亢、胰腺内分泌肿瘤及垂体瘤）相鉴别，二者间的临床表现、定性和定位检查相似，但从多种内分泌腺体病变和家族史不难进行鉴别。MEN1 的甲旁亢尚需与家族性低尿钙性高钙血症（FHH）相鉴别。FHH 是钙感受器（一种在甲状旁腺和肾脏中发现的跨膜 G 蛋白偶联受体）的失活性突变所致，亦为常染色体显性遗传，也可有甲状旁腺增生和血清 PTH 升高。二者的鉴别点在于尿钙排泄在 MEN1 的甲旁亢患者中通常增高，而在 FHH 则降低。MEN1 患者出生时的血清钙水平罕见升高，但在 FHH 的新生儿中则常见增高，且甲状旁腺切除术不能纠正高血钙。

知识点 20：MEN1 的治疗 副高：掌握 正高：熟练掌握

（1）甲状旁腺功能亢进：最佳方案是手术切除肿瘤。有严重高血钙（>3.0mmol/L）、骨病或肾结石者肯定是手术的适应证。MEN1 甲状旁腺 4 个腺体均可受累，切除 3 或 4 个腺体，术后仍可复发，通常行 4 个腺体的切除并做自体移植。

（2）促胃液素瘤：在 MEN1 的患者中，治疗 Zollinger-Ellison 综合征通常推荐用双倍剂量的质子泵抑制剂。是否手术仍然有争议，因为与散发的促胃液素瘤相比手术效果较差（能完全切除肿瘤的生存率只有 16%）。只有在以下情况时推荐手术：①药物治疗的效果不好或不耐受；②肿瘤>2cm；③转移的风险增加（有家族史）；④没有发生肝转移。如果手术切除不全或术后复发，可再次手术或采用药物（氟尿嘧啶、奥曲肽或干扰素）治疗。若发生肝转移可考虑切除转移肿瘤或行肝动脉栓塞。化疗（链佐星和多柔比星）效果较差。

（3）胰岛 B 细胞瘤：大多数为多发性小肿瘤，故手术难度较大。如能进行术前或术中定位，可行肿瘤摘除或局部胰腺切除，否则可行胰腺次全切除。恶性肿瘤不能完全切除或已有转移者，可用二氮嗪控制低血糖症，也可用链脲佐菌素（链佐星）进行化疗，尚可试用奥曲肽。

（4）无功能的胰十二指肠肿瘤：以手术治疗为佳，以防恶变或转移。

（5）有功能的胰十二指肠肿瘤：包括胰高糖素瘤、促胃液素瘤、血管活性肠肽瘤和生长抑素瘤，较为罕见，恶性度高，呈多灶性、定位难、易转移，手术时 50% 患者已有淋巴结转移。通常采用根治手术。若发生肝转移，可考虑肝转移瘤切除或射频消融，以减轻肿瘤持续分泌过多激素导致的临床症状。

（6）垂体肿瘤较大、有功能（能分泌激素引起临床症状）或有压迫症状者均应手术切除。

（7）其他肿瘤：包括肾上腺皮质腺瘤、类癌等，原则上都应采取手术治疗。脂肪瘤通常不必治疗。

第二节 多发性内分泌腺瘤病 2 型

知识点 1：MEN2 的概念 副高：掌握 正高：熟练掌握

MEN2 为常染色体显性遗传性疾病。发病率为（1～10）/10 万，以同一个患者出现甲状腺髓样癌（MTC）、PHEO 以及其他内分泌组织增生和（或）肿瘤为特征。MEN2 可分为 MEN2A（Sipple 综合征）、MEN2B 以及家族性甲状腺髓样癌，甲状腺髓样癌是 MEN2 诊断的基本要素。

知识点 2：MEN2 的病理 副高：掌握 正高：熟练掌握

在 MEN2 中，最常见和最早出现的病变是 MTC，起源于甲状腺滤泡旁细胞（或称 C 细胞）。病理学上最早为 C 细胞局灶性增生，继之发展为结节性增生，随后转变为显微镜下可见的髓样癌，最后形成肉眼可见的髓样癌。C 细胞生长穿透滤泡基底膜是界定增生向癌转化的组织学变化。其主要特征为双侧性和多中心肿瘤。嗜铬细胞瘤也是 MEN2 的重要组分，其组织学演变过程类似 MTC，首先为局灶性增生，继之发展为弥漫性增生和嗜铬细胞瘤。甲状旁腺的病变相对较轻，其组织学演变过程类似 MTC 和嗜铬细胞瘤，即在甲状旁腺细胞增生的基础上形成腺瘤。

知识点 3：MEN2A 甲状腺髓样癌的临床表现　　副高：掌握　正高：熟练掌握

MTC 是大多数 MEN2 最早出现的临床表现，并见于所有的 MEN2 患者中。MTC 为起源于甲状腺 C 细胞的肿瘤，为多病灶性。在开始时为 C 细胞的增生，以后是癌变、最终发生转移（淋巴结、肝、肺和骨）。临床表现除甲状腺增大或结节外，还可因分泌降钙素及多种异源性激素（ACTH、血管活性肽、5-HT 等）而引起多种症状，如皮肤潮红、消化性溃疡、腹泻和高血压等。尚可经血行转移至远处部位，最常见者为肝、肺及骨骼，成为 MEN2 患者死亡的主要原因。

知识点 4：MEN2A 嗜铬细胞瘤的临床表现　　副高：掌握　正高：熟练掌握

嗜铬细胞瘤占 MEN2A 的 50%，与散发的病例不同，在 MEN2A 中嗜铬细胞瘤常常累及双侧肾上腺，多为良性，而且发病的年龄较早（有报道在 12 岁的儿童中发现）。有的患者由于临床表现较轻未被诊断，而在行甲状腺髓样癌手术过程中出现高血压危象而被发现。其主要特征：①肿瘤多位于肾上腺，肾上腺外极罕见；②肿瘤常为双侧和多发性，且瘤外肾上腺髓质可见增生；③大多为良性，恶性嗜铬细胞瘤罕见。许多患者的症状和体征均不典型，这可能是对具有高危险因素者进行筛查而得到早期诊断的缘故。早期的肾上腺髓质异常可引起发作性头痛、心悸及神经质，但高血压少见。

知识点 5：MEN2A 甲状旁腺功能亢进症（增生或腺瘤）的临床表现　　副高：掌握　正高：熟练掌握

MEN2A 约 30%可出现甲状旁腺功能亢进症，其中 85%为增生，15%为腺瘤。其临床表现与一般的甲旁亢相似，但病情大多比较轻，肾损害和骨病较 MEN1 少见。在早期 C 细胞病变行甲状腺切除术的患者中，虽可见到甲状旁腺增生的组织学表现，但均未表现为甲旁亢。

知识点 6：MEN2A 变异型的临床表现　　副高：掌握　正高：熟练掌握

MEN2A 有 2 种变异型，即苔藓样皮肤淀粉样沉着症和先天性巨结肠症。

（1）苔藓样皮肤淀粉样沉着症表现为上背部皮肤苔藓样改变及难治性瘙痒，与 RET 基因 634 等位点突变有关。

（2）先天性巨结肠症又称为 Hirschsprung 病，可发生于新生儿，90%表现为先天性巨结肠。

知识点7：MEN2A的实验室检查 副高：掌握 正高：熟练掌握

血钙、血磷、碱性磷酸酶、PTH，尿钙、尿磷，血降钙素、血尿儿茶酚胺水平，24小时尿VMA，尿甲氧基肾上腺素等。

知识点8：MEN2A的特殊检查 副高：掌握 正高：熟练掌握

（1）颈部B超在甲状腺髓样癌的诊断中有重要的作用，可以判断有无肿瘤及肿瘤转移的情况。

（2）怀疑甲状腺髓样癌时要行胸部CT、颈部CT和肝CT或MRI。

（3）怀疑嗜铬细胞瘤时，应行腹部和肾上腺的CT或MRI检查，^{131}I-MIBG和^{111}In-奥曲肽扫描对其定位也有帮助。

知识点9：MEN2A的基因筛查 副高：掌握 正高：熟练掌握

RET基因的突变与MEN2的表型之间关系密切，有必要开展基因筛查。可在染色体10q11-12第10、11号外显子的634、609、611、618和620等基因位点发生突变，有助于MEN2A的诊断。

知识点10：MEN2A的诊断要点 副高：掌握 正高：熟练掌握

就MEN2A整体而言，有个人或家族的甲状腺髓样癌病史和RET基因的突变。甲状腺结节的细针穿刺对甲状腺髓样癌的诊断有帮助。就MEN2A而言，患者若表现有甲状腺髓样癌、嗜铬细胞瘤及原发性甲旁亢加上RET基因的突变，即可诊断。仅有RET基因的突变而无任何临床表现者为MEN2A的高危人群。

知识点11：MEN2B的临床表现 副高：掌握 正高：熟练掌握

MEN2B的特征是黏膜神经瘤伴甲状腺髓样癌（或C细胞增生），也称黏膜神经瘤综合征。可分布在从口唇至肛门的各处，见于95%的MEN2B患者，以口腔黏膜、舌、唇、颊部最多，也可见于眼睑、结膜、角膜、皮肤及胃肠道等处。患者常呈现特殊面容，即口唇肥厚、宽鼻背、睑外翻和多发性神经瘤。Marfan综合征体型，表现为四肢细长、消瘦、脊柱后凸，蜘蛛样手足或弓形足，足趾外翻畸形等，皮肤出汗异常，温觉丧失，可出现便秘或腹泻。可以伴有嗜铬细胞瘤。

知识点12：MEN2B的检查 副高：掌握 正高：熟练掌握

（1）实验室检查：参考 MEN2A 的相应检查项目。另外，皮肤、肠道和直肠黏膜的活检对神经瘤的诊断有帮助。

（2）X 线检查：可见结肠袋与黏膜皱襞异常、结肠憩室与巨结肠、食管节段性扩张、胃扩张、小肠节段性扩张、胃食管反流、胃排空反流和胃排空延迟等。其他特殊检查参考 MEN2A。

（3）基因筛查：MEN2B 的 RET 基因突变主要发生在 918 或 883 号基因位点，基因筛查可早期诊断。

知识点 13：MEN2B 的诊断要点　　副高：掌握　正高：熟练掌握

MEN2B 的诊断要点：①多发性黏膜神经瘤的表型特征；②MTC；③嗜铬细胞瘤；④常染色体显性遗传史。

知识点 14：MEN2 的治疗　　副高：掌握　正高：熟练掌握

（1）MEN2 中的甲状腺髓样癌，由于其病变为多中心性，应作甲状腺全切术及中心性淋巴结切除。术后给予甲状腺激素替代治疗。

（2）嗜铬细胞瘤者，应先行嗜铬细胞瘤手术后再行甲状腺髓样癌手术，以免发生高血压危象。术前准备同散发性者，术前和术中应使用 α 和 β 肾上腺素能受体阻滞剂。因肿瘤多为双侧性，故多主张行双侧肾上腺全切除，术中和术后必须补充糖皮质激素和盐皮质激素。

（3）多发性神经瘤尚无有效治疗，面部病变可行整形手术，胃肠道病变的手术治疗需视功能损害情况而定。

知识点 15：MEN2 的筛查　　副高：掌握　正高：熟练掌握

MEN2 的家族成员应行早期基因检测。由于 RET 基因突变的携带者外显率几乎 100%，可以早期诊断 MEN2，早期治疗。

第九章　代谢性疾病

第一节　胰岛素瘤

知识点1：胰岛素瘤的概念　　副高：熟练掌握　正高：熟练掌握

胰岛素瘤为胰岛B细胞肿瘤，又称内源性高胰岛素血症，占胰岛细胞肿瘤的70%～75%。大多数为良性，恶性者很少。临床特点是功能性分泌多量胰岛素而使空腹低血糖以及由于多次低血糖发作导致的中枢神经损害，为临床上低血糖的主要病因之一。胰岛素瘤是胰腺神经内分泌肿瘤中比较常见的一种，大多数是良性肿瘤，手术切除后可痊愈。

胰岛素瘤可发生于任何年龄，但多见于青、中年，男性多于女性。

知识点2：胰岛素瘤的分类　　副高：熟练掌握　正高：熟练掌握

胰岛素瘤大多数为良性，恶性者占10%～16%。电镜下可见胰岛素瘤细胞内有典型β颗粒和异型颗粒，根据细胞内所含颗粒情况通常分为四型：①Ⅰ型：电镜下可见细胞内含有典型的β颗粒；②Ⅱ型：电镜下可见同时含有典型的β颗粒和异型颗粒；③Ⅲ型：电镜下可见仅有异型颗粒；④Ⅳ型：电镜下无颗粒。

知识点3：胰岛素瘤的病理学　　副高：熟练掌握　正高：熟练掌握

胰岛素瘤多数为单发，约占90%以上，少数为多发性。瘤体一般较小。肉眼观察胰岛素瘤表面光滑，呈圆形或椭圆形，偶为不规则形。一般呈粉红色或暗红色，边界清楚，质略硬。肿瘤细胞富含胰岛素。

镜下观察：瘤细胞呈多角形，细胞界限模糊，胞质稀疏较透亮；细胞核圆形或椭圆形，大小一致，染色质均匀细致，核仁一般不易见到；瘤细胞成团排列，与毛细血管关系密切，呈小结节或岛状；瘤细胞亦可呈腺腔样排列，呈菊形团状，腺腔内有时可见红染分泌物，细胞多为柱状，核在基底部；瘤细胞还可呈片状分布。瘤细胞在电镜下可见其分泌颗粒具有β颗粒特征。

知识点4：胰岛素瘤的临床表现　　副高：熟练掌握　正高：熟练掌握

胰岛素瘤常有典型的Whipple三联征表现，即：空腹时低血糖症状发作、发作时血糖低于 2. 8mmol/L、进食或静脉推注葡萄糖可使症状迅速缓解。

（1）交感神经兴奋：表现为低血糖引起的代偿性反应，如面色苍白、四肢发凉、出冷汗、心悸、手颤腿软。

（2）意识障碍：因低血糖所致脑细胞缺乏葡萄糖所致，如精神恍惚、嗜睡、昏迷等；也可表现为头脑不清、反应迟钝、智力减退等。

（3）精神异常：为低血糖反复发作，大脑皮层受到进一步抑制的结果，症状多种多样，严重者有明显的精神症状，有时被误诊为精神病。

（4）颞叶癫痫：与癫痫大发作相似，为最严重的精神神经症状，发作时知觉丧失、牙关紧闭、四肢抽搐、尿便失禁。

知识点5：胰岛素瘤的空腹血糖测定　　副高：熟练掌握　正高：熟练掌握

胰岛素瘤患者禁食 15 小时，空腹血糖往往在 2. 78mmol/L 以下。对一些轻症患者，禁食可延长至 24~48 小时。本病患者多在禁食 15~36 小时内出现低血糖症状，如果禁食60~72 小时仍不发作，可排除胰岛素瘤。

知识点6：胰岛素瘤的胰岛素测定　　副高：熟练掌握　正高：熟练掌握

测定患者空腹或发作时周围静脉血胰岛素水平，是确诊胰岛素瘤的直接依据。正常人空腹周围血胰岛素水平为 5~30μU/ml，平均低于 24μU/ml。本病患者不仅胰岛素水平显著升高，即使在低血糖状态下胰岛素水平仍然高（可达 100~200μU/ml），为本病最特异试验。

除了空腹测定外，还可在手术中经门静脉取血测定胰岛素，方法为：手术中在输葡萄糖液前用细针穿刺门静脉主干取血，测定血糖和胰岛素水平。如门静脉主干血的胰岛素>100μU/ml，应考虑有胰岛素瘤存在的可能，如胰岛素值>200μU/ml，可诊断为胰岛素瘤。此法在诊断上的特异性优于周围静脉血所测定的结果；也可用于判断胰岛素瘤是否已切除完全。

知识点7：胰岛素瘤的血胰岛素原/总胰岛素测定　　副高：熟练掌握　正高：熟练掌握

胰岛素正常分泌者该比值<15%，器质性胰岛素不适当分泌过多性低血糖症>15%，特别是胰岛素瘤患者该比值明显增高。

知识点8：胰岛素瘤的饥饿和运动试验　　副高：熟练掌握　正高：熟练掌握

晚餐后禁食，次日清晨开始测定血糖、胰岛素。如果没有明显的低血糖，则继续禁食并密切观察，每 4 个小时或者出现低血糖症状时测血糖、胰岛素。如果仍然不出现低血糖，则在禁食后 12、24、36、48 小时各做 2 小时运动直至低血糖发作。如果禁食以后血糖 <2.8mmol/L，胰岛素释放指数>0.4，应考虑为胰岛素不适当分泌过多，胰岛素瘤可能性大。如果禁食 72 小时仍无发作，则本病可能性小。

知识点 9：胰岛素瘤的胰高血糖素试验　　副高：熟练掌握　正高：熟练掌握

空腹快速静脉注射胰高血糖素 0.03mg/kg，总量≤1mg，测定 3 小时血糖、胰岛素，如果低血糖时胰岛素>150μU/ml 考虑为胰岛素不适当分泌过多，胰岛素瘤患者多在注射后 5 分钟血清胰岛素升高至 160mU/L 以上或者在 30、40、60 分钟时胰岛素分别较注射前增加 60、40、20mU/L。

知识点 10：胰岛素瘤的亮氨酸试验　　副高：熟练掌握　正高：熟练掌握

在 10 分钟内口服亮氨酸（150mg/kg），测定 3 小时血糖、胰岛素，如果低血糖时胰岛素>40μU/ml 考虑为胰岛素不适当分泌过多，胰岛素瘤患者明显升高。或在 30 分钟内静脉注射亮氨酸 200mg/kg，如果血葡萄糖降低 1.39mmol/L（25mg/dl）以上、血浆胰岛素增加 30mU/L 以上，或在 30、60、90 分钟时血浆胰岛素分别增加 20、15、10mU/L，强烈提示胰岛素瘤的诊断。

知识点 11：胰岛素瘤的 C 肽抑制试验　　副高：熟练掌握　正高：熟练掌握

空腹时静脉注射普通胰岛素（0.1U/kg），抽血测定血 C 肽水平，如果注射胰岛素以后的 C 肽水平与基线时 C 肽水平相比下降<50%考虑为胰岛素瘤。

知识点 12：胰岛素瘤的铬粒素 A 检测　　副高：熟练掌握　正高：熟练掌握

部分胰岛素瘤患者血清中铬粒素 A 升高，可作为监测肿瘤发展和评价预后的指标。

知识点 13：胰岛素瘤的影像学检查　　副高：熟练掌握　正高：熟练掌握

（1）B 超可作为胰岛素瘤筛选检查，但阳性率较低，现在可采用内镜超声。

（2）放射性核素扫描的检出率甚低，可使用标记单克隆抗体或 γ 探针进行扫描。

（3）双向 CT 动脉和实质对比技术可改善 CT 的敏感性。

（4）可使用 MRI 进行胰岛素瘤的定位检查。

知识点 14：胰岛素瘤的 PTPVS 测定　　副高：熟练掌握　正高：熟练掌握

（1）胰岛素瘤体积较小、不易被发现时可经皮肝门静脉插管，分段取门脉血标本测定胰岛素，有助于肿瘤定位。

（2）手术中做胰管插管，分段取血标本测定胰岛素浓度，亦有助于肿瘤定位。

知识点 15：胰岛素瘤的诊断　　副高：熟练掌握　正高：熟练掌握

（1）密切监测血糖，证实患者存在 Whipple 三联征。胰岛素瘤常有典型的 Whipple 三联征表现：

1）低血糖症状、昏迷及精神神经症状，每天空腹或劳动后发作。

2）发作时血糖低于 2.8mmol/L。

3）口服或静脉注射葡萄糖后，症状可立即消失。

需详细询问病史、查体并分析已有实验室检查结果，寻找其他病因的线索，如导致低血糖的药物、严重疾病、升糖激素缺乏以及非胰岛细胞肿瘤等。

（2）低血糖时胰岛素水平相对过高。

（3）定位检查发现胰腺胰岛素瘤征象。

知识点 16：低血糖症的病因治疗　　副高：熟练掌握　正高：熟练掌握

（1）对药源性低血糖患者避免使用容易导致低血糖的药物。

（2）特发性功能性低血糖症患者应少食多餐，低糖、高蛋白、高脂、高纤维饮食，尽量避免吸收快的糖类。

（3）对肝源性低血糖症患者应积极治疗原发病，同时注意纠正低血糖，避免摄入不足、消耗过大。

（4）对胰岛素瘤患者应尽量进行肿瘤切除术。未找到肿瘤者可从胰尾开始向胰头逐渐分段切除，同时监测血糖，直至血糖上升为止。不能手术或者手术没有成功者可使用二氮嗪 25~200mg，每日 2~3 次口服，儿童剂量为 12mg/(kg·d)。二氮嗪可直接作用于胰岛 B 细胞抑制胰岛素的释放、增加肾上腺素的分泌、抑制肌肉中磷酸二酯酶的活性。对二氮嗪无效的患者应停用可以药物（含巯基药物等）使用生长抑素，亦可抑制胰岛素的分泌。不能手术的腺癌可使用链脲佐菌素和氟尿嘧啶。

（5）对胰岛素自身免疫综合征患者应停用可以药物（含巯基药物等）使用糖皮质激素或其他免疫抑制剂，部分患者可自愈。

（6）对伴肿瘤的低血糖症应尽量手术切除肿瘤，低血糖发作时可摄食或持续静点葡萄糖，亦可使用大剂量糖皮质激素或静脉滴注胰高血糖素。

知识点 17：胰岛素瘤患者的饮食　　副高：熟练掌握　正高：熟练掌握

胰岛素瘤患者应少食多餐，低糖、高蛋白、高纤维、高脂肪饮食，减少对胰岛素分泌的刺激。

第二节 糖 尿 病

一、糖尿病的病因学分型及诊断

知识点 1：糖尿病的概念 副高：熟练掌握 正高：熟练掌握

糖尿病是以慢性血葡萄糖（简称血糖）水平增高为特征，伴有脂肪、蛋白质代谢紊乱的一组慢性内分泌疾病症候群。主要特点是血糖过高、糖尿、多尿、多饮、多食、体重减轻和（或）消瘦、疲乏。

1997 年，美国糖尿病学会（ADA）将糖尿病定义为：一组由胰岛素分泌和（或）作用缺陷所导致的以高血糖为特征的代谢性疾病，并与各种器官的长期损害、功能障碍和衰竭有关。2009 年，国际糖尿病专家委员会认为糖尿病是一种以高血糖为突出表现的异常代谢疾病，与特异性慢性并发症高风险相关。二者在糖尿病定义方面没有很大区别，都特别强调了长期高血糖与慢性并发症的关系。

知识点 2：糖尿病病因学分型报告的要点 副高：熟练掌握 正高：熟练掌握

1999 年，WHO 正式公布了糖尿病病因学分型报告，其要点是：

（1）取消胰岛素依赖型糖尿病（IDDM）和胰岛素非依赖型糖尿病（NIDDM）的医学术语。

（2）保留 1 型、2 型糖尿病的名称，用阿拉伯数字，不用罗马数字。

（3）保留妊娠期糖尿病（GDM）。

（4）糖耐量减低（IGT）不作为一个亚型，而是糖尿病发展过程中的一个阶段。

（5）取消营养不良相关糖尿病。

知识点 3：糖尿病的病因学分型 副高：熟练掌握 正高：熟练掌握

糖尿病可分为 1 型糖尿病（T1DM）、2 型糖尿病（T2DM）、妊娠期糖尿病和其他特殊类型糖尿病。

知识点 4：T1DM 副高：熟练掌握 正高：熟练掌握

T1DM 是胰岛素依赖型糖尿病，是胰岛素绝对缺乏导致。T1DM 可发生在任何年龄，但多见于青少年，多数患者起病急，“三多一少”症状较为明显，体型消瘦，具有容易发生酮症酸中毒的倾向，如果确诊为 T1DM，患者通常需要使用胰岛素来维持生命。

目前的医疗水平无法治愈 1 型糖尿病，患者必须长期注射胰岛素。

知识点 5：T2DM 副高：熟练掌握 正高：熟练掌握

T2DM 又称为非胰岛素依赖型糖尿病。占糖尿病患者群的比例最大，危害也最大。

T2DM 可发生在任何年龄，包括儿童和青少年，但多见于成人，有很强的家族聚集倾向，疾病早期患者体型多肥胖，患者起病缓慢，半数以上无任何症状，无明显诱因下无酮症酸中毒倾向，许多患者最终需要胰岛素来控制血糖，但不需胰岛素治疗来维持生存。

知识点 6：妊娠期糖尿病　　副高：熟练掌握　正高：熟练掌握

妊娠期妇女糖尿病分为两种，一种是妊娠前已有糖尿病的患者妊娠，称糖尿病合并妊娠；另一种为妊娠前糖代谢正常或有潜在糖耐量减退，妊娠期才出现糖尿病，又称为妊娠期糖尿病（GDM）。糖尿病孕妇中 80%以上为 GDM，糖尿病合并妊娠者不足 20%。GDM 患者糖代谢多数于产后能恢复正常，但将来患 2 型糖尿病机会增加。糖尿病孕妇的临床经过复杂，对母儿均有较大危害，必须引起重视。

妊娠期糖尿病的临床表现有多饮、多食、多尿症状，或外阴阴道假丝酵母菌感染反复发作。

知识点 7：其他特殊类型糖尿病　　副高：熟练掌握　正高：熟练掌握

特殊类型糖尿病是指由于已知的原发病所致的慢性高血糖状态。糖尿病是这些原发疾病的一种并发症，主要包括胰腺疾病或胰腺切除引起的胰源性糖尿病、内分泌性糖尿病、药物及化学性糖尿病、胰岛素或胰岛素受体异常遗传综合征等所引起的糖尿病。一些疾病，如甲状腺疾病、肾上腺疾病都易并发糖尿病。治疗其他疾病的一些药物，如肾上腺糖皮质激素、利尿剂、口服避孕药等也会引发糖耐量异常，发生糖尿病。

知识点 8：ADA 推荐的 GDM 筛查方法　　副高：熟练掌握　正高：熟练掌握

美国糖尿病学会（ADA）推荐两种方法筛查 GDM。

（1）两步法：先做 50g 葡萄糖负荷后 1 小时血糖筛查试验，若静脉血浆葡萄糖值≥140mg/dl（7. 8mmol/L），第二天做 100g OGTT（葡萄糖耐量试验）再行确诊。

（2）一步法：所有妊娠 24~28 周的妇女都进行 100g OGTT，试验前夜间至少要空腹 8 小时；确诊 GDM 必须满足以下条件中 2 项：①空腹≥95mg/dl（5. 32mmol/L）；②1 小时≥180mg/dl（10. 08mmol/L）；③2 小时≥155mg/dl（8. 68mmol/L）；④3 小时≥140mg/dl（7. 84mmol/L）。

知识点 9：WHO 推荐的 75g 葡萄糖耐量试验诊断 GDM　　副高：熟练掌握　正高：熟练掌握

WHO 推荐单一标准的 75g 葡萄糖耐量试验为：在过夜空腹后，把 75g 无水葡萄糖溶于 250~300ml 水中口服，测定空腹和服糖后 2 小时血浆葡萄糖值。根据 WHO 建议，妊娠妇女 2 小时静脉血浆葡萄糖值≥7. 8mmol/L 或空腹静脉血浆葡萄糖值≥7. 0mmol/L，即被认为患有 GDM，此标准已被大多数国家接受。

知识点10：OGTT试验方法　　副高：熟练掌握　正高：熟练掌握

隔夜空腹10~12小时，抽取空腹静脉血，将75g无水葡萄糖或含1分子水（H_2O）的葡萄糖粉82.5g（儿童：1.75g葡萄糖/kg，不超过75g），溶于250~300ml水中，3~5分钟内饮毕，服糖后2小时再抽取静脉血测血糖。

血糖测定方法采用葡萄糖氧化酶法。

知识点11：OGTT试验注意事项　　副高：熟练掌握　正高：熟练掌握

（1）试验前3天，应摄入足量碳水化合物，每日为200~300g；对严重营养不良者应延长碳水化合物的准备时间，为1~2周。

（2）试验前10~16小时禁食，允许饮水。

（3）试验前1天及试验时应禁用咖啡、饮酒和吸烟，避免精神刺激。

（4）试验前应静坐休息至少半小时，试验期间避免因剧烈活动加重葡萄糖的利用，致血糖升高。

（5）各种应激，如心脑血管意外、创伤、烧伤及发热等可使血糖暂时升高，糖耐量减低，称应激性高血糖，故需待患者病愈恢复正常活动时再做此试验。

（6）许多药物可使糖耐量减退，如糖皮质激素、烟酸、噻嗪类利尿剂、水杨酸钠、口服避孕药及单胺氧化酶抑制剂等，因此，试验前应停用此类药物。

知识点12：糖尿病的尿糖测定　　副高：熟练掌握　正高：熟练掌握

正常人每天仅从尿中排出微量葡萄糖，一般为32~90mg，一般葡萄糖定性试验不能检出。糖尿通常指每天尿中排出葡萄糖>150mg。正常人血糖超过8.9mmol/L（160mg/dl）时即可查出尿糖，这一血糖水平称为肾糖阈值。老年人及患肾脏疾病者，肾糖阈升高，血糖超过10mmol/L，甚至13.9~16.7mmol/L时可以无糖尿；相反，妊娠期妇女及肾小管或肾间质病变时，肾糖阈降低，血糖正常时亦可出现糖尿。

检查尿糖常用班氏法（借助硫酸铜的还原反应）和葡萄糖氧化酶等，但服用一些药物后均可呈现假阳性。尿糖不作为糖尿病的诊断指标，一般仅用作糖尿病控制情况的监测和糖尿病的诊断线索。

当监测血糖条件不足时，每日4次尿糖定性检查（3餐餐前和晚上9~10时或分段检查）和24小时尿糖定量可作为判断疗效及调整降血糖药物剂量的参考。

知识点13：糖尿病的尿酮测定　　副高：熟练掌握　正高：熟练掌握

尿酮体测定阳性提示糖尿病患者即将或可能已存在酮症酸中毒，提示需进一步行血酮体测定和血气分析。

尿酮体的测定采用硝酸钠与乙酰乙酸反应，形成了一种紫色物质，提示尿酮体阳性。糖尿病患者，尤其是T1DM患者，当合并其他急性疾病或严重应激状态时，以及妊娠期间，或有不明原因的消化道症状，如腹痛、恶心、呕吐等症状应进行尿酮体检查。

知识点14：糖尿病的尿白蛋白测定　　副高：熟练掌握　正高：熟练掌握

尿白蛋白测定可敏感地反映糖尿病肾脏的受损及其程度，在糖尿病确诊后每年都应进行尿白蛋白或白蛋白/肌酐比值的检查，增高者应排除代谢紊乱（酮症、高血糖）、血流动力学因素（运动、蛋白摄入、利尿剂使用）和尿路感染等，并在接下来3~6个月收集3次晨尿标本重复检测，3次尿标本检测结果2次达标则可认为有肾脏病变。推荐晨尿为最佳检测标本。

尿白蛋白排泄异常的标准见下表。

尿白蛋白排泄异常的标准

分类	24h尿液（mg）	定时尿（μg/min）	晨尿或随机尿白蛋白/肝酐比值（mg/g）
正常	<30	<20	<30
微量白蛋白尿	30~300	20~200	30~300
大量白蛋白尿	≥300	≥200	≥300

知识点15：糖尿病的糖化血红蛋白（HbA1c）测定　　副高：熟练掌握　正高：熟练掌握

HbA1c是葡萄糖分子和血红蛋白A组分的某些特殊部位分子经缓慢而不可逆非酶促反应而形成的产物。通过所测的HbA1a、HbA1b和HbA1c的总和可反应血糖水平，临床上常以HbA1c来反映总HbA1。糖化血红蛋白可反映采血前8~12周总体血糖情况。

HbA1c的测定方法目前有多种：阳离子交换树脂微柱层析法、高压液相色谱法、电泳法、亲和色谱微柱法、放免法、免疫比浊法和免疫竞争抑制法等。高压液相色谱法是目前国内外公认的方法。

知识点16：糖尿病的血胰岛素和C肽测定　　副高：熟练掌握　正高：熟练掌握

血胰岛素水平测定对评价胰岛B细胞功能和指导治疗有重要意义，检测方法有放射免疫法（RIA）、酶联免疫吸附法（ELISA）和化学发光免疫分析法（CLIA），RIA和ELISA已基本不用。

正常人空腹基础血浆胰岛素水平为35~145pmol/L（5~20mU/L）。C肽和胰岛素从胰岛细胞生成及释放，因C肽清除率慢，肝对C肽摄取率低，周围血中C肽/胰岛素比例常大于5，且不受外源性胰岛素影响，故能较准确反映胰岛B细胞功能。

正常人基础血浆C肽水平约为400pmol/L。胰岛B细胞分泌胰岛素功能受葡萄糖刺激最为重要。正常人口服葡萄糖（或标准馒头餐）后，血浆胰岛素水平在30~60分钟上升至高峰，可为基础值的5~10倍，3~4小时恢复到基础水平，C肽水平则升高5~6倍。静脉葡萄糖耐量试验（IVGTT）可了解胰岛素释放第一时相的情况。

T1DM基础胰岛素常为0~5mU/L，基础C肽水平0~160pmol/L，胰岛素或C-肽释放试验呈低平曲线。

T2DM基础胰岛素、C肽水平一般正常或升高。胰岛素分泌不足为主伴胰岛素抵抗者偏低。以胰岛素抵抗为主伴胰岛素分泌不足者，胰岛素或C-肽释放试验1小时升高不明显，2小时和3小时正常或升高。以胰岛素分泌不足为主伴胰岛素抵抗者，胰岛素或C-肽释放试验升高不明显。

知识点17：糖尿病的诊断标准　　副高：熟练掌握　正高：熟练掌握

1999年，WHO糖尿病专家委员会公布了协商性报告，并被各国家和地区接受，其要点如下：

（1）糖尿病诊断是基于：①空腹（FPG）：指8~10小时内无任何热量摄入；②任意时间：指一日内任何时间，无论上一次进餐时间及食物摄入量；③OGTT中2小时血糖值（2hPG）：采用75g无水葡萄糖负荷。

糖尿病症状指多尿、烦渴多饮和体重减轻。糖尿病的诊断标准为；糖尿病症状加任意时间血浆葡萄糖≥11.1mmol/L（200mg/dl），或FPG≥7.0mmol/L（126mg/dl），或OGTT 2hPG≥11.1mmol/L（200mg/dl）。

（2）对于临床工作，推荐采用葡萄糖氧化酶法测定静脉血浆葡萄糖。如用毛细血管血或全血测定，其诊断切点有所变动。

（3）做出糖尿病诊断时，应充分确定其依据的准确性和可重复性，对于无糖尿病症状，仅一次血糖值达到糖尿病诊断标准者，必须在另一天复测核实而确定诊断。在急性感染、创伤或各种应激情况下可出现暂时血糖升高，不能以此诊断为糖尿病。IFG或IGT的诊断应根据3个月内的2次OGTT结果，用其平均值来判断。

（4）儿童糖尿病诊断标准与成人相同。

1999年10月，我国糖尿病学会采纳该诊断标准，并纳入2007年中国T2DM防治指南。目前我国仍以此标准诊断糖尿病，见下表。

糖尿病诊断标准

1. 有糖尿病症状加
（1）任意时间血浆葡萄糖水平≥11.1mmol/L（200mg/dl）
或
（2）空腹血浆葡葡萄糖（FPG）水平≥7.0mmol/L（126mg/dl）
或
（3）OGTT 2hPG水平≥11.1mmol/L（200mg/dl）
2. 无糖尿病症状，需另日重复测定，予以证实，诊断才能成立

2009 年，ADA 大会上由美国糖尿病学会（ADA）、欧洲糖尿病学会（EASD）和国际糖尿病联盟（IDF）组建的国际专家委员会建议，将糖化血红蛋白（GHbA1c）检测作为新的糖尿病诊断指标，2010 年，ADA 糖尿病诊疗指南中正式纳入 GHbA1c 为糖尿病诊断指标，见下表。

ADA 的糖尿病诊断标准

1. GHbA1c≥6.5%。该实验需采用国家（美国）糖基化血红蛋白标准化方案（NGSP）认可的检测方法，并采用 DCCT 参照的检测方法进行标化
2. FPG≥7.0mmol/L。至少要保证 8 小时未进食
3. OGTT 2 小时血糖≥11.1mmol/L
4. 有典型糖尿病症状或高血糖危象，随机血糖≥11.1mmol/L

注：①当缺乏明确的高血糖症状时，1~3 标准需重复验证；②GhbA1c 和血糖水平在某些个体上并不完全相符，如贫血及血液病患者。当存在异常红细胞代谢时，糖尿病的监测必须使用血糖；③根据血糖监测结果诊断糖尿病仍有效，参照 1999 年 WHO 标准；④GhbA1c 在 5.7%~6.4%患者应密切随访患者。

知识点 18：糖尿病及其他类型高血糖的诊断标准　副高：熟练掌握　正高：熟练掌握

糖尿病及其他类型高血糖的诊断标准

（WHO 专家委员会报告，1999 年）

	血糖浓度（mmol/L）		
	静脉血浆	静脉全血	毛细血管血
糖尿病			
空腹和（或）	≥7.0	≥6.1	≥6.1
服糖后 2 小时	≥11.1	≥10.0	≥11.1
糖耐量减低（IGT）			
空腹（如有检测）	<7.0	<6.1	<6.1
和服糖后 2 小时	7.8~11.0	6.7~9.9	7.8~11.0
空腹血糖调节受损（IFG）			
空腹	6.1~6.9*	5.6~6.0	5.6~6.0
服糖后 2 小时（如有检测）	<7.8	<6.7	<7.8

注：（1）mmol/L 转换 mg/dl 的换算系数为乘以 18。

（2）*2003 年 11 月，国际糖尿病专家委员会建议将 IFG 的界限值修订为 5.6~6.9mmol/L。

知识点 19：糖尿病的鉴别诊断　副高：熟练掌握　正高：熟练掌握

（1）肾性糖尿是肾糖阈降低所致，虽尿糖阳性，但血糖、OGTT 及 GHbA1c 正常。

（2）甲状腺功能亢进症、胃空肠吻合术后，因碳水化合物在肠道吸收快，可引起进食后 1/2~1 小时血糖过高，出现糖尿，但 FPG 和餐后 2 小时血糖正常。

（3）弥漫性肝病患者，葡萄糖转化为肝糖原功能减弱，肝糖原贮存减少，进食后 1/2~1 小时血糖可高于正常，出现糖尿，但 FPG 偏低，餐后 2~3 小时血糖正常或低于正常。

（4）急性应激状态时，胰岛素拮抗激素（如肾上腺素、促肾上腺皮质激素、肾上腺皮质激素和生长激素）分泌增加，可使糖耐量减低，出现一过性血糖升高，尿糖阳性，应激过后可恢复正常。

（5）某些非葡萄糖的糖尿，如果糖、半乳糖也可与班氏试剂中的硫酸铜呈阳性反应，但葡萄糖氧化酶试剂特异性较高，可加以区别。

（6）大量维生素 C、水杨酸盐、青霉素、丙磺舒也可引起班氏试剂法的假阳性反应。

二、1 型糖尿病

知识点 1：T1DM 的病因　　　　副高：熟练掌握　正高：熟练掌握

T1DM 的确切病因及发病机制尚不十分清楚，其病因由遗传和环境因素共同参与，与免疫介导的胰岛 B 细胞的选择性破坏所致有关。

（1）遗传因素：①家族史：T1DM 有一定的家族聚集性。有研究报告，双亲有糖尿病史，其子女 1 型糖尿病发病率为 4%~11%；兄弟姐妹间 1 型糖尿病的家族聚集的发病率为 6%~ 11%；单卵双胎 1 型糖尿病发生的一致性不到 50%；②HLA 与 T1DM：现已证实，某些人类白细胞抗原（HLA）与 T1DM 的发生有强烈的相关性。在一个有 T1DM 的家族中，相同 HLA 抗原的兄弟姐妹发生糖尿病的机会为 5%~10%，而非 HLA 相同的兄弟姐妹发生糖尿病的机会不到 1%。

（2）环境因素：与 T1DM 发病有关的环境因素主要有病毒感染、化学物质及饮食因素等，以病毒感染最为重要。

（3）遗传-环境因素相互作用：环境因素通过释放细胞因子，如白介素-1（IL-1）或肿瘤坏死因子-α（TNF-α）等特异或非特异性损害胰岛 B 细胞。遗传因素起到允许作用和决定胰岛 B 细胞最初遭受自身免疫启动的易感性。

知识点 2：T1DM 的症状　　　　副高：熟练掌握　正高：熟练掌握

（1）代谢紊乱：主要症状是“三多一少”，即多饮、多尿、多食和体重下降，多起病较急，症状较重，甚至以糖尿病酮症酸中毒就诊，但一些患者起病可相对缓慢，如成人起病的自身免疫型糖尿病（LADA）。

（2）各种急性和慢性并发症的表现。

知识点 3：T1DM 的临床表现——多尿　　　　副高：熟练掌握　正高：熟练掌握

血糖升高产生渗透性利尿作用而引起多尿，日尿量可达 5000ml 左右。

知识点4：T1DM的临床表现——多饮　　副高：熟练掌握　正高：熟练掌握

主要是高血糖使血浆渗透压明显增高，加之多尿，水分丢失过多，导致口渴而多饮，多饮进一步加重多尿。因此，排尿越多，饮水也越多。

知识点5：T1DM的临床表现——多食　　副高：熟练掌握　正高：熟练掌握

糖尿病患者由于胰岛素的绝对或相对缺乏或组织对胰岛素不敏感，组织摄取利用葡萄糖能力下降，虽然血糖处于高水平，但葡萄糖不能进入细胞被利用，组织细胞实际上处于“饥饿状态”，从而刺激摄食中枢引起饥饿、多食；另外，机体不能充分利用葡萄糖，大量葡萄糖从尿中排泄，机体实际能量缺乏亦引起食欲亢进。

知识点6：T1DM的临床表现——体重下降　　副高：熟练掌握　正高：熟练掌握

糖尿病患者虽然食欲和食量正常，甚至增加，但体重却下降，主要是由于机体不能充分利用葡萄糖，使脂肪和蛋白质分解加速，消耗过多而合成减少，当糖尿病经过合理治疗，获得良好控制后，体重下降可控制，甚至有所回升。如糖尿病患者在治疗过程，体重持续下降或明显消瘦，提示可能代谢控制不佳或合并其他慢性消耗性疾病。

知识点7：T1DM的临床表现——乏力　　副高：熟练掌握　正高：熟练掌握

乏力在糖尿病患者中最常见，因为葡萄糖不能被完全氧化，即人体不能充分利用葡萄糖和有效地释放出能量，同时组织失水，电解质失衡及负氮平衡等，所以感到全身乏力，精神萎靡。

知识点8：T1DM的临床表现——视力下降　　副高：熟练掌握　正高：熟练掌握

不少糖尿病患者在早期就诊时，主诉视力下降或视物模糊，可能是高血糖导致晶体渗透压改变，引起晶体屈光度变化所致。早期一般多属功能性改变，一旦血糖获得良好控制，视力可较快恢复正常。

知识点9：T1DM的临床表现——并发症　　副高：熟练掌握　正高：熟练掌握

糖尿病并发症众多，可分为急性并发症和慢性并发症。

（1）急性并发症：以糖尿病酮症酸中毒为主，高渗综合征及乳酸酸中毒少见。

（2）慢性并发症：累积全身各个组织器官，主要累积大血管（如心血管、脑血管、肾血管和四肢大血管）、微血管（如糖尿病肾病和糖尿病视网膜病变）和神经病变（如自主神经和躯体神经等），T1DM多以微血管并发症和神经病变为主。

知识点 10：T1DM 的临床诊断分型　　副高：熟练掌握　正高：熟练掌握

典型 T1DM 诊断，尤其是青少年无明显诱因并以酮症或酮症酸中毒起病者，比较容易。T1DM 根据其发病机制和临床特征的差异，可分为自身免疫性（包括急性发病及缓慢发病）和特发性。临床可分为急性起病典型 T1DM（多见于青少年）、成人隐匿性自身免疫性糖尿病（LADA）和特发性 T1DM。

知识点 11：急性起病典型 T1DM 的诊断　　副高：熟练掌握　正高：熟练掌握

青少年急性起病典型 T1DM 占 T1DM 的绝大多数，其特点为：

（1）青少年起病，起病时症状较重，一些患者甚至以酮症酸中毒起病。

（2）起病时体内多存在针对胰岛 B 细胞的自身抗体。

（3）起病时胰岛素或 C 肽释放试验呈低平曲线。

（4）起病时即需胰岛素替代，一些患者在胰岛素替代治疗 2 年内出现“蜜月期”（短者数周，长者可达 1 年以上）而使胰岛素用量明显减少，甚至停用，但最终胰岛 B 细胞将被破坏而需长期胰岛素替代治疗。

知识点 12：成人隐匿性自身免疫性 T1DM 的诊断　　副高：熟练掌握　正高：熟练掌握

成人隐匿性自身免疫性糖尿病（LADA）的特点：

（1）起病年龄大于 15 岁的任何年龄段，早期应用饮食控制或口服降血糖药物有效，发病半年内不依赖胰岛素、无酮症酸中毒发生。

（2）发病时多为非肥胖。

（3）体内胰岛自身抗体常阳性。

（4）具有 T1DM 的易感基因。

（5）常伴阳性的甲状腺和胃壁细胞等其他器官特异性抗体。

知识点 13：特发性 T1DM 的诊断　　副高：熟练掌握　正高：熟练掌握

特发性 T1DM 占少数，其病因不明。临床表现为持续胰岛素缺乏，频发酮症酸中毒，但体内始终缺乏针对胰岛 B 细胞自身免疫的证据，具强烈遗传倾向，与 HLA 无关。多见于非洲人或亚洲人。

知识点 14：爆发型 T1DM 的诊断　　副高：熟练掌握　正高：熟练掌握

爆发型 T1DM 起病迅速，可在数日内发病，可能与大量病毒感染直接导致胰岛 B 细胞损害有关；胰岛 B 细胞破坏导致胰岛素绝对缺乏，属于特发性糖尿病的亚型之一。目前对该病的诊断多采用 Imagawa 等提出的诊断标准：

（1）出现高血糖症状 1 周左右伴发酮症或酮症酸中毒。

（2）起病时血糖水平较高（≥16.0mmol/L），而 HbA1c<8.5%。

（3）空腹血清 C 肽水平 < 0.10nmol/L，餐后或给予胰高血糖素后 C 肽水平 <0.17nmol/L。

（4）胰岛细胞自身抗体阴性。

（5）血淀粉酶、胰脂肪酶、弹性蛋白酶-1 不同程度升高，而胰腺超声检查无异常。

（6）病初出现流感样症状，如发热、上呼吸道感染以及上腹部疼痛、恶心、呕吐等消化道症状。

知识点 15：T1DM 的鉴别诊断　　副高：熟练掌握　正高：熟练掌握

对典型的病例，临床可根据起病年龄、起病缓急、酮症倾向以及是否胰岛素治疗等初步对 1 型或 2 型糖尿病作出鉴别。但有些临床病例仅根据临床表现难以鉴别，综合临床表现和实验室检查仍难以明确分型时，可先根据临床表现进行治疗，并在病程中随访观察。T1DM 和 T2DM 的鉴别诊断可参考下表。

T1DM 和 T2DM 根据临床表现的鉴别诊断

	T1DM	T2DM
起病年龄	多<30 岁，LADA 常可>30 岁	多>40 岁
发病峰龄	12~14 岁	60~65 岁，渐年轻化
起病方式	多急骤，甚至酮症或酮症酸中毒起病	一般缓慢而隐匿，甚至因慢性并发症而被发现
三多一少	常典型，也可轻如 LADA，多为非肥胖起病	多较轻或无或以其中之一为表现，80%超重或肥胖
病情稳定性	不稳定	相对稳定
急性并发症	酮症倾向，易发生酮症酸中毒	无酮症倾向，老年人在诱因下易患非酮症高渗综合征
慢性并发症	以微血管并发症，如糖尿病肾病和视网膜病等为主	以大血管并发症，如心脑血管动脉硬化等为主
主要治疗	饮食+运动+胰岛素或辅以二甲双胍、阿卡波糖（拜唐苹）等（胰岛素一步到位）	饮食+运动+口服药物或联合胰岛素或单用胰岛素个体化实施
早期防治	早期干预治疗保护残余 B 细胞减轻或延缓自身免疫性破坏	改变环境因素，如加强运动，避免肥胖

T1DM 和 T2DM 根据实验室检查的鉴别诊断

	T1DM	T2DM
胰岛 B 细胞功能		
胰岛素 C 肽释放试验	曲线低平或缺乏	基础正常，释放障碍或不足或增高
胰高糖素刺激试验	曲线低平或缺乏	升高幅度降低，高峰延迟早期可正常，晚期降低
磺酰脲类药物试验	曲线低平或缺乏	早期常正常，晚期降低
胰岛素敏感性	比较敏感	不敏感，常伴胰岛素抵抗
自身免疫标志		
ICA	初诊 70%~90%阳性	均阴性（若阳性可能误诊为 T2DM 的 LADA）
IAA	初诊 40%~50%阳性	
GAA	初诊 70%~100%阳性	
IA2	初诊 60%~70%阳性	
遗传标志		
与 HLA 有关	有关联	无关联，多基因异质性遗传
单卵双胎同病率	约 50%	90%~100%
病理	胰岛 B 细胞明显减少或缺乏，如常伴淋巴细胞和单核细胞浸润	病理改变不明显，B 细胞数量正常
病因及机制	遗传加选择性 B 细胞自身免疫破坏，胰岛素绝对缺乏	遗传加环境因素（如肥胖和运动不足），胰岛素抵抗伴胰岛素分泌障碍，胰岛素相对缺乏

知识点 16：T1DM 的治疗目的　　副高：熟练掌握　正高：熟练掌握

T1DM 的治疗目的是：改善症状，保证生活质量，防治急慢性并发症，同时保证儿童和青少年 T1DM 患者的正常生长发育。T1DM 的治疗与 T2DM 的治疗原则基本相似，包括教育、饮食、运动、胰岛素（可配合二甲双胍和 α-糖苷酶抑制剂等）和血糖监测。

知识点 17：T1DM 的饮食治疗　　副高：熟练掌握　正高：熟练掌握

成人 T1DM 患者的饮食治疗与 T2DM 基本相同，但与 T2DM 患者偏胖不同，T1DM 患者多体重低，甚至消瘦，而且儿童 T1DM 处于生长发育期，应适当放宽对其热量的控制。

儿童 T1DM 饮食计划的原则是：应满足其生长发育和日常活动的需要。每日所需热量=4184+年龄×(290−420)kJ[1000+年龄×(70−100)kcal]。

年龄偏小、较瘦的儿童应选择较高的热量，年龄偏大、较胖，宜用较低的热量，总热量≤8368kJ/d（≤2000kcal/d）。运动量大者可用较高热量，热量的分配为：碳水化合物占 50%~55%；蛋白质 15%~20%；脂肪占 25%~30%。食物成分中蛋白质应以动物蛋白为主；脂肪应选用含不饱和脂肪酸的植物油。最好每日摄入足够的蔬菜或含纤维素较多的食物，并按时定量进餐。不能按时进餐时必须测餐前血糖调整胰岛素或进餐量。

知识点18：T1DM的运动治疗　　副高：熟练掌握　正高：熟练掌握

成年T1DM的运动治疗与T2DM差不多，但是T1DM患者病情波动可能较大，需注意避免胰岛素作用高峰期（降血糖效应最强期）运动而导致的低血糖。儿童T1DM也需要进行运动治疗，应每天安排适量的运动项目，进行较为剧烈的体育锻炼时，可适当减少胰岛素的用量，同时注意运动前后适量加餐，以防止发生低血糖。此外，尿酮体呈阳性者运动需在血糖控制满意、尿酮体转阴性后进行。

知识点19：T1DM运动治疗的注意事项　　副高：熟练掌握　正高：熟练掌握

（1）必要时将胰岛素改为腹壁皮下注射，以免运动时吸收过快，导致低血糖。

（2）运动后易出现低血糖者可于运动前有计划加用少量食品。

（3）运动时应注意选择合适的服装，运动后注意清洁卫生。

（4）对年龄较小的儿童，与家长结伴，既可给予照顾又能增加乐趣，更利于坚持。

知识点20：T1DM的胰岛素治疗概述　　副高：熟练掌握　正高：熟练掌握

T1DM患者因为自身胰岛素分泌的绝对缺乏，需依赖外源性胰岛素来控制高血糖（又称胰岛素的替代治疗），预防酮症酸中毒等急性并发症和慢性并发症的发生和发展。因此，胰岛素治疗是维持T1DM患者的生命和保证正常生长发育、正常生活学习的必要措施。

胰岛素治疗应建立在坚持饮食控制和体力活动等良好的生活方式上，并加强教育，增加患者对糖尿病的认识，鼓励和指导患者进行自我血糖监测，以利于调整胰岛素剂量和预防低血糖。并对患者进行认识低血糖的危险因素、临床表现和自救措施的教育。

知识点21：胰岛素常用制剂及作用特点　　副高：熟练掌握　正高：熟练掌握

（1）根据胰岛素来源和化学结构分：①动物胰岛素（猪或牛胰脏提取）；②人胰岛素（基因工程经细菌发酵生产的人胰岛素，与天然人胰岛素完全相同）；③胰岛素类似物。

（2）根据胰岛素作用特点分：①超短效（速效）胰岛素类似物；②常规（短效）胰岛素，可作为餐时胰岛素；③中效胰岛素；④长效胰岛素（包括长效胰岛素类似物），可作为基础胰岛素；⑤预混胰岛素（不同比例短效与中效胰岛素组成）；⑥预混胰岛素类似物（不同比例速效与中效胰岛素类似物组成），既有基础胰岛素，又有餐时胰岛素。

临床试验证明，胰岛素类似物与人胰岛素相比控制血糖的能力相似，但在模拟生理性胰岛素分泌和减少低血糖事件的发生方面优于人胰岛素。

知识点22：不同胰岛素治疗的优缺点 副高：熟练掌握 正高：熟练掌握

不同胰岛素治疗的优缺点

胰岛素	优点	缺点
正规胰岛素	较快吸收，可较好的控制餐后血糖	不易控制空腹血糖，需要多次注射，注射剂量较大时易引起餐前低血糖，空腹血糖水平高时需要联合基础胰岛素
预混人或猪胰岛素	满足基础及进餐时胰岛素需要，大多数时间血糖控制较好	餐后血糖常不理想，易发生餐前和夜间低血糖
预混人胰岛素类似物	符合基础及进餐需要，血糖控制好，餐时胰岛素吸收快，低血糖发生率低	午餐后血糖没有基础-餐时治疗方案控制得好，有时需每日3次
基础胰岛素+餐时胰岛素	可以控制餐前及夜间血糖，效果好，24小时稳定控制血糖	需要多次注射
泵治疗	可以控制餐前及夜间血糖，效果好，24小时稳定控制血糖	价格较昂贵，要求有一定文化程度

知识点23：T1DM的多次皮下注射法 副高：熟练掌握 正高：熟练掌握

目前，常采用中效或长效胰岛素制剂提供基础胰岛素，采用短效或速效胰岛素提供餐时胰岛素。

（1）若无其他伴随疾病，胰岛素需要剂量一般为0.5~1.0U/(kg·d)，如有伴随感染等疾病，胰岛素剂量要相应增加。

（2）儿童T1MD患者处于生长发育期，对胰岛素的需要量相对增加。一般情况下从小剂量开始，为计算剂量的2/3。

（3）短效或超短效胰岛素类似物剂量分配以早餐前最多，晚餐前次之，午餐前最少，并根据患者空腹、餐后2小时或餐前血糖以及睡前血糖水平调整不同时间点胰岛素或胰岛素类似物的剂量。

知识点24：T1DM胰岛素替代疗法使用方案 副高：熟练掌握 正高：熟练掌握

T1DM胰岛素替代疗法使用方案

早餐前	午餐前	晚餐前	睡前（晚10~11时）
RI或IA	RI或IA	RI或IA +长效类似物	-
RI或IA	RI或IA	RI或IA	NPH或长效类似物
RI或IA +长效类似物	RI或IA	RI或IA	-

续　表

早餐前	午餐前	晚餐前	睡前（晚 10~11 时）
RI 或 IA +NPH	RI 或 IA	RI 或 IA	NPH 或长效类似物
RI 或 IA +NPH	-	RI 或 IA +NPH	-

注：RI 为短效胰岛素；IA 为速效胰岛素类似物；NPH 为中效胰岛素。

知识点 25：T1DM 的预混胰岛素治疗　　副高：熟练掌握　正高：熟练掌握

对于胰岛素缺乏相对较轻的 T1DM，如 LADA 患者，可使用预混胰岛素每日 2 次注射方案，或预混胰岛素类似物每日 2~3 次注射方案。根据患者的血糖水平，起始的胰岛素剂量一般为 0. 4~0. 6U/(kg・d)，按 1∶1 的比例分配到早餐前和晚餐前（两次注射方案）。根据空腹血糖，早餐后血糖和晚餐前后血糖分别调整早餐前和晚餐前的胰岛素用量，每 3~5 天调整 1 次，根据血糖水平每次调整的剂量为 1~4U，直到血糖达到控制目标。若中午餐后和晚餐前血糖不能很好控制，午餐前可加用一次预混胰岛素类似物或 RI（每日 3 次注射方案）。或 IA 根据睡前和三餐前血糖水平进行胰岛素剂量调整，每 3~5 天调整 1 次，直到血糖达标。

知识点 26：长期胰岛素泵的适应证　　副高：熟练掌握　正高：熟练掌握

胰岛素泵适用于 T1DM 患者。在以下情况时需要使用胰岛素泵：

（1）用于 T1DM 患者的强化治疗，尤其是病情不稳定，血糖波动大的患者。

（2）糖尿病合并妊娠或糖尿病患者婚后希望妊娠者，对孕妇和胎儿均有益。

（3）糖尿病肾移植后，应用 CSⅡ理想地控制血糖，有利于防止移植肾再度发生糖尿病肾病。

（4）理解力和自觉性高的患者。

（5）不愿意接受多次胰岛素注射的患者，由于生活和饮食习惯，无法使用多次胰岛素注射满意控制血糖的患者，追求更好生活质量的患者。

（6）糖尿病患者围手术期的血糖控制。

（7）初诊严重高血糖的 T2DM 患者（如 HbA1c>9. 0%），应短期胰岛素强化，对远期血糖控制有益。

（8）频发低血糖或具有无感知性低血糖的患者。

（9）具有黎明现象或苏木杰现象的糖尿病患者。

注意：发生酮症酸中毒、高渗性昏迷和伴有严重循环障碍的急性并发症患者，因有脱水不宜使用胰岛素泵皮下输注治疗。

知识点 27：胰岛素泵治疗的优点　　副高：熟练掌握　正高：熟练掌握

（1）能更好地改善血糖控制，降低并发症发生的危险。

（2）日常生活更加灵活方便。

（3）妊娠前及妊娠期精确控制血糖。

（4）可以合理处理黎明现象。

（5）减少严重低血糖发生。

（6）剂量输注精确。

酒精中毒和有药物依赖者，精神病或精神异常者禁用，多数 T2DM 患者不需要。

知识点 28：T1DM 的 CSⅡ治疗　　副高：熟练掌握　正高：熟练掌握

胰岛素泵采用短效人胰岛素或速效人胰岛素类似物，常规浓度为 U-100（100U/ml）。中、长效及预混胰岛素不能用于胰岛素泵的治疗。

应根据患者糖尿病分型、血糖水平及体重情况确定每日胰岛素总量，初始推荐剂量：一日总量(U)=体重(kg)×(0.4~0.5)。已接受胰岛素治疗的患者一日总量(U)=用泵前胰岛素剂量(U)×(70%~100%)，使用过程中根据患者血糖监测水平进行个性化调整。

剂量分配：总剂量的 50%为基础输注量，50%为餐前大剂量。

每日基础输注量=每日总需要量×(40%~60%)(平均50%)。

餐前大剂量：全天总量的 50%按照三餐 1/3、1/3、1/3 或 1/5、2/5、2/5 分配。

补充大剂量(临时加餐前所追加的一次性快速输注的胰岛素量)=食物的碳水化合物含量(g)/碳水化合物系数(g/U)[碳水化合物系数(g/U)=(500g 或450g)/每日胰岛素总量]。

校正大剂量(纠正当前高于目标值的血糖所补充的胰岛素量)=(实测血糖-目标血糖)/胰岛素敏感系数[胰岛素敏感系数(mol/L)=(1500或1800)/(每日胰岛素总量×18)]。

知识点 29：使用胰岛素泵的注意事项　　副高：熟练掌握　正高：熟练掌握

（1）胰岛素泵内所使用的胰岛素应为短效或速效胰岛素。

（2）胰岛素泵为长期、小剂量的连续皮下注射胰岛素，使用过程有可能出现堵管、漏夜等意外情况，应及时处理以避免高血糖，甚至酮症酸中毒出现。应注意定期更换针头和连接管，以防局部感染和堵塞。

（3）应激状态（如感染），应适当增加调整基础胰岛素输注率，应激状态逐渐好转，及时降低基础胰岛素注入量，以免低血糖。

（4）月经前增加基础率，月经后可减少基础率。

（5）沐浴时应将泵与连接管分离取下，一些患者沐浴后血糖可升高 2.8~3.3mmol/L，此种情况时可在沐浴前追加 2~3U 胰岛素。

（6）定期请内分泌科医生或售后服务点的专业人员检查胰岛素泵的使用情况和调节胰岛素剂量。

知识点30：口服降糖药辅助治疗T1DM　　副高：熟练掌握　正高：熟练掌握

T1DM原则上不用口服降糖药，在使用胰岛素治疗的同时，如果体重增加过快，血糖波动仍然较大，全天胰岛素使用剂量过大，可以在原有胰岛素治疗的方案上加用二甲双胍或α-葡萄糖苷酶抑制剂，可减少胰岛素的用量，避免餐后血糖大幅度波动，使血糖得到更好的控制。

知识点31：胰腺移植和胰岛细胞移植的前景　　副高：熟练掌握　正高：熟练掌握

胰腺（节段或全胰腺）移植后若获成功，可使糖尿病得到“根治”，合并肾功能不全者是进行胰肾联合移植的适应证，但在临床上胰腺的供体来源受到一定限制。胰岛细胞移植的研究进展很快，胰岛细胞分离、纯化、低温保存技术都已建立，生物相容性免疫保护微囊技术也取得重要进展，但胰岛细胞来源以及技术的普及仍有待进一步发展。用干细胞或成体细胞分化而得到新的胰岛素产生细胞来治疗1型糖尿病有望达到治疗目的，但还需更多的临床前研究。

知识点32：T1DM的一级预防　　副高：熟练掌握　正高：熟练掌握

T1DM的一级预防科对伴胰岛细胞抗体阳性和（或）谷氨酸脱羧酶抗体阳性患者的一级亲属采取免疫抑制剂（如环孢菌素、6-硫嘌呤和抗CD3单抗等）、免疫耐受（口服胰岛素和肌注谷氨酸脱羧酶）和自由基清除剂（如烟酰胺）干预治疗，以达到防止或延缓T1DM的发病。但目前临床试验效果不肯定。

知识点33：T1DM的二级预防　　副高：熟练掌握　正高：熟练掌握

T1DM的二级预防目前主要是尽早从初诊的糖尿病患者中鉴别出临床发病酷似T2DM（但ICA、GADAs和酪氨酸磷酸酶样蛋白等自身抗体阳性）的成人隐匿起病的自身免疫性糖尿糖（LADA）。对其尝试的治疗方法有：①早期使用胰岛素；胰岛素注射加口服二氮嗪；避免使用磺脲类药物，减少胰岛细胞免疫分子（自身抗原及MHC）的表达和免疫损伤；②免疫抑制：小剂量环孢菌素、硫唑嘌呤，或中药雷公藤苷等，以干预T淋巴细胞增殖及对胰岛B细胞的损伤作用；③促进修复：有临床研究报告长期口服烟酰胺可预防或延缓胰岛细胞抗体阳性的患者发展为显性T1DM，延长新发T1DM的临床缓解期；④免疫调节：皮下接种卡介苗可提高新发T1DM的临床缓解率。

以上治疗方法的主要目的是减轻自身免疫进一步损害残存的B细胞，避免或延缓其向完全性T1DM进展，有益于控制血糖和防治并发症，但其治疗方法需进一步规范和积累经验。

三、2 型糖尿病

知识点 1：T2DM 的发病机制　　副高：熟练掌握　正高：熟练掌握

（1）遗传易感性：遗传因素对胰岛素抵抗、胰岛素分泌和 T2DM 的发生发展起着重要作用。此外，环境因素也起着一定作用，随着饮食和生活方式的改变，近年 T2DM 的患病率明显增加，即使具有类似遗传背景，但生活在不同地区的人群中 2 型糖尿病的患病风险也不同。因此，糖尿病可以被认为是一种复杂病，具有易感遗传因素的人群，在不良环境因素的影响下可致血糖升高而发生乙型糖尿病。

（2）环境因素：是 T2DM 的另一类致病因子。环境因素可以促使和（或）加速 T2DM 的发生。T2DM 的主要环境致病因素包括年龄、营养因素、肥胖、缺乏体力活动、子宫内胎儿发育不良、应激及化学毒物等。

（3）胰岛素抵抗：一般是指机体对胰岛素代谢性效应的抵抗，表现为机体对一定量胰岛素的生物学反应低于正常水平的一种现象，包括胰岛素抑制内源性葡萄糖产生、促进外周组织（骨骼肌、脂肪组织）和肝脏葡萄糖摄取及糖原合成、抑制脂肪组织分解等效应的降低。

（4）乙型胰岛 B 细胞功能缺陷：胰岛 B 细胞通过分泌胰岛素来调节组织细胞中的能量平衡，血糖升高将刺激胰岛素分泌、胰岛素原生物合成、胰岛素原剪接加工成胰岛素及胰岛 β 增殖数率等过程，当胰岛 B 细胞不能分泌足够量胰岛素时，患者将出现糖尿病。T2DM 胰岛 B 细胞功能缺陷主要表现在 3 个方面，即胰岛素量的缺陷、胰岛素分泌模式的缺陷及胰岛素质的缺陷。

知识点 2：T2DM 的临床表现——代谢紊乱症候群　　副高：熟练掌握　正高：熟练掌握

（1）T2DM 可发生于任何年龄，但多见于成年人，常在 40 岁以后起病，近年发病年龄年轻化，有较强的家族史。

（2）T2DM 大多数患者起病缓慢且隐匿，病情相对较轻，体重超重或肥胖，可伴有高血压、冠心病和脂代谢异常。

（3）不少 T2DM 患者因慢性并发症、伴发病或健康体检而发现血糖升高，仅约半数患者出现多尿、多饮、多食和体重减轻。

（4）部分 T2DM 患者可出现反应性低血糖表现，这是由于 T2DM 患者进餐后胰岛素分泌高峰延迟，在餐后 3~5 小时血浆胰岛素水平仍处于较高水平。

（5）T2DM 患者可有皮肤瘙痒，特别是外阴瘙痒。也可因高血糖使眼房水和晶体渗透压改变而导致屈光不正，使视物模糊。

（6）极少数因各种应激因素诱发为急性起病，表现为多饮、多尿、酮症。

知识点3：T2DM的临床表现——感染性并发症

副高：熟练掌握 正高：熟练掌握

（1）T2DM患者易并发各种感染，血糖控制差的患者更为常见和严重。

（2）糖尿病并发感染可形成一个恶性循环，即感染导致难以控制的高血糖，而高血糖进一步加重感染。

（3）感染可诱发糖尿病急性并发症，是糖尿病的重要死因之一。

（4）2型糖尿病患者常见的感染：①泌尿系感染（常可导致严重的并发症）；②肺炎（常见的致病菌包括葡萄球菌、链球菌及革兰阴性菌，毛霉菌病及曲菌病等）；③肺结核（发生率显著高于非糖尿病患者，并且非典型的影像学表现在糖尿病患者中更多见）；④胆管感染；⑤皮肤感染（皮肤葡萄球菌感染是糖尿病患者的常见感染之一，常见于下肢）；⑥外耳炎（常常是被忽略的感染灶）；⑦口腔感染（牙周炎的发生率增加，并且导致牙齿松动）。

知识点4：T2DM的临床表现——慢性并发症

副高：熟练掌握 正高：熟练掌握

糖尿病的慢性并发症涉及全身各重要组织器官，发病机制非常复杂。现有证据表明糖尿病慢性并发症的发生、发展与高血糖密切相关，高血糖状态下，大血管、微血管病变的危险持续存在。与非糖尿病患者群相比较，T2DM人群中动脉粥样硬化的患病率较高，其心脑血管事件危险高达正常人群的近4倍；而且动脉粥样硬化发病年龄较轻，在糖尿病诊断前，患者的心脑血管事件危险已经是正常人群的3倍，甚至在T2DM诊断之前15年已经倍增。大血管病变主要侵犯主动脉、冠状动脉、脑动脉、肾动脉和肢体外周动脉等，引起冠心病、缺血性或出血性脑血管病、肾动脉硬化、肢体动脉硬化等。肢体外周动脉粥样硬化常以下肢动脉病变为主，表现为下肢疼痛、感觉异常和间歇性跛行，严重供血不足可导致肢体坏疽。目前，心血管和脑血管动脉粥样硬化已成为T2DM主要死亡原因。随病程延长和血糖控制恶化，微血管病变所致的慢性并发症出现并加重。微血管病变主要表现在视网膜、肾、神经、心肌组织，其中尤以糖尿病肾病和视网膜病变为重要。

知识点5：T2DM的诊断

副高：熟练掌握 正高：熟练掌握

T2DM的诊断参见本节“一、糖尿病的病因学分型及诊断”知识点17内容，并结合如下临床特点：

（1）成年起病，多大于40岁，近年来发病年龄年轻化。

（2）起病缓慢隐匿，发病时多超重或肥胖。

（3）胰岛素、C肽水平多正常或升高，释放试验峰值延迟；少数分泌不足。

（4）胰岛素抵抗。

（5）体内胰岛自身抗体常阴性。

（6）无自发酮症倾向，老年患者易发高渗综合征，生存不依赖胰岛素。

（7）慢性并发症多见，大血管并发症是其主要死因。

知识点 6：T2DM 治疗的基本原则　　副高：熟练掌握　正高：熟练掌握

（1）治疗强调早期发现、早期治疗、合理治疗及长期治疗。

（2）治疗的近期目标为控制糖尿病症状，防止出现急性代谢并发症。

（3）治疗的远期目标是通过良好的代谢控制，保持儿童生长发育，预防慢性并发症，提高糖尿病患者的生活质量并延长寿命。

（4）目前血糖控制仍按国际糖尿病联盟（IDF）提出的 5 点要求进行，即糖尿病教育、血糖监测、医学营养治疗、运动治疗和药物治疗。

（5）T2DM 的临床危险主要在于心血管疾病的高危性，因此，除积极控制高血糖外，应采取纠正脂代谢紊乱、控制血压、减轻体重、抗血小板、戒烟等综合治疗措施。

知识点 7：T2DM 的血糖控制目标　　副高：熟练掌握　正高：熟练掌握

对患者健康影响最大的是各种慢性并发症，特别是缺血性心脑血管疾病是 T2DM 患者病死及致残的主要原因。治疗的长期目标是阻止或延缓慢性并发症的发生。糖尿病微血管并发症（如糖尿病视网膜病变、神经病变、糖尿病肾病）主要与高血糖密切相关，但大血管病变（动脉粥样硬化所致冠心病、缺血性脑卒中、闭塞性外周血管疾病）的发生发展与胰岛素抵抗状态下所存在的多种危险因素有关。因此，T_2DM 在诊断后的治疗目标不仅要纠正糖代谢紊乱，而且需要制定科学、合理的综合性治疗方案，包括降糖、降压、调脂、减肥、抗凝和改变不良生活习惯等措施，并通过定期监测以及适时调整治疗方案以求各项指标长期控制达标，见下表。

中国 T2DM 的控制目标（2010）

指标		目标值
GHbA1c		<6. 5%
血糖（mmol/L）		
	空腹	4. 4~6. 1
	餐后	4. 4~8. 0
总胆固醇（mmol/L）		4. 5
HDL-胆固醇（mmol/L）		1. 0
尿白蛋白/肌酐比值（mg/mmol）		
	男性	2. 5
	女性	3. 5
血压（mmHg）		130/80

续 表

指标		目标值
BMI		
	男性	25
	女性	24
甘油三酯（mmol/L）		1.5
LDL-胆固醇（mmol/L）		2.5
主动有氧活动（分钟/周）		150

2010年，ADA关于成年糖尿病患者血糖、血压及血脂控制水平的推荐标准，见下表。

成年糖尿病患者血糖、血压及血脂控制推荐标准（ADA，2010）

GHbA1c	<7.0%
血压	<130/80mmHg
LDL-C	<100mg/dl（2.6mmol/L）*

注：*伴有明显CVD疾病的患者，建议使用他汀类药物，把LDL-C控制在<70mg/dl（1.8mmol/L）。

知识点8：T2DM的降糖药物治疗　　副高：熟练掌握　正高：熟练掌握

大多数2型糖尿病患者主要以口服降糖药治疗为主。因此，选择和合理应用口服降糖药对2型糖尿病患者极其重要。促进胰岛素分泌，解决胰岛素不足问题的口服降糖药包括磺脲类和格列奈类两种；而不刺激胰岛素分泌，主要减轻胰岛素抵抗的药物包括双胍类和噻唑烷二酮类；不刺激胰岛素分泌，延缓肠道碳水化合物吸收的药物是糖苷酶抑制剂。这些药物结构不同，作用方法各异，但如果使用得当，都能产生满意的降糖效果。常用的口服降糖药见下表。

常用口服降糖药的作用特点、使用方法及注意事项

类型	代表药物	作用特点	使用方法	注意事项
磺脲类	格列本脲（优降糖） 格列奇特（达美康） 格列喹酮（糖适平） 格列吡嗪（瑞易宁）等	主要通过刺激胰岛B细胞分泌胰岛素而发挥作用，适用于胰岛功能尚存在的糖尿病患者	除控释片每日1次，其他磺脲类药物一般每日2~3次，每次餐前或餐时服	1. 胰岛功能几乎完全丧失的2型糖尿病及1型糖尿病患者，使用本药无效，且可加重胰岛功能的耗竭 2. 严格按照医嘱服用，避免低血糖发生 3. 发生糖尿病急性并发症及严重不良反应等情况均不宜使用本类药物

续 表

类型	代表药物	作用特点	使用方法	注意事项
格列奈类	瑞格列奈（诺和龙） 那格列奈（唐力）	能快速促进胰岛素分泌，降低2型糖尿病患者的糖化血红蛋白和餐后血糖。低血糖发生率低，安全性好	每日3次疗效优于每日2次，每次餐前服用即可	1. 适用于胰岛功能尚未丧失的2型糖尿病患者，但不宜与磺脲类降糖药合用 2. 与二甲双胍类合用可增加疗效，要注意低血糖反应
双胍类	二甲双胍片（格华止） 二甲双胍缓释片（唐必呋） 二甲双胍胶囊（君力达）	可以增加组织对胰岛素的敏感性，加强组织对葡萄糖的利用，不引起体重增加和血胰岛素升高，适合肥胖的2型糖尿病患者	肠溶制剂及缓解制剂应整片吞服，进食时或餐后服用。缓释片开始用量通常为每日1次，每次1片（0.5g），晚餐时服用，根据血糖和尿糖调整用量，每日最大剂量不超过4片（2g）	1. 剂量不当或肾功能低下者、缺氧状态患者，可能会发生乳酸性酸中毒，使用本品应注意肾功能监测和选择合适的剂量，缺氧状态禁用 2. 与乙醇同服时易导致乳酸性酸中毒，服用本品时应避免饮酒 3. 应用碘造影剂进行医学检查前后停用二甲双胍48小时，以免造成肾脏损害或诱发乳酸酸中毒
噻唑烷二酮类	罗格列酮 吡格列酮（艾可拓）	能加强胰岛素作用，减轻胰岛素抵抗。主要用于有胰岛素抵抗的2型糖尿病患者。单独使用不易引起低血糖，与二甲双胍合用降血糖作用更明显	单药治疗，也可与磺酰脲类或二甲双胍合并用药。起始用量为每日罗格列酮4mg（吡格列酮15mg），单次服用。经12周治疗后，如需要，可加量至每日罗格列酮8mg（吡格列酮30mg），分2次服用效果更佳	1. 对肝功能有一定影响 2. 使血容量增加，引起水肿、贫血等 3. 心脏疾患、肝或肾功能障碍、脑垂体或肾上腺功能不全、营养不良、老年及儿童患者慎用。哺乳妇女用药时应停止哺乳
α-葡萄糖苷酶抑制药	阿卡波糖（拜唐苹） 伏格列波糖（倍欣）	抑制小肠上皮细胞表面的α-葡萄糖苷酶，从而延缓糖类的吸收，主要降低餐后血糖。但是一般不引起营养吸收障碍	每天3次，嚼碎与第一口饭同服	1. 不能作为1型糖尿病患者的主要治疗药 2. 腹部手术史，有肠粘连，肠梗阻可能不宜使用 3. 单药治疗一般不发生低血糖，联合其他药物如发生低血糖，应静脉注射或口服葡萄糖治疗。服用蔗糖或一般甜食无效

知识点9：磺脲类降糖药　　副高：熟练掌握　正高：熟练掌握

磺脲类药物是最早应用的口服降糖药之一，现已发展到第三代，仍是临床上2型糖尿病的一线用药之一。其主要作用是刺激胰岛素分泌，使身体产生足够的胰岛素以利于降低血糖。所以，磺脲药的适用对象应该是血糖比较高，但还有潜在胰岛素分泌能力，又不肥胖的2型糖尿病患者。餐前30分钟服药效果最佳。常用的磺脲类降糖药见下表。

常用磺脲类药的特点、服用方法和注意事项

分类	药名	药物强度	适应证	服用方法	不良反应	注意事项
第一代	甲苯磺丁脲（D860）	药效时间短，降糖作用缓和，强度为1，很少引起低血糖	适用于单用饮食控制疗效不佳的轻、中度2型糖尿病	每片0.5g，每日剂量0.5~3.0g，每日1.0~1.5g开始，分2~3次饭前服用。观察血糖变化，3~4日调整1次，直至获得满意疗效，然后以此作为维持量。最大剂量每日3g	可有腹泻、恶心、呕吐、头痛、胃痛；皮疹少见；而严重的有黄疸、肝功能损害、骨髓抑制、粒细胞减少、血小板减少症等	宜空腹服用，并同时饮水250ml。肾功能减退者需调整给药剂量。对本类药物过敏者、严重感染或外科手术者、肝肾功能不全者、孕产妇等禁用，运动员慎用，老年患者宜从小剂量开始。现已不用
第二代	格列本脲（优降糖）	作用强而持久，降糖作用是甲苯磺丁脲的200~500倍	适应证同甲苯磺丁脲。老年患者应首先用甲苯磺丁脲，或从小剂量开始用本品	每片剂量2.5mg，每日2次，每次1.25~2.5mg，最大剂量为每日15mg，应在餐前30分钟时服用	可有胃肠不适、发热、皮肤过敏、血象改变等。使用剂量不当，会产生严重的低血糖反应	体质虚弱、高热、恶心、呕吐、甲状腺功能亢进症、老年患者应慎用。孕妇、乳母、中重度肝肾功能不全者不宜服用。现已少用
	格列齐特（甲磺吡脲、达美康）	作用缓和，强度是甲苯磺丁脲的3~30倍	用于成年后发病单用饮食控制无效、且无酮症倾向的轻、中度糖尿病。可用于防治糖尿病引起的微血管并发症	每片剂量80mg，每日2~3次。餐前30分钟服用，最大剂量为每日320mg。开始40~80mg，早、晚餐前服，以后可根据血糖调至每日160~320mg，分2~3次服。老年患者每日80mg	偶有红斑、荨麻疹、血小板减少、粒细胞减少、贫血等，严重肝肾功能不全者、对磺酰脲类药过敏者禁用	妊娠妇女禁用。伴有酮症糖尿病性昏迷等，均需注射胰岛素，不能单独应用本品。可致血象改变，应定期检查血象
	格列喹酮（糖适平）	作用缓和，强度是甲苯磺丁脲的20倍	适用于2型糖尿病伴肾功能不良者、用其他口服药反复发生低血糖者、其他磺脲类药疗效不佳者	每片30mg，每日3次，最大剂量为每日180mg，饭前30分钟服用。作用持续时间为10~12小时	可有低血糖、发热、皮疹、恶心等。主要肠肝循环代谢，严重肝胆疾病禁用	胃肠反应一般为暂时性的，有皮肤过敏反应须停用。1型糖尿病患者、糖尿病昏迷或昏迷前期、糖尿病合并酸中毒或酮症、对磺胺类药物过敏者、妊娠、哺乳期及晚期尿毒症患者禁用
	格列吡嗪（吡磺环己脲、美吡哒）	格列吡嗪的作用强度仅次于格列本脲，但半衰期较短	用于轻、中度2型糖尿病；对无症状患者伴有显著高血糖及对胰岛素有抗药性者可加用本品	每片剂量为5mg，每次剂量为2.5~10mg，每日2~3次，每日最大剂量为30mg	偶有胃肠道反应、头晕、头痛、暂时性皮疹，偶见低血糖症；有肝毒性，并且是剂量相关的	对本品过敏者禁用。对2型糖尿病有酮症倾向、合并严重感染及伴有肝肾功能不全者、糖尿病高渗昏迷、孕妇禁用
	格列波脲（克糖利、甲磺冰脲）	强度是甲苯磺丁脲的40倍	用于轻、中度2型糖尿病	口服开始12.5mg，早餐前或早餐及午餐前各1次，也可6.25mg，一日3次，三餐前服，必要时7日后递增每日12.5mg，服用量一般为每日25~50mg，最大剂量每日不超过75mg	胃肠道反应及皮肤反应，无长效降糖药的重叠累积的低血糖	很少发生低血糖，主要经肾排泄，肾功能不全者慎用

续 表

分类	药名	药物强度	适应证	服用方法	不良反应	注意事项
第三代	格列美脲（亚莫利）	为磺脲类降糖药中的中长效制剂，与第一代和第二代相比，相同剂量的格列美脲具有更大的降糖活性和起效快的特点	适用于2型糖尿病患者。对心血管系统影响小，具有抗动脉粥样硬化作用；基本经尿道和胆管排泄，可用于轻、中度肾功能损害患者	初始剂量为1mg，每日1次，以后根据血糖监测结果逐渐增加剂量，如每1~2周增加1mg，一般每日剂量为1~4mg，仅少数每日剂量为6~8mg。一般每日1次，顿服，早餐前服用，服用时不得嚼碎	可引起低血糖，在治疗开始阶段，可能对视力产生暂时性影响；偶见胃肠道症状及过敏或假性过敏反应；可能出现严重的血象改变	对本品过敏者、1型糖尿病患者、糖尿病酮症酸中毒及高渗综合征患者、严重肝肾功能损害和透析患者、妊娠和哺乳期妇女禁用

知识点10：格列奈类降糖药　　副高：熟练掌握　正高：熟练掌握

格列奈类药物通过与胰岛B细胞膜上的36kD特异蛋白或磺酰脲受体结合，刺激胰腺在进餐后更快、更多地分泌胰岛素，从而有效地控制餐后高血糖。格列奈类药物与其受体结合与解离较快，因此，能改善胰岛素早时相分泌，减轻胰岛B细胞负担，减轻后期的代偿性高胰岛素血症，不会引起胰岛B细胞功能衰竭。

格列奈类药物用于经饮食治疗仍不能有效控制血糖的2型糖尿病患者。可与二甲双胍、噻唑烷二酮类或α-葡萄糖苷酶抑制剂合用，对控制血糖有协同作用。轻度肾功能不全的患者也可服用本药。该药对于肥胖与非肥胖的2型糖尿病患者有同等疗效。常用的格列奈类药物见下表。

常用的格列奈类药物作用特点、适应证、不良反应

代表药物	作用特点	适应证	不良反应	禁忌证
瑞格列奈（诺和龙、孚来迪）	为新型短效口服促胰岛素分泌降糖药。刺激胰腺释放胰岛素使血糖水平快速降低。具有葡萄糖依赖性、代谢迅速、随餐服用、不易在体内蓄积及代谢产物无降糖作用等特点，经胃肠道快速吸收，血浆半衰期约为1小时	单纯饮食控制及运动锻炼不能有效控制高血糖的2型糖尿病患者	不良反应较轻，主要为低血糖、视觉异常、胃肠道反应（如腹痛、腹泻、恶心、呕吐和便秘）、肝功酶指标升高（多数病例为轻度和暂时性）、过敏反应（如皮肤瘙痒、发红、荨麻疹）	妊娠期、哺乳期妇女；对本品过敏患者；1型糖尿病、糖尿病酮症酸中毒患者；12岁以下儿童；严重肾功能或肝功能不全患者；与CYP3A4肝药酶抑制药或诱导药（如利福平、苯妥英钠等）合并治疗时
那格列奈（唐力）	能够保护残存胰岛B细胞功能，并极少发生低血糖。起效迅速，餐前给药就可以快速有效调节血糖。服用后迅速吸收，药物浓度平均峰值通常出现在服药1小时内。必须餐前口服	经饮食及使用二甲双胍不能有效控制高血糖的2型糖尿病患者，可与二甲双胍联合应用，但不能替代二甲双胍	低血糖，极少患者出现肝功能异常，极少有过敏反应的报道。胃肠道反应（腹痛、消化不良、腹泻）、头痛、轻微水肿以及乳酸、丙酮酸、尿酸、血清钾升高等	对药物的活性成分或任何赋形剂过敏；1型糖尿病；糖尿病酮症酸中毒；妊娠或哺乳妇女；12岁以下儿童；严重肾功能或肝功能不全患者

值得注意的是，胰岛素促泌剂都可致低血糖，与二甲双胍合用会增加发生低血糖的危险性。如果合并用药后仍发生持续高血糖，则不能再用口服降糖药控制血糖，须改用胰岛素治疗。当发生应激反应时，如发热、外伤、感染或手术，可能会出现高血糖，应改用胰岛素治疗。司机职业的患糖尿病者必须慎用，避免开车时发生低血糖。

知识点 11：双胍类降糖药　　副高：熟练掌握　正高：熟练掌握

双胍类降糖药分子中有两个胍基，所以叫双胍类。代表药物为二甲双胍，目前在临床应用非常广泛。双胍类直接作用于糖的代谢过程，促进糖的无氧酵解，增加肌肉、脂肪等外周组织对葡萄糖的摄取和作用，加强糖的代谢，从而降低血糖。同时保护已受损的 B 细胞功能，以免受进一步损害，有利于糖尿病的长期控制。双胍类还抑制肠道吸收葡萄糖，抑制肝糖异生，减少肝糖原的输出，使糖尿病患者血糖及糖化血红蛋白降低，同时保护重要脏器（如肾等）。双胍类还可抑制胰高血糖素释放，使该激素升糖效应减弱，也有利于血糖的降低。

常用的二甲双胍的作用特点、适应证、服用方法及不良反应见下表。

二甲双胍作用特点、适应证、服用方法、不良反应

作用特点	适应证	服用方法	不良反应
单独应用时对正常血糖无明显影响（磺脲类药物对正常人也有降糖作用），该药低血糖发生率较低。无促进脂肪合成的作用，所以适用于肥胖患者	单纯饮食控制不满意的 2 型糖尿病患者；非肥胖型 2 型糖尿病患者（与磺脲类药联用可增强降糖效应）；1 型糖尿病患者（血糖波动大，难以饮食控制者与胰岛素联用，可加强胰岛素作用，减少胰岛素剂量）；不稳定型糖尿病患者	每日剂量范围 250～2000mg，分 2～3 次于餐前或餐中服。可从每日 500mg 开始，1 周后调整剂量，直到获得血糖控制或最大耐受量为止（剂量调整要在医生指导下进行）	乳酸性酸血症，机体非处于缺氧状态在治疗剂量范围内使用该药，引起乳酸性酸中毒；腹泻、恶心、呕吐、胃胀、乏力、消化不良、腹部不适及头痛；少见者为低血糖、肌痛、头晕、皮疹、出汗增加等；此外，可减少维生素 B_{12} 吸收，但极少引起贫血

患有以下疾病或症状的患者需谨慎使用：①肾功能障碍［血肌酐水平男性>133μmol/L，女性>124μmol/L 或肾小球滤过率 eGFR<45ml/min/1.73m^2］禁用；②需要药物治疗的充血性心力衰竭和其他严重心、肺疾病患者；③严重感染和外伤，大手术，有低血压和缺氧等临床表现者；④已知对二甲双胍过敏者；⑤急性或慢性代谢性酸中毒患者；⑥酗酒者；⑦接受血管内注射碘化造影剂者（暂停使用）；⑧维生素 B_{12}、叶酸缺乏未纠正者。

知识点 12：α-葡萄糖苷酶抑制剂　　副高：熟练掌握　正高：熟练掌握

α-葡萄糖苷酶抑制剂是一类以延缓肠道糖类吸收而达到治疗糖尿病的口服降糖药物。竞争性抑制肠黏膜上皮细胞的 α-葡萄糖苷酶（主要是淀粉酶、双糖酶），延缓食物中淀粉、多糖等分解成葡萄糖，减慢葡萄糖的吸收，降低餐后血糖。α-葡萄糖苷酶抑制剂不刺激 B

细胞分泌胰岛素，但可降低餐后胰岛素水平，说明可增加胰岛素的敏感性。

目前市场上α-葡萄糖苷酶抑制剂常用药物包括阿卡波糖、伏格列波糖、米格列醇。

α-葡萄糖苷酶抑制剂的作用特点、适应证、服用方法、不良反应及禁忌证

代表药物	作用特点	适应证	服用方法	不良反应	禁忌证
阿卡波糖(拜唐苹)	口服后很少被吸收，避免了吸收所致的不良反应，口服200mg后，血浆半衰期为3.7小时，血浆蛋白结合率低，主要在肠道降解或以原形方式随粪便排泄，长期服用未见积蓄	配合饮食控制治疗2型糖尿病	餐前即刻整片吞服，或与前几口食物一起咀嚼服用，剂量因人而异。一般推荐剂量为：起始剂量每次50mg，每日3次。以后逐渐增加至每次0.1g，每日3次。个别情况下，可增至每次0.2g，每日3次或遵医嘱	常有胃肠胀气和肠鸣音，偶有腹泻，极少见有腹痛。如不控制饮食，胃肠道不良反应可加重。如控制饮食后仍有严重不适症状，应暂时或长期减小剂量。个别病例可能出现诸如红斑、皮疹和荨麻疹等皮肤过敏反应	对阿卡波糖过敏者；糖尿病昏迷及昏迷前期，酸中毒或酮症患者；有明显消化和吸收障碍的慢性胃肠功能紊乱患者；患有由于肠胀气而可能恶化的疾病者；严重肝肾功能损害患者；孕妇、哺乳期妇女及18岁以下患者安全性不明确，故不宜服用
伏格列波糖（倍欣、安诺）	在体内几乎不被代谢，大部分以原形药物自尿和粪便中排出	只适用于饮食疗法、运动疗法或口服降糖药或胰岛素没有得到明显效果时	通常成年患者每次0.2mg（每次1片），每日3次餐前口服。疗效不明显时，经充分观察后可以将每次用量增至0.3mg（每次1.5片）	单用偶见低血糖（不到0.1%）；少数患者出现腹部胀满、肠排气增加等，偶尔出现肠梗阻样症状；偶尔出现伴随黄疸、转氨酶升高等的严重肝功能障碍（不到0.1%）；有时可见腹泻、腹痛、便秘等消化系统反应；偶见过敏反应	严重酮症、糖尿病昏迷或昏迷前的患者；严重感染、严重创伤、手术前后的患者不适用；有过敏史的慎用；正在服用其他降糖药的患者同时服用该药时，应减少用药剂量；重度疝、肠狭窄、溃疡、勒姆里尔德（Roem-held）综合征、严重肝肾功能障碍的患者慎用
米格列醇(奥恬苹)	降低餐后血糖，显著控制糖化血红蛋白，保护心肌，有效改善2型糖尿病的血糖	配合饮食控制治疗糖尿病，可单独或联合用药	剂量须参照其疗效与患者耐受量而定，但不可超过最大推荐量(100mg，每日3次)。推荐的初始剂量为25mg，每日正餐前服用，每日3次。维持剂量：50mg，每日3次；最大剂量：100mg，每日3次	最常见的不良反应是胃肠道症状，主要表现为腹痛，腹泻，胃胀气；皮疹发病率为4.3%，通常是暂时性的；血清铁含量降低，但是大多数患者都是暂时性的且未见血红蛋白降低和其他血液学指标异常	糖尿病酮症酸中毒者；炎性肠病，结肠溃疡，部分性肠梗阻，易感染性肠梗阻者；慢性肠道疾病伴有明显胃肠功能失调，或进一步加重出现肠胀气炎性肠病者；对该药物或其成分过敏者

知识点 13：噻唑烷二酮类降糖药　　副高：熟练掌握　正高：熟练掌握

噻唑烷二酮类降糖药是一类较新的胰岛素增敏剂，能明显增强机体组织对胰岛素的敏感性，改善脂肪代谢紊乱，抑制血小板聚集、炎症反应和内皮细胞的增生及延缓蛋白尿的发生，主要用于 2 型糖尿病。

这类药物主要有罗格列酮、吡格列酮等，见下表。

噻唑烷二酮类降糖药的作用特点、适应证、不良反应及禁忌证

代表药物	作用特点	适应证	不良反应	禁忌证
罗格列酮（文迪雅）	可通过增加组织对胰岛素敏感性，提高细胞对葡萄糖的利用而发挥降低血糖的疗效，可明显降低空腹血糖及胰岛素和 C-肽水平，对餐后血糖和胰岛素亦有明显的降低作用。使糖化血红蛋白（HbAlc）水平明显降低	适用于经饮食控制和锻炼治疗效果仍不满意的 2 型糖尿病患者。本品可单独应用，也可与磺脲类合用治疗单用磺脲类血糖控制不佳的 2 型糖尿病患者	单独应用很少引起低血糖（<2%）；在治疗 2 型糖尿病的对比试验中，丙氨酸氨基转移酶（ALT）水平升高的发生率大于正常的 3 倍。建议患者应定期监测肝功能；轻至中度水肿及轻度贫血	肾损害患者使用文迪雅注意，单服本品毋需调整剂量，但禁与二甲双胍合用；对本品过敏患者禁止使用心力衰竭或有此病史、严重酮症、1 型糖尿病、严重肝或肾功能障碍、严重感染症、手术前后、严重创伤患者、孕妇、哺乳妇女、儿童不宜使用
吡格列酮（艾可拓）	该药主要通过增强靶组织对胰岛素敏感性而起效。吡格列酮具有良好的降低血糖作用，亦可降低胰岛素水平，但不破坏血糖和胰岛素之间的负反馈平衡，不易产生低血糖	只适用于饮食和（或）运动疗法达不到充分效果，或推断有胰岛素抵抗的 2 型糖尿病患者	有可能出现水肿；加重或出现心力衰竭；引起肝功能障碍或黄疸。所以，服药期间应定期进行肝功等血液检查	心力衰竭或有此病史、严重酮症、1 型糖尿病、严重肝或肾功能障碍、严重感染症、手术前后、严重创伤患者、孕妇等禁用。心脏疾患、肝或肾功能障碍、脑垂体或肾上腺功能不全、营养不良或饥饿状态、过度饮酒，老年患者等慎用。哺乳妇女用药时应停止哺乳。儿童不宜使用

知识点 14：T2DM 出现哪些情况需要使用胰岛素治疗　　副高：熟练掌握　正高：熟练掌握

T2DM 患者在生活方式和口服降糖药联合治疗的基础上，如果血糖仍然未达到控制目标，即可开始口服药物和胰岛素的联合治疗。T2DM 患者虽然不需要胰岛素来维持生命，但患者出现下列情况仍需要使用胰岛素控制高血糖。

（1）经生活方式改变及口服降血糖药治疗未获得良好控制或口服降糖药失效。

（2）急性代谢紊乱，如糖尿病酮症酸中毒、高渗性高血糖状态和乳酸性酸中毒。

（3）合并重症感染、消耗性疾病、视网膜病变、肾病、神经病变、急性心肌梗死、脑卒中。

（4）因存在伴发病需外科治疗的围手术期。

（5）妊娠和分娩。

（6）对新发糖尿病并与 1 型糖尿病鉴别困难的消瘦的糖尿病患者，应该把胰岛素作为一线治疗药物。

知识点 15：基础胰岛素治疗方案　　副高：熟练掌握　正高：熟练掌握

基础胰岛素治疗方案：长效胰岛素类似物（甘精胰岛素或者地特胰岛素）每天 1 次。通常睡前给予小剂量胰岛素（通常 10U），若空腹血糖水平未达到预期目标，剂量应该每 2~3 天缓慢增加 1~3U。相反，如果空腹血糖降到标准范围以下，应酌情减量。

知识点 16：预混胰岛素治疗方案　　副高：熟练掌握　正高：熟练掌握

预混胰岛素治疗方案：以速效胰岛素（或类似物）和鱼精蛋白制成的预混胰岛素，通常在早餐和晚餐前各注射 1 次，偶尔也采取只在吃得较多的一餐前注射 1 次的方案，患者可以采用主餐前注射 1 次或者在接下来正餐开始前增加 1 次注射。

早餐前胰岛素的用量应根据餐前胰岛素水平进行调整，晚餐前胰岛素的用量应根据第二日的空腹血糖水平进行调整。比起“三短一长”的每天 4 次注射，预混胰岛素只需每天 2 次注射。

因此，如果患者使用每天 1 次的基础胰岛素未将血糖降到目标水平，便可采用每天 2 次预混胰岛素注射。但使用预混胰岛素之后，患者必须有一个相对稳定的生活方式，同时也增加了患者低血糖的发生率。

知识点 17：“三短一长”胰岛素治疗方案　　副高：熟练掌握　正高：熟练掌握

“三短一长”的胰岛素治疗方案：将速效胰岛素或类似物门冬胰岛素（诺和锐）或赖脯胰岛素（优泌乐）与长效胰岛素类似甘精胰岛素（来得时）或地特胰岛素（诺和平）组合使用。该治疗方案需要每天注射 4 次，降血糖通常更为有效，并且更有利于用餐时间不固定或者每餐碳水化合物的摄入量不固定患者的调整。

一般情况下，成人餐前胰岛素起步量设置为每顿饭前 5~10U。餐前胰岛素剂量的调整根据餐后 2 小时血糖以及该顿餐前血糖情况综合考虑，通常每 2~3 天增加 2~4U。胰岛素剂量可缓慢稳步增加，以便更好地控制糖化血红蛋白和餐前餐后血糖。

知识点 18：餐时胰岛素治疗方案　　副高：熟练掌握　正高：熟练掌握

餐时胰岛素治疗方案：使用速效胰岛素或类似物，但并不同时使用基础或长效胰岛素，该方案适用于正在接受胰岛素增敏剂（二甲双胍）治疗且空腹血糖升高有了很好控制的患者。

糖尿病患者在急性应激时，如重症感染、急性心肌梗死、脑卒中或急症手术等，容易促使代谢紊乱迅速严重恶化，应使用胰岛素治疗，维持血糖水平在 6.7～11.1mmol/L（120～200mg/dl），待病情缓解后再调整糖尿病治疗方案。

对于施行择期大手术的糖尿病患者，尤其需全身麻醉时，至少在手术前 3 天开始改用胰岛素治疗，手术日及术后早期，按每 2～4g 葡萄糖加入 1U 速效胰岛素维持血糖，待能进食后选用餐前速效胰岛素或类似物加基础胰岛素皮下注射治疗，但剂量要较术前原剂量减少，并根据血糖测定结果调整胰岛素剂量。

知识点 19：强化胰岛素治疗方案　　副高：熟练掌握　正高：熟练掌握

强化胰岛素治疗方案包括两种：①餐前速效胰岛素或类似物加基础胰岛素多次皮下注射；②胰岛素泵持续皮下胰岛素输注（CSII）。和其他胰岛素治疗方案相比较，这两种治疗方案更符合生理性胰岛素替代治疗，尤其是 CSII 还可以根据用餐时间、用餐量、运动多少以及是否外出而变化，为患者带来最大的灵活性。

知识点 20：T2DM 的胃肠减肥手术治疗　　副高：熟练掌握　正高：熟练掌握

T2DM 的胃肠减肥手术主要包括胃减容术和胃旁路术。胃减容术可限制食物摄取，胃旁路术可限制能量摄入。

胃肠减肥手术可有效地减轻严重肥胖患者的体重。ADA2010 指南明确指出，对于 BMI ≥35 且合并 T2DM 的患者，可考虑采用手术减肥治疗。减肥手术可以使 55%～95%（取决于手术方法的不同）的 T2DM 患者高血糖恢复到接近正常或完全正常。

T2DM 患者接受减肥手术后需终生坚持生活方式支持和医疗监护。此外，一些小型试验表明，BMI 为 30～35 的 T2DM 患者可得益于手术治疗，但目前尚缺乏证据支持 BMI<35 的患者适合手术治疗。

知识点 21：T2DM 手术治疗的适应证　　副高：熟练掌握　正高：熟练掌握

中国 T2DM 指南 2010 年讨论稿中，手术治疗的适应证：

（1）BMI≥35，有或无并发症的 T2DM。

（2）BMI 30.0～34.9 的 T2DM，生活方式和药物治疗难以控制血糖或并发症时，尤其具有心血管风险因素时，减重或胃肠减肥手术是治疗选择之一。

（3）对于 BMI≥40 或 BMI≥35 伴有严重并发症；且年龄≥15 岁、骨骼发育成熟，按 Tanner 发育分级处于 4 或 5 级的青少年，在患者知情同意的情况下，手术治疗也可考虑为治疗选择之一。

（4）对于 BMI 25.0～27.9 的 T2DM，应在患者知情同意的情况下进行手术，严格按研究方案进行。但这些手术不应广泛推广。

（5）年龄<60 岁或身体一般状况良好，手术风险较低的 T2DM 患者。

知识点22：T2DM手术治疗的禁忌证　　副高：熟练掌握　正高：熟练掌握

（1）滥用药物、酒精依赖、患有难以控制的精神疾病的患者以及对代谢手术的风险、益处、预期后果缺乏理解能力的患者。

（2）明确诊断为T1DM的患者。

（3）胰岛B细胞功能已基本丧失的T2DM患者。

（4）BMI<28且药物治疗或使用胰岛素能够满意控制血糖的糖尿病患者。

（5）妊娠糖尿病及其他特殊类型的糖尿病暂不在外科手术治疗的范围之内。

对于非肥胖糖尿病的手术治疗研究甚少，目前仍处于探索阶段，其适应证需要更多的循证医学证据。

知识点23：T2DM手术治疗的不良反应　　副高：熟练掌握　正高：熟练掌握

手术治疗肥胖症伴T2DM也有一定的短期和长期风险，手术治疗方法的长期有效性和安全性还有待评估。术后并发症包括出血、吻合口瘘、消化道梗阻、溃疡等。深静脉血栓形成和肺栓塞是手术引起死亡的重要原因。远期并发症还包括营养缺乏、胆石症及内疝形成等。

四、糖尿病的基础治疗

以下基础治疗适合1型和2型糖尿病患者。

知识点1：糖尿病教育　　副高：熟练掌握　正高：熟练掌握

糖尿病教育是基础治疗措施之一，是糖尿病医疗工作的重要组成部分。它可以使患者丰富糖尿病的知识，培养良好的自我管理习惯，帮助患者在明确诊断时即可开始有效的自我护理，减轻体重，同时加强患者预防和及早发现糖尿病并发症，降低糖尿病治疗费用。

教育的内容包括：①疾病的自然进程；②糖尿病的症状；③并发症的防治，特别是足部护理；④个体化的治疗目标；⑤个体化的生活方式干预措施和饮食计划；⑥规律运动和运动处方；⑦饮食、运动与口服药、胰岛素治疗或其他药物之间的相互作用；⑧自我血糖监测和尿糖监测（当血糖监测无法实施时）；⑨血糖结果的意义和应采取的相应干预措施；⑩当发生紧急情况时，如疾病、低血糖、应激和手术时应如何应对；⑪糖尿病妇女受孕计划及全程监护。

知识点2：糖尿病的血糖监测　　副高：熟练掌握　正高：熟练掌握

自我血糖监测（SMBG）是指导血糖控制达标的重要措施，也是减少低血糖风险的重要手段。临床实践表明，SMBG可帮助患者评估治疗效果及血糖是否达标，还有助于预防低血糖、调整用药（特别是餐前胰岛素用量）、医学营养治疗（MNT）及运动治疗方案。

血糖自我监测适用于所有糖尿病患者。为了在不发生低血糖的情况下使GHbA1c安全达标，可能需要更频繁地进行 SMBG。

SMBG 最理想的方法是指尖毛细血管血糖检测。也可以检测尿糖，但是尿糖监测对发现低血糖没有帮助，在一些特殊的情况下，如肾糖阈增高（如在老年人）或降低（妊娠）时，尿糖监测没有意义。

GHbA1c 可反映过去数月的血糖水平，对糖尿病并发症有较强的预测作用，一些血糖控制较好的患者每年只需检测 2 次 GHbA1c，而血糖控制不稳定或需要严格治疗的患者需要频繁检测 GHbA1c（每 2~3 个月 1 次）。血糖易于波动的患者（胰岛素严重缺乏的糖尿病患者），SMBG 与 GHbA1c 检测相结合是反映血糖控制水平的最好方法。

知识点 3：糖尿病的医学营养治疗　　副高：熟练掌握　正高：熟练掌握

医学营养治疗是糖尿病综合治疗的重要组成部分，是糖尿病的基础治疗。膳食治疗的原则是控制总热量的摄入，合理均衡各种营养物质。

（1）计算总热量：首先是按性别、年龄和身高查表或采用简易公式计算理想体重，理想体重（kg）= 身高（cm）-105（cm）。再根据体重和活动量计算热卡摄入量。成人热卡摄入估计：基础热量为 22kcal/kg+活动所需热量。

（2）总热量的分配

1）碳水化合物：应占总热量的 55%~60%，最好不低于 150g/d。应以复合碳水化合物以及富含可溶性食物纤维的粗制食物和蔬菜为主，如蔬菜、豆类、全麦谷物、燕麦和水果，而不是经过精细加工的碳水化合物（高生糖指数）。碳水化合物的量（g）= 总热卡-［蛋白质（g）×4+脂肪（g）×9］/4。即便是肥胖者每日碳水化合物也不宜少于 150g。

2）脂肪：提供的热量不超过总热量的 30%，一般每日每公斤 0.6~1.0g，其中饱和脂肪酸和反式脂肪酸的摄入量不应超过饮食总热量的 10%。单不饱和脂肪酸是较好的膳食脂肪来源，在总脂肪摄入中的供能比宜达到 10%~20%。避免或限制肥肉、全脂奶制品及油炸食品。

3）蛋白质：应占饮食总热量的 15%~20%。最好摄入富含优质蛋白的食品，如鱼、海产品、瘦肉、蛋、低脂奶制品、坚果和豆类等。已有肾功能不良者应适当减少，并主要选择富含必需氨基酸的动物蛋白。

肥胖者应适当减少脂肪和碳水化合物占总热卡的比例，消瘦者应适当增加蛋白质和脂肪占总热卡的比例。此外，每天盐的摄入量限制在 6g 以内。每天饮酒量不超过 1~2 份标准量（一份标准量约含 10g 酒精，相当于啤酒 285ml，红酒 100ml，白酒 30ml）。

知识点 4：可参加运动的糖尿病患者　　副高：熟练掌握　正高：熟练掌握

运动可减轻体重，提高胰岛素敏感性，减轻胰岛素抵抗，从而有助于控制血糖、血压及血脂，改善血液循环，还有利于疾病预防和心理健康等。糖尿病在以下情况下可以参加运动：

（1）T2DM 患者，尤其是肥胖者。

（2）用胰岛素治疗病情稳定的 T1DM 患者。

（3）空腹血糖在 13.9mmol/L（250mg/dl）以下者。

知识点 5：不能参加运动的糖尿病患者　　副高：熟练掌握　正高：熟练掌握

（1）有严重心血管疾病、肾病、视网膜病变、神经病变、直立性低血压者，不宜进行运动或剧烈活动，只能轻度活动。

（2）病情不稳定、严重缺乏胰岛素、空腹血糖在 13.9mmol/L 以上者。

（3）合并急、慢性感染，发热，活动性肺结核者。

（4）妊娠期糖尿病等暂不宜运动。

知识点 6：糖尿病患者运动方法　　副高：熟练掌握　正高：熟练掌握

运动频率和时间为每周至少 150 分钟，如一周运动 5 天，每次 30 分钟。研究发现，即使进行少量的体力活动（如平均每天少至 10 分钟）也是有益的。因此，即使患者觉得达到所推荐的运动时间太困难，也应该鼓励他们尽一切可能进行适当的体力活动。

中等强度的体力活动包括快走、打太极拳、骑车、打高尔夫球和园艺活动。较强体力活动为舞蹈、有氧健身、慢跑、游泳、骑车上坡。运动项目要与患者的年龄、病情、社会、经济、文化背景及体质相适应。活动量大或激烈活动时应建议糖尿病患者调整食物及药物，以免发生低血糖。

第三节　糖尿病急症

一、糖尿病酮症酸中毒

知识点 1：糖尿病酮症酸中毒的概念　　副高：熟练掌握　正高：熟练掌握

糖尿病酮症酸中毒（DKA）是胰岛素缺乏、体内葡萄糖不能被利用、大量脂肪分解产生了大量酮体引起的以高血糖、高酮血症和代谢性酸中毒为主要改变的临床综合征。DKA 是糖尿病最常见的急性并发症，也是内科常见危象之一。

知识点 2：DKA 的常见诱因　　副高：熟练掌握　正高：熟练掌握

糖尿病酮症酸中毒以 1 型糖尿病患者多见，2 型糖尿病在一定诱因下也可发生。常见诱因有：

（1）感染：如糖尿病患者并发肺炎、泌尿系感染、坏疽等感染时。

（2）各种应激状态。

（3）糖尿病治疗不当：胰岛素治疗中断或不适当减量；降糖药突然停用或用量不足；大量进食水果、甜品、含糖饮料或淀粉类食物等；糖尿病未经正规降糖治疗。

（4）饮食失调，进食含糖或脂肪过多的食物，或进食碳水化合物过少（<100g/d）。

（5）精神紧张、创伤、过度劳累。

（6）伴有阻滞胰岛素的激素分泌过多。

（7）其他：严重外伤或手术后、妊娠和分娩。

知识点3：DKA的临床表现 副高：熟练掌握 正高：熟练掌握

临床上以发病急、病情重、变化快为特点。早期患者原有糖尿病症状加重，如乏力、口渴、多饮、多尿、疲倦加重；继而食欲减退、极度口渴、恶心、呕吐、尿量显著增加。常伴头痛、烦躁、嗜睡、呼吸深快、呼气中含有烂苹果味。后期呈严重失水征、皮肤弹性差、眼球下陷、脉细数、血压下降、四肢厥冷，终至昏迷。少数患者可出现急性腹痛（呈弥漫性腹痛），有时易误诊为急腹症。

知识点4：DKA的实验室检查 副高：熟练掌握 正高：熟练掌握

DKA的检查包括血糖、电解质、血尿素氮、血肌酐、二氧化碳、血酮和尿酮、计算阴离子间隙、动脉血气分析（DKA患者）、血细胞计数和分类及心电图检查。如有感染征象，还需行血、尿和咽拭子培养；如考虑合并心肺疾病需行X线胸片检查。糖基化血红蛋白（GHbA1c）可反应血糖的控制情况。

（1）尿：尿糖强阳性，DKA时尿酮体也呈强阳性。当肾功能严重损害而阈值增高时，尿糖、尿酮体阳性程度与血糖、血酮体数值不相称。可有蛋白尿和管型尿。

（2）血：血糖多数为16.7～33.3mmol/L（300～600mg/dl），有时>55.5mmol/L（1000mg/dl）。DKA时血酮体升高，正常<0.6mmol/L，>1.0mmol/L即为升高，多数患者>4.81mmol/L（50mg/dl）。酸中毒失代偿时，血实际和标准HCO_3^-降低，CO_2CP降低，pH下降；碱剩余负值增大，阴离子间隙增大，与碳酸氢盐降低大致相等。

知识点5：DKA的鉴别诊断 副高：熟练掌握 正高：熟练掌握

（1）低血糖昏迷：无口渴、多饮、多尿，查血糖明显低于正常，尿糖阴性是其特点，不难鉴别。但是否糖尿病患者在治疗中使用降糖药物过量，应通过病史来判断。

（2）乳酸性酸中毒：多见于50岁以上2型DM患者，在使用双胍类降糖药过程中或在DKA时伴发。如酸中毒严重而酮症相对较轻，血酮增高不明显，应考虑本症，测定血浆乳酸>2.9mmol/L，属可疑，>5.0mmol/L有诊断意义。

（3）急性脑血管病：单纯急性脑血管病除有偏瘫的定位体征外，血糖、尿糖正常或仅轻微升高，酮体多正常。但如原有糖尿病伴发脑血管病时，是否并发酮症酸中毒，亦应测检血糖、尿糖及尿酮体是否异常升高。

知识点6：DKA的治疗原则 副高：熟练掌握 正高：熟练掌握

DKA的治疗原则是补充胰岛素、补液、纠正电解质紊乱、消除诱因和防治并发症。

知识点7：DKA的补液治疗 副高：熟练掌握 正高：熟练掌握

充分补液是治疗的最重要措施，单用胰岛素的治疗效果不好。开始选用0.9%氯化钠溶液，待血糖降至14mmol/L以下时，可以改用5%葡萄糖并用对抗量胰岛素。糖：胰岛素可以（3~6）：1酌情使用。补液量多为体重的8%~10%，即4000~6000ml/d，视脱水强度而定。补液速度应先快后慢。根据年龄、心肾功能调整速度，一般在前2小时用1000ml，第2~4小时用1000ml。第5~9小时用1000ml，降糖速度以每小时血糖下降幅度3.9~5.6mmol/L为宜。

知识点8：DKA的胰岛素治疗 副高：熟练掌握 正高：熟练掌握

DKA发病的主要因素是胰岛素缺乏，因此，迅速补充胰岛素是治疗的关键。一般采用小剂量胰岛素治疗方案，既能有效的抑制酮体生成，又能避免血糖、血钾和血浆渗透压降低过快带来的各种危险。

小剂量胰岛素治疗方案：开始以0.1U/(kg·h）静脉泵入或输入人胰岛素。每1~2小时测定血糖，根据血糖下降情况调整胰岛素用量，通常血糖可以2.8~4.2mmol/h的速度下降。当血糖降至13.9mmol/L时，胰岛素剂量减至0.05~0.1U/(kg·h）或更小的剂量。若血糖下降速度过快或患者出现低血糖反应，可减慢胰岛素输注速度，并查血糖水平；若血糖浓度<5.6mmol/L，将正在输注的含胰岛素液体更换为单纯生理盐水或5%葡萄糖。当血糖下降13.9mmol/L（250mg/dl）时，将原输液生理盐水改为5%葡萄糖或糖盐水，按葡萄糖（g）与胰岛素（U）之比例为（2~5g）：1U加入胰岛素，即500ml 5%葡萄糖液中加入胰岛素6~12U，静脉滴注，同时将静脉输注胰岛素剂量减至0.05~0.1U/(kg·h)，血糖平稳，患者能正常进食后停止静脉输注胰岛素，改为三餐前皮下注射短效胰岛素（一般起始剂量8U)，根据血糖调整胰岛素用量；如DKA的诱因尚未去除，皮下注射胰岛素治疗应持续相应时间，以避免DKA反复。

知识点9：DKA纠正酸中毒 副高：熟练掌握 正高：熟练掌握

随着胰岛素的应用，脂肪分解得到抑制，酮体生成减少，酸中毒得以缓解，故轻、中度中毒可不必纠酸。若纠酸过早、过快，使氧离曲线左移，易造成组织缺氧。但如果存在呼吸性酸中毒，即使为中度酸中毒亦必须纠酸。

可使用碳酸氢盐的情况：①休克或者昏迷；②严重酸中毒（pH<7.0)；③血HCO_3^-严重缺乏<5mmol/L；或CO_2CP为4.5~6.7mmol/L（10%~15%容积)；④合并乳酸性酸中毒；

⑤酸中毒所诱发的心肺功能不全；⑥伴有严重的高血钾。可用5%碳酸氢钠100~125ml，直接静脉推注或稀释成等渗溶液静脉滴注。

知识点10：DKA的补钾治疗　　副高：熟练掌握　正高：熟练掌握

DKA治疗之初，由于血液浓缩，血钾亦可正常甚至升高，但随着输液及胰岛素的使用，可出现低血钾。若出现高钾血症可暂不补钾，只要尿量>30ml即使血钾正常也必须补钾。每日补钾可达4~8g。血钾恢复正常后，仍需酌情补钾1周左右。在整个治疗过程中必须按病情变化定期监测血钾和（或）心电图。

知识点11：DKA治疗中因血钠浓度的高低对补液种类的选择　　副高：熟练掌握　正高：熟练掌握

随着多尿而导致体内钠大量丢失，又由于血液浓缩，血钠可正常或偏高。可选用0.9%氯化钠溶液补液，若血钠高，如计算渗透压>350mmol/L，可改用适量5%葡萄糖加胰岛素配比使用。

知识点12：DKA的对症处理　　副高：熟练掌握　正高：熟练掌握

DKA的对症处理是针对感染、心衰、心律失常等的治疗。大多数DKA患者经过24~48小时治疗后，病情缓解稳定，并开始进食，但进食量少且不固定，可部分从静脉补充葡萄糖及对抗量胰岛素，依进食量的多少，适当皮下注射胰岛素。在停止静脉滴注胰岛素前1小时皮下注射短效胰岛素可避免血糖回跳。

二、高渗性非酮症糖尿病昏迷

知识点1：高渗性非酮症糖尿病昏迷概念　　副高：熟练掌握　正高：熟练掌握

高渗性非酮症糖尿病昏迷，简称高渗性昏迷，是高血糖引起的血浆高渗透压、严重脱水和进行性意识障碍的临床综合征。

高渗性昏迷是糖尿病急性代谢紊乱的另一种临床类型。多见于老年人，好发年龄为50~70岁，男女发病率大致相同，大约2/3患者在发病前无糖尿病病史，或者仅有轻度症状。

知识点2：高渗性昏迷的发病机制　　副高：掌握　正高：熟练掌握

高渗性昏迷的发病机制目前尚未完全清楚，由于患者已有不同程度的糖代谢紊乱，在某些诱因下可使血糖进一步升高，而患者多有肾功能不良或存在潜在性的肾功能不良，血糖未能从尿中随意排出，造成高血糖急剧升高，组织细胞脱水，尤其是脑细胞严重脱水，从而导致昏迷，因高渗性昏迷者虽胰岛素分泌低下，但尚可抑制脂肪分解，故可无酮症或出现轻度酮症。

知识点3：高渗性昏迷的诱因　　副高：掌握　正高：熟练掌握

（1）感染，如肺部、胆管、尿路、皮肤感染等。

（2）摄入糖类过多，尤其是甜饮料，导致血糖极高。

（3）各种导致血容量丢失的疾病或用药，如腹泻、呕吐、用利尿药、甘露醇脱水等。

（4）应用了具有升高血糖的药物，如因为其他疾病误输葡萄糖溶液、皮质激素以及普萘洛尔（心得安）等。

（5）应激状态，如手术、外伤、心脑血管事件等。

知识点4：高渗性昏迷的临床表现　　副高：掌握　正高：熟练掌握

（1）多见于中老年T2DM患者，因老年人常有潜在性肾功能不全。其中约2/3为轻型糖尿病或只是糖耐量减低者。早期的表现为糖尿病症状加重，多尿、多饮常为最早的表现。

（2）严重糖代谢紊乱症候群：极度口渴、明显多尿，以致出现严重脱水综合征，如皮肤干燥、舌质极干、脉快而细、血压低、休克等。

（3）意识障碍：精神萎靡、嗜睡、昏迷，可出现癫痫大发作。

知识点5：高渗性昏迷的辅助检查　　副高：掌握　正高：熟练掌握

（1）血糖：多为33.3～66.6mmol/L。

（2）电解质：血Na^+>145mmol/L，血Cl^-、K^+、BUN、Cr增高。尿糖（++++），尿酮（+～++）。

（3）计算渗透压：正常值为280～310mmol/L。因各项结果均以mmol/L为单位，故血浆渗透压的单位为毫渗量/升（mmol/L）。血浆有效渗透压（mmol/L）＝2×（Na^++K^+）+血糖+尿素。

（4）渗透压间隙：测得的渗透压值-计算的渗透压值，渗透压间隙正常值<10mmol/L。导致渗透压间隙增大的原因很多，大多与高糖、高蛋白和高血脂有关。值得注意的是，某些化学物中毒，如甘露醇、乙醇、甲醇、乙二醇、丙酮已可以导致渗透压间隙增大，需结合病史和其他实验室检查予以鉴别。

知识点6：高渗性昏迷的鉴别诊断　　副高：掌握　正高：熟练掌握

本病需与糖尿病本身所致的其他急症相鉴别，也需与非糖尿病昏迷相鉴别。有血浆高渗而未昏迷者，可诊断为高渗状态。

知识点7：高渗性昏迷的补液治疗　　副高：掌握　正高：熟练掌握

（1）补液为抢救的重要措施之一，补液扩容，降低高渗透压。

（2）补液量以脱水量为体重（实际体重）的10%～20%，量6000～8000ml/d。

（3）补液的种类：血压正常，用低渗盐水，0.45%或0.6%氯化钠溶液，血钠过高，亦可用5%的葡萄糖液加入胰岛素。

（4）低渗盐水总量不宜>1000ml，间断使用，输液速度不宜过快，谨防溶血和脑水肿，若血浆渗透压低至330mmol/L时，应停止输入低渗溶液。

（5）血压低时，可应用等渗溶液，并可用血浆制品和右旋糖酐。使用这类药物之前最好先做血型检查，以免用后干扰血型鉴定。

（6）补液速度应先快后慢，日输入量的1/3在前4小时内输入，日总量的2/3于前12小时输入。治疗后4～6小时无尿而血压正常者也可用呋塞米利尿。

知识点8：高渗性昏迷的胃肠道补液　　副高：掌握　正高：熟练掌握

胃肠道补液是很重要的补液途径，尚未昏迷者，应鼓励饮水，昏迷者用温白开水从胃管内注入，每次量200～300ml，开始每30分钟1次，以后逐渐延长时间，胃管内补液量可占全日总补液量的1/3～2/5，此法安全、可靠，尤其适用于心脏功能不良者。血压正常时，水分能被充分吸收。

知识点9：高渗性昏迷的胰岛素治疗　　副高：掌握　正高：熟练掌握

小剂量胰岛素疗法，用法同DKA，全日用量比DKA时可以更少，降糖速度太快可使血管内渗透压下降过快，形成脑水肿。待血糖<14mmol/L改输5%葡萄糖并加用对抗量胰岛素。

知识点10：高渗性昏迷的补钾及对症处理　　副高：掌握　正高：熟练掌握

血钾正常时同时补钾，应根据血钾水平。感染、心衰、肾功能不全者可对症治疗。

知识点11：高渗性昏迷的预防　　副高：掌握　正高：熟练掌握

和任何一种糖尿病急症一样，高血糖高渗状态的预防极为重要，因为一旦发病，即对患者的生命构成极大的威胁，即使侥幸过关，也给患者及其家庭造成身体和经济上的重大损失。

（1）要及时发现和正确治疗糖尿病：提高对糖尿病的警惕性，经常进行自我监测，及早发现糖尿病，且进行积极正确的治疗。

（2）注意合理安排生活起居：要饮食合理，注意体育锻炼和休息，不过度劳累，不限制饮水，避免造成脱水和血液浓缩。

（3）如是老年人患了“小病”，如感冒、泌尿系感染以及小的外伤等，要及时治疗，不要因小失大，导致高血糖高渗状态而酿成大祸。

（4）患者发生神志不清或昏迷时，一定要查血糖，不能误认为是脑血管病，因为高血糖或者低血糖都能引起昏迷。

三、乳酸酸中毒昏迷

知识点1：乳酸酸中毒的概念 副高：掌握 正高：熟练掌握

乳酸酸中毒是糖尿病急性并发症之一，是一种血液中乳酸堆积引起酸中毒的疾病。乳酸是一种有机酸类，主要是糖类在体内代谢过程中产生的，在缺氧的条件下乳酸的生成量增加。正常时身体产生少量乳酸对身体无害，还能在肝脏作为能量的来源而被利用或再合成葡萄糖，多余的乳酸经过肾脏排出体外。正常情况下血液中乳酸的浓度不超过2mmol/L。

重症临床上少见，预后严重，死亡率高，糖尿病有肾功能损害者，可在长期大量服用苯乙双胍（DBI）时出现，二甲双胍所致的乳酸酸中毒极为少见，治疗中也要警惕。

知识点2：乳酸酸中毒的病因 副高：掌握 正高：熟练掌握

引起体内乳酸含量增加的原因主要有两个方面：

（1）乳酸生成过多：如心、肺功能障碍或者血管阻塞造成氧气供应不足。在缺氧的条件下，乳酸的生成明显增加，应注意，过量服用苯乙双胍（降糖灵）能促使乳酸大量生成。

（2）乳酸去路不畅：如肝脏功能障碍，不能将乳酸迅速转化，或者肾脏功能不全，不能将多余的乳酸完全排出体外，就会造成乳酸在体内的堆积。乳酸是一种强有机酸，含量过高，就会造成乳酸酸中毒，严重时危及生命。

知识点3：乳酸酸中毒发病机制 副高：掌握 正高：熟练掌握

当组织产生乳酸的速度增加，细胞外液的缓冲能力减弱，对 H^+ 的清除能力下降：当产生乳酸的速度超过外周组织细胞的清除能力及细胞外液的缓冲能力，即产生乳酸堆积，按其程度分为高乳酸血症及乳酸酸中毒。

糖尿病患者乳酸酸中毒常见于患有心肺疾病，肝、肾功能障碍或高龄者服用双胍类药物时。双胍类药物可增加糖的无氧酵解，使乳酸增加，降低肝和肌肉细胞对乳酸的摄取，并降低肾脏对乳酸的排泄功能。

知识点4：乳酸酸中毒的临床表现 副高：掌握 正高：熟练掌握

（1）患者有不同程度的酸中毒症状，如恶心、呕吐、腹痛、腹胀，酸中毒呼吸，倦怠、乏力，逐渐出现意识障碍、循环不良等。

（2）或当 DKA 抢救中酮症已消失，但 pH 仍低时应考虑乳酸酸中毒存在，尤其在抢救中有休克、意识丧失、肾功能损害更要警惕。

（3）实验室检查：pH 降低，多<7.20，也有<6.80，血乳酸>5mmol/L。

知识点 5：乳酸酸中毒的鉴别诊断 副高：掌握 正高：熟练掌握

乳酸酸中毒需与 DKA、高渗性昏迷、尿毒症酸中毒、水杨酸中毒等相鉴别。

知识点 6：乳酸酸中毒的治疗 副高：掌握 正高：熟练掌握

（1）凡有肝肾功能不全者停用双胍类药物，改用胰岛素治疗。因糖尿病性心脏病发病时易发生心衰，肾循环障碍可影响双胍类药物排泄，故宜慎用。胰岛素可解除丙酮酸代谢障碍，并促进肌肉组织利用乳酸，抑制其产生乳酸。

（2）纠正酸中毒：可用 1.3% $NaHCO_3$ 等渗溶液，或 5%的 $NaHCO_3$ 溶液纠酸，直到 pH>7.35。

（3）避免使用甲醇、乙醇、木糖醇、水杨酸盐、异烟肼等药物，慎用普萘洛尔等药物。

（4）促进乳酸的排泄：充分输液。

（5）凡有休克、缺氧、肝肾衰竭状态的酸中毒者，应以纠正缺氧、缺血，纠正休克为基本措施，避免本症的发生。

（6）纠正循环障碍。

第四节 低血糖症

知识点 1：正常人血浆（清）葡萄糖测定值 副高：熟练掌握 正高：熟练掌握

正常人血浆（清）葡萄糖测定值：

（1）空腹：3.9~6.1mmol/L（70~110mg/dl）。

（2）餐后血糖：3.3~7.8mmol/L（60~140mg/dl）。

知识点 2：低血糖症的概念 副高：熟练掌握 正高：熟练掌握

低血糖症是由多种原因引起的血糖浓度过低所致的临床综合征。临床上主要表现有 Whipple 三联征：①有低血糖临床表现的病史；②当低血糖发作时血糖<2.8mmol/L（50mg/dl）（接受药物治疗的糖尿病患者只要血糖水平≤3.9mmol/L 即 70mg/dl 就属低血糖范畴）；③给予葡萄糖或进食糖类后症状能迅速缓解。临床症状主要表现有反应性肾上腺素分泌过多及脑功能障碍所致综合征。严重的低血糖可致昏迷，称低血糖昏迷。反复发作且历时较久的低血糖可有广泛的神经系统损害。

知识点 3：低血糖症的分类　　副高：熟练掌握　正高：熟练掌握

低血糖症的分类方法包括：

（1）按照病因分类：可分为器质性及功能性。

（2）按照发病机制分类：可分为血糖利用过度和血糖生成不足。

（3）按照临床特点分类：可分为空腹低血糖和餐后低血糖。这种分类方法比较实用，并且有助于找寻病因。

知识点 4：低血糖症的病因　　副高：熟练掌握　正高：熟练掌握

（1）胰岛素过多：常见为胰岛素瘤，或为糖尿病使用降糖药物超过所需要量。

（2）反应性低血糖：原因不明的功能性低血糖症，见于早期糖尿病、婴幼儿期低血糖症。

（3）对抗胰岛素的内分泌激素不足：肾上腺皮质功能减退、垂体前叶功能减退、胰岛 A 细胞功能减退。

（4）肝脏疾病：重症肝炎、肝硬化以及肝癌晚期、慢性淤血肝等。

（5）中毒：乙醇中毒、荔枝中毒、水杨酸中毒、磺胺中毒等。

知识点 5：肾上腺素分泌过多所致综合征的临床表现　　副高：熟练掌握　正高：熟练掌握

血糖快速下降时，患者的表现以交感神经过度兴奋症状为特点，患者可出现饥饿感、软弱、无力、紧张、焦虑、出冷汗、心悸、脉快、面色苍白、手足震颤。当睡眠中低血糖发生时，患者可突然觉醒，皮肤湿润，进食后即可缓解。低血糖不能得到及时纠正时，则会出现神经性低血糖。

知识点 6：神经性低血糖的临床表现　　副高：熟练掌握　正高：熟练掌握

神经性低血糖，又称中枢神经功能失调综合征。可能是急性持续严重的低血糖所致，也可以是血糖下降缓慢，且历时长，出现的脑部症状。

（1）精神症状：意识混沌、痴呆不语、精神紧张焦虑、定向障碍、幻听、幻视、妄想、行为异常、狂躁或攻击行为。

（2）神经症状：肌痉挛，震颤，癫痫发作，一过性脑病（如偏瘫、失语、复视、眩晕等）。一般认为，严重的低血糖可出现昏迷，如未能及时诊断处理，昏迷时间超过 6 小时，则脑细胞损害不可逆，呈现出大脑皮质的某些症状，即使经治疗后也会遗留严重并发症。

知识点 7：餐后反应性低血糖症的临床表现　　副高：熟练掌握　正高：熟练掌握

餐后反应性低血糖症可见于胃肠道手术后（如胃切除和胃旁路手术）、隐匿性糖尿病和非胰岛素瘤性胰源性低血糖综合征（NIPHS）。

（1）大多发生在餐后2~4小时。

（2）症状自发地在每天固定时间内出现。

（3）常出现肾上腺素分泌过多所致症状（出冷汗、心悸、焦虑、手足震颤）。

（4）血糖一般不会低于2.8mmol/L（50mg/dl）。

知识点8：胰岛B细胞瘤的临床表现　　副高：熟练掌握　正高：熟练掌握

（1）多在清晨空腹时发生低血糖。

（2）症状由轻渐重，次数由偶发至频发。

（3）患者不能耐受饥饿，故有多食、偏胖。

（4）在良好的健康状态下发病。

（5）进食或注射葡萄糖后症状迅速消失。

（6）血糖降低一般在2.8mmol/L（50mg/dl）以下，且血浆胰岛素水平较高。

知识点9：胰岛细胞瘤的快速诊断流程：禁食试验的方法

副高：熟练掌握　正高：熟练掌握

（1）禁食试验开始前测定血糖、胰岛素、胰岛素原、C肽，留置静脉抽血针。

（2）禁食试验开始后只允许饮用不含咖啡因和无热量的饮料，建议患者做轻度的活动，如步行等。

（3）每隔12小时以及试验结束时测定尿酮体。

（4）每4小时测定1次手指末梢血血糖，直至血糖<3.3mmol/L，改为每小时测1次，当血糖<2.8mmol/L时，抽取静脉血测定血糖、胰岛素、胰岛素原和C肽；在此过程中要注意患者是否出现神经性低血糖的表现。

（5）在出现低血糖症状，或静脉血糖<2.8mmol/L，或禁食超过72小时应中止试验，同时要抽取静脉血测定血糖、胰岛素、胰岛素原、C肽、β羟丁酸，丙酮并行磺脲类药物筛查；然后给予患者口服可以迅速吸收的糖类；如果患者意识不清或不能口服碳水化合物，在3~5分钟内立即静脉注射50%葡萄糖50ml，不能根据末梢血血糖结果判定试验是否结束，一定要根据静脉血糖的结果，除非患者有低血糖症状或者情况危险不能等待。

知识点10：糖尿病患者的低血糖症状　　副高：熟练掌握　正高：熟练掌握

糖尿病患者的低血糖常与药物剂量、饮食和运动的不协调有关，大多能被察觉，但也有许多未被意识到的低血糖，尤其是接受胰岛素强化治疗的患者。

知识点 11：胰外肿瘤性低血糖症的临床表现　　副高：熟练掌握　正高：熟练掌握

（1）多见于患巨大肿瘤的患者。

（2）常伴有恶病质、严重食欲减退、营养不良。

（3）广泛转移引起的肝脏损害。

知识点 12：肝源性低血糖症的临床表现　　副高：熟练掌握　正高：熟练掌握

肝脏对糖原的合成具有巨大的储备功能，只有当肝脏损害达 80%以上时才出现糖代谢异常或低血糖症，多见于肝脏疾病的晚期。

知识点 13：糖原累积病的临床表现　　副高：熟练掌握　正高：熟练掌握

目前已知有 10 型，其共同特点为：

（1）糖原的异常堆积。

（2）高脂血症和高乳酸血症。

（3）肝、脾、肾大。

（4）肌张力低、肌痉挛疼痛、贫血等。

知识点 14：胰岛素自身免疫综合征临床表现　　副高：熟练掌握　正高：熟练掌握

胰岛素自身免疫综合征（IAS）患者具有 HLA Ⅱ类等位基因 DRB1 * 0406、DRB1 * 0301 和 DRB1 * 0302 的遗传背景，体内自发性产生胰岛素抗体和胰岛素受体抗体。前者是由于与抗体结合胰岛素和抗体解离释放更多的胰岛素所致，其特征为严重的自发性低血糖；后者是由于胰岛素受体抗体与受体结合而激活胰岛素受体后反应所致，大多数的患者常表现有严重的胰岛素抵抗和黑棘皮症，而低血糖较为少见。IAS 常见于服用含巯基的药物，如甲巯咪唑等治疗的患者，还可合并系统性红斑狼疮和类风湿关节炎等自身免疫性疾病。

IAS 具有从未使用过胰岛素低血糖和高血糖交替出现，高胰岛素血症、高胰岛素抗体的特点。患者早期低血糖常发生在餐后 3~4 小时，病程较长者可发生空腹低血糖，糖皮质激素治疗有效。绝大多数低血糖是一过性的，往往停用相关含有巯基的药物能在诊断 3~6 个月之内自行缓解。

知识点 15：非胰岛素瘤性胰源性低血糖综合征　　副高：熟练掌握　正高：熟练掌握

非胰岛素瘤性胰源性低血糖综合征（NIPHS）是胰岛增生所致的伴有高胰岛素的低血糖症。NIPHS 患者主要表现为餐后 2~4 小时的低血糖，很少发生在空腹。70%的患者为男性，几乎都表现为神经性低血糖症（复视、构音障碍、精神错乱、定向力障碍、抽搐和昏迷）。发生低血糖时，胰岛素、胰岛素原、C 肽水平升高，同时磺脲类和格列奈类药物（如瑞格列奈和那格列奈）筛查阴性。典型患者 72 小时禁食试验常为阴性，胰腺的影像学检查没有阳性结果，但是腹腔选择性动脉造影和钙刺激试验阳性。

知识点 16：隐匿性糖尿病的迟发性低血糖　　副高：熟练掌握　正高：熟练掌握

表现为餐后 4~5 小时的低血糖。这类患者往往肥胖，通常伴有糖尿病家族史和糖耐量异常，归为糖尿病前期或早期，建议定期随访，治疗上主要是减重到正常体重范围或口服 α 糖苷酶抑制剂。

知识点 17：低血糖症的实验室检查　　副高：熟练掌握　正高：熟练掌握

（1）血糖：空腹及发作时血糖<2. 8mmol/L。

（2）血浆胰岛素测定：正常人空腹静脉血浆胰岛素 5~20μU/ml（36~143pmol/L），很少>30μU/ml（215pmol/L）。

（3）胰岛素释放指数：①INS/G 比值（μU/mg）：正常人<0. 3，胰岛 B 细胞瘤患者>0. 3，且常可>1. 0；②标准国际单位 INS（pmol/L）/G（mmol/L）：正常人<50，胰岛素瘤患者>85。

（4）C 肽测定：有助于鉴别医源性或胰外肿瘤所致高胰岛素血症。

（5）72 小时禁食试验：胰岛素瘤患者一般在禁食 24 小时后约有 85%病例血糖降至 2. 8mmol/L 以下，如经 72 小时禁食而仍未诱发低血糖者，则不考虑此症。

（6）胰岛素抗体和胰岛素受体抗体测定：血浆中存在胰岛素抗体提示既往使用过胰岛素或自身免疫性胰岛素综合征。没有接受过胰岛素治疗的糖尿病患者血液中出现胰岛素抗体阳性，提示患者可能私自注射过胰岛素或者是成人迟发性免疫性糖尿病（LADA）或自身免疫性低血糖症。后者的特点是不发作时，游离胰岛素浓度很低而胰岛素总量明显升高。存在胰岛素抗体时，应同时测定游离胰岛素和 C 肽。另一种少见的情况是机体自身产生的胰岛素受体抗体可兴奋胰岛素受体而引起的严重低血糖症。

（7）磺脲类和格列奈类药物（包括瑞格列奈和那格列奈）筛查。

（8）葡萄糖刺激胰岛素释放试验（即 OGTT+IRT）：主要针对怀疑餐后反应性低血糖者进行的试验，与糖尿病误诊及分型时所用的目的不同。可以延长到 5 小时。

（9）皮质激素水平测定。

知识点 18：低血糖症的影像学检查　　副高：熟练掌握　正高：熟练掌握

（1）CT 扫描：可发现及腹腔其他、胰腺及腹腔其他部位的肿瘤病变。针对胰腺肿瘤可以行螺旋 CT 双期增强薄层扫描，可以发现 82%~94%的胰腺病变。

（2）MRI 扫描：采用钆扫描可以发现 85%的胰腺病变。

（3）B 超检查：对于胰头部的病变可采用内镜超声检查。普通的 B 超检查也可发现胰腺部位肿瘤，较 CT 扫描敏感差。

（4）腹腔选择性动脉造影+钙刺激试验：此检查用于临床符合胰岛素瘤但上述影像学检查没有阳性发现的患者。

知识点19：低血糖症的诊断　　副高：熟练掌握　正高：熟练掌握

诊断主要依靠症状发作时血糖值，低血糖发作时血糖<2.8mmol/L（50mg/dl）（接受药物治疗的糖尿病患者只要血糖水平≤3.9mmol/L，即70mg/dl）即可诊断。如低血糖发作时血糖>4.0mmol/L，可排除此诊断；如<2.5mmol/L，且可重复出现，则肯定诊断无误。

根据Whipple三联征能确定低血糖症的诊断，主要包括：①有低血糖症状的病史；②发作时血浆葡萄糖低于2.8mmol/L；③服葡萄糖或碳水化合物后低血糖症状迅速缓解。

知识点20：低血糖症的鉴别诊断　　副高：熟练掌握　正高：熟练掌握

（1）胰岛外肿瘤所致低血糖：如原发性肝癌晚期、肺癌、肾上腺癌、纤维瘤或纤维肉瘤等引起低血糖的原因可能是肿瘤分泌胰岛素样生长因子或癌瘤对葡萄糖利用过度所致。鉴别要点为血浆胰岛素不高，且有原发肿瘤的临床表现。

（2）其他内分泌腺病所致的低血糖：多见于垂体前叶或肾上腺皮质功能减退，各有其原发病特有的临床表现。

（3）肝病所致的低血糖：有明显肝病证据。

（4）精神异常和癫痫：血糖不低，血浆胰岛素水平不高，注射葡萄糖不能缓解便可鉴别。

知识点21：低血糖症的病因治疗　　副高：熟练掌握　正高：熟练掌握

（1）病因明确者，如胰岛B细胞瘤，需行手术切除肿瘤。

（2）肝源性低血糖应治疗肝脏疾病，并给患者高糖类饮食。

（3）医源性低血糖症以预防为主，调整降糖药物的剂量。

（4）功能性低血糖症的治疗应适当进行精神安慰、体力锻炼，用小剂量地西泮。

（5）胃大部切除后的低血糖患者宜少吃多餐，辅以低碳水化合物的饮食。有时抗胆碱药物可使迷走神经兴奋减低，以缓解肠道对食物吸收速率和减少胰岛素的分泌。

知识点22：低血糖症发作时的治疗　　副高：熟练掌握　正高：熟练掌握

（1）轻型患者：快速口服含糖饮食，不能口服者应立即静脉注射50%葡萄糖液40ml，以后再增加含糖饮食。

（2）腺垂体功能低下或肾上腺皮质功能减退者：氢化可的松100mg，加入5%葡萄糖液内静脉滴注，继以适量口服。

（3）重症低血糖患者：应立即静脉推注50%葡萄糖液50~100ml，然后静脉滴注10%葡萄糖液 1000ml。同时可给胰高血糖素 1～2mg，肌内注射或静脉推注均可，每 2 小时 1 次，待意识清楚、血糖升高稳定后改用口服。注意：因胰高血糖素的升糖作用依赖肝糖原的储存，本药不宜用于肝源性低血糖以及酒精性低血糖。

（4）严重低血糖伴有较长时间昏迷者：需静脉给予糖皮质激素和甘露醇。

第五节 肥 胖 症

知识点 1：肥胖症的概念　　副高：熟练掌握　正高：熟练掌握

肥胖症又名肥胖病，是遗传和环境因素在内的多种因素相互作用下导致体内脂肪含量过多和（或）分布异常所引起的慢性代谢性疾病。患者常常具有腹部脂肪积聚过多的特点，可并发心血管疾病和多种内分泌代谢紊乱。临床所见肥胖绝大多数为单纯性肥胖，不伴有器质性疾病（肥胖所致的并发症例外）。由某些少见的特殊疾病引起的肥胖称继发性肥胖（肥胖可作为某些疾病的临床表现之一的称为继发性肥胖）。如果脂肪主要在腹壁和腹腔内蓄积过多，被称为“中心型”或“向心性”肥胖，对代谢影响很大。中心性肥胖是多种慢性病的重要危险因素。

知识点 2：肥胖症的分类　　副高：熟练掌握　正高：熟练掌握

肥胖症按其病因及发病机制可分为原发性肥胖和继发性肥胖。

（1）原发性肥胖：又称单纯性肥胖，是各种肥胖最常见的一种。主要由于不良的饮食习惯（摄食过多，尤摄入过多的脂肪食物）以及静止不动的生活方式所致，而并非继发于其他疾病。单纯性肥胖又分为体质性肥胖和过食性肥胖两种。

1）体质性肥胖：即双亲肥胖，与家庭遗传有关。这类人的物质代谢过程比较慢，比较低，合成代谢超过分解代谢。

2）过食性肥胖：也称获得性肥胖，是由于人成年后有意识或无意识地过度饮食，使摄入的热量大大超过身体生长和活动的需要，多余的热量转化为脂肪，促进脂肪细胞肥大与细胞数目增加，脂肪大量堆积而导致肥胖。

（2）继发性肥胖症：是由于下丘脑-垂体疾病、皮质醇增多症、甲状腺或性腺功能减退、胰岛素瘤等器质性疾病引起的肥胖。继发性肥胖是疾病引起的肥胖，是内分泌紊乱或代谢障碍引起的一类疾病。

知识点 3：继发性肥胖症的临床特点　　副高：熟练掌握　正高：熟练掌握

常见继发性肥胖症临床特点

疾病	临床特点
下丘脑性肥胖	常伴有摄食、睡眠、体温异常及自主神经功能紊乱、尿崩症、女性月经紊乱或闭经、男性性功能减退
皮质醇增多症	向心性肥胖、满月脸、水牛背、皮肤紫纹、痤疮、多毛、多血质外貌，可出现高血压、水肿，易发生皮肤、呼吸道、尿路感染，女性月经减少、闭经，男性阳痿等
甲状腺功能减低症	体重增加伴水肿，发病女多于男。有怕冷、睡眠增多、反应迟钝、表情淡漠、皮肤粗糙、声嘶、月经过多等表现
多囊卵巢综合征	月经稀少或闭经、不孕、多毛、肥胖、痤疮、男性化
胰岛素瘤	发作性空腹低血糖，发作时感软弱无力、出汗、饥饿感、震颤、心悸，或表现为精神症状等，因进食过多而有肥胖
药源性肥胖	有使用特殊药物史，如抗精神分裂症药、糖皮质激素、胰岛素、雌激素等。肥胖是药物刺激食欲，食量增加所致，多数患者停药后即自然缓解

知识点4：肥胖症的病因　　副高：熟练掌握　正高：熟练掌握

肥胖症的确切病因未明，目前认为是遗传和环境因素在内的多种因素相互作用的结果。尽管脂肪的积聚是摄入的能量超过消耗的能量，但导致能量平衡紊乱的原因目前尚未阐明。因此，改变环境和生活方式应该是预防肥胖的关键。

（1）遗传因素：肥胖症有家族遗传性，父母之一或双亲均肥胖者，其子女发生肥胖的概率分别是50%和80%。但也不能完全排除共同饮食、活动习惯的影响。而且少数遗传性疾病可以导致肥胖。单基因突变引起的人类肥胖症罕见。单纯性肥胖被认为是复杂的多基因遗传与环境因素综合作用的结果。

（2）环境因素：主要包括饮食和体力活动。限制总能量和脂肪摄入量是控制体重的基本措施。饮食摄入量超过消耗量是导致肥胖的主要原因，而饮食构成也有一定影响。另外，进食行为及进食的速度也是影响肥胖症发生的重要因素。

知识点5：与肥胖症相关的疾病及并发症　　副高：熟练掌握　正高：熟练掌握

与肥胖症密切相关的一些疾病有心血管疾病、高血压、糖尿病等。

肥胖的并发症有睡眠呼吸暂停综合征、静脉血栓等。

此外，肥胖症恶性肿瘤发生率升高。因长期负重易患腰背痛、关节痛、水肿。皮肤皱褶处易擦破、合并真菌或化脓性感染。

知识点6：肥胖症临床表现——代谢综合征　　副高：熟练掌握　正高：熟练掌握

代谢综合征是多种代谢成分异常聚集的病理状态，这些成分聚集出现在同一个体中，使患心血管疾病的风险大为增加。肥胖症是代谢综合征的主要临床特征。代谢综合征与胰岛素抵抗密切相关，肥胖、腰围超标和缺少体力活动是促进胰岛素抵抗进展的重要因素。

知识点 7：肥胖症临床表现——T2DM　　副高：熟练掌握　正高：熟练掌握

肥胖与 2 型糖尿病高发密切相关。患糖尿病的危险度与 BMI 线性相关，BMI 25.0～29.9 时糖尿病患病率 2%，BMI 30.0～34.9 时是 8%，BMI>35 时是 13%。在任何给定的 BMI 值，患糖尿病的风险与腹部脂肪重量、腰围，或者腰臀比呈正相关。糖尿病的风险也与成年期体重增加呈正相关。我国 24 万人群数据的汇总分析显示，BMI≥24 T2DM 患病率是 BMI<24 者的 2 倍，BMI≥28 T2DM 患病率是 BMI<24 者的 3 倍。

知识点 8：肥胖症临床表现——血脂异常　　副高：熟练掌握　正高：熟练掌握

肥胖与几种血清脂类异常相关，包括高甘油三酯血症、高密度脂蛋白（HDL）胆固醇水平降低，以及小而致密的低密度脂蛋白粒子比例增加。这种关联在腹型肥胖者中更明显。

此外，大多数研究表明，肥胖症中血清总胆固醇和低密度脂蛋白胆固醇浓度升高。

知识点 9：肥胖症临床表现——心脑血管疾病　　副高：熟练掌握　正高：熟练掌握

Framingham 心脏研究表明，肥胖是心力衰竭、高血压、冠心病等心血管疾病的独立危险因素。我国流行病学调查资料显示，随着 BMI 的增加，人群血压水平、高血压患病率呈明显的上升趋势，在多数 BMI 分组中，男女性腰围（WC）与血压均值和高血压患病率间存在明显的线性相关关系，同样在不同的腰围组中，BMI 均与血压均值和高血压患病率间存在明显的线性相关关系。

肥胖者心排出量、外周血管阻力增加，心脏负担加重，血总胆固醇（TC）、低密度脂蛋白胆固醇（LDL-C）和甘油三酯（TG）升高，高密度脂蛋白胆固醇（HDL-C）降低，故易患冠心病、左心衰竭。

知识点 10：肥胖症临床表现——消化系统疾病　　副高：熟练掌握　正高：熟练掌握

（1）胃食管反流病（GERD）：GERD 和肥胖的关系还不明确，但部分大型流行病学研究发现，肥胖者反流症状多于瘦者。有报道显示，胃食管反流病与 BMI 显著相关，但也有报道否认这种关联。

（2）胆结石：肥胖者胆结石的患病率是非肥胖者的 4 倍，腹部脂肪堆积者的危险性更大。患有症状的胆结石的风险与 BMI 呈线性相关。肥胖患者的胆汁中胆固醇过饱和及其胆囊活动减少，可能是形成胆结石的原因。此外，体重快速减轻也可增加患胆结石的风险。

（3）胰腺炎：由于肥胖患者胆结石发病率增加，其胆结石性胰腺炎的发病率也随之增加。有研究表明，患胰腺炎的肥胖者比瘦者更易有局部并发症、重症胰腺炎，且更容易导致死亡。据推测，肥胖患者的脂肪在胰周和腹膜后的沉积，使其更易发生胰周脂肪坏死和随之而来的局部及全身并发症。

（4）肝病：肥胖常常是非酒精性脂肪肝（NASH）的危险因素。肥胖可导致一系列肝脏异常，包括肝大、肝生化检验异常、脂肪肝、脂肪性肝炎、肝纤维化和肝硬化。目前已有数据表明，肥胖患者中，约75%有脂肪肝，约20%有脂肪性肝炎，约2%有肝硬化。

知识点11：肥胖症临床表现——呼吸系统疾病　　副高：熟练掌握　正高：熟练掌握

肥胖患者的胸壁、肺的顺应性较正常人下降，呼吸做功增加，CO_2 生成增加，肺活量及功能残气量减少，体内大量脂肪堆积，增加了对胸壁和胸廓的压力，腹壁增厚，膈肌抬高，导致肺泡通气不足，换气功能下降，CO_2 潴留，严重者可形成继发性红细胞增多症、肺动脉高压及肺心病。肥胖还可引起阻塞性睡眠呼吸暂停综合征，呼吸暂停原因大多为阻塞性的，也有中枢性或混合性。患者睡眠时出现呼吸暂停，伴打鼾、嗜睡等症状，可随体重下降而减轻。

知识点12：肥胖症临床表现——肌肉骨骼疾病　　副高：熟练掌握　正高：熟练掌握

超重和肥胖者患骨关节炎的危险增加。膝关节最常累及。女性的体型大小和骨关节炎之间的相关性较男性显著。高尿酸血症和痛风也与肥胖有关联。但体重增加与尿酸水平上升的关系还不十分清楚，可能与肥胖引起的代谢变化（内源性核酸分解代谢产生嘌呤并合成尿酸较多）和饮食因素（含嘌呤较多的动物性食品）有关。

知识点13：肥胖症临床表现——癌症　　副高：熟练掌握　正高：熟练掌握

超重和肥胖增加了罹患癌症的风险。不论在男性或女性中，结肠癌、直肠癌、肝癌、胆囊癌、胰腺癌、肾癌、非霍奇金淋巴瘤和多发性骨髓瘤的死亡率与BMI明显相关。男性死于前列腺癌、胃癌和女性死于乳腺癌、子宫癌、宫颈癌、卵巢癌的危险度可随BMI的增加而增长。

知识点14：肥胖症临床表现——女性泌尿生殖系统疾病　　副高：熟练掌握　正高：熟练掌握

肥胖者血循环中的性激素平衡被破坏，尤其是腹部脂肪过多的女性常有排卵异常、雄激素过多，往往伴有生殖功能障碍。表现为月经不规则，闭经及不孕。部分患者出现多囊卵巢综合征。妊娠的肥胖妇女患妊娠糖尿病和高血压、分娩并发症、婴儿有先天性畸形的风险增加。此外，肥胖还可增加女性尿失禁的风险。极端肥胖的患者，明显的体重减轻可以解除尿失禁。

知识点 15：肥胖症临床表现——神经系统疾病　　副高：熟练掌握　正高：熟练掌握

肥胖增加缺血性脑卒中的风险，也与特发性颅内高压（IIH）有关，IIH 也称为假性脑瘤。此综合征的临床表现有头痛，视觉异常，耳鸣，第六对脑神经麻痹。当极度肥胖的 IIH 患者减轻体重后，其颅压及很多临床体征和症状都可得到减轻，提示肥胖和 IIH 之间有因果关系。

知识点 16：肥胖症的诊断——体重指数　　副高：熟练掌握　正高：熟练掌握

体重指数（BMI）主要反映全身性肥胖水平，简单易测量，不受性别的影响。虽然 BMI 不是金标准，但目前仍是全球认可的判断肥胖简便的、可操作性强的首选替代指标。

$$BMI = 体重/身高^2$$

WHO、NIH 标准、中国成人超重和肥胖症预防控制指南标准见下表。

WHO（1997）成人 BMI 标准及相关疾病危险

分类	体重指数	肥胖相关疾病危险性
体重过低	<18.5	低（但其他疾病危险增加）
正常	18.5~24.9	平均水平
超重或肥胖	≥25	
肥胖前期	25~29.9	增加
Ⅰ度肥胖	30~34.9	中度增加
Ⅱ度肥胖	35~39.9	严重增加
Ⅲ度肥胖	≥40	极为严重增加

NIH（2000）成人 BMI 标准及相关疾病危险

分类	体重指数	肥胖相关疾病危险性	
		男性≤102 女性≤88	男性>102 女性>88
体重过低	<18.5	-	-
正常	18.5~24.9	-	-
超重或肥胖	≥25		
肥胖前期	25~29.9	增加	增高
Ⅰ度肥胖	30~34.9	增高	增高
Ⅱ度肥胖	35~39.9	非常高	非常高
Ⅲ度肥胖	≥40	极为严重增高	极为严重增高

中国成人超重和肥胖的体重指数和腰围界限值与相关疾病*的危险关系

分类	体重指数	腰围（cm）		
		男：<85 女：<80	男：85~95 女：80~90	男：≥95 女：≥90
体重过低	<18.5	-	低（但可能预示有其他健康问题）	-
正常	18.5~23.9	-	增加	高
超重	24.0~27.9	增加	高	极高
肥胖	≥28	高	极高	极高

注：＊相关疾病指高血压、糖尿病、血脂异常和危险因素聚集。

知识点 17：肥胖症的诊断——腰围　　副高：熟练掌握　正高：熟练掌握

腰围（WC）简单可靠，反映脂肪总量和脂肪分布最重要的临床指标，可间接反映腹内脂肪。受试者站立位，双足分开 25~30cm，体重均匀分配，在正常呼气末测量两侧髂前上棘和第 12 肋下缘连线中点的围长，读数应精确到 mm。

"中国成人超重和肥胖症预防控制指南（试用）"中根据体重指数和腰围值与相关疾病患病率的关系的汇总结果，提出体重指数结合腰围来判断相关疾病的危险度，其建议见下表。

以腰围为基础判断成年人向心性肥胖的标准

性别	腰围（cm）		
	WHO（1997 年）	亚太地区（2005 年）	中国人群（2003 年）
男性	>94	≥90	≥85
女性	>94	≥80	≥80

知识点 18：肥胖症的诊断——腰臀比　　副高：熟练掌握　正高：熟练掌握

正常成人腰臀比（WHR）男性<0.90，女性<0.85。白种人男性>1.0，女性>0.85 被定义为腹部脂肪堆积。

知识点 19：肥胖症的诊断——CT、MRI　　副高：熟练掌握　正高：熟练掌握

CT 和 MRI 是诊断中心型肥胖最精确的方法。以腹内脂肪面积 $100cm^2$ 作为判断腹内脂肪增多的切点。

知识点 20：肥胖症的诊断——询问病史　　副高：熟练掌握　正高：熟练掌握

通过病史询问，找出引起肥胖的病因，如肥胖开始的时间，出生时体重，是否有肥胖家族史，是否使用过能引起肥胖的药物，有无头部外伤及疾病史，是否于急慢性疾病的恢复期、大手术或分娩后，近期是否有生活方式、饮食习惯的变更，诸如终止体育锻炼、职业变换、迁居、营养条件的改善等。有无精神刺激史。自幼肥胖者常为单纯性或遗传性肥胖，成人起病或病史较短者可能为继发性肥胖。

注意肥胖的伴随症状，如高血压、糖尿病、月经失调等。这些情况既可为引起继发性肥胖的基础疾病的表现，也可为单纯性肥胖的合并症。内分泌肥胖多以原发病的主诉来诊。下丘脑性肥胖可有头痛、尿崩、溢乳、食欲亢进以及颅神经损害症状；遗传性肥胖常有性器官发育不全、智力低下、畸形；糖尿病常有口渴、多尿及多饮；甲状腺减退症常有食欲减退和体重增加。

知识点21：肥胖症的诊断——体格检查　　副高：熟练掌握　正高：熟练掌握

（1）检测血压，注意身高、体重、肌肉发达情况、有无水肿及先天畸形。

（2）注意体型及脂肪分布特点，凡女性呈男性化或男性呈女性化脂肪分布者可能有性腺功能低下；向心性肥胖者有皮质醇增多症的可能；下半身脂肪异常增加而上半身脂肪萎缩可能是进行性脂肪萎缩。

（3）观察记录第二性征发育情况：先天性卵巢发育不全症、先天性睾丸发育不全症，可伴有第二性征发育不良，生殖器官发育障碍。

（4）注意有无中枢神经及精神障碍：下丘脑肥胖可有视野缺损及颅神经损害表现。精神障碍伴低血糖表现可能为胰岛素瘤。有智力低下表现的可见于 Laurence-Moon-Biedl 综合征等。

知识点22：肥胖症的辅助检查　　副高：熟练掌握　正高：熟练掌握

（1）X 线检查：头颅平片及蝶鞍分层片，可发现较大垂体瘤、脑瘤及颅骨内板增生。怀疑脑瘤者做气脑或脑血管造影。

（2）CT 和 MRI 检查：头颅及全身 CT 或 MRI 检查可发现垂体瘤、其他颅内肿瘤以及肾上腺、胰腺、卵巢等部位肿瘤，为目前常用的无创伤性检查。

（3）B 超检查：对肾上腺、胰腺、甲状腺、性腺肿瘤或囊肿的诊断有帮助。

（4）放射性核素检查：主要用于内脏器官肿瘤性疾病的诊断，如肾上腺或甲状腺肿瘤。

（5）身体密度测量法、生物电阻抗测定法、双能 X 线吸收法科用于测定体脂总量。

（6）其他：染色体检查，可检出遗传性疾病。视野检查有助于发现下丘脑垂体病变。

知识点23：肥胖症的内分泌功能检查　　副高：熟练掌握　正高：熟练掌握

（1）下丘脑-垂体-甲状腺轴检查：通过基础代谢率（BMR）、甲状腺吸 ^{131}I 率，血清蛋白结合碘（PBI），血清总 T_3、总 T_4、游离 T_3（FT_3）、游离 T_4（FT_4）来了解甲状腺功能状态及检出甲减。另外，TSH、TRH 兴奋试验用于鉴别甲减发生的部位。

（2）下丘脑-垂体-肾上腺轴功能检查：①尿 17-羟皮质醇、17-酮皮质醇及尿游离皮质醇测定、血浆皮质醇测定，主要检出皮质醇增多症患者；②血浆 ACTH、ACTH 兴奋试验，主要鉴别皮质醇增多是原发于肾上腺或是继发于垂体及下丘脑；③小剂量地塞米松（2mg/d）抑制试验用于鉴别单纯性肥胖与皮质醇增多症；④大剂量地塞米松（8mg/d）抑制试验用于鉴别皮质醇增多症为异位 ACTH 还是继发于垂体及下丘脑病变（库欣病）。

（3）下丘脑-垂体-性腺轴功能检查：①血清睾酮、雌二醇测定用于检出性功能低下；②LH、FSH 测定及 LHRH 兴奋试验，若血 LH、FSH 升高，表明性功能低下原发于性腺病变；若降低表明性功能低下继发于下丘脑或垂体，注射 LHRH 后，FSH、LH 升高则病变在下丘脑，FSH、LH 无反应则病变在垂体。

（4）胰岛功能检查：怀疑糖尿病、胰岛 B 细胞瘤时可测定空腹血糖、血清胰岛素及 C 肽、糖基化血红蛋白、果糖胺。也可选用葡萄糖耐量试验等。

知识点 24：肥胖症的鉴别诊断　　副高：熟练掌握　正高：熟练掌握

应鉴别单纯性或继发性肥胖症，如下丘脑性肥胖、Cushing 综合征、性腺功能障碍、甲状腺功能减退、肢端肥大症等。

知识点 25：原发性与继发性肥胖症的鉴别及并发症的筛查　　副高：熟练掌握　正高：熟练掌握

原发性与继发性肥胖症的鉴别诊断非常重要，因为一旦漏诊或误诊继发性肥胖症，不仅延误病因治疗，而且影响预后。

（1）详细询问病史以分析引起肥胖的原因，如肥胖发生的时间、肥胖的速度、有无肥胖家族史，近期有无外伤、手术史，是否使用过引起肥胖的药物，是否生活方式发生改变等。

（2）原发性肥胖者一般缓慢长胖（除女性分娩后长胖外），如短时间内迅速长胖应多考虑继发性肥胖症。

（3）要注意询问有无伴随或合并相关疾病的病史：①皮质醇增多症表现为高血压、满月脸、水牛背、月经较少、闭经；②甲状腺功能减退症常有怕冷、少汗、嗜睡、水肿；③糖尿病可出现口干、多尿及多饮等。

（4）在体格检查方面，要测量血压、身高、体重，观察体型、皮肤颜色、有无水肿、有无紫纹、脂肪分布，观察第二性征发育，必要时应进行视野检查等。

（5）辅助检查有助于尽早明确原发性与继发性肥胖症及是否有并发症出现。

知识点 26：肥胖症的治疗原则　　副高：熟练掌握　正高：熟练掌握

肥胖症的治疗原则是以行为、饮食及运动等生活方式干预为主的综合治疗，强调个体化，必须长期坚持，必要时辅以药物或手术治疗，各种并发症及伴随病应给予处理，从而减少糖尿病、心脑血管病及各种并发症的发生。

减肥治疗的难点主要在于复发率很高，治疗主要包括两个方面，即减少摄入和增加消耗，其最终目的是使患者在6~12个月的较短时间内，降低体重的5%~10%。

知识点27：减肥的益处　　副高：熟练掌握　正高：熟练掌握

（1）通过生活方式干预（饮食控制+运动）使体重下降5%~10%，即可明显改善各种与肥胖相关的心血管疾病危险因素及并发症。例如，能使糖尿病患者的空腹血糖下降并减少抗糖尿病药物的用量；能改善甘油三酯和HDL的水平；能降低血压，体重每下降1kg，收缩压和舒张压下降1mmHg。

（2）在糖尿病前期的患者中当通过经常性的运动使体重下降4kg，能明显减少其进展为糖尿病的发生率。

知识点28：减肥的目标　　副高：熟练掌握　正高：熟练掌握

减肥的目标是将体重减少5%~10%，按每周0.5~1kg的速度持续6个月以上，然后保持体重。若在开始减重的前几周体重下降每周>2%，会增加胆石症的风险。

知识点29：肥胖症的饮食控制治疗　　副高：熟练掌握　正高：熟练掌握

（1）饮食控制原则是每天摄入的热量低于消耗的热量。每天减少能量的摄入500~1000cal，能使体重每周下降0.5~1.0kg。

（2）目前，关于肥胖患者减重饮食方案很多，对于不伴有糖尿病、糖尿病前期及血脂紊乱的超重或肥胖患者而言，任何饮食的摄入若能达到能量的负平衡，都能达到减轻和维持体重的目的。

（3）极低热量饮食（VLCD）是指每天热量摄入少于800cal，能使体重在4个月内下降20%，但会增加胆结石的风险，易产生酮症，少数患者可出现“尖端扭转室速”导致死亡，宜慎用。糖类提供的热量少于25%，蛋白质的热量为33%~70%。

（4）对患者应多鼓励，使其克服自卑心理，树立信心。①进食速度不能太快，提倡细嚼慢咽；②不应偏食和暴饮暴食；③少吃甜食，少吃油炸食物；④少买方便食品及速冻食品；⑤不要边看电视边进食；⑥制造节食环境，协助落实食谱和配餐（采购、配餐、烹调）。

知识点30：肥胖症的运动治疗　　副高：熟练掌握　正高：熟练掌握

规律运动的肥胖患者在一年或更久时间内保持体重减轻更成功。单独增加运动量而不限制饮食并不能有效地减重，但是在减重成功后规律性的运动能维持减重的效果和预防再次增重。

运动量和运动方式应因人而异，个体化制定运动方案。选择易于坚持的运动项目或者方案，同时必须循序渐进，制订运动治疗措施时要充分考虑对并发症的影响，尤其是存在心血管、呼吸系统以及骨关节并发症的患者。一般要求每周运动3~5日，每日30~45分钟适度的运动。除了体育运动之外，适当的家务劳动也有利于体重的控制。

知识点31：肥胖症的行为矫正　　副高：熟练掌握　正高：熟练掌握

行为矫正疗法试图使肥胖者意识到，并最终改变其导致肥胖的饮食和运动的习惯。行为矫正疗法通过多种策略改变进食和其他活动间的关系。这些策略包括：①减少刺激，避免促进饮食的活动；②自我监测，保持食物的摄入和体力活动的日常记录；③制订具体的可达到的减重目标；④提高解决问题的能力；⑤认知调整，以积极的态度思考；⑥社会支持，家庭成员和朋友帮助其改变生活习惯；⑦预防复发，防止过食导致体重回升的方法。

知识点32：肥胖症的药物治疗　　副高：熟练掌握　正高：熟练掌握

经过饮食、运动和行为疗法，轻度肥胖多可起效，不需药物治疗。但中、重度肥胖或合并其他心血管危险因素者应进行药物治疗。药物疗法是肥胖的辅助治疗措施，效果有限。减重药物在减少肥胖相关并发症方面的证据非常有限，但还没有关于死亡率方面的资料。此外，有多种减重药由于存在心血管方面的不良反应已经撤出市场。

（1）拟交感食欲抑制剂：此类药物有药物依赖的可能，不宜长期使用（不超过12周），有心血管的不良反应。常用药物：

苯丁胺：18.75毫克/次，每日2次；或37.5毫克/次，每日1次，早餐前服用。

苯甲曲秦（苯二甲吗啉）：35毫克/次（17.5~70毫克/次），每日2~3次，饭前服用。

安非拉酮：25毫克/次，每日2~3次，口服。

（2）奥利司他：为肠腔脂肪酶抑制剂，减少肠内对脂肪的吸收，体重减轻与剂量相关。奥利司他口服几乎不被吸收，120毫克/次，每日3次，口服，不良反应有脂肪泻。

（3）西布曲明：以前临床主要作为抑制食欲的药在应用。在SCOUT研究中发现，该药使非致死性心梗和脑卒中的风险增加16%，而使体重下降5%，故已撤出市场。

（4）治疗糖尿病的药物：如二甲双胍、艾塞那肽和利拉鲁肽等。这类药物在临床上用于肥胖的治疗属于超适应证应用，还有待于进一步的临床研究证实其疗效。

（5）抗抑郁药：如氟西汀、安非他酮等疗效及安全性也未得到公认。

知识点33：《中国成人超重和肥胖预防控制指南（试用）》建议的药物减重的适应证及禁忌证　　副高：熟练掌握　正高：熟练掌握

《中国成人超重和肥胖预防控制指南（试用）》建议的药物减重的适应证：①食欲旺盛，餐前饥饿难忍，每餐进食量较多；②合并高血糖、高血压、血脂异常和脂肪肝；③合并负重关节疼痛；④肥胖引起呼吸困难或有睡眠阻塞性呼吸暂停综合征；⑤BMI≥24，有上述合并症情况；或BMI≥28，不论是否有合并症，经过3~6个月单纯控制饮食和增加活动量处理仍不能减重 5%，甚至体重仍有上升趋势者，可考虑用药物辅助治疗。

禁忌证：①儿童；②孕妇、哺乳期妇女；③对治疗药物有不良反应者；④正在服用其他选择性血清素再摄取抑制剂。

知识点 34：肥胖症手术治疗的适应证　　副高：熟练掌握　正高：熟练掌握

中国肥胖病外科治疗指南（2007）建议有以下（1）~（3）之一者，同时具备（4）~（7）情况的，可考虑行外科手术治疗。

（1）确认出现与单纯脂肪过剩相关的代谢紊乱综合征，如 T2DM、心血管疾病、脂肪肝、脂代谢紊乱、睡眠呼吸暂停综合征等，且预测减重可以有效治疗。

（2）腰围：男≥90cm，女≥80cm；血脂紊乱：甘油三酯≥1.70mmol/L；和（或）空腹血高密度脂蛋白胆固醇：男性<0.9mmol/L，女性<1.0mmol/L。

（3）连续 5 年以上稳定或稳定增加的体重，BMI≥32（应指患者正常情况下有确认记录的体重及当时的身高所计算的系数，妊娠后 2 年内等特殊情况不应作为挑选依据）。

（4）年龄 16~65 岁。

（5）经非手术治疗疗效不佳或不能耐受者。

（6）无酒精或药物依赖性，无严重的精神障碍、智力障碍。

（7）患者了解减肥手术术式，理解和接受手术潜在的并发症风险，理解术后生活方式、饮食习惯改变对术后恢复的重要性并有承受能力，能积极配合术后随访。

国内相当多的专业医生认为此指南标准太低，且循证医学证据不够充分。

知识点 35：肥胖症手术方法　　副高：熟练掌握　正高：熟练掌握

目前，治疗肥胖的手术分全身减肥手术（主要指胃肠道手术）和局部减肥手术（吸脂术）。胃肠道手术包括小肠旁路术、胃成形术、胃旁路术、胃束带手术等。通过切除部分小肠以减少内源性物质的分泌、减少对摄入食物中的营养物质的吸收；或者通过减少胃容量增加饱腹感，以预防一次性食物摄入量过多。

知识点 36：肥胖症的胃旁路手术　　副高：熟练掌握　正高：熟练掌握

胃旁路手术，也称为 Roux-en-Y 胃绕道手术，包括创建一个近端小胃袋（10~30ml），使其与空肠的一段吻合，被称为 Roux-en-Y 胃肠短袢。目前认为，胃旁路手术是减肥手术的金标准。

与胃旁路术有关的特定并发症包括边缘性溃疡、吻合口狭窄、被绕过的胃扩张、缝合线断裂、内疝、营养吸收不良以及倾倒综合征。

知识点 37：肥胖症的胃成形术　　副高：熟练掌握　正高：熟练掌握

常用的胃成形术主要指硅胶环垂直捆绑胃成形术，也被称为胃分隔术。通过在胃食管相交处胃小弯造一个小袋，后者与胃的其余部分相通，其口用 1cm 的聚丙烯或硅胶环捆绑。

胃成形术的特殊并发症有分隔线中断、吻合口狭窄和胃食管反流。

知识点 38：肥胖症的胃束带手术　　副高：熟练掌握　正高：熟练掌握

腹腔镜胃束带手术（LASGB），是目前欧洲最流行的减肥手术，并于最近被批准在美国使用。LASGB 是将一硅胶带环绕于胃上部，胃食管交界处下方。该硅胶条的周长可以由一个气球调节，后者端口植于皮下，可透过皮肤向其充气。手术效果与胃成形术相近，随着时间的推移可与胃旁路手术相当。

LASGB 相关的并发症有食管扩张、胃束带被腐蚀掉入胃中、束带滑移、束带或端口感染、气球或整个系统漏气导致体重下降不足等。

食管扩张及吞咽困难可能由束带被放于胃食管交界处导致。虽然放松束带通常可缓解扩张，但有时需要移除束带。如束带被腐蚀掉入胃中或束带滑脱导致胃梗阻，则需手术解决。

知识点 39：肥胖症胆胰绕道和空肠绕道手术　　副高：熟练掌握　正高：熟练掌握

胆胰绕道手术包括部分胃切除和跨过一段小肠，造成消化液与食物分流的效果。并发症包括胃狭窄、消化不良和吸收不良。空肠绕道手术使大部分小肠被绕过，从而造成营养吸收不良，蛋白质热量营养不良；其他不良反应有细菌过度生长和易位、吸收过多草酸而造成草酸盐结石、电解质失衡等。

两个手术都可能导致蛋白质、脂肪、脂溶性维生素、铁、钙和维生素 B_{12} 吸收不良，但比标准胃旁路术减肥更多（约 75% 的多余体重），且后遗症也较多，容易造成长期的营养吸收不良，因此，多作为二线的减肥手术方法。

知识点 40：肥胖症的吸脂术　　副高：熟练掌握　正高：熟练掌握

局部吸脂术包括脂肪抽吸术和皮下脂肪切除术。目前，比较流行的是超声吸脂术，是用超声波作用于局部脂肪组织使脂肪乳化，再通过负压吸除乳化液。这种方法失血少、比较安全和痛苦少，易被患者接受。

缺点：①去脂效率低，只能去除皮下脂肪，所以只适用于去除肥胖症患者局部的脂肪组织；②对腹腔内和脏器周围的脂肪组织无效，只能暂时满足患者对外表的美容要求，对肥胖造成的健康危害较小。吸脂后，局部脂肪容易复原；③操作不当有引起脂肪栓塞的危险。

知识点 41：肥胖症手术治疗的疗效评定　　副高：熟练掌握　正高：熟练掌握

按照美国胃旁路手术标准，体重减少要超过多余体重的一半以上。例如，标准体重60kg的人，实际体重是90kg，需减去至少15kg的体重，才能判定手术减肥有效。约15%的患者胃绕道手术后减重不充分，仅减轻了10%～15%的体重，其主要原因是进食了高热量、高脂肪的食物。

知识点42：肥胖症手术治疗的预后　　副高：熟练掌握　正高：熟练掌握

减肥手术的围手术期死亡率<0.5%，其中约3/4的死亡是吻合口漏和腹膜炎导致，其余1/4的死亡是肺动脉栓塞造成。

另外，10%～20%施行减肥手术的人需要接受再次手术以纠正其并发症。有些人术后会患有胆结石和诸如贫血、骨质疏松症和代谢性骨病等营养不良病症。如果能从饮食和补品中摄取足够的维生素和矿物质，通常可以避免营养不良。胃束带手术术后患者，如果过量进食可能导致束带断裂。

第六节　血脂异常症

知识点1：血脂异常症的概念　　副高：熟练掌握　正高：熟练掌握

血脂异常症是一类涉及血脂水平及脂蛋白代谢异常的内分泌代谢疾病，也称为脂蛋白异常症。长期的脂蛋白异常可致血管损害，导致冠心病、脑卒中等动脉粥样硬化性疾病，严重危害人群健康。

血脂异常一般无明显症状，往往通过查体化验或发生了相应的心脑血管事件才被发现，因此，早期识别血脂异常，并积极进行干预，对防治动脉硬化、减少心脑血管事件、降低死亡率意义重大。

知识点2：血脂异常症的病因分类　　副高：熟练掌握　正高：熟练掌握

根据病因，血脂异常可分为继发性血脂异常和原发性血脂异常两类。血脂代谢过程中的各个环节，包括脂质来源、脂蛋白合成、代谢过程关键酶的异常或降解过程受体通路障碍等，均可导致血脂异常。

（1）继发性血脂异常：指由于全身系统性疾病或某些药物所引起的血脂异常。可引起血脂异常的系统性疾病主要有糖尿病、肾病综合征、甲状腺功能减退症，其他疾病有肾功能衰竭、肝脏疾病、系统性红斑狼疮、库欣综合征、糖原累积症、骨髓瘤、脂肪萎缩症、急性卟啉病、多囊卵巢综合征等。此外，某些药物，如利尿剂、β受体阻滞剂、糖皮质激素、干扰素、环孢菌素以及避孕药等也可能引起继发性血脂异常。

（2）原发性血脂异常：当排除继发性血脂异常后，即可诊断为原发性血脂异常。原发性血脂异常是某些基因缺陷所致的家族性疾病。

注意，原发性和继发性血脂异常可同时存在。

知识点3：血脂异常症的表型分类 副高：熟练掌握 正高：熟练掌握

根据世界卫生组织（WHO）的表型分类系统，血脂异常症共分为六型。

（1）Ⅰ型高脂蛋白血症：又称高乳糜微粒血症。血浆CM增加，血脂测定主要是TG升高，而TC正常或轻度增加。

（2）Ⅱa型高脂蛋白血症：又称高β-脂蛋白血症。血浆LDL增加，血脂测定主要是TC升高，TG正常。

（3）Ⅱb型高脂蛋白血症：又称高β-脂蛋白合并高前β-脂蛋白血症。血浆VLDL和LDL增加，血脂测定TC、TG均升高。

（4）Ⅲ型高脂蛋白血症：血浆CM和VLDL增加，血脂测定TC、TG均明显升高。

（5）Ⅳ型高脂蛋白血症：又称高前β-脂蛋白血症。血浆VLDL增加，血脂测定TG明显升高，TC正常或偏高。

（6）Ⅴ型高脂蛋白血症：又称高乳糜微粒血症合并高前β-脂蛋白血症。血浆中CM和VLDL均升高，血脂测定TC、TG均升高，以TG升高为主。

注意，表型分类法有助于血脂异常的治疗，但分类过于繁杂，临床不实用。

知识点4：血脂异常症的临床分类 副高：熟练掌握 正高：熟练掌握

主要分为四类：

（1）高胆固醇血症：血清TC升高。

（2）高甘油三酯血症：血清TG升高。

（3）混合型高脂血症：血清TC、TG均升高。

（4）低高密度脂蛋白血症：血清HDL-C水平降低。

注意，临床分类法简单易行，便于临床应用。

知识点5：血脂异常症的基因分类 副高：熟练掌握 正高：熟练掌握

相当一部分原发性高脂血症患者存在单一或多个遗传基因的缺陷。由基因缺陷所致的高脂血症多具有家族聚集性，有明显的遗传倾向，故临床上通常称为家族性高脂血症。原因不明的称为散发性或多基因性脂蛋白异常血症。

知识点6：血脂异常症的病因 副高：熟练掌握 正高：熟练掌握

导致血脂异常的原因比较多，凡是引起脂质来源、脂蛋白合成、代谢或降解过程异常的因素均可能导致血脂异常。

（1）增龄：血浆胆固醇水平随年龄的增长而轻度升高。老年人LDL受体的活性降低，导致其分解代谢降低。

（2）体重增加：体重增加不仅能使 LDL 的产生增加，也可增加体内胆固醇合成，使肝内胆固醇池扩大，并抑制 LDL 受体的合成。

（3）高脂饮食：每日饮食中胆固醇从 200mg 增至 400mg 时，可使血浆胆固醇水平上升 0. 13mmol/L。如果饱和脂肪酸的热卡达到饮食总热卡的 14%，血浆胆固醇亦会因此而升高 0. 52mmol/L 左右。

（4）不良的生活习惯：大量摄入单糖、酗酒、吸烟，可使血浆中的 TG 水平增高。

（5）基因缺陷：与脂代谢有关的基因发生突变可引起各种类型的原发性高脂血症。

（6）雌激素水平降低：雌激素可增强 LDL 的分解代谢，因此，45～50 岁前女性的血胆固醇水平常低于同龄男性。绝经后女性的胆固醇水平逐渐升高，最终达到并可超过男性水平。

（7）系统性疾病：许多全身系统性疾病，如糖尿病、肝肾疾病、SLE、骨髓瘤、甲状腺功能减退症等可通过各种途径引起血脂异常。

（8）药物：雌激素和糖皮质激素可使 TC 和 TG 水平升高。此外，噻嗪类利尿剂和 β 受体阻滞剂等亦可引起血脂异常。

知识点 7：血脂异常症的病理学　　副高：熟练掌握　正高：熟练掌握

过多的脂质沉积在局部组织可形成黄色瘤。一般表现为皮肤局限性的隆凸，可为黄色、橘黄色或棕红色，多呈结节、斑块状，质地柔软。黄色瘤的病理改变为真皮内可见大量吞噬脂质的巨噬细胞（又称为泡沫细胞）。早期常伴有炎症细胞，晚期可发生成纤维细胞增生。

如长期血脂异常可对血管内膜造成损伤，使内皮细胞、单核和巨噬细胞表面特性发生变化，黏附因子表达增加。早期动脉硬化可见泡沫细胞堆积于动脉管壁内，随着病程的进展，动脉管壁则形成纤维化的斑块，使管腔缩窄。

另外，脂质异常增多并在肝、脾沉积，可导致二者的体积增大，镜下可见大量的泡沫细胞。骨髓中亦可见类泡沫细胞。

知识点 8：血脂异常症的临床表现　　副高：熟练掌握　正高：熟练掌握

血脂异常症可以没有典型的临床表现，多于常规体检时发现。但长期患病可导致机体发生动脉粥样硬化，导致冠心病、脑血管及周围血管疾病等发生。还可引起肝脂肪变性，最终导致肝功能障碍。血脂异常症主要的临床表现有：

（1）黄色瘤：过多的脂质在局部组织沉积所致。主要累及部位为眼睑周围、手掌及手指的皱纹处，少数也可发生于肘、膝、踝、臀部等。黄色瘤的存在提示时间较久的脂代谢异常，且多数可逐渐消退。

（2）早发的心血管疾病：长期持续存在的血脂异常症可导致动脉粥样硬化，引发冠心病、脑卒中等心血管疾病。尤其在家族性高胆固醇血症的患者中，心血管疾病多为早发，男性可在 45 岁，女性 55 岁。通过多项研究数据证明，高胆固醇血症、高甘油三酯血症是冠心病等大血管病变的独立危险因素。

（3）自发性胰腺炎：主要见于以血清甘油三酯水平升高为主的患者中。由于乳糜微粒栓子阻塞胰腺的毛细血管，引起局限性胰腺细胞坏死而导致急性胰腺炎发作，一部分患者呈慢性复发性胰腺炎。长期或反复发作可导致胰腺外分泌和内分泌功能均下降，出现消化系统症状及继发性糖尿病。

（4）脂肪肝：血脂异常是脂肪在肝内大量蓄积所致，称为非酒精性脂肪肝（NAFLD）。其中主要的危险因素包括高脂肪高热量膳食结构、多坐少动的生活方式，胰岛素抵抗、代谢综合征及其各组分（肥胖、高血压、血脂异常和T2DM）。

知识点9：血脂异常症的体格检查　　副高：熟练掌握　正高：熟练掌握

体格检查应全面、系统，重点应放在心血管系统，并注意有无黄色瘤、角膜环和脂血症眼底改变等。

知识点10：血脂异常症的血脂检查　　副高：熟练掌握　正高：熟练掌握

《中国血脂异常防治指南》（2007）推荐：为及时发现和检出血脂异常的患者，建议20岁以上的成年人至少每5年检查1次空腹血脂，包括TG、TC、LDL-C、HDL-C。对于缺血性心血管病及其高危人群，则应每3~6个月测定1次血脂。对于因缺血性心血管病住院治疗的患者应在入院时或24小时内检测血脂。

知识点11：血脂异常症血脂检查的重点对象　　副高：熟练掌握　正高：熟练掌握

血脂检查的重点对象包括：

（1）已有冠心病、脑血管病或周围动脉粥样硬化者。

（2）有高血压、糖尿病、肥胖、吸烟者。

（3）有冠心病或动脉粥样硬化家族史者，尤其是直系亲属。

（4）有皮肤黄色瘤者。

（5）有家族性高脂血症者。

为了及时发现血脂异常，建议20岁以上的成年人至少每5年测量1次空腹血脂，40岁以上男性和绝经期后女性每年均应进行血脂检查。

知识点12：为明确血脂异常症还应做的检查　　副高：熟练掌握　正高：熟练掌握

为明确血脂异常症的并发症和合并的代谢疾病，对血脂异常症的患者还应做以下检查：

（1）葡萄糖耐量试验（OGTT）及胰岛素释放试验：以便明确有无糖代谢异常和胰岛素抵抗状态。

（2）监测血压：以便及早发现可能存在的高血压。

（3）腹部彩超、肝功能检测：以便明确有无非酒精性脂肪肝。

（4）血管彩超：可行颈动脉血管彩超，如发现动脉粥样斑块和（或）颈动脉中层内膜增厚可考虑并发动脉粥样硬化。

（5）已有冠心病的患者应根据病情考虑是否行心脏彩超、冠脉 CT 或冠脉造影等检查。

知识点 13：血脂异常症的诊断　　副高：熟练掌握　正高：熟练掌握

（1）一般根据患者的血脂水平，结合病史、体征和实验室检查进行血脂异常的诊断较易。

（2）诊断标准：根据《中国成人血脂异常防治指南（2007 年）》中国人血脂的合适范围。

中国人血脂水平分层标准

分层	TC	LDL-C	HDL-C	TG
合适范围	<5. 18mmol/L (200mg/dl)	<3. 37mmol/L (130mg/dl)	≥1. 04mmol/L (40mg/dl)	<1. 70mmol/L (150mg/dl)
边缘升高	5. 18~6. 19mmol/L (200~239mg/dl)	3. 37~4. 12mmol/L (130~159mg/dl)	-	1. 70~2. 25mmol/L (150~199mg/dl)
升高	≥6. 22mmol/L (240mg/dl)	≥4. 14mmol/L (160mg/dl)	≥1. 55mmol/L (60mg/dl)	≥2. 26mmol/L (200mg/dl)
降低	-	-	<1. 04mmol/L (40mg/dl)	-

（3）分类诊断：在排除继发性血脂异常的基础上可诊断为原发性血脂异常。如需进行病因诊断，应进行有关基因、受体功能、酶活性或其他特殊的检查。

知识点 14：血脂异常症的治疗目的　　副高：熟练掌握　正高：熟练掌握

血脂异常症治疗的最终目的是减少心、脑血管疾病的发生风险，因此，对患者应进行心血管疾病风险的评估，以决定治疗的措施和血脂控制的目标水平。

血脂异常症的治疗包括一般治疗和药物治疗，对导致血脂异常的病因也应进行积极的治疗。

知识点 15：《中国成人血脂异常诊治指南》（2007）推荐的心血管疾病风险评估　　副高：熟练掌握　正高：熟练掌握

《中国成人血脂异常诊治指南》（2007）推荐在血脂异常的基础上，结合其他心血管疾病的危险因素，如高血压、吸烟、低 HDL-C、家族史、肥胖、糖尿病等，对患者的心血管疾病风险进行分层。

血脂异常危险分层方案

危险分层	TC：5.18～6.19mmol/L（200～239mg/dl）或 LDL-C：3.37～4.12mmol/L（130～159mg/dl）	TC≥6.22mmol/L（240mg/dl）或 LDL-C≥4.14mmol/L（160mg/dl）
无高血压且其他危险因素数<3	低危	低危
高血压或其他危险因素数≥3	低危	中危
高血压且其他危险因素数≥1	中危	高危
冠心病及其等危症	高危	高危

注：本表中心血管疾病的其他危险因素包括：①吸烟；②低 HDL-C 血症（<1.04mmol/L）；③肥胖（体重指数≥28）；④早发缺血性心血管病家族史（一级男性亲属发病时<55 岁，一级女性亲属发病时<65 岁）；⑤年龄（男性≥45 岁，女性≥55 岁）。

知识点 16：ESC/EAS 2011 年血脂异常管理指南采用 SCORE 评价系统进行的心血管疾病风险评估　　副高：熟练掌握　正高：熟练掌握

ESC/EAS 2011 年血脂异常管理指南采用 SCORE 评价系统对血脂异常的患者进行心血管危险的评估，相比我国的指南该评价系统更为细致。根据该系统，血脂异常的患者心血管疾病的风险分为四类。

（1）极高危：有下列任一情况的患者：①通过非侵入性检查（如冠脉造影、核素显像、应激超声心动图、超声发现颈动脉斑块）证实已患心血管疾病，既往心肌梗死史、急性冠脉综合征（ACS）、冠状动脉重建术［包括经皮冠脉介入手术（PCI）、冠状动脉旁路血管移植术（CABG）］、其他动脉血管重建术、缺血性脑卒中、周围动脉病变；②2 型糖尿病患者，已发生靶器官损害（如微量白蛋白尿）的 T1DM 患者；③中度至重度慢性肾脏疾病患者［肾小球滤过率（GFR）<60ml/min］；④SCORE 评分 10 年风险≥10%。

（2）高危：具有以下任一情况者：①显著的单一危险因素，如家族性高脂血症以及严重的高血压；②SCORE 评分 10 年发生致死性心血管疾病的风险≥5%且<10%。

（3）中危：SCORE 评分 10 年风险≥1%且<5%。大多数中年个体属于该类风险。早发心血管病的家族史、腹型肥胖、体力活动方式、HDL-C、TG、高敏 C-反应蛋白（hs-CRP）、Lp（a）、纤维蛋白原、高半胱氨酸、ApoB 以及其所处的社会阶层等因素均可改变或调整这些个体的风险。

（4）低危：SCORE 评分 10 年风险<1%。

知识点 17：血脂异常症的一般治疗　　副高：熟练掌握　正高：熟练掌握

有关研究已经证实，饮食因素可以直接影响动脉粥样硬化或通过影响其他心血管疾病的传统危险因素（如血脂水平、血压及血糖）而促进动脉粥样硬化发生。对血脂异常的患者首先应给予改善生活方式的治疗，包括调整饮食结构，如锻炼减重、减少高脂食物的摄入、戒烟、戒酒等，应根据患者的具体情况制定个体化的饮食和运动方案。

此外，一些功能性食物和营养补充剂也对改善血脂异常有益，如植物甾醇（如谷甾醇、菜籽甾醇等）、大豆蛋白、膳食纤维、ω-3 非不饱和脂肪酸、多甘烷醇等。

知识点 18：血脂异常症的他汀类药物治疗　　副高：熟练掌握　正高：熟练掌握

即 3-羟基-3-甲基戊二酰辅酶 A 还原酶抑制剂。该药能够竞争性抑制细胞内胆固醇合成的早期过程中该酶的活性，从而上调细胞表面 LDL 受体，加速血浆 LDL 的分解代谢，还可抑制 VLDL 的合成，因此，可显著降低血浆 TC、LDL-C、ApoB 的水平，还可降低 TG 水平和轻度升高 HDL-C。研究发现，他汀类还具有明显的抗炎、保护血管内皮等功能。因此，各国指南均将他汀类定义为治疗血脂异常最重要的药物。

各个指南推荐的启动他汀治疗的 LDL-C 水平有所不同。对于稳定型冠心病、T2DM、卒中的患者，NCEP ATP-Ⅲ（2004）建议，当 LDL-C≥2.6mmol/L 时应启动他汀治疗，中国血脂异常防治指南（2007）推荐 LDL-C≥2.0mmol/L 时启动他汀治疗，而 ESC/EAS 血脂异常管理指南则推荐当 LDL-C≥1.8mmol/L 时立即启动他汀治疗。

少数患者服用后可出现恶心、腹胀、腹泻或便秘、头痛、失眠、乏力、肌病或肝功能异常等，其中尤应注意肌病和肝功能异常。因此，对服用此类药物的患者应定期监测血清肌酶和肝功能。

知识点 19：血脂异常症的贝特类药物治疗　　副高：熟练掌握　正高：熟练掌握

贝特类药物主要用于以 TG 升高为主的脂蛋白异常血症，常用药物包括非诺贝特、苯扎贝特、吉非贝齐等。此类药物通过增强脂蛋白脂肪酶的活性，使甘油三酯的水解增加，从而降低血浆 TG 水平，可使血浆 TG 下降 40%～60%，总胆固醇降低 5%～20%，并可升高 HDL-C 水平。

贝特类药物可引起食欲减退、腹泻、恶心、皮疹、头痛、肝功能异常等不良反应。

知识点 20：血脂异常症的烟酸及其衍生物治疗
副高：熟练掌握　正高：熟练掌握

主要用于 TG 升高为主的患者，主要通过抑制 cAMP 的形成，使 TG 脂肪酶活性降低，并减慢脂肪组织中脂肪的分解，使血浆中非酯化脂肪酸减少，从而减少 VLDL 在肝脏的合成。此类药物可使 TG 下降 20%～80%，总胆固醇下降 15%～30%，使 HDL-C

升高 15%~20%。

烟酸及其衍生物不良反应较大，可引起皮肤瘙痒、灼热、食欲缺乏、恶心、呕吐、腹胀、腹痛、腹泻等。剂量过大还可导致消化性溃疡、糖耐量减低、血尿酸升高、肝功能异常等。因此，目前此类药物已逐渐被贝特类药物所代替。

知识点21：血脂异常症的弹性酶治疗　　副高：熟练掌握　正高：熟练掌握

弹性酶主要降低胆固醇，作用较弱，可用于轻度胆固醇升高的患者。此类药物能抑制胆固醇的生物合成及促进胆固醇转化为胆酸，从而使血浆胆固醇水平下降。此外，该药还能减轻肝脏的脂肪变性，缓解脂肪肝；还有抗动脉粥样硬化的作用。不良反应较小，服用较安全。

知识点22：血脂异常症的ω-3脂肪酸治疗　　副高：熟练掌握　正高：熟练掌握

ω-3脂肪酸包括二十碳五烯酸（EPA）和二十二碳六烯酸（DHA），主要存在于天然鱼油中。此类药物可抑制肝脏内脂质和脂蛋白的合成，促进胆固醇的排泄，使血浆胆固醇和甘油三酯水平下降。此外，还能抑制血小板聚集及减少血栓形成，防止动脉粥样硬化。常见的不良反应包括恶心、胃肠道出血等。

知识点23：血脂异常症的胆酸螯合剂治疗　　副高：熟练掌握　正高：熟练掌握

常用考来烯胺（消胆胺），主要用于以胆固醇升高为主的患者。此类药物通过在胃肠道内与胆酸结合形成不易吸收的螯合物，干扰胆酸的肝肠循环。由于胆酸的排泄增多可使肠道内胆固醇吸收减少，并增加肝脏对胆固醇的利用，使血浆胆固醇降低。少数患者可出现胃肠道反应，与剂量大小有关。长期服用可致脂肪吸收不良，应适当补充脂溶性维生素及钙盐。与其他类型调脂药物合用较为安全，对于甘油三酯和胆固醇升高均较严重的患者，如经一种药物治疗后效果不显著可将此类药物与贝特类药物合用。

知识点24：血脂异常症治疗过程的监测　　副高：熟练掌握　正高：熟练掌握

（1）饮食与非调脂药物治疗3~6个月后，应复查血脂水平，如能达到要求可继续治疗，但仍须每6个月至1年复查1次，如持续达到要求，每年复查1次。

（2）药物治疗开始后4~8周复查血脂及AST、ALT和CK，如能达到目标值，逐步改为每6~12个月复查1次，如开始治疗3~6个月复查血脂仍未达到目标值，则调整剂量或药物种类，或联合药物治疗，再经4~8周后复查。达到目标值后延长为每6~12个月复查1次。

（3）治疗性生活方式改变（TLC）和降脂药物治疗必须长期坚持，才能获得临床益处。

（4）对心血管病的高危患者，应采取更积极的调脂治疗策略。降脂药物治疗需要个体化，治疗期间必须监测安全性。依据患者的心血管病状况和血脂水平选择药物和起始剂量。

（5）药物治疗时，必须监测不良反应，主要是定期检测肝功能和血 CK。如 AST 或 ALT 超过正常上限 3 倍，应暂停给药。停药后仍需每周复查肝功能，直至恢复正常。

（6）在用药过程中应询问患者有无肌痛、肌肉压痛、肌无力、乏力和发热等症状，血 CK 升高超过正常上限 5 倍应停药。

（7）用药期间如有其他可能引起肌溶解的急性或严重情况，如败血症、创伤、大手术、低血压和抽搐等，应暂停给药。

知识点 25：糖尿病血脂紊乱的治疗原则　　副高：熟练掌握　正高：熟练掌握

糖尿病血脂紊乱治疗前应根据是否存在心血管危险因素和血脂水平对患者进行危险评估，并制定个体化调脂方案和治疗目标值。首先应降低 LDL-C 的水平，其次是调整 HDL-C 和 TG 的水平。当 TG>5. 65mmol/L 时，首要任务是降低 TG，防止急性胰腺炎的发生。LDL-C 应降至<2. 6mmol/L，合并心血管疾病患者（极高危）LDL-C 水平应降至<1. 81mmol/L；HDL-C>1. 04mmol/L（ATP Ⅲ 推荐）或>1. 16mmol/L（ADA 推荐）；TG<1. 7mmol/L。虽然不同指南调脂目标略有不同，但总体原则是一致的。

知识点 26：糖尿病血脂紊乱的治疗　　副高：熟练掌握　正高：熟练掌握

（1）首先应加强医护人员和患者的教育。

（2）调整生活方式：合理的饮食结构、适量运动、戒烟、限酒及保持理想体重是糖尿病治疗的基石，有助于糖尿病患者的血脂改善。

（3）严格控制血糖：对血脂调节有益，尤其有助于降低 TG。胰岛素可直接作用于脂肪组织和肝脏降低 TG；噻唑烷二酮类和二甲双胍具有独立于降血糖的调脂益处，可升高 HDL-C、降低 LDL-C 和 TG 水平，二者联合使用效果更佳。

（4）应用调脂药物：在调整生活方式的基础上，如有必要应及时加用调脂药物，这是糖尿病血脂异常干预中的基石药物，应根据血脂目标和不良反应及时调整药物剂量和种类。首选他汀类药物，2009 ADA 指南：心血管风险高的高危患者（合并心血管病史或者无心血管病史，但年龄≥40 岁且伴≥1 个心血管危险因素）无论基线血脂水平均应给予他汀治疗。如果使用常规剂量他汀类仍未达标，可加大剂量或与其他类型的调脂药联用。

知识点 27：老年人血脂异常的治疗　　副高：熟练掌握　正高：熟练掌握

老年人常常合并多种疾病，应重视不同疾病（如甲状腺功能减退、糖尿病等）对血脂代谢的影响。针对不同疾病的治疗，血脂状态往往会发生不同程度的改变，调脂药物也应做到相应调整。

因为老年人常患有多种疾病，需用多种药物治疗，而调脂药物又需长期服用，易发生药物的相互作用，应当密切监测药物的不良反应。调脂药物的选择需个体化，起始剂量不宜大，在监测肝肾功能和 CK 的条件下合理调整药物用量。

知识点 28：急性冠状动脉综合征的治疗　　副高：熟练掌握　正高：熟练掌握

对急性冠状动脉综合征或行 PCI 的患者，应在住院后立即或 24 小时内进行血脂测定，并以测定结果作为治疗的参考值。本病属极高危，应尽早给予他汀类药物治疗。原已服用调脂药物者，发生急性冠状动脉综合征时继续使用调脂治疗，出现禁忌证除外。可较大剂量使用他汀类药物。

知识点 29：儿童和青少年血脂异常的治疗　　副高：熟练掌握　正高：熟练掌握

一般情况下，TC>5.18mmol/L、LDL-C>3.37mmol/L，TG（0~9 岁>1.13mmol/L，10~19 岁>1.47mmol/L），HDL-C<0.91mmol/L，即为血脂异常。注意，儿童和青少年脂质水平界限值可因年龄、性别、种族以及时间变化趋势的不同而有所变化。

治疗原则基本同成人，应强调 TLC 的基石作用。饮食治疗应在营养专家的指导下进行，注意兼顾儿童和青少年生长发育所需的营养。TLC 干预无效再用药。10 岁以上的儿童饮食治疗 6 个月至 1 年无效，可考虑用药。首先推荐使用胆汁酸螯合剂，因其不良反应少。也可使用他汀类药物，有效性与安全性与成人类似。烟酸不常规用于儿童。贝特类仅用于 TG>5.56mmol/L患者，防止急性胰腺炎的发生。

知识点 30：儿童应用调脂药物的注意事项　　副高：熟练掌握　正高：熟练掌握

（1）不可滥用，只有少部分儿童和青少年需用药物治疗。

（2）药物治疗的同时应继续饮食干预治疗，以使治疗有效而且持久。

（3）应用药物治疗的儿童和青少年应进行监测和定期随访，以考查疗效。

（4）治疗必须在专科医生指导下进行，并从小剂量开始。

知识点 31：慢性肾脏病（CKD）合并血脂异常的治疗

副高：熟练掌握　正高：熟练掌握

CKD 患者血脂异常非常多见，多数表现为轻到中度高 TG 血症和低 HDL-C 血症。CKD 主要并发症之一和最常见的死因是心血管病变，因此，调脂治疗可使 CKD 合并血脂异常的患者有比较好的疗效。

治疗原则与一般血脂异常患者相同。对于维持透析的患者血脂控制目标要适当放宽，同时注意 CKD 患者随着 GFR 水平下降，一些调脂药物需要调整用量。

（1）他汀类药物：按常规剂量使用。CKD 第 3~5 期患者，应进行剂量调整，其中阿托伐他汀和氟伐他汀在 GFR<30ml/(min·1.73m^2）时可使用常规剂量，其余他汀类药物应减量。

（2）贝特类药物：美国国家肾脏基金会（NKF）推荐：吉非贝齐在 CKD 患者中不需调整剂量，非诺贝特使用剂量应随 GFR 不同而调整。美国国家血脂联合会（NLA）关于非诺贝特使用的推荐同 NKF，而吉非贝齐的使用剂量应随 GFR 不同而调整。

（3）应慎重选择他汀类和贝特类药物联用，如果应用应从小剂量开始，密切监测。

（4）胆酸螯合剂：对 TG 升高的 CKD 患者应慎用。

（5）对于 LDL-C 升高的透析患者可选择阿托伐他汀和氟伐他汀。而 TG 升高的透析患者可选 n-3 脂肪酸，次选吉非贝齐，但应减量 50%（600mg/d）。

知识点 32：重度的高胆固醇血症的治疗　　副高：熟练掌握　正高：熟练掌握

重度的高胆固醇血症是指空腹血清 TC≥7.76mmol/L 或 LDL-C≥5.18mmol/L，常见于明显基因异常者。无论患者是否有冠心病或危险因素，都应积极进行治疗。对于家族性高胆固醇血症患者，首推普罗布考，能有效降低胆固醇。对严重的高胆固醇血症患者，也可考虑联合用药，如他汀类加普罗布考、胆酸螯合剂、依折麦布、烟酸、贝特类药物等。

知识点 33：中度以上的高甘油三酯血症的治疗　　副高：熟练掌握　正高：熟练掌握

（1）对于临界或轻中度高 TG 血症者，首要目标仍是降低 LDL-C，并使其达到目标值。

（2）TG 水平在 1.70~2.26mmol/L 者，主要采取非药物治疗措施，减轻体重，增加体力活动。

（3）TG 水平在 2.26~5.65mmol/L 者，非 HDL-C 成为治疗的次级目标。需要加用烟酸类或贝特类药物治疗以达到非 HDL-C 的目标值（LDL-C 的目标值+0.78mmol/L）。

（4）TG≥5.65mmol/L 时，首要目的是降低 TG，预防急性胰腺炎的发生，可选用贝特类或烟酸类药物。

知识点 34：低 HDL-C 血症的治疗　　副高：熟练掌握　正高：熟练掌握

对有心血管疾病的患者以及虽无心血管疾病临床表现但有多重危险因素的高危患者，治疗起始值为 HDL-C<1.04mmol/L。

（1）对于单纯低 HDL-C 的患者，首先应改善生活方式，以达到升高 HDL-C 的目标。

（2）对于低 HDL-C、低危 LDL-C 患者，或用他汀类药物后 HDL-C 仍低者，应给予烟酸类或贝特类治疗。

（3）对于低 HDL-C 且属高危者，应选用他汀类药物合并烟酸或贝特类药物。

知识点 35：混合型血脂异常的治疗　　副高：熟练掌握　正高：熟练掌握

混合型血脂异常的治疗常需要联合作用机制不同的调脂药物。首要的治疗目标是 LDL-C 水平达标，然后根据 TG 水平来选择治疗措施，即逐渐增加他汀类药物剂量以进一步降低

LDL-C 和使非 HDL-C 达标，然后加用另一种调脂药以降低 TG。

一般情况下，如果 TG 水平>2.26mmol/L 但<4.57mmol/L 时，首先使用他汀类药物，当 LDL-C 达标后再根据血脂指标的变化选择单药治疗或联合药物治疗。TG≥5.65mmol/L 时，首要目的是降低 TG，预防急性胰腺炎的发生，可选用贝特类或烟酸类药物。

第七节 高尿酸血症及痛风

知识点 1：高尿酸血症及痛风的概念　　副高：熟练掌握　正高：熟练掌握

高尿酸血症是嘌呤代谢紊乱和（或）尿酸排泄障碍引起的血尿酸增高，可伴有或不伴有临床表现（无症状性高尿酸血症），当伴有临床表现时则称为痛风。痛风的临床特点为高尿酸血症、反复发作的急性痛风性关节炎、累及肾导致尿酸性肾脏病变（慢性间质性肾炎）及泌尿系统尿酸性结石和痛风石形成。严重者呈关节畸形及功能障碍、肾功能不全。

高尿酸血症及痛风常伴有肥胖、T2DM、血脂紊乱、高血糖、高血压等代谢综合征的特征及动脉硬化和冠状动脉粥样硬化性心脏病（冠心病）等心血管疾病。按病因可分为原发性和继发性两大类，本节重点讨论原发性高尿酸血症和痛风。

知识点 2：高尿酸血症和痛风的联系　　副高：熟练掌握　正高：熟练掌握

我国原发性痛风诊治指南（草案）推荐血尿酸正常参考值：

男性：210~416μmol/L（3.5~7.0mg/dl）。

女性更年期以前：150~357μmol/L（2.5~6.0mg/dl）。

女性更年期以后接近男性。

血液中 98%的尿酸以钠盐的形式存在，在 37℃、pH 7.4 的生理条件下，MSU 溶解度约为 6.4mg/dl，其与血浆蛋白结合约为 0.4mg/dl，血液中单钠尿酸盐（MSU）饱和度约为 416μmol/L（7.0mg/dl）。因此，当男性和更年期后女性的血尿酸≥416μmol/L（7.0mg/dl）、更年期前女性的血尿酸≥357μmol/L（5.8mg/dl）即为高尿酸血症，是一个血生化改变的概念。

高尿酸血症不一定都会发展至痛风，具体机制不明。一般认为，当高尿酸血症发展形成组织器官的临床病变，如关节炎、肾结石时才称为痛风。当血尿酸持续高浓度或急剧波动时，呈过饱和状态的血尿酸就会结晶沉积在组织中，引起痛风的症状和体征。痛风发生的最重要的生化基础是高尿酸血症。有研究发现，在血尿酸水平持续增高的患者中，大多为无症状性高尿酸血症；而少部分痛风患者在急性关节炎发作期血尿酸在正常范围。因此，痛风的发病原因较复杂，而高尿酸血症和痛风是两个应加以区别的概念。

知识点 3：原发性高尿酸血症及痛风的病因　　副高：熟练掌握　正高：熟练掌握

（1）遗传因素：高尿酸血症和痛风是常染色体多基因显性遗传病，在 4 号染色体 4q25

区存在高尿酸血症或痛风的易感基因。

（2）嘌呤代谢障碍：导致尿酸生成增加，主要是相关酶活性改变所致。

（3）尿酸转运失常：引起尿酸排泄减少。肾脏是尿酸盐排泄的主要器官，肾脏尿酸排泄减少（尤其是肾脏对尿酸的无效排泄）所致的原发性高尿酸血症约占90%，其发病机制未明，可能为多基因遗传性疾病。

知识点4：继发性高尿酸血症及痛风的病因　　副高：熟练掌握　正高：熟练掌握

（1）机体蛋白质的分解亢进：如血液系统疾病，免疫性疾病，化疗、放疗以及灼伤、挫伤等使尿酸合成增多。另外，进食高嘌呤饮食及饮酒使尿酸生成增多也会引起高尿酸血症。

（2）尿酸排泄被抑制导致高尿酸血症：各种肾脏疾病所致的肾功能不全或某些药物（噻嗪类利尿剂、呋塞米、乙胺丁醇、吡嗪酰胺、阿司匹林、烟酸、乙醇）会竞争性抑制肾小管排泄尿酸。

知识点5：临床自然病程的四个阶段　　副高：熟练掌握　正高：熟练掌握

原发性痛风常有家族遗传史，且有较多患者伴有肥胖、T2DM、血脂异常、高血压、动脉硬化和冠心病等。其临床自然病程可分为四个阶段，即无症状期、急性痛风性关节炎期、间歇期和慢性痛风性关节炎期。

知识点6：无症状期的临床表现　　副高：熟练掌握　正高：熟练掌握

仅有血尿酸持续或波动性增高，从血尿酸增高至症状出现时间可长达数年至数十年，绝大部分高尿酸血症可持续终身而不出现症状，最终有5%～10%高尿酸血症患者会发展为痛风。仅有血尿酸增高而从未出现痛风性关节炎或尿酸性尿路结石称为无症状性高尿酸血症。

知识点7：急性痛风性关节炎期的临床表现　　副高：熟练掌握　正高：熟练掌握

急性痛风性关节炎常是原发性痛风的最常见首发症状，常发生于40～60岁的男性及绝经后的女性。25岁前发病的痛风性关节炎应考虑继发性痛风可能性较大，但要注意继发性痛风少见，近年来原发性痛风发病年龄有提前趋势。原发性急性痛风性关节炎的典型临床表现：

（1）诱因：饱餐饮酒、进食高嘌呤食物、食物过敏、过度疲劳、紧张、感染、关节局部损伤（扭伤、鞋过紧、长途步行、手术或受寒、受潮）等。

（2）起病急骤：典型发作起病急骤，常午夜起病。多数患者发病前可无任何征兆，或仅有疲乏、全身不适或关节刺痛等。

（3）关节疼痛：是急性关节炎期主要的临床表现。初发时绝大多数仅侵犯单个关节（85%~90%），其中以第一跖趾关节最为常见（60%~70%），足弓、踝、膝关节、指、腕和肘关节等也是常见发病部位。文献报道，初次发作即为多关节受累仅为3%~14%，且多为老年患者。发作时，患者常因关节疼痛而惊醒，疼痛呈进行性加重、剧痛如刀割样或咬噬样。受累关节及周围软组织有局部发热、红肿及明显钝痛，常有关节活动受限。还可伴有痛风性滑囊炎、肌腱炎和腱鞘炎。

（4）持续时间：急性关节炎的初次发作呈自限性，多经数天或数周可自行缓解，通常不超过2周。急性关节炎发作缓解后，患者症状全部消失，关节活动完全恢复正常，一般无明显后遗症。有时仅有发作部位皮肤色素加深、呈暗红色或紫红色，脱屑、发痒，为本病特有的症状，但不常出现。

（5）全身表现：可有低热、头痛、乏力、心悸、寒战等，不合并感染时一般不发热。白细胞增多，血沉增快。

知识点8：间歇期的临床表现　　　　副高：熟练掌握　正高：熟练掌握

急性期缓解后，患者完全无症状，称为间歇期。多数患者在初次发作后出现较长的间歇期（通常1~2年），少数患者终身只发作一次或相隔多年后再发，间歇期长短差异很大，可长达10年。

随着病情的进展，间歇期会逐渐缩短，如果不进行预防治疗，每年发作次数增加、发作持续时间延长，甚至发作后不能完全缓解，并且受累关节也会随之增多。起病越缓，症状越重，累及关节越多，缓解越慢。此期无痛风石形成的临床体征，但痛风的影像学改变可进行性发展。

知识点9：慢性痛风性关节炎期的临床表现　　　　副高：熟练掌握　正高：熟练掌握

未经治疗的患者，因尿酸盐产生的速度超过尿酸盐排泄的速度，持续高尿酸血症使尿酸盐沉积在软骨、关节滑膜、肌腱及多种软组织等处，造成黄白色、大小不一的隆起赘生物，即痛风石（或痛风结节）。痛风石的形成是痛风的一种特征性损害，标志进入慢性关节炎期。

此期特点为痛风性关节炎频繁发作，且发作之后疼痛不能完全缓解，多关节受累及肉眼可见的痛风石形成。

最为常见的受累关节为踝、膝、第一跖趾关节，严重者可累及肩、髋、骶髂、胸锁、下颌等关节及肋软骨，患者有肩背痛、胸痛、肋间神经痛、坐骨神经痛等表现，少数可发生腕管综合征。

痛风石可存在于任何关节、肌腱、关节周围软组织、皮下组织及内脏器官等部位，常见于耳郭、足趾、手指、腕、踝、肘等关节周围，也可见于尺骨鹰嘴滑车和跟腱内，少数在眼睑、主动脉、心瓣膜或心肌内。痛风石隆起于皮下，外观为芝麻大到鸡蛋大的黄白色赘生物，表面菲薄，破溃后排出白色粉末状或糊状物，其中可检出尿酸盐结晶，破溃处经久不愈，但较少继发感染。当痛风石发生于关节内，可造成关节软骨及骨质侵袭破坏、反应性增生，关节周围组织纤维化，出现持续关节疼痛、肿胀、强直、畸形，甚至骨折。

知识点10：肾脏损害的表现形式　　　副高：熟练掌握　正高：熟练掌握

几乎所有高尿酸血症及痛风患者在病理检查中都能发现肾脏受损，临床上约有1/3的长期痛风患者会出现肾脏损害的症状，其表现形式主要有三种：①痛风性肾病；②尿酸性肾石病；③急性肾功能不全。

继发性痛风的临床表现常较原发性者严重，一般病程不长，肾石病多见，关节症状多不典型，常被其原发病的症状所掩盖而不易发觉，须引起注意。

知识点11：痛风性肾病的临床表现　　　副高：熟练掌握　正高：熟练掌握

痛风性肾病一般病情进展较缓慢，是痛风特征性病理变化之一。是尿酸盐结晶在肾间质组织沉积所致。临床表现：

（1）早期仅有间歇性蛋白尿和镜下血尿。

（2）随着病情进展，蛋白尿逐渐转为持续性，肾小管浓缩功能下降，出现夜尿增多、等渗尿。

（3）晚期可发展为慢性肾功能不全，出现水肿、高血压、肾小球滤过率下降、血尿素氮和肌酐增多等表现。

（4）部分患者以痛风性肾病为最先的临床表现，而关节症状不明显，易与肾小球肾炎和原发性高血压肾损害等混淆。

知识点12：尿酸性肾石病的临床表现　　　副高：熟练掌握　正高：熟练掌握

（1）以尿酸性肾脏结石为首发表现。

（2）较小者呈沙砾状随尿排出，可无感觉。较大者可梗阻尿路，引起肾绞痛、血尿、肾盂积水等。

（3）当结石反复引起梗阻和局部损害时，容易合并感染，如肾盂肾炎、肾积脓或肾周围炎等，可加速结石的增长和肾实质的损害。

（4）10%~40%的痛风患者在痛风性关节炎首次发作前有1次或多次肾绞痛发作。

知识点13：急性肾功能不全的临床表现　　　副高：熟练掌握　正高：熟练掌握

（1）急性肾功能不全多见于继发性高尿酸血症，主要见于肿瘤放疗化疗后，血、尿尿酸突然明显升高，大量尿酸结晶沉积于肾小管、集合管、肾盂、输尿管，造成广泛严重的尿路阻塞。

（2）患者突然出现少尿甚至无尿，尿中可见大量尿酸盐结晶和红细胞，如不及时处理可迅速发展为急性肾衰竭。

知识点 14：血尿酸测定 副高：熟练掌握 正高：熟练掌握

以尿酸酶法应用最广，我国《原发性痛风诊疗指南（草案）》推荐的血尿酸参考值：男性 210～416μmol/L，女性为 150～357μmol/L、绝经期后接近男性。一般认为，男性≥416μmol/L（7.0mg/dl），女性更年期前≥357μmol/L（5.8mg/dl）、更年期后≥416μmol/L（7.0mg/dl）可确定为高尿酸血症。

因为尿酸主要由肾脏排出体外，当肾小球滤过功能受损时，尿酸潴留于血中，所以血尿酸不仅对诊断痛风有帮助，而且是诊断肾损害严重程度的敏感指标。

检测应在清晨空腹采血测定血中尿酸，即空腹 8 小时以上，采血前避免剧烈运动。进餐，尤其是高嘌呤饮食可使血尿酸偏高。由于血尿酸受多种因素影响，一次检查正常不能排除高尿酸血症，必要时应反复进行。但有少数患者在急性期血尿酸可正常。

知识点 15：尿尿酸测定 副高：熟练掌握 正高：熟练掌握

限制嘌呤饮食 5 天后，每日尿酸排出量仍>3.6mmol（600mg），可认为是尿酸生成过多型，仅占少数；多数<3.6mmol（600mg），为尿酸排泄减少型。实际上，不少患者两种缺陷同时存在。通过尿尿酸测定，可初步判定高尿酸血症的分型，有助于降尿酸药物的选择及鉴别尿路结石的性质。

知识点 16：尿液及肾功能检查 副高：熟练掌握 正高：熟练掌握

痛风患者的肾脏是最易受损的器官之一，主要为肾间质损害。一些特殊蛋白（肾小管蛋白），如 α_1 微球蛋白、尿清蛋白等在肾小管轻度受损时即可出现显著的变化，早于血肌酐和尿素氮升高。因此，尿液检查特别是特殊蛋白的测定有助于发现痛风患者的早期肾损伤。此外，尿酸在碱性环境下溶解度高，动态监测尿液 pH 对指导临床治疗有很大帮助。评价肾功能的最重要指标是肾小球滤过率测定，其敏感性较血尿素氮和肌酐高。

知识点 17：滑液及痛风石的检查 副高：熟练掌握 正高：熟练掌握

急性关节炎期，行关节穿刺抽取滑液，在旋光显微镜下，可见滑液中或白细胞内有双折光的针状尿酸盐结晶，其阳性率约为 90%。穿刺或活检痛风石或破溃物，亦可发现同样形态的尿酸盐结晶。

此项检查具有确诊意义，应视为痛风诊断的“金标准”，但临床上并没有作为常规检查项目，仅在鉴别诊断困难时使用。

知识点 18：X 线检查　　副高：熟练掌握　正高：熟练掌握

急性关节炎期可见关节周围软组织非特征性肿胀。慢性关节炎期或反复发作后，可见关节间隙狭窄、关节面不规则。典型者由于尿酸盐侵袭骨质，可见其呈类圆形穿凿样、凿孔样或虫噬样缺损，边缘呈尖锐的增生硬化，常可见骨皮质翘样突出，此为痛风的 X 线特征。严重者出现关节脱位、骨折。尿酸结石如果钙化，肾区或相应部位可见结石阴影。长期慢性痛风患者的腹部平片可见肾脏影缩小，此时常有明显的肾功能损害。

知识点 19：CT 与 MRI 检查　　副高：熟练掌握　正高：熟练掌握

痛风石在 CT 扫描中表现为灰度不等的斑点状影像，在 MRI 的 T1 和 T2 影像中呈低至中等密度的块状阴影。当痛风累及脊柱时尤其适用于 MRI 检查。二者联合检查可对多数关节内的痛风石作出准确诊断。

知识点 20：超声检查　　副高：熟练掌握　正高：熟练掌握

由于大多数纯尿酸性尿路结石 X 线检查不显影，但肾脏超声检查可了解尿酸盐结石及肾损害的情况。在疾病早期对关节积液敏感度高，并能鉴别软组织损伤及骨损伤。高频传感器超声波仪诊断远节跖骨疾病有很大价值，可清楚显示关节的解剖结构，关节面伸屈肌腱、骨边缘、关节周围软组织、趾甲及血管的病变、尿酸盐的沉积等。

知识点 21：其他检查　　副高：熟练掌握　正高：熟练掌握

痛风性关节炎急性发作期可有血白细胞计数增多，血沉增快。高尿酸血症伴发病检查。

知识点 22：高尿酸血症的诊断　　副高：熟练掌握　正高：熟练掌握

男性和更年期后女性的血尿酸≥416μmol/L（7.0mg/dl），更年期前女性的血尿酸≥357μmol/L（5.8mg/dl）即为高尿酸血症。由于血尿酸受多种因素影响，存在波动性，应反复测定。

知识点 23：急性痛风性关节炎的诊断　　副高：熟练掌握　正高：熟练掌握

我国 2004 年原发性痛风诊治指南（草案）推荐采用 1977 年美国风湿病学会（ACR）的分类标准或 1985 年 Holmes 标准进行诊断。同时应与风湿热、丹毒、蜂窝织炎、化脓性关节炎、创伤性关节炎、假性痛风等相鉴别。

1977 年 ACR 急性痛风性关节炎分类标准：关节液中有特异性尿酸盐结晶，或用化学方法或偏振光显微镜证实痛风石中含尿酸盐结晶，或具备以下 12 项（临床、实验室、X 线表现）中 6 项：①急性关节炎发作>1 次；②炎症反应在 1 天内达高峰；③单关节炎发作；④可见关节发红；⑤第一跖趾关节疼痛或肿胀；⑥单侧第一跖趾关节受累；⑦单侧跗骨关节受累；⑧可疑痛风石；⑨高尿酸血症；⑩不对称关节内肿胀（X 线证实）；⑪无骨侵袭的骨皮质下囊肿（X 线证实）；⑫关节炎发作时关节液微生物培养阴性。

1985 年 Holmes 痛风诊断标准：①滑液中的白细胞有吞噬尿酸盐结晶的现象；②关节腔积液穿刺或结节活检有大量尿酸盐结晶；③有反复发作的急性单关节炎和无症状间歇期、高尿酸血症及对秋水仙碱治疗有特效者。

知识点 24：痛风间歇期的诊断　　副高：熟练掌握　正高：熟练掌握

痛风间歇期为急性痛风性关节炎反复急性发作之间的缓解状态，通常无任何不适或仅有轻微的关节症状。因此，此期诊断必须依赖过去的急性痛风性关节炎发作史及高尿酸血症。

知识点 25：慢性痛风性关节炎的诊断　　副高：熟练掌握　正高：熟练掌握

慢性期痛风为病程迁延多年、持续高浓度的血尿酸未获满意控制的后果。痛风石形成或关节症状持续不能缓解是此期的临床特点。结合 X 线或结石活检查找尿酸盐结晶，不难诊断。

知识点 26：无症状性高尿酸血症与痛风间歇期的鉴别诊断

副高：熟练掌握　正高：熟练掌握

无症状性高尿酸血症无关节炎急性发作病史而有痛风间歇期，据此可鉴别。鉴别二者的意义在于明确二者概念不同，临床处理原则有别。

知识点 27：急性痛风性关节炎与急性蜂窝织炎及丹毒的鉴别诊断

副高：熟练掌握　正高：熟练掌握

（1）急性痛风性关节炎发作时，关节周围软组织常呈明显红肿，若忽视了关节本身的症状，极易误诊为急性蜂窝织炎或丹毒。

（2）蜂窝织炎局部皮下软组织肿胀明显，但肿胀范围不以关节为中心，关节疼痛、肿胀和触痛往往不明显。

（3）丹毒为链球菌感染所致，沿淋巴管走行，局部皮肤为鲜红色，周围边界清楚，累及关节时关节处压痛并非最重处。

（4）急性蜂窝织炎及丹毒病情严重时可有高热、寒战，血白细胞计数增多；应用抗生素治疗有效。

（5）滑液中无尿酸盐结晶，血尿酸不高，不经治疗症状不会自行消失，对秋水仙碱无效，据此可与痛风性关节炎相鉴别。

知识点28：急性痛风性关节炎与创伤性关节炎的鉴别诊断

副高：熟练掌握　正高：熟练掌握

（1）创伤与劳累诱发痛风发作时，易误诊为创伤性关节炎。

（2）创伤性关节炎常有较重的受伤史，血尿酸水平不高，滑囊液检查无尿酸盐结晶，滑液中可无致病菌，因创伤可有红细胞和白细胞增多，多为单核细胞或淋巴细胞。

知识点29：急性痛风性关节炎与化脓性关节炎的鉴别诊断

副高：熟练掌握　正高：熟练掌握

（1）5%的痛风性关节炎急性期可有血白细胞增多、发热，特别是痛风石伴有破溃时易误诊为化脓性关节炎。

（2）化脓性关节炎多见于负重关节并伴有高热、寒战。

（3）关节穿刺可有脓性渗出液，滑膜液中含大量白细胞，白细胞计数多为中性粒细胞，培养可发现致病菌，多为革兰阳性球菌；滑囊液及滑囊分泌物中无尿酸盐结晶，血尿酸正常。

知识点30：急性痛风性关节炎与假性痛风的鉴别诊断

副高：熟练掌握　正高：熟练掌握

（1）假性痛风因钙盐沉积与关节内的纤维软骨和透明软骨所致关节软骨钙化，此钙盐是以二羟焦磷酸钙（CPPD）为主。

（2）假性痛风多发于老年男性，有遗传史，易侵及大关节，而痛风常易侵及手足小关节。

（3）假性痛风多发性关节受累是以膝关节最为常见，其次为其他大关节，常对称发病。

（4）假性痛风的急性发作酷似痛风，血尿酸可增高或正常，关节腔积液内含有CPPD结晶，在偏振光显微镜下可确诊。X线平片表现为对称性关节软骨钙化。

知识点31：慢性痛风性关节炎与类风湿关节炎的鉴别诊断

副高：熟练掌握　正高：熟练掌握

（1）类风湿关节炎多见于女性，一般上肢症状重于下肢，呈多发性、对称性、游走性的小关节疼痛及梭形肿胀，罕见单个急性关节炎，可与痛风性关节炎的单侧、不对称性相鉴别。

（2）X线平片显示骨质侵袭或明确的骨质疏松。

（3）血尿酸正常，类风湿因子阳性，关节液无尿酸盐结晶发现。

知识点 32：慢性痛风性关节炎与风湿关节炎的鉴别诊断

副高：熟练掌握 正高：熟练掌握

风湿关节炎除了多关节炎、游走性、对称性关节疼痛外，还应具备心脏、皮肤损害等风湿热的表现，很少累及跖趾关节，血尿酸正常。

知识点 33：慢性痛风性关节炎与骨性关节炎的鉴别诊断

副高：熟练掌握 正高：熟练掌握

（1）骨性关节炎是创伤、肥胖、代谢及遗传等因素造成的累及全身关节的退行性病变。患者多为老年女性。

（2）全身关节皆可累及，但以远端指间关节，第一掌指关节、跖趾关节、颈腰椎最为常见。

（3）受累关节有晨僵、钝痛、活动后加重。

（4）X 线平片可有关节面的硬化、变形、关节边缘增生，骨赘剥离及软骨下囊变，与痛风的骨皮质虫蚀形成翘突样改变不同。

（5）关节液及滑膜检查无尿酸盐结晶，无血尿酸升高，无尿酸结石形成。

知识点 34：慢性痛风性关节炎与银屑病性关节炎的鉴别诊断

副高：熟练掌握 正高：熟练掌握

（1）银屑病性关节炎常为不对称性累及远端指间关节，伴关节破损残疾及骨质吸收，约 20%的患者伴有轻度高尿酸血症，有时还与痛风并存，很难鉴别。

（2）银屑病性关节炎累及趾（指）关节远端，髋关节也常受累，关节间隙变宽，X 线平片末节呈铅笔尖或帽状。

（3）主要区别是约 80%的银屑病关节炎有趾（指）甲异常改变。

（4）银屑病性关节炎指骨 X 线影像有“套叠”现象，长骨有“绒毛状”骨膜炎改变，还可出现不典型的脊柱炎伴非边缘性及边缘性韧带骨赘。

（5）最重要的是银屑病性关节炎滑液中无尿酸盐结晶沉积为鉴别的依据。

知识点 35：慢性痛风性关节炎与强直性脊柱炎的鉴别诊断

副高：熟练掌握 正高：熟练掌握

（1）当慢性痛风累及大关节并有功能障碍时，有时易与强直性脊柱炎混淆。强直性脊柱炎是一种原因不明的以中轴关节慢性炎症为主的全身性疾病。好发于青年男性，是对称性的，几乎全部骶髂关节受累。

（2）患者常有厌食、乏力、贫血、发热、盗汗等全身症状，痛风患者常缺乏全身症状。

（3）血清学检查强直性脊柱炎 HLA-B27 为阳性，无血尿酸水平升高。

（4）强直性脊柱炎典型的 X 线片改变为相邻椎体间韧带骨化形成竹节样改变，骶髂关节侵袭、硬化及关节间隙增宽/变窄或部分强直，亦与痛风的改变有区别。

知识点 36：慢性痛风性关节炎与血管性疾病的鉴别诊断

副高：熟练掌握　正高：熟练掌握

少数痛风患者因跖趾关节肿痛伴间歇性跛行，易被误诊为闭塞性脉管炎或血栓性静脉炎。血栓闭塞性脉管炎病变主要累及中小动脉，有足背动脉或胫后动脉搏动减弱或消失，出现缺血性疼痛，患肢皮温降低，远端可有坏死，而不单纯累及关节，血管造影或彩色多普勒容易发现血供障碍。

知识点 37：治疗痛风的目的　　副高：熟练掌握　正高：熟练掌握

原发性痛风缺乏病因治疗，故不能根治。治疗痛风的目的：

（1）迅速控制痛风性关节炎的急性发作。

（2）预防急性关节炎复发。

（3）纠正高尿酸血症，以预防尿酸盐沉积造成的关节破坏及肾脏损害。

（4）手术剔除痛风石，对毁损关节进行矫形手术，以提高生活质量。

知识点 38：高尿酸血症及痛风的一般治疗　　副高：熟练掌握　正高：熟练掌握

（1）饮食控制：应采用低热能膳食，保持理想体重。避免高嘌呤食物，含嘌呤较多的食物主要包括动物内脏、沙丁鱼、蛤、蚝等海产品及浓肉汤，其次为鱼虾类、肉类、豌豆等，而各种谷类制品、水果、蔬菜、牛奶、奶制品、鸡蛋等含嘌呤低。严格限饮各种酒类。每日饮水应在 2000ml 以上，碱化尿液。

（2）避免诱因：避免暴食酗酒、受寒受潮、过度疲劳、精神紧张。穿鞋要舒适、防止关节损伤，慎用影响尿酸排泄的药物，如某些利尿剂、阿司匹林等。

（3）防治伴发疾病：需同时治疗伴发的血脂紊乱、糖尿病、高血压病、冠心病、脑血管病等。厄贝沙坦和非诺贝特都有促尿酸排泄作用，临床上可以考虑将其优先用于伴发高血压或血脂紊乱的痛风患者。

知识点 39：急性痛风性关节炎期的治疗目标　　副高：熟练掌握　正高：熟练掌握

急性痛风性关节炎期的治疗目标：①立即采用药物加非药物治疗，以尽快终止发作；②尽早开始搜索、评估并且控制痛风可能的伴发疾病，如糖尿病、高血压、血脂紊乱和心血管疾病等。

非药物治疗包括抬高患肢，冰袋等冷敷受累关节，避免受累关节的创伤及剧烈活动，但鼓励受累关节的适度活动。药物治疗持续1~2周缓解关节疼痛和抗炎治疗。

知识点40：NSAID治疗急性痛风性关节炎 副高：熟练掌握 正高：熟练掌握

非甾体类抗炎药（NSAID）是急性痛风性关节炎最常用的一线药物，疗效好，安全性高。包括吲哚美辛等非选择性的环氧化酶抑制药，也可选用美洛昔康等选择性的环氧化酶抑制药。

如患者无禁忌证，可在急性发作的前3天服用吲哚美辛50mg，每日3次；之后减为25mg，每日3次，再连续服用4~7天或症状缓解后。

NSAID最常见的不良反应是胃肠道症状，也可能加重肾功能不全，影响血小板功能等。活动性消化性溃疡、肾功能不全、心力衰竭和口服抗凝药的患者禁用。在老年患者及发生消化性溃疡、出血风险较高的患者，应同时使用胃黏膜保护药，如质子泵抑制剂（PPI）。目前研究显示，选择性和非选择性的环氧化酶抑制药对症状的缓解无显著差异，选择性环氧化物酶抑制剂胃肠道耐受性较好，药物不良反应更少，但有明确缺血性心脏病、心脑血管病变和外周血管病变的患者应避免使用选择性非甾体类抗炎药。

知识点41：秋水仙碱治疗急性痛风性关节炎 副高：熟练掌握 正高：熟练掌握

2009年，秋水仙碱获得美国食品及药物管理局（FDA）的批准，已被作为治疗急性痛风性关节炎的一线药物。秋水仙碱可抑制炎性细胞趋化，对控制炎症、镇痛有特效，大部分患者于用药后24小时内疼痛可明显缓解。

英国风湿病学会指南推荐小剂量口服给药以避免不良反应。通常每次0.5mg，每天2~4次，直至出现下列3个停药指标之一：①疼痛、炎症明显缓解；②出现恶心、呕吐、腹泻等；③24小时总量达6mg。因静脉使用秋水仙碱死亡率高达2%，在英国已禁止静脉使用。

秋水仙碱治疗剂量与中毒剂量十分接近，除胃肠道反应外，可有白细胞减少、再生障碍性贫血、肝细胞损害、脱发等，老年患者、有肝肾功能不全或胃肠道疾病患者慎用。目前没有大样本的随机对照临床试验比较秋水仙碱和非甾体类抗炎药对急性痛风性关节炎的疗效。一般临床已较少使用秋水仙碱。

知识点42：糖皮质激素治疗急性痛风性关节炎 副高：熟练掌握 正高：熟练掌握

糖皮质激素一般用于秋水仙碱和非甾体类抗炎药治疗无效或不能耐受以及难治性痛风患者。关节腔内注射糖皮质激素对单关节的痛风性关节炎有很好的疗效。ACTH 25U静脉滴注或40~80U肌内注射，必要时可重复。或口服泼尼松每日20~30mg，3~4天逐渐减量停服。糖皮质激素治疗有效，但停药后易复发。

有随机对照试验证明，口服泼尼松较相同疗效的非甾体类抗炎药不良反应更少。一篇Cochrane系统评价指出，全身应用糖皮质激素在急性痛风性关节炎的患者疗效并不确定，但短期应用并无严重不良反应。因此，短期使用糖皮质激素较其他传统的急性期治疗药物可能不良反应更小，更适用于无禁忌证的老年患者。

知识点 43：白介素-1（IL-1）受体阻滞药治疗急性痛风性关节炎

副高：熟练掌握　正高：熟练掌握

研究证实，尿酸盐结晶可以激活 NLRP3 炎症小体，进而导致 IL-1 的释放，诱导痛风性关节炎的急性发作。临床研究显示，每天皮下注射阿那白滞素 100mg 治疗急性痛风性关节炎安全而有效。而其他 IL-1 受体阻滞剂药物的临床试验也在进行中，例如，正在进行临床Ⅱ期试验的利纳西普和 Canakinumab。未来 IL-1 受体阻滞剂有望成为非甾体类抗炎药、秋水仙碱或糖皮质激素禁忌时的替代药物。

知识点 44：治疗急性痛风性关节炎的其他药物

副高：熟练掌握　正高：熟练掌握

在传统药物治疗疼痛仍不能完全缓解的情况下可用阿片类镇痛药辅助镇痛。为避免血尿酸水平的剧烈波动，在急性痛风性关节炎发作前未使用别嘌醇的患者发作时不宜使用别嘌醇。但发作前即规律使用别嘌醇的患者，急性发作期应继续使用，而其他的急性期常规治疗不变。患者若合并高血压并采用利尿药降压，急性发作期应考虑停用利尿药，改用其他类的降压药，但同时合并心力衰竭的患者不应停用利尿药治疗。

知识点 45：降尿酸药物长期治疗的指征

副高：熟练掌握　正高：熟练掌握

间歇期和慢性期的治疗旨在将血尿酸水平控制在 300μmol/L 以下。降尿酸药物长期治疗的指征主要有：

（1）初次发作后 1 年之内再发风险较高的患者（如血尿酸水平高，持续时间长；改变生活方式及控制合并症后血尿酸水平仍未控制在 300μmol/L 以下）。

（2）1 年内急性痛风性关节炎发作≥2 次。

（3）有肉眼可见痛风石形成。

（4）肾功能不全。

（5）合并尿酸性结石。

（6）因其他疾病需要长期用利尿药治疗。

降尿酸药物治疗应在急性炎症反应缓解后 2~4 周开始。降尿酸药物分为 3 类，即抑制尿酸生成药、促尿酸排泄药和尿酸氧化酶激动剂，均有肯定疗效。

知识点 46：间歇期和慢性期抑制尿酸生成药治疗

副高：熟练掌握　正高：熟练掌握

（1）别嘌醇：作为高尿酸血症和痛风开始长期降尿酸治疗的首选，通过抑制黄嘌呤氧化酶使尿酸生成减少。应从50~100mg/d开始，每隔2~4周增加50~100mg，至血尿酸水平达到治疗目标为止（300μmol/L），最大剂量不超过800mg/d。肝肾功能损害者应根据肾功能状况调整药物剂量，见下表。

肾功能不全时别嘌醇剂量调整（GFR：肾小球滤过率）

内生肌酐清除率或 GFR	别嘌醇的常用剂量
>80ml/min	200~300mg/d
60~80ml/min	100~200mg/d
30~60ml/min	50~100mg/d
15~30ml/min	50~200mg/qod
透析	50~200mg/w

老年人应谨慎用药并应减少每日用量。主要不良反应包括胃肠道反应、皮疹、药物热、骨髓抑制、肝肾功能受损等，偶有严重毒性反应。用药期间应定期检查血象、肝肾功能。

（2）非布索坦（非布司他）：是一种全新高效的非嘌呤类黄嘌呤氧化酶选择性抑制药，2009年获FDA批准上市。研究表明，口服非布索坦80mg/d或120mg/d均较别嘌醇300mg/d能更有效地降低血尿酸浓度。目前推荐初始剂量40mg/d，若2周后血尿酸浓度未达标，增加至80mg/d。轻度肾功能不全患者不需要调整剂量，不良反应包括轻度的肝酶升高和严重心血管事件发生率略微升高。禁用于缺血性心脏病和充血性心力衰竭的患者。

知识点47：间歇期和慢性期促尿酸排泄药治疗

副高：熟练掌握　正高：熟练掌握

（1）促尿酸排泄药主要通过抑制肾小管对尿酸的重吸收，增加尿尿酸排泄而降低血尿酸水平，应作为降尿酸治疗的二线药物，适用于尿酸排泄减少性痛风［24小时尿尿酸排泄<3.6mmol（600mg）］和别嘌醇治疗无效或不能耐受的患者。

（2）对24小时尿尿酸排泄>3.6mmol（600mg）或已有尿酸性结石形成的患者，有可能造成尿路阻塞或促进尿酸性结石的形成，故不宜使用。

（3）对肾功能严重受损者（肾小球滤过率<30ml/min）无效，也不宜使用。

（4）服药期间应每日口服碳酸氢钠3~6g，以碱化尿液，并注意多饮水，每日尿量保持在2000ml或以上。

（5）英国风湿病学会指南推荐，肾功能正常的患者使用磺吡酮200~800mg/d，其主要不良反应包括胃肠道反应、皮疹、骨髓抑制等，偶见肾毒性反应。

（6）促尿酸排泄药有轻度水、钠潴留作用，慢性心功能不全者慎用。

（7）肾功能轻至中度损伤的患者可使用苯溴马隆25~100mg/d，主要不良反应包括胃肠道反应，偶见皮疹、过敏。

（8）此类药物还有丙磺舒，常用初始剂量为250mg，每日2次，渐增至500mg，每日3次，每日最大剂量为2g。主要不良反应包括胃肠道反应、皮疹、过敏反应、骨髓抑制等。对磺胺过敏者禁用。

（9）RDEA594是一种新型的选择性肾小管尿酸转运蛋白酶1（URAT1）抑制剂，其Ⅱa期临床试验显示，连续2周治疗后有55%的患者血尿酸水平达标。目前Ⅱb期临床试验正在进行中。

知识点48：间歇期和慢性期尿酸氧化酶激动剂治疗

副高：熟练掌握　正高：熟练掌握

（1）2010年，FDA批准培戈洛酶用于对传统治疗方法无效或不耐受的慢性痛风患者。培戈洛酶是聚乙二醇修饰的哺乳动物尿酸氧化酶，是一种仿生物药物。

（2）培戈洛酶具有降血尿酸和缩小痛风结石的作用，其最有效剂量为每2周注射8mg。

（3）培戈洛酶常见的不良反应有肾结石、关节痛、贫血、头痛、肌肉痉挛、恶心以及发热。

知识点49：间歇期和慢性期联合用药治疗

副高：熟练掌握　正高：熟练掌握

（1）绝大多数情况无需联合用药。

（2）特殊情况，如痛风急性发作频繁者，为防止降尿酸药使用后血尿酸水平波动诱发急性发作，可考虑在开始使用降尿酸药物的同时，预防性服用秋水仙碱0.5mg，每日1~2次，使用疗程不超过6个月。若秋水仙碱无效或不能耐受，也可使用非甾体类抗炎药（如萘普生250mg，每天2次），使用疗程不超过6周。

（3）单用一类药物效果不好、血尿酸>535μmol/L（9mg/dl）、痛风石大量形成者可选择两或三类药物合用。

知识点50：间歇期和慢性期其他药物治疗

副高：熟练掌握　正高：熟练掌握

（1）有研究报道，轻度痛风的患者降尿酸药物治疗7年后停药，约50%的患者3年内复发。因此，目前在改变生活方式后仍需降尿酸治疗的患者，推荐终身服药。

（2）有临床研究显示，别嘌醇在持续使用20年后仍能有效降低血尿酸浓度，且不良反应和使用时间无相关性。理论上长期使用降尿酸药物可降低血管疾病的发病风险，但缺乏循证医学证据。

（3）近期有报道指出，对有心血管疾病风险的痛风患者应尽早使用预防剂量（75~100mg/d）的阿司匹林，但应避免使用镇痛剂量（600~2400mg/d）的阿司匹林，因为会引起尿酸的潴留。

知识点 51：肾脏病变的治疗　　副高：熟练掌握　正高：熟练掌握

（1）积极控制血尿酸水平，使用碳酸氢钠碱化尿液，多饮水（每日>2000ml）、多排尿对预防肾损害十分重要。

（2）对于痛风性肾病，应避免使用影响尿酸排泄的利尿药物，如噻嗪类利尿药、呋塞米、依他尼酸（利尿酸）等，可选用螺内酯等。

（3）碳酸酐酶抑制药乙酰唑胺兼有利尿和碱化尿液作用，也可选用。

（4）其他治疗同各种原因引起的慢性肾损害。

（5）对于尿酸性尿路结石，大部分可溶解、自行排出，体积大且固定者可体外碎石或手术治疗。

（6）对于急性尿酸性肾病，除使用别嘌醇积极降低血尿酸外，应按急性肾衰竭进行处理。对于严重慢性肾功能不全可行透析治疗，必要时可做肾移植。

知识点 52：无症状性高尿酸血症的治疗　　副高：熟练掌握　正高：熟练掌握

对于血尿酸水平在 535μmol/L 以下，无痛风家族史者一般无需用药治疗，但应控制饮食，避免诱因，并密切随访。反之应使用降尿酸药物，如伴高血压、糖尿病、血脂紊乱、心脑血管病等，应在治疗伴发病的同时，适当降低血尿酸。

知识点 53：继发性痛风的治疗　　副高：熟练掌握　正高：熟练掌握

继发性痛风的治疗主要是针对原发病的病因治疗，降低尿酸药物首选别嘌醇。一般较少使用促尿酸排泄药物，因可能加重肾脏负担。

知识点 54：高尿酸血症及痛风的预后　　副高：熟练掌握　正高：熟练掌握

（1）如能及早诊断，遵循医嘱，大多数患者不会发生脏器损害。

（2）慢性期患者经过治疗，痛风石可能缩小或溶解，关节功能可以改善，肾功能障碍也可以改善。

（3）30 岁以前出现初发症状的患者，预示病情严重。

（4）发生尿酸性或混合性尿路结石者可并发尿路梗阻和感染。

（5）尿酸盐肾病主要表现为肾小管间质病变，也可影响肾功能。

（6）伴发高血压、糖尿病或其他肾病者，如未经治疗可进一步导致尿酸盐排泄障碍，这不仅加速关节内病变的病理进程，同时也使肾功能进一步恶化而危及生命、明显增加心脑血管病的风险。

第十章　水、电解质代谢和酸碱平衡失常

第一节　概　　述

知识点1：正常情况下人的体液　　副高：熟练掌握　正高：熟练掌握

构成体液的主要成分是水和电解质。正常的体液有一定的含量、一定的分布、一定的电解质浓度以及一定的酸碱度。保持水、电解质和酸碱平衡，是维护机体内在环境稳定、进行正常新陈代谢必不可少的重要条件。

知识点2：人体内水的含量　　副高：熟练掌握　正高：熟练掌握

水作为体内各种成分的溶剂，构成了体液的主要成分，总体液量占正常人体重的44%~85%，儿童期含量高于成人，新生儿期可达75%~80%，成人为55%~60%，男性比女性略高5%。

知识点3：水在人体内的分布　　副高：熟练掌握　正高：熟练掌握

（1）细胞外液：占体重的20%~25%，其中血浆占体重的4%~5%，组织间液占体重的15%~20%。

（2）细胞内液：占体重的35%~40%。

体内水的分布相对恒定，细胞外液和细胞内液、组织间液和血浆之间通过不断交换，保持着动态平衡。

知识点4：人体内水的出入量　　副高：熟练掌握　正高：熟练掌握

正常机体每日水的排出和摄入是相对恒定的。成人每日需水量为1500~2500ml（把1500ml定为生理需要量），或每日30~40ml/kg，或按每日摄入热量估算，即1ml/kcal。

知识点5：人体内摄入水量的来源　　副高：熟练掌握　正高：熟练掌握

（1）摄入的水量来自饮料和食物，是水的主要来源。

（2）另外一小部分是机体在新陈代谢过程中，糖类、蛋白质、脂肪三大物质在生物氧化过程中所生成的水，称为内生水，每日生成量约300ml。

知识点6：人体内水的排出途径　　副高：熟练掌握　正高：熟练掌握

（1）肾脏排尿：肾脏在调节水的排出中起主要作用。正常成人每天要排出机体在代谢中产生的固体产物35～40g，每天尿量应>600ml才能将其溶解排出。肾脏日排水量为800～1000ml。

（2）皮肤蒸发和肺呼出水分：在调节体温的过程中，皮肤每天约蒸发水分500ml，肺脏在呼吸过程中每天约蒸发水分350ml。

（3）肠排粪：成人胃肠道每天要分泌消化液8000ml左右，其中含有一定数量的电解质。肠道在排粪过程中，每天排出水分100～150ml。

知识点7：细胞内外液中电解质的组成　　副高：熟练掌握　正高：熟练掌握

（1）细胞外液的主要阳离子是Na^+，阴离子是Cl^-和HCO_3^-。

（2）细胞内液的主要阳离子为K^+，阴离子为HPO_4^{2-}和蛋白质。

知识点8：血浆中电解质钠离子的作用　　副高：熟练掌握　正高：熟练掌握

钠离子（Na^+）是细胞外液中最主要的阳离子，占90%以上，为维持细胞外液容量和晶体渗透压的重要因素。钠增多可引起水肿，减少时可造成脱水或血容量不足；钠可增强神经-肌肉的兴奋性。血浆中Na^+浓度为135～145mmol/L。

知识点9：血浆中电解质钾离子的作用　　副高：熟练掌握　正高：熟练掌握

钾离子（K^+）是细胞内液中最主要的阳离子，占98%。能维持细胞内液的渗透压，参与细胞的正常代谢。虽然细胞外液中含量不高，但生理作用极为重要，钾能增强神经、肌肉的应激性，但对心肌却起抑制作用。血浆中K^+浓度为3.5～5.5mmol/L。

知识点10：血浆中电解质钙离子的作用　　副高：熟练掌握　正高：熟练掌握

Ca^{2+}可抑制神经、肌肉的兴奋性，过低时抑制性减弱，兴奋性增强，可出现手足搐搦，甚至肌痉挛，过高时神经肌肉兴奋性减低；Ca^{2+}也参与血液凝固。正常血清Ca^{2+}浓度为2.25～2.75mmol/L。

知识点11：血浆中电解质镁离子的作用　　副高：熟练掌握　正高：熟练掌握

Mg^{2+}几乎都存在于细胞内，仅有1%存在于细胞外液中，是碳水化合物的蛋白质代谢中的重要辅酶，对心血管系统和神经系统有抑制作用。正常血清Mg^{2+}浓度为1mmol/L。

知识点 12：血浆中电解质氯和碳酸氢根的作用　　副高：熟练掌握　正高：熟练掌握

Cl^-和 HCO_3^- 是细胞外液中两种主要的阴离子，与 Na^+共同维持晶体渗透压、稳定含水量。为了保持细胞外液阴离子浓度恒定，HCO_3^- 常对 Cl^-的增减起代偿作用，即 Cl^-增多时 HCO_3^- 减少，Cl^-减少时 HCO_3^- 则代偿地增加。HCO_3^- 为体内碱储备，其增减可影响酸碱平衡，如剧烈呕吐的患者，丢失大量 Cl^-后，HCO_3^- 代偿增加而引起低氯性碱中毒。正常血清 Cl^-浓度为 96~106mmol/L；HCO_3^- 浓度为 22~26mmol/L。

知识点 13：体液平衡的调节　　副高：熟练掌握　正高：熟练掌握

体液在正常情况下有一定的容量、分布和电解质离子浓度。机体必须保持其稳定，才能进行正常的新陈代谢。机体主要通过肾来维持体液平衡，保持内环境稳定。肾的调节功能受神经和内分泌反应的影响。一般先通过下丘脑-垂体后叶-抗利尿激素系统来恢复和维持体液的正常渗透压，然后通过肾素-醛固酮系统来恢复和维持血容量。当血容量锐减时，机体将以牺牲体液渗透压的维持为代价，优先保持和恢复血容量，以保证重要生命器官的灌注，维持生命。如果这种调节功能因疾病、创伤等各种因素的影响而受到破坏，就会导致水、电解质紊乱，体液失衡可以表现为容量失调、浓度失调或成分失调。

知识点 14：容量失调的概念　　副高：熟练掌握　正高：熟练掌握

容量失调是指体液的等渗性减少或增加，仅引起细胞外液量的改变而发生缺水或水过多。

知识点 15：浓度失调的概念　　副高：熟练掌握　正高：熟练掌握

浓度失调是指细胞外液内水分的增加或减少，以致渗透微粒的浓度发生改变，也就是渗透压发生改变，如低钠血症或高钠血症。

知识点 16：正常血液的酸碱度　　副高：熟练掌握　正高：熟练掌握

正常血液酸碱度（pH 值）维持在 7.35~7.45 之间，平均 7.4，是细胞代谢所必需的环境。

知识点 17：保持体液酸碱平衡的途径　　副高：熟练掌握　正高：熟练掌握

体液酸碱度的相对恒定，依靠三个方面的协调来维持。

（1）缓冲系统的调节：①细胞内磷酸盐缓冲系；②红细胞内血红蛋白缓冲系；③血浆内蛋白缓冲系和碳酸氢盐缓冲系。

(2) 呼吸系统调节：肺是排出挥发性酸的主要器官，受血液中二氧化碳分压（PCO_2）的影响，调节二氧化碳的排出量，以维持碳酸氢钠与碳酸的正常比值，当血液中二氧化碳分压降低或pH值升高时，呼吸中枢受到抑制，呼吸变浅变慢，二氧化碳排出减少，当血液中二氧化碳分压升高或pH降低时，呼吸中枢兴奋，呼吸加深加快，二氧化碳排出增多。

(3) 肾调节：肾是调节酸碱平衡的重要器官，主要调节血液中碳酸氢盐的浓度。肾的主要作用是排出氢离子，回收钠离子和碳酸氢根离子。

知识点18：体液代谢和酸碱平衡失调的治疗　　副高：熟练掌握　正高：熟练掌握

应及时采取措施预防体液代谢和酸碱平衡失调的发生。首先要治疗原发病，以控制体液继续丧失。若患者有明显血容量不足，应首先补充血容量。然后要明确水、电解质和酸碱平衡失调的性质及程度，采用估计或计算的方法确定补液量。补液总量包括当日需要量、前一日的额外丧失量和以往的丧失量。

(1) 生理需要量：禁食患者要补充当日需要量。外科需禁食的患者按成人50kg体重计算，每日的生理需要量为：①液体需要量为2000~2500ml；②晶体需要量为NaCl 4.5g，KCl 3~4g，即每日可补给5%~10%葡萄糖溶液1500ml、5%葡萄糖盐溶液500ml、10% KCl溶液30~40ml。

(2) 额外丧失量：外科患者的体液额外丧失较多，主要有：①消化液额外丧失，如呕吐、腹泻等；②发热、出汗等的丧失；③内在性失液的估计，如组织间隙或腹腔的渗出等，一般补给平衡盐水。气管切开的患者，每日自呼吸蒸发的水分比正常多2~3倍，计1000ml左右。均需在补液时增加补给。

(3) 已往丧失量：包括患者入院时已经存在的各种缺水、缺钾、酸碱平衡失调等。以往的丧失量不宜在1日内补足，应于2~3日，甚至更长时间内分次补给，避免过多的液体进入体内造成不良后果。

知识点19：体液代谢和酸碱平衡失调的治疗原则

副高：熟练掌握　正高：熟练掌握

体液代谢和酸碱平衡失调的治疗应随失调的类型而定。总的治疗原则是解除病因、补充血容量和电解质、纠正酸碱平衡失调等。必须强调指出，各种输液、补充电解质或调整酸碱平衡的计算公式，只是作为决定补液的量、质的一种参考，不应视为一种绝对的法则。只要原发疾病能够解除，体液的继续丧失得到控制或补偿，又能补充液体使血容量和体液的渗透压有所恢复，机体自身具有的调节能力便能使体液代谢和酸碱平衡逐渐恢复。因此，在治疗过程中，应该密切观察病情的变化，及时调节用药种类、输液速度和输液总量。

第二节　水、钠代谢失常

知识点1：按细胞外液的渗透压不同的失水类型

副高：熟练掌握　正高：熟练掌握

（1）以失水为主者，称为高渗（原发）性失水。

（2）以失钠为主者，称为低渗（继发）性失水。

（3）水、钠各按其在血浆中的含量成比例丢失者，称为等渗性失水。

知识点2：高渗性失水的概念　　副高：熟练掌握　正高：熟练掌握

高渗性失水，又称急性缺水或混合性缺水，是指失水多于失钠，血清钠常高于150mmol/L，细胞外液呈高渗状态。

知识点3：高渗性失水的病因　　副高：熟练掌握　正高：熟练掌握

（1）摄入水不足：①昏迷、创伤、拒食、吞咽困难，沙漠迷路、海滩、地震等致淡水供应断绝；②不能或不会饮水；③渴感障碍。

（2）多途径丢失水分过多

1）经肾丢失：①中枢性尿崩症、肾性尿崩症、非溶解质性利尿药；②糖尿病酮症酸中毒、非酮症糖尿病高渗性昏迷、高钙血症等致大量水分从尿中排出；③长期鼻饲高蛋白流食等所致的溶质性利尿（鼻饲综合征）；④医源性失水：使用高渗葡萄糖溶液、甘露醇、山梨醇、尿素等脱水药物所致溶质性利尿，特别是对昏迷的患者，若过度使用脱水疗法，又忽略了水的补充，会使患者陷入严重的缺水状态，易形成脑血栓。

2）肾外丢失：①高温环境、剧烈运动、高热等大量出汗；②烧伤开放性治疗丢失大量低渗液；③哮喘持续状态、过度换气、气管切开等肺呼出的水分增多。

3）水向细胞内转移：剧烈运动或抽搐后，细胞内乳酸增加、小分子增多，使细胞内渗透压增高，促使水向细胞内转移，可发生短暂的高钠血症，血浆 Na^+可超过 150mmol/L。

知识点4：高渗性失水的临床表现　　副高：熟练掌握　正高：熟练掌握

（1）轻度失水：早期症状为口渴，其他缺水症状可不明显，失水量相当于体重的2%~4%。如同时伴有多饮，一般不造成细胞外液容量不足和渗透压异常；如伴有渴觉减退，可因缺乏渴感而发生高渗性失水。

（2）中度失水：极度口渴、乏力、尿少、尿比重高、唇干舌燥、皮肤弹性差、眼窝下陷，常出现烦躁，缺水量为体重的4%~6%。

（3）重度失水：上述症状进一步加重，如出现嗜睡、幻觉、谵妄、定向力失常、晕厥和脱水热，其失水量达体重的7%~14%。当失水量超过15%时，可出现高渗性昏迷、低血容量性休克、尿闭及急性肾衰竭。

知识点5：高渗性失水的诊断　　副高：熟练掌握　正高：熟练掌握

（1）中、重度失水时，尿量减少。

（2）除尿崩症外，尿比重、血红蛋白、血细胞比容、血钠（>145mmol/L）和血浆渗透压（>310mOsm/L）均升高。

（3）严重者出现酮症、代谢性酸中毒和氮质血症。

（4）根据体重的变化和其他临床表现，可判断失水的程度。

知识点6：高渗性失水的治疗　　副高：熟练掌握　正高：熟练掌握

高渗性失水治疗应补水为主，补钠为辅。经口、鼻饲者可直接补充水分，经静脉者可补充5%葡萄糖溶液、5%葡萄糖氯化钠溶液或0.9%氯化钠溶液。先根据临床表现估计失水量，然后按每丧失体重的1%补液400~500ml计算，将计算量的一半+日常需水量（2000ml）作为当日补给量，余下可在第二天补给。补液过程中应监测血钠浓度。同时进行病因治疗。在尿量超过30ml/h后开始补钾，适当补充碱性液。

知识点7：低渗性失水的概念　　副高：熟练掌握　正高：熟练掌握

低渗性失水，又称慢性或继发性脱水，是指以失钠多于失水，血清钠浓度常<130mmol/L，细胞外液渗透压<280mOsm/L。

知识点8：低渗性失水的病因　　副高：熟练掌握　正高：熟练掌握

（1）补充水分过多：高渗性或等渗性失水时补充过多水分。

（2）肾丢失：①过量使用噻嗪类、依他尼酸、呋塞米等排钠性利尿药；②肾小管中存在大量不被吸收的溶质（如尿素），抑制钠和水的重吸收；③失盐性肾炎、急性肾衰竭多尿期、肾小管酸中毒、糖尿病酮症酸中毒；④肾上腺皮质功能减退症。

知识点9：低渗性失水的临床表现　　副高：熟练掌握　正高：熟练掌握

（1）轻度失水：血清钠低于135mmol/L时，可出现乏力、头晕、手足麻木、口渴不明显，尿Na^+减少，每千克体重缺NaCl 0.5g。

（2）中度失水：血清钠低于130mmol时，除上述症状外，还有恶心、呕吐、脉搏细数、血压不稳或下降、浅静脉萎陷、站立性晕倒。尿少，尿中几乎不含钠和氯，每千克体重缺NaCl 0.5~0.75g。

（3）重度失水：血清钠低于120mmol/L时，患者可神志不清、肌痉挛性抽搐、腱反射减弱或消失，出现木僵，甚至昏迷。常发生休克，尿中不含钠和氯，每千克体重缺 NaCl 0.75~1.25g。

低渗性失水一般均不口渴，可发生休克和代谢产物潴留。

知识点10：低渗性失水的诊断　　副高：熟练掌握　正高：熟练掌握

（1）血钠（<130mmol/L）和血浆渗透压（<280mOsm/L）均降低。

（2）病情晚期，尿 Na^+ 和 Cl^- 明显减少，尿比重低。

（3）红细胞计数、血红蛋白、血细胞比容（每增高3%约相当于钠丢失150mmol/L）、血非蛋白氮和尿素氮均增高。血尿素氮/肌酐（单位均为mg/dl）比值>20∶1（正常应为10∶1）。

知识点11：低渗性失水的治疗　　副高：熟练掌握　正高：熟练掌握

病因治疗的同时给予静脉输注盐溶液或高渗盐水，遵循先快后慢的原则，根据患者情况随时作出相应调整。补钠量可参照以下公式：

$$补钠量(mmol)=(142-血清钠值)mmol/L\times体重(kg)\times0.6(女性为0.5)$$

17mmol Na^+ 相当于1g氯化钠。当天先补计算量的一半加生理需要量4.5g，此外，还应补给日需体液量2000ml，其余一半钠在第二天补给。如为重度缺钠，应快速输给晶体液和胶体液，补充血容量，提高血浆渗透压，改善微循环，及时纠正周围循环衰竭。一般先给3%或5%高渗盐水200~300ml输入，但输注高渗盐水应严格控制速度，每小时不应超过100ml。

在尿量超过30ml/h后开始补钾。

知识点12：等渗性失水的概念　　副高：熟练掌握　正高：熟练掌握

等渗性失水，又称急性缺水或混合性缺水，是指体液中水与钠按正常血浆中的浓度成比例丢失，血钠浓度和细胞外液渗透压仍维持正常范围，外科患者最易发生。

知识点13：等渗性失水的病因　　副高：熟练掌握　正高：熟练掌握

（1）消化道丢失：呕吐、腹泻、胃肠引流（减压、造瘘）或肠梗阻等致消化液丢失。

（2）皮肤丢失：大面积烧伤、剥脱性皮炎等渗出性皮肤病变；汗液为低渗，约含0.25%的氯化钠，但在高温环境中工作或高热大量出汗时，氯化钠的含量可接近细胞外液的浓度，则可发生缺钠性失水。

（3）组织间液贮积：胸、腹腔炎性渗出液的引流，反复大量放胸、腹腔积液等。

知识点 14：等渗性失水的临床表现　副高：熟练掌握　正高：熟练掌握

少尿、食欲减退、恶心、乏力、舌干燥、眼窝下陷、皮肤干燥，松弛，但不口渴。当丧失体液达体重的 5%（相当于丧失细胞外液 25%）时，出现血容量不足症状。当丧失体液达体重的 6%~7%（相当于丧失细胞外液 30%~35%）时，可出现严重休克，常伴发代谢性酸中毒。当体液的丧失主要是胃液时，固有 H^+大量丧失，可伴发代谢性碱中毒。

知识点 15：等渗性失水的诊断　副高：熟练掌握　正高：熟练掌握

（1）病史和临床表现有大量消化液或其他体液丧失。

（2）血液浓缩，而血清 Na^+和 Cl^-浓度仍在正常范围。

（3）尿比重增高。

（4）可有代谢性碱中毒或酸中毒。

知识点 16：等渗性失水的治疗　副高：熟练掌握　正高：熟练掌握

补充等渗溶液为主，首选 0.9%氯化钠液，但长期使用可引起高氯血症性酸中毒。

知识点 17：补液方法　副高：熟练掌握　正高：熟练掌握

（1）补液途径：尽量口服或鼻饲，不足部分或中度、重度失水者需经静脉补充。

（2）补液速度：一般先快后慢。重症者开始 4~8 小时内补充液体总量的 1/3~1/2，其余在 24~28 小时补完。具体的补液速度要根据患者的年龄，心、肺、肾功能和病情而定。

（3）注意事项：①记录 24 小时液体出入量；②密切监测体重、血压、脉搏、血清电解质和酸碱度的变化。当有效血容量不足引起尿量减少或代谢性酸中毒时，可表现为高钾血症；但随着容量补足，尿量增多和代谢性酸中毒的纠正，导致尿 K^+排泄增多、细胞外 K^+内移可出现低钾血症，应注意补钾；③宜在尿量>30ml/h 后补钾，一般浓度为 3g/L，当尿量>500ml/d时，日补氯化钾量可达 10~12g；④急需大量快速补液时，宜鼻饲补液，经静脉补充时宜监测中心静脉压（<120mmH_2O 为宜）。

知识点 18：水过多和水中毒的概念　副高：熟练掌握　正高：熟练掌握

水过多指水在体内积聚过多，以致细胞外液量增加、血浆渗透压下降所引起的一组临床综合征。

如过多的水进入细胞内，导致细胞内水过多，则称为水中毒。

水过多和水中毒是稀释性低钠血症的病理表现。

知识点19：水过多和水中毒的病因及发病机制　　副高：熟练掌握　正高：熟练掌握

多是水调节机制障碍，而又未限制饮水或不适当的补液引起。

（1）抗利尿激素代偿性分泌增多：其特征是毛细血管静水压升高和（或）胶体渗透压下降，总容量过多，有效循环容量减少，体液积聚在组织间隙。常见于右心衰竭、缩窄性心包炎、下腔静脉阻塞、门静脉阻塞、肾病综合征、低蛋白血症、肝硬化等。

（2）抗利尿激素分泌失调综合征（SIADH）：常见于：①创伤、大手术、急性感染、失血、休克、疼痛、恐惧等急性应激状态时，ADH分泌增多；②肺部疾病：如肺炎、急性支气管哮喘、肺不张、脓胸、气胸、肺结核、急性呼吸功能衰竭等，可能因肺静脉回流减少，刺激容量感受器，引起ADH分泌增多，又兼呼吸性酸中毒时，肾脏代偿性回收碳酸氢钠及氯化钠增多，肾远曲小管和集合管回收的水亦增多，引起水中毒；③神经系统：如脑膜炎、脑炎、脑脓肿、蛛网膜下腔出血、垂体术后或精神病患者；④药物：如环磷酰胺、氯磺丙脲、溴隐亭、长春碱、长春新碱等药物；⑤异位产生或外源性ADH过多（催产或治疗尿崩症）。

（3）肾排泄水障碍：急性肾功能衰竭少尿期、慢性肾炎末期、严重充血性心力衰竭、肝硬化腹腔积液、肾病综合征、长期低盐饮食或使用利尿药而摄水未适当限制。

（4）内分泌功能异常：①肾上腺皮质功能减退时有效循环容量减少，致使ADH分泌增多；②甲状腺功能低下时心排出量及肾小球滤过率均下降，只是ADH分泌增加及尿量减少，往往导致水中毒。给予甲状腺素制剂可好转。

（5）渗透阈重建：肾排泄水功能正常，但能兴奋ADH分泌的渗透阈降低（如孕妇），可能与绒毛膜促性腺激素分泌增多有关。

（6）原发性饮水过多症：常见于精神焦虑的中年妇女、精神病患者、丘脑下部结节病。口渴、饮水过多、尿多。由于肾脏排水功能良好，故血浆Na^+浓度正常或稍微降低。

知识点20：水过多和水中毒的临床表现　　副高：熟练掌握　正高：熟练掌握

（1）慢性水过多和水中毒：轻度仅有体重增加。当血浆渗透压低于260mOsm/L（血钠125mmol/L）时，有疲倦、表情淡漠、恶心、食欲减退和皮下组织肿胀等表现；当血浆渗透压降至240～250mOsm/L（血钠115～120mmol/L）时，出现头痛、嗜睡、神志错乱、谵妄等神经精神症状；当血浆渗透压降至230mOsm/L（血钠110mmol/L）时，可发生抽搐或昏迷。血钠在48小时迅速降至108mmol/L以下可致神经系统永久性损伤或死亡。

（2）急性水过多和水中毒：起病急，主要由脑水肿所致；神经精神表现突出，如头痛、精神失常、定向力障碍、共济失调、癫痫样发作、嗜睡与躁动交替出现以至昏迷。也可呈头痛、呕吐、血压增高、呼吸抑制、心律缓慢等颅压增高表现。

知识点21：水过多和水中毒的诊断　　副高：熟练掌握　正高：熟练掌握

依据病史，结合临床表现及必要的实验室检查，一般可作出诊断，且作出以下判断：

①水过多的病因和程度（体重变化、出入水量、血钠浓度等）；②有效循环血容量和心、肺、肾功能状态；③血浆渗透压。

知识点22：水过多和水中毒的鉴别诊断　　副高：熟练掌握　正高：熟练掌握

应注意与缺钠性低钠血症相鉴别。水过多和水中毒时尿钠一般大于20mmol/L，而缺钠性低钠血症的尿钠常明显减少或消失。

知识点23：水过多和水中毒的治疗　　副高：熟练掌握　正高：熟练掌握

积极治疗原发病，记录24小时出入量，控制水的摄入量和避免补液过多可预防水过多的发生或其病情的加重。

（1）轻症水过多和水中毒：限制进水量，使入水量少于尿量。适当服用依他尼酸（利尿酸）或呋塞米等袢利尿剂。

（2）急重症水过多和水中毒：保护心、脑功能，立即纠正低渗状态（如利尿脱水）。

1）高容量综合征：以脱水为主，减轻心脏负荷。首选袢利尿药，如呋塞米或依他尼酸，呋塞米20~60mg/d，急重症者可用20~80mg，每6小时静脉注射1次；依他尼酸25~50mg，用25%葡萄糖液40~50ml稀释后缓慢静脉注射，必要时2~4小时后重复注射。有效循环血容量不足者要补充有效循环血容量。危急病例可采用血液超滤治疗，用硝普钠、硝酸甘油等保护心脏。明确为抗利尿激素分泌过多者，除病因治疗外，可选用利尿剂、地美环素或碳酸锂治疗。

2）低渗血症（特别是已出现精神症状者）：应迅速纠正细胞内低渗状态，除限水、利尿外，应使用3%~5%氯化钠，一般剂量为5~10ml/kg，严密观察心肺功能变化，调节剂量及滴速，一般以分次补给为宜。同时用利尿剂减少血容量。注意纠正钾代谢失常及酸中毒。

第三节　钠代谢失常

知识点1：低钠血症的概念　　副高：熟练掌握　正高：熟练掌握

血钠正常值为142mmol/L（135~145mmol/L）。低钠血症是指血清钠<135mmol/L，仅反映钠在血浆中浓度降低，不表示体内总钠量的丢失，总体钠可以正常甚至稍有增加。

知识点2：低钠血症的种类　　副高：熟练掌握　正高：熟练掌握

（1）低血容量低渗性低钠血症：绝大多数低钠血症患者的细胞外液渗透压过低，水和钠同时丢失，但钠丢失大于水丢失，血钠浓度<135mmol/L，血浆渗透压<280mmol/L，也称为缺钠性低钠血症或低渗性失水。

（2）正常容量低渗性低钠血症：血容量基本正常或少量增加，总体Na^+无明显异常，无水肿，但细胞外液量可轻度增加。

（3）高血容量性低钠血症：高血容量性低钠血症的特点是细胞内液和血清钠浓度降低，血钠低于135mmol/L，血浆渗透压<280mmol/L，但总体钠和水增加，但水增加明显超过钠，也称为水中毒，或稀释性低钠血症，常见于慢性心功能不全、肝硬化、肾衰竭和肾病综合征。

知识点3：低钠血症的病因及发病机制　　副高：熟练掌握　正高：熟练掌握

（1）缺钠性低钠血症：常与低渗性失水同时发生，主要由于体液丢失时失钠多于失水。大剂量利尿药及肾上腺皮质功能减退为常见病因。选择性醛固酮分泌不足也可导致之。

（2）稀释性低钠血症：由于慢性心力衰竭、肝硬化腹腔积液、肾病综合征等，有效血容量下降，致ADH和醛固酮分泌增多，水过多，血钠下降。缺钾可致钠入细胞内而引起本症。

（3）消耗性低钠血症：见于慢性消耗性疾病晚期，原因不明。血钠下降程度轻。

知识点4：低钠血症的临床分度　　副高：熟练掌握　正高：熟练掌握

因细胞外液容量缩减的主要是水和钠，血液的有形成分并未丢失损耗，故血液浓缩常明显，红细胞计数、血红蛋白、血浆蛋白及血细胞比容均可增高。按缺钠程度，临床表现可分为三度。

（1）轻至中度：缺钠0.5g/kg，尿钠与尿氯含量减少或缺如，但肾性失钠者除外。患者表现倦怠、淡漠、无神、直立性低血压或起立时昏倒等。

（2）中至重度：缺钠0.5～0.75g/kg，尿中无氯化物。患者除上述症状外，尚有恶心、呕吐，收缩期血压降至12.0kPa（90mmHg）以下。

（3）重度：缺钠0.75～1.25g/kg，除以上症状外，患者可以呈木僵状态、抽搐、最后昏迷。多见于胃肠道严重丢失水、钠者。在12小时内出现者均有意识障碍或癫痫样发作，血清钠为115mmol/L左右，血浆渗透压（Posm）在240mOsm/（kg·H_2O）左右，死亡率高达50%。而有症状的慢性低钠血症者，血钠可为115mmol/L，Posm 220mOsm/（kg·H_2O）左右，死亡率为12%。

知识点5：低钠血症的诊断　　副高：熟练掌握　正高：熟练掌握

（1）病史诊断：根据失钠病史（呕吐、腹泻、利尿剂治疗、AVP不适当分泌综合征等）和体征（如血容量不足或水肿）可以提供诊断的重要线索。

（2）实验诊断：实验室检查包括Posm、血Na^+、K^+、Cl^-、HCO_3^-、尿素及葡萄糖等有助于诊断。早期血清钠接近正常，而至后期则下降显著。以缺水为主的失水和以缺钠为主的失水虽然都有失水，但临床表现、生化检验及治疗各有不同特点和侧重点，见下表。

缺水与缺钠脱水的比较

	缺钠脱水	缺水
口渴	不明显	明显
皮肤充实度	减退	正常
脉率	增快	正常
血压	降低	正常
痛性肌痉挛	有或严重	无
尿量	无明显变化	<500ml/d
尿浓度	无明显变化	高度浓缩
血清蛋白	增加	正常
血红蛋白，血细胞比容	增加	正常
血尿素氮（BUN）升高	正常或高值	正常或高值
血 Na^+、Cl^-	降低	升高
死亡原因	循环衰竭	高渗状态
治疗	补充盐	补充水

如果 Posm=（Posm-BUN/2.8）正常或升高，应考虑假性低钠血症。如果有效 Posm 为低渗状态，测定尿渗透压（Uosm）有助于诊断。Uosm<100mOsm/(kg · H_2O)，尿比重<1.003，表明 AVP 几乎完全受抑制，多见于精神性烦渴和重建渗透稳态。

尿钠有助于鉴别胃肠、皮肤、水肿状态等和肾性失钠疾病。有效 Posm 减低，尿钠<15mmol/L，多见于胃肠丢失、利尿后期、烧伤、水肿状态、皮质醇缺乏等。尿钠>22mmol/L，多见于服用利尿剂早期、肾上腺皮质功能不全、失盐性肾炎、渗透性利尿。有效 Posm 正常或增加，尿钠>20mmol/L，多见于 AVP 不适当分泌综合征、精神性烦渴、慢性肾功能衰竭、重建渗透稳态。

知识点6：失钠性低钠血症的治疗　　副高：熟练掌握　正高：熟练掌握

失钠性低钠血症又称失钠性低渗综合征，其常见原因为胃肠道、皮肤及肾性失钠，引起血容量不足及末梢循环衰竭。除病因对症治疗外，应行补钠治疗。轻度一般可用口服法补给，中至重度患者采取静脉补给，通常用下列公式计算：

（1）补钠公式：缺钠(补钠)数(mmol)=(140-实测血钠)×0.6×体重(kg)。一般按公式补钠，系按体重60%（女性50%）的体液计算，包括细胞内、外液来补钠。在第一个24小时内，可先用计算量的1/3~1/2补给较为安全，然后根据效果判断，再补给剩余量及继续补给量，特别是对有心肺疾病及老年患者应密切观察病情变化。

（2）液体选择：对重症失钠患者，用高渗盐水补钠，能迅速提高细胞外液渗透压，减少输入液体，并使细胞内水转移至细胞外，可同时提高细胞内、外渗透压。

知识点7：稀释性低钠血症的治疗 副高：熟练掌握 正高：熟练掌握

稀释性低钠血症（稀释性低渗综合征）主要原因是肾脏排泄水的功能障碍，导致水潴留，其治疗要点为控制水的摄入量，配合利尿，逐渐纠正细胞外液低渗状态。

（1）限制水的摄入量：如患者无症状，适当限制水摄入量即可。对心力衰竭、肝硬化腹腔积液及肾病综合征患者，给予强效利尿剂可起到暂时缓解的作用。部分病例可进行腹膜透析，排出过多水分。

患者每日摄水量原则上应少于尿量与不显性失水量，形成一定程度的水负平衡。具体应根据患者体重、血清钠、渗透压的变动调整治疗措施。对出现中枢神经系统症状的重症患者，可选用高渗盐水滴注，并根据有无周围水肿加用利尿剂。呋塞米（速尿）可纠正低钠血症。

（2）排水量的计算：需排出的水量=总体水量(TBW)-[(TBW×测得Posm)÷270]。公式中，TBW=体重(kg)×0.6，（女性×0.5）；270为使Posm升至270mOsm/(kg·H_2O）的标准。

知识点8：无症状性低钠血症的治疗 副高：熟练掌握 正高：熟练掌握

无症状性低钠血症常见于一些慢性消耗性疾病的晚期，如肺结核、恶性肿瘤等。患者虽有摄入量减少，但并无明显失钠病史，细胞内、外液均呈低渗状态，血清钠可以降至125mmol/L以下，而无低钠血症状。

一般无需补钠治疗。低钠性低渗状态有时尚合并其他电解质紊乱，应作相应处理。

知识点9：高钠血症的概念 副高：熟练掌握 正高：熟练掌握

高钠血症是指血钠>145mmol/L，机体总钠量可增高、正常或减少。高钠血症时总是伴有高渗状态，并引起细胞内液的水向细胞外液转移，导致细胞萎缩。

知识点10：高钠血症的病因 副高：熟练掌握 正高：熟练掌握

（1）水摄入不足：①口渴机制障碍；②无法取得水：精神活动限制、鼻饲患者。

（2）水丢失过多：①经胃肠道丢失水：呕吐、腹泻；胃肠道引流；②经肾丢失水：肾小管浓缩功能缺陷；渗透性利尿：高血糖、甘露醇、甘油；尿崩症；急性肾衰竭无尿期后的多尿期；③经皮肤丢失水：大量出汗；严重烧伤；④经呼吸道丢失水：过度换气；⑤“第三间隙”丢失水：腹腔内炎症或胰腺炎导致腹腔积液增加。

（3）体内钠增加：①外源性摄入钠过多：胃肠营养或肠外营养摄入钠过多、碳酸氢钠、高渗盐溶液、不合理处方制剂、海水淹溺、高张性肾透析；②钠再吸收增加：醛固酮增多症、库欣综合征、外源性肾上腺皮质激素、先天性肾上腺皮质增生。

知识点 11：高钠血症的发病机制 副高：熟练掌握 正高：熟练掌握

大多数高钠血症常为自由水减少、水摄入减少或丢失增加，很少为体内钠增加而产生高钠血症。

高血容量性高钠血症，常为医源性，如使用高渗的甘露醇溶液过多、血透或腹透失水或意外摄入大量食盐。低血容量性高钠血症常为神经源性，或摄入水不足，或丢失水增加。等容量性高钠血症，常为口渴感减退或缺失，大多数为下丘脑口渴感觉中枢损害所致，因垂体后叶仍有 ADH 释放，但不一定多尿。

知识点 12：低血容量性高钠血症的临床表现 副高：熟练掌握 正高：熟练掌握

主要症状为脱水、口渴多饮，舌干而皱缩。皮肤弹性仍正常而无脱水表现，此时失水已达体重的 6%~12%。口渴可被恶心、呕吐掩盖，不易确诊。由于细胞内水进入细胞外，低血容量症状出现较迟，如出现心率加速、血压下降、体温升高时病情已很严重。随后肌无力，以下肢骨盆带肌无力为重，继而出现精神萎靡、抑郁、智力减退、记忆力下降、性格改变、精神错乱、幻觉，浅昏迷和昏迷。

知识点 13：成年人急性高血容量性高钠血症的临床表现

副高：熟练掌握 正高：熟练掌握

主要表现为中枢神经系统功能障碍，如厌食、恶心、呕吐、烦躁、疲倦、易激怒、嗜睡、神志模糊、浅昏迷、昏迷，肌张力增高、肌肉颤动、反射亢进、强直性抽搐。也可出现局灶性神经症状，如偏瘫或巴宾斯基征阳性。

知识点 14：成年人正常血容量性高钠血症的临床表现

副高：熟练掌握 正高：熟练掌握

可因基础疾病症状掩盖而被忽视，后果严重。可发生意识模糊、嗜睡、木僵、昏迷，但抽搐少见。

知识点 15：高钠血症的诊断 副高：熟练掌握 正高：熟练掌握

（1）首先询问病史，从病史中可以了解到缺水或失水过多，或摄入钠盐过多，结合口渴、口腔黏膜干燥、尿量减少、尿渗透压（Uosm）及尿比重增高或过去有多尿症而现在尿量减少，能较快地作出临床初步诊断。

（2）对意识不清或已昏迷的患者，有时不能获得确切病史，应考虑各种原因引起的高渗综合征的鉴别及其相互关系。在这种情况下，血钠和 Uosm、Posm 测定有助于诊断。

（3）血清钠升高的幅度对判断高渗状态和程度是一个重要指标。血清 Na^+>150mmol/L 时应有所警惕。

（4）血红蛋白明显升高往往反映存在血液浓缩，但在早期往往无血液浓缩现象。

（5）高钠血症患者（Na^+>150mmol/L），Posm>295mOsm/(kg · H_2O）时，应测定 Uosm，如果 Uosm<800mOsm/(kg · H_2O)，提示可能 AVP 的释放或其效应有部分缺陷。

（6）中枢性尿崩症注射 AVP 后，至少可使 Uosm 增加 50%，并使尿量显著减少，而肾性尿崩症则少有反应。

（7）老年患者不能补足不显性失水，可造成或加重高钠血症。老年人 Uosm 虽然与高钠血症无直接关系，但低的 Uosm 通过减低肾脏保留水的能力而间接促进高钠血症的发展。

知识点 16：高钠血症的治疗原则　　副高：熟练掌握　正高：熟练掌握

高钠性高渗状态的治疗，根据失水、低渗液体丢失或钠中毒等不同的病因而治疗各异。

（1）失水的治疗原则：早期补充足量的水分以纠正高渗状态，然后再酌量补充电解质。

（2）钠中毒的治疗原则：需要补水利钠。

（3）低渗液体丢失的治疗原则：需要及时纠正循环衰竭，再酌情给予低渗盐水。

另一个重要原则是纠正高钠血症时不能补液过速、降低高渗状态过快，因为可能引起脑水肿、惊厥、神经损害，甚至死亡。为了减少发生脑水肿的危险，血浆钠浓度每 8 小时内降低应少于 15mmol/L，即每小时减低少于 2mmol/L 为宜。

知识点 17：高钠血症失水型的治疗　　副高：熟练掌握　正高：熟练掌握

（1）应迅速纠正病因：失水量可按下列公式估算，总体水（TBW）分别以男、女体重 60%和 50%计算，即：

实际 TBW＝正常 TBW×(正常血 Na^+ mmol/L)/(测得血 Na^+ mmol/L)。

水缺乏＝0.6×体重(kg)×[1－(140mmol/L)/(测得血 Na^+ mmol/L)]。

注意：以上计算数值可能有些出入，但能大致反映机体缺水量，对治疗补液量有参考价值。

（2）计算补液时还应包括每日生理必须补充的液体量（约为 1500ml），以及目前继续额外丢失的液体量。

（3）补充的液体应经口服或静脉滴注，首选等渗葡萄糖，或用等渗盐水与 5%葡萄糖液，按 1∶3 或 1∶1 的比例混合配方静脉点滴。

（4）口服或鼻胃管灌注的优点是水分能较快吸收，比较安全。但在重度脱水或急需补液扩容量时，或患者有明显呕吐、梗阻、腹泻时，必须静脉补液。

（5）中度、重度失水时，应在开始的 4～8 小时内补充所计算液量的 1/3～1/2，剩余的液量可以在 24～48 小时内继续补充。同时应密切观察临床变化，根据补液后的反应，包括尿量是否增多，血清钠是否下降，Uosm、尿比重是否降低等，综合判断补液量是否充足。

（6）补液不宜过量、过速，避免引起脑水肿。快速补液仅适用于有严重症状者。

知识点 18：高钠血症钠中毒的治疗　　副高：熟练掌握　正高：熟练掌握

（1）治疗钠中毒可使用呋塞米（速尿）、依他尼酸钠（利尿酸钠）利钠，因其排水作用强于利钠，故应及时补水，以免失水加重高渗状态。补液量可参照公式估算：

过剩盐量=0.6×体重(kg)×(测得血 Na^+ mmol/L−140mmol/L)

缺水量=过剩盐量/140

=[0.6×体重(kg)×(测得血 Na^+ mmol/L−140mmol/L)]/140

=0.6×体重(kg)×[(测得血 Na^+ mmol/L)/(140mmol/L)−1]

（2）对血容量扩张的钠中毒患者，治疗以消除过多的钠为宜。肾功能正常时，Na^+离子可以迅速随尿液排出。

（3）肾功能衰竭或不全的患者，可以采用血液或腹膜透析治疗，借助高渗葡萄糖透析液透析校正高钠性脱水状态。透析速度应进行监测调整，防止血浆 Na^+浓度降低过快而发生脑水肿。

知识点 19：高钠血症低渗液体丢失的治疗　　副高：熟练掌握　正高：熟练掌握

低渗液丧失是指水丢失多于钠丢失。丢失的水较同样容量的纯水丧失而言，对血容量的影响更为严重。因为同时有钠离子丢失，所以体液渗量增加与容量丧失不成比例。计算纯水丢失的公式不适用于此类型。

应根据临床体征，如直立性低血压、休克、少尿或无尿等作出判断。如果患者除脱水外，合并有低渗液丧失，当患者血压过低时，治疗应使用等渗盐水，当有严重循环衰竭时，应给予血浆和其他扩容剂。此时最迫切需要恢复组织灌注，输入等渗生理盐水能获得最满意的效果，其也能够降低血浆钠浓度。在组织灌注充足、循环衰竭纠正后，可考虑给予低渗盐水液（1∶1 的 5%葡萄糖液和 0.9%盐水液）。

第四节　钾代谢失常

知识点 1：钾的正常生理代谢机制　　副高：熟练掌握　正高：熟练掌握

成年人 98%的钾（K^+）在细胞内，血钾水平并不能确切代表体内全部 K^+的变化。K^+在小肠吸收，摄入的钾 90%经肾排出，粪和汗排出的钾<8%。

（1）肾脏滤液中 90%K^+在近端肾小管被再吸收。K^+的平衡主要在远端肾单位通过阳离子交换实现的，Na^+-K^+-ATP 泵逆浓度梯度将 K^+从血液转移到远端肾小管细胞内，然后通过 K^+、Na^+交换，K^+被动转移到肾小管腔内，经尿排出体外。

（2）如血清钾水平上升，Na^+-K^+-ATP 离子泵活动将增加，肾排出 K^+增加；如血清钾水平下降，离子泵活动将减缓，肾脏排 K^+减少。

（3）如醛固酮分泌增加，肾小管远端留 Na^+排 K^+；醛固酮分泌减少或被药物阻滞，K^+滞留。

（4）酸中毒可促使远端肾小管分泌 H^+增加，K^+滞留；碱中毒有利于肾排 K^+。血和细胞间 K^+的平衡及 K^+摄入和排出的平衡决定了血钾的水平。血 pH 急性下降，导致 H^+和细胞内 K^+的交换增加，K^+转移到细胞外，血 K^+升高；反之，碱中毒时 H^+交换到细胞外，促使 K^+转移进入细胞内，血 K^+降低。常常是 pH 变化 0.1，血钾向相反的方向变化约 0.6mmol/L。呼吸性酸碱失衡，与代谢性改变相似，可能以相同方式影响血钾代谢改变。

（5）胰岛素分泌增加，经 Na^+-K^+-ATP 泵活动，使细胞内的 K^+增加。高钾血症可刺激胰岛素分泌增加，低钾血症抑制胰岛素分泌。

（6）刺激 α 肾上腺素能受体，可促进血钾升高；刺激 β 肾上腺素能受体，可导致 K^+进入细胞内使血钾下降。

知识点 2：钾的生理功能　　副高：熟练掌握　正高：熟练掌握

（1）细胞内液和细胞外液中 K^+的相对浓度维持着全部有生命细胞的正常渗透压和电化学梯度。

（2）K^+是细胞静息膜电位的物质基础，K^+由细胞内向细胞膜外被动扩散，造成内负外正的去极化状态，完成神经兴奋传递，保持神经、肌肉组织的兴奋。心脏神经冲动的传导和兴奋-收缩偶联等也需要 K^+参与。

（3）在细胞内 K^+维持着细胞内液的渗透压和酸碱平衡，并影响细胞外的渗透压和酸碱平衡，是一线的缓冲系统。

（4）细胞内葡萄糖代谢、氧化磷酸化和蛋白质的合成，均需 K^+的参与。

知识点 3：低钾血症的概念　　副高：熟练掌握　正高：熟练掌握

正常血清钾浓度为 3.5～5.5mmol/L，血钾低于 3.5mmol/L，临床上就可以出现症状，称为低钾血症。

知识点 4：低钾血症的病理生理　　副高：熟练掌握　正高：熟练掌握

（1）缺钾性代谢性碱中毒：缺钾时细胞内外 Na^+、K^+相互转移，通常是 3 个 K^+从细胞内向细胞外转移，而有 2 个 Na^+和 1 个 H^+进入细胞内；结果细胞外 H^+的浓度降低，故易产生缺钾性代谢性碱中毒。

（2）肾脏功能改变：慢性缺钾时肾脏功能和组织学都可有明显改变，组织学表现有间质性肾炎伴不同程度肾小管损害及间质纤维化，近曲小管上皮细胞出现空泡变性、萎缩，小管细胞破坏及刷状缘损害。电镜下见间质纤维组织增生，肾小管基底膜增厚、排列不规则及线粒体肿胀。

（3）心肌功能改变：低血钾时心肌细胞对 K^+ 的通透性降低，Na^+ 流入超过 K^+ 流出，使细胞内电位的负性减少，起搏细胞的自律性增加，并可抑制心肌传导及产生反激动，导致各种心律失常，以房性、房室交接处或室性期前收缩常见。

知识点 5：低钾血症的病因　　副高：熟练掌握　正高：熟练掌握

（1）摄入过少：慢性消耗性疾病者，机体钾储备量减少，进食减少，如饮食显著减少即可引起低钾。饮食减少 2 周以上，未能补钾或每日摄入不足 3g 钾时可出现。

（2）排出增加：①胃肠失钾：长期大量的呕吐、腹泻、胃肠引流等。肠液含钾 6～7mmol/L，腹泻时粪便中含钾可达 50～60mmol/L，因而引起失钾；②肾失钾：使用排钾利尿药；肾上腺盐皮质激素分泌过多；慢性肾盂肾炎；肾小管酸中毒；急性肾功能不全多尿期；酮症酸中毒时使用大剂量青霉素族药物，酮体、青霉素使肾小管腔负电增加，排钾增多；③透析、烧伤及大量放腹腔积液失钾。

（3）钾向细胞内转移：剧烈运动后休息，胰岛素、儿茶酚胺、碱中毒及低钾周期性瘫痪可引起钾向细胞内转移。

知识点 6：低钾血症的临床表现　　副高：熟练掌握　正高：熟练掌握

低钾血症的临床表现和细胞内、外钾缺乏的严重程度相关，更主要的是取决于低钾血症发生的速度、时限以及病因。失水和其他电解质紊乱、pH 值改变与缺氧等常影响钾缺乏症的临床表现，因此，同时了解体液容量，血、尿电解质、酸碱度及渗透压状况对判断病情具有重要意义。

（1）神经肌肉系统：嗜睡、抑郁、易激惹和精神混乱。外周表现为感觉异常、深反射机制失常、肌束颤动、肌痛和肌无力。当骨骼肌及呼吸肌受累时，则出现呼吸困难和吞咽困难，腱反射减弱或消失。

（2）消化系统：轻度缺钾仅有食欲不振，轻度腹胀、恶心、便秘；严重低血钾通过自主神经引起肠麻痹而发生腹胀或麻痹性肠梗阻，可有肠管黏膜水肿。

（3）心血管系统：轻度低钾血症多表现窦性心动过速、房性及室性期前收缩；重度低钾血症可致室上性或室性心动过速及室颤等严重心律失常。低血钾可加重洋地黄中毒，故更易出现心律失常。低钾的心电图特征是 T 波低平、ST 段压低和出现明显的 U 波，但不是每名低钾患者都有此改变。

（4）泌尿系统：长期低钾可引起缺钾性肾病和肾功能障碍，浓缩功能减退，出现多尿，尤其是夜尿增多。低血钾可导致肾小管细胞氨生成增加，伴发代谢性碱中毒，在肝病患者可诱发肝性脑病。

（5）内分泌代谢系统：长期缺钾可使儿童生长受阻，伴低钾的矮小症，血压不高者可能是儿童 Bartter 综合征，血压高者可能是儿童原发性 ALD 增多症。低血钾还可使糖耐量减退。

知识点7：低钾血症的诊断 副高：熟练掌握 正高：熟练掌握

根据患者临床表现，结合病史。血钾浓度低于3.5mmol/L有诊断意义。

反复发作的周期性瘫痪是转移性低钾血症的重要特点，但其他的低钾血症均缺乏特异的症状和体征。有引起低钾血症的可疑病史，并伴有乏力、麻痹、心律失常等表现时应及时测定血K^+，特异心电图表现有助于诊断。同时需作出钾缺乏程度和临床危险性判断，有无合并因素加重低钾危险性。

知识点8：低钾血症的鉴别诊断 副高：熟练掌握 正高：熟练掌握

病因鉴别诊断常依赖于详细的病史采集、体检和必要的实验室检查。需详细了解有关药物应用史，如利尿剂、泻药、饮食情况、尿量和粪便的情况、有无引起低钾血症的相关疾病。鉴别诊断分四个步骤：

（1）是否为转移性低钾血症。

（2）是否有K^+摄入不足。

（3）通过尿K^+测定来区别肾性和非肾性原因。注意，其他原因引起血钾下降时，尿K^+排泄减少需24~72小时的反应期。呕吐引起低钾血症时，尿K^+多降低，但同时引起代谢性碱中毒时，尿K^+可不降低。

（4）高血压、血浆肾素和醛固酮、酸碱平衡状态和阴离子间隙测定，对鉴别诊断有重要的意义。

知识点9：低钾血症的治疗——补钾量 副高：熟练掌握 正高：熟练掌握

参照血清钾水平，大致估计补钾量。

（1）轻度缺钾：血清钾3.0~3.5mmol/L，可补充钾100mmol（相当于KCl 8.0g）。

（2）中度缺钾：血清钾2.5~3.0mmol/L，可补充钾300mmol（相当于KCl 24g）。

（3）重度缺钾：血清钾2.0~2.5mmol/L，可补充钾500mmol（相当于KCl 40g）。但每日补钾以不超过200mmol（KCl 15g）为宜。

知识点10：低钾血症的治疗——补钾种类 副高：熟练掌握 正高：熟练掌握

（1）最好是饮食补钾：鼓励患者进食含钾丰富的水果、蔬菜和肉类。

（2）药物补钾：①氯化钾：含钾13~14mmol/g，最常用；②枸橼酸钾：含钾约9mmol/g；③醋酸钾：含钾约10mmol/g，枸橼酸钾和醋酸钾适用于伴高氯血症者（如肾小管酸中毒）的治疗；④谷氨酸钾：含钾约4.5mmol/g，用于肝衰竭伴低钾血症者；对肝性脑病患者，如同时合并低氯性碱中毒，同时补给盐酸精氨酸有助于低氯性碱中毒的纠正；⑤L-门冬氨酸钾镁溶液：含钾 3.0mmol/10ml，镁 3.5mmol/10ml，对不易纠正的低血钾者，应考虑合并低血镁，同时测定血镁或同时进行试验性治疗。有研究发现，噻嗪类利尿剂所致的低钾血症，经较低剂量的钾镁合剂治疗即可纠正其低钾血症，并维持血镁浓度正常。

知识点 11：低钾血症的治疗——补钾途径　　副高：熟练掌握　正高：熟练掌握

（1）轻者可口服氯化钾，每日 3～6g，并鼓励进食含钾的食物。

（2）缺钾较重与不能口服或出现严重心律失常、神经肌肉症状者，可静脉补钾。绝对禁止氯化钾静脉推注。

（3）经雾化吸入补钾也能达到静脉补钾的效果，且能及时缓解呼吸肌麻痹。

知识点 12：低钾血症的治疗——补钾速度　　副高：熟练掌握　正高：熟练掌握

（1）补液速度一般每小时<1g 氯化钾，稀释至 30～40mmol/L。

（2）严重者每小时可补 2g。

（3）快速补钾应在心电图监护下进行。

知识点 13：低钾血症的治疗——补钾浓度　　副高：熟练掌握　正高：熟练掌握

（1）如以常规静脉滴注法补钾，静脉液体以含钾 20～40mmol/L 或氯化钾 1.5～3.0g/L 为宜。

（2）对需要限制补液量及（或）不能口服补钾的严重低钾患者，可以采用精确地静脉微量输注泵以较高浓度的含钾液体进行深静脉穿刺或插管微量匀速输注。

知识点 14：低钾血症的治疗——补钾注意事项　　副高：熟练掌握　正高：熟练掌握

（1）补钾时应检查肾功能和尿量，每日尿量>700ml，每小时>30ml 时补钾安全。如患者同时服用保钾利尿剂，补钾时尤应密切观察。

（2）低钾血症时将氯化钾加入生理盐水中静脉滴注，如血钾已基本正常，将氯化钾加入葡萄糖溶液中补充有助于预防高钾血症和纠正钾缺乏症，停止静脉补钾 24 小时后血钾正常，可改为口服补钾（血钾 3.5mmol/L，仍缺钾约 10%）。

（3）通常补钾都采取缓慢静脉滴注的方法。但有严重心律失常、肠麻痹、呼吸肌麻痹时除外。对每小时输注较高浓度钾溶液的患者，应进行持续心电监护和每小时测定血钾，避免严重高血钾和心脏骤停。

（4）氯化钾输注中和输注后应严密观察，防止发生一过性高钾血症。

（5）难治性低钾血症需注意纠正碱中毒和低镁血症；静脉滴注葡萄糖加胰岛素或碳酸氢钠，可加重低血钾，一般情况下不宜采用，必须应用时，应同时补钾。

（6）补钾后可加重原有低血钙而出现手足搐搦，注意及时补钙。

知识点 15：高钾血症的概念　　副高：熟练掌握　正高：熟练掌握

血清钾高于 5.5mmol/L，称高钾血症。目前临床上仍以血清钾结合心电图、病史等来判断是否存在高钾血症。

知识点 16：高钾血症的病理生理　　副高：熟练掌握　正高：熟练掌握

（1）血钾升高本身通常无特殊病理改变，但可影响细胞电生理而发生肌肉瘫痪和突然严重的心律失常、心脏骤停而致死亡。

（2）细胞的静息电位由其内、外液钾浓度比值决定。高血钾可降低跨膜细胞电位，开始兴奋，最终复极受阻，因而发生迟缓性肌肉瘫痪。

（3）高血钾时，静息膜电位降低，故使 0 位相与 1 位相上升速度减慢，室内传导延缓。当传导变慢时，心脏各部分细胞活动情形不一，可出现室性期前收缩，严重者最后发生室性心动过速、心室颤动，最后达到不能兴奋而发生心脏停搏。

知识点 17：高钾血症的发病机制　　副高：熟练掌握　正高：熟练掌握

（1）摄入过多：进食过多高钾食物，含钾高的药物包括一些中药、青霉素钾盐、库存血，补钾过多。肾脏功能正常时排钾机制完善，故单纯钾摄入过多不易引起高钾血症。

（2）肾排钾减少：①肾小球滤过率下降：见于急、慢性肾衰竭；②肾小管分泌钾减少：盐皮质激素缺乏、肾小管对 ALD 不敏感、减少钾排泄的药物，如应用保钾性利尿剂、血管紧张素转换酶抑制剂等。

（3）细胞内钾移至细胞外：当组织损伤、缺氧或使用某些药物时，可导致细胞内钾移至细胞外液引起高钾血症。

知识点 18：高钾血症的临床表现　　副高：熟练掌握　正高：熟练掌握

高钾血症的临床表现一般不具特征性。但当血钾升高到一定程度时可引起严重的心律失常而威胁生命。因此，对于少尿、无尿及用保钾利尿剂的患者，应高度警惕高钾血症的发生。

（1）对神经肌肉系统的影响：主要表现为感觉异常、肌肉疼痛、肌束震颤等症状。严重者可出现吞咽、发音及呼吸困难，甚至上行性瘫痪、松弛性四肢瘫痪。腱反射可能消失，通常不累及脑神经支配肌肉。中枢神经系统可表现为烦躁不安、昏厥和神志不清。

（2）对心血管系统的影响：心肌自律性降低，可出现窦性心动过缓，窦性停搏；传导性降低，出现各种类型的传导阻滞以及因传导性、兴奋性降低出现心脏停搏。心电图显示，P 波压低，R 波低，QRS 综合波增宽，T 波狭窄、高耸，Q-T 间期缩短等。

（3）其他表现：高钾血症者多数有少尿或尿毒症临床表现，此见于急性或慢性肾衰竭的患者。高血钾可使乙酰胆碱释放增加，故引起恶心、呕吐、腹痛等消化道症状。血钾过高可使肾素降低、皮质酮增高、胰岛素增加，机体为避免因胰岛素增加而造成低血糖，故胰高血糖素分泌同时增加。

知识点19：高钾血症的严重程度 副高：熟练掌握 正高：熟练掌握

高钾血症的严重程度分为轻度、中度、重度。

（1）轻度：血清 K^+ 5.5~6.5mmol/L，而心电图正常。

（2）中度：血清 K^+ 6.5~7.5mmol/L，间或心电图显示T波变高变尖，或二者同时存在。

（3）重度：血清 K^+>7.5mmol/L，心电图P波消失，QRS波增宽，心室率不规则等。

知识点20：高钾血症的诊断 副高：熟练掌握 正高：熟练掌握

结合患者病史，有可能引起血钾增高和（或）肾排钾减少的基础疾病，出现原发病无法解释的临床表现应考虑高钾的可能。

钾浓度超过5.5mmol/L即可确诊，临床表现仅供参考，但心电图所见可作为诊断、病情判定和疗效观察的重要指标。

诊断步骤：

（1）排除假性高血钾：造成假性高血钾的常见原因：①当严重血小板增多症和白血病时，血液在凝固过程中大量 K^+ 从细胞内释放；②抽血过程中反复压迫血管和血细胞通过针尖时遭破坏，引起溶血。

（2）判断高钾血症对机体影响的严重程度：包括症状、血 K^+ 浓度和心电图改变。但心电图表现与血 K^+ 浓度常不平行，且严重心律失常可突然发生，以前可无任何特殊的心电图改变。

（3）原发病诊断：寻找有无 K^+ 摄入过多、药物引起尿 K^+ 排泄减少、容量不足和少尿等因素。尿 K^+ 排泄减少是高钾血症尤其是慢性患者的主要原因，其中药物引起者最为常见。醛固酮测定对诊断醛固酮减少症有确诊作用。

知识点21：高钾血症的治疗——注射钙盐 副高：熟练掌握 正高：熟练掌握

应在心电监护下3~5分钟内静脉注射10%葡萄糖酸钙20~30ml（溶于25%葡萄糖液40ml内），在数分钟内即可见效。应连续在1L葡萄糖液中加入10%葡萄糖酸钙20~40ml静脉滴注。并观察心电图改变，如心电图恢复正常，但血钾仍未恢复，仍须以10%葡萄糖酸钙作预防治疗。

注意：钙盐仅作为一种短时的急救药物，必须使用其他方法来降低血钾。

知识点 22：高钾血症的治疗——碳酸氢钠或乳酸钠

副高：熟练掌握　正高：熟练掌握

5%碳酸氢钠液 60~100ml（36~60mmol），急重症患者可在 5 分钟之内直接静注。需要时于 15~30 分钟后重复 1 次，或在第一次注射后继续静脉滴注 5%碳酸氢钠 125~250ml，每分钟 15~45 滴，避免矫正过度抑制呼吸。待心电图好转后，恢复正常窦性心律，QRS 波群变窄，T 波高尖程度减退，即可减量或停用。

注意：肝病患者慎用。同时监测患者心功能，避免引起水、钠潴留而加重心力衰竭。

知识点 23：高钾血症的治疗——高渗葡萄糖及胰岛素

副高：熟练掌握　正高：熟练掌握

高钾血症应及时静脉注射 25%~50%葡萄糖液 60~100ml，每 2~3g 糖加胰岛素 1U，继以静脉滴注 10%葡萄糖液 500ml，内加胰岛素 15U，可促使将细胞外的钾转移至细胞内。葡萄糖加胰岛素的疗效可维持数小时。注意使用高渗葡萄糖刺激胰岛素分泌后可能引起低血糖，故在静注高渗葡萄糖后，应维持静注 5%~10%葡萄糖液一段时间。

知识点 24：高钾血症的治疗——选择性 β_2 受体激动剂

副高：熟练掌握　正高：熟练掌握

选择性 β_2 受体激动剂可促进钾转入细胞内，如沙丁胺醇 10~20mg 雾化吸入，20 分钟起效，90~120 分钟内使血 K^+下降 0.6~1.0mmol/L，心动过速时慎用。

知识点 25：高钾血症的治疗——促进排钾

副高：熟练掌握　正高：熟练掌握

（1）利尿剂：选用排钾利尿剂，如呋塞米、依曲他尼酸和噻嗪类利尿剂。对心力衰竭或其他水肿状态的患者具有排钠消肿的双重效果。

（2）阳离子交换树脂及山梨醇：阳离子交换树脂能与钾离子结合而随树脂排出体外。本法对严重的急性血钾升高不能迅速奏效，只作为一种继续防治措施。常用聚苯乙烯磺酸钠树脂，用时先清洁灌肠后，将树脂 40g 置于 200ml 20%山梨醇中作保留灌肠。也可口服，10~20g，一日 2~3 次。

（3）透析疗法：适用于慢性肾衰竭伴急重症高血钾症者，血液透析为最佳，也可使用腹透。无论是血液透析还是腹膜透析都需经过一段时间才能将血钾降至安全范围，故遇到急性血钾上升时，应先用快速降血钾方法纠正心律失常，再行透析治疗。

知识点 26：高钾血症的治疗——减少钾来源

副高：熟练掌握　正高：熟练掌握

（1）停止高钾饮食或含钾药物。

（2）供给高糖高脂饮食或采用静脉营养，以保证足够热量，减少分解代谢所释放的钾。

（3）清除体内积血或坏死组织。

（4）避免应用库存血。

（5）控制感染，减少细胞分解。

（6）严重高钾血症时出现危及生命的紧急情况，应作紧急处理：①静脉推注钙剂拮抗K^+的心脏毒性；②应用碱剂、葡萄糖胰岛素溶液、β_2受体激动剂；③当严重心律失常甚至心脏停搏时，可紧急安装心脏起搏器或电除颤；④呼吸肌麻痹时可进行呼吸肌辅助治疗。

第五节 镁代谢失常

知识点1：镁的正常生理和代谢 副高：熟练掌握 正高：熟练掌握

镁（Mg^{2+}）是在体内含量仅次于钙、钠、钾的第四位阳离子，而在细胞内是含量仅次于钾的第二位阳离子。它参与体内多种酶促反应，是300个以上酶反应的主要辅助因子，这些酶包括ATP酶（Na^+-K^+-ATP酶和Ca^{2+}-ATP酶）、腺苷酸环化酶，以及在DNA合成、蛋白质生物合成（在合成蛋白时必须有K^+、磷和Mg^{2+}参与）、磷酸肌醇代谢、氧化磷酸化、糖酵解过程中的酶等，在能量的产生和利用、离子通道和激素受体结合、神经冲动传递、心脏应激兴奋和肌肉收缩等生理活动中，Mg^{2+}均起重要作用。Mg^{2+}在维持细胞膜的稳定性和调节离子通道功能中也发挥重要作用。Mg^{2+}还有调节甲状旁腺激素（PTH）分泌和活性的作用。

仅1%～2%的Mg^{2+}在细胞外液，所以血清镁浓度并不能完全代表体内全部Mg^{2+}的变化。正常血清镁的浓度为0.75～1.25mmol/L。体内的镁通过消化道吸收和肾脏排出取得平衡，保持着体内镁含量的稳定。

含Mg^{2+}的食物包括绿色蔬菜、肉类、鱼、豆类、坚果类和谷类等。Mg^{2+}在小肠吸收是主动过程，与钙互相竞争。肾滤过液中95%的Mg^{2+}在远端肾小管和Henle袢再吸收，PTH影响远端肾小管对镁再吸收。在高镁血症情况下，肾排出Mg^{2+}增加。

知识点2：低镁血症的概念 副高：熟练掌握 正高：熟练掌握

血清镁的浓度<0.75mmol/L时称低镁血症。

知识点3：低镁血症的病因 副高：熟练掌握 正高：熟练掌握

（1）食物中含镁丰富，故缺镁罕见，仅见于危重患者，多数由于大量镁丧失，少数是摄入不足所致，如长期禁食、饥饿、蛋白热量不足的营养不良，都能发生镁缺乏症。孕妇及婴儿往往因生理需要增加导致镁相对不足。

（2）消化系统疾病：广泛肠切除、肠瘘或胆瘘、腹泻和长期胃肠减压均可引起低镁血症。下消化道液镁含量（5～7mmol/L）比上消化道液中丰富。因此，大量下消化道液丢失比胃液丢失更易发生镁缺乏。

（3）内分泌疾病导致低镁血症可见于甲状旁腺功能亢进、甲状腺功能亢进、醛固酮增多症及糖尿病酸中毒等。

（4）医源性长期应用胃肠外营养时未补充镁，血液透析时使用无镁透析液可发生镁缺乏。

（5）镁、钙和钠都经肾脏再吸收。任何使尿钙、钠排出增多的措施，也可促使镁经肾脏排出增多，导致低镁血症。

知识点4：低镁血症的临床表现　　副高：熟练掌握　正高：熟练掌握

血清镁<0.4mmol/L时会出现的症状：

（1）神经肌肉方面：缺镁早期表现常有厌食、恶心、呕吐、衰弱及淡漠；缺镁加重则发生神经肌肉失常及行为异常，这些症状可单独或同时存在，易受声、光和机械刺激而被诱发。偶尔伴发热、大汗、惊厥或昏迷。患者常有明显的痛性腕足痉挛，亦可仅有Trousseau征或Chvostek征阳性。可有抑郁、妄想、淡漠、不安、焦躁、激动、幻觉、神志混乱及定向力消失。

（2）心脏症状：镁也是钙的抑制剂，缺镁可增加钙离子内流而促进心律失常的发生，如频发房性或室性期前收缩、多源性房性心动过速、室性心动过速及心室颤动，心脏猝死。应当指出，镁缺乏引起的心律失常对一般抗心律失常药物有对抗性，难以控制症状，但在补镁治疗后常消失。

低镁血症时，对有心脏病曾发生过心力衰竭患者，容易诱发心衰或加重洋地黄中毒。缺镁时，即使给予少量洋地黄也易引起心律失常。此外，缺镁可加剧缺钾引起的室性心律失常。

（3）其他症状：缺镁可引起贫血。其特征为红细胞寿命缩短、网织红细胞及球形红细胞增多及骨髓红细胞增生。

知识点5：低镁血症的辅助检查　　副高：熟练掌握　正高：熟练掌握

实验室检查有低血镁、或肌肉镁含量减低，用^{28}Mg作动态实验，可交换的^{28}Mg减少，脑脊液中镁浓度降低（正常1.2~1.5mmol/L）、红细胞内镁含量降低。常伴有低血钾和低血钙。低钙不能用维生素D或PTH纠正。镁缺乏症可发生代谢性酸中毒。血清无机磷水平一般减低，偶可升高。镁缺乏时有低尿镁（<1mmol/L）和低尿钙，但在肾失镁过多者则尿镁增多。

知识点6：低镁血症的诊断　　副高：熟练掌握　正高：熟练掌握

（1）根据病史及症状、体征，特别是有长期禁食、饥饿、小肠吸收不良、腹泻、肠瘘、多尿等失镁情况时，应考虑缺镁的可能。

（2）血清镁浓度<0.75mmol/L。有时血清镁虽在0.75mmol/L以上，仍不能否定低镁血症。

（3）根据病史和临床判定有缺镁，而血镁正常时，应做尿镁排泄量测定。如24小时尿镁排泄量<1.5mmol，则诊断为镁缺乏症。

（4）静脉内镁负荷试验有助于诊断。一般是在12小时内静脉滴注含有30mmol硫酸镁的葡萄糖液500ml，然后收集24小时尿液测定尿镁排泄量，若体内有>50%的镁保留则为缺镁，若<30%可排除缺镁。也可在1~2小时内静滴含有20mmol镁的葡萄糖液400ml，收集16小时尿液测定镁含量，如尿镁为输入量的20%左右表示有缺镁；若为输入的70%可排除缺镁。有肾功能不全、心脏传导障碍或呼吸功能不全时忌用本试验。

（5）有手足搐搦，血钙正常，给予钙剂治疗无效者，应考虑有低镁血症的可能。

（6）低钾血症经补钾治疗后症状恢复不明显时，应考虑同时患有低镁血症的可能。

知识点7：低镁血症的鉴别诊断　　副高：熟练掌握　正高：熟练掌握

当临床诊断为常见的低钙血症或低钾血症时，应考虑可能合并存在低镁血症。此外，首先应与各型手足搐搦（低钙血症、碱中毒等）、全身性痉挛或癫痫、自主神经性肌张力障碍、某些甲状腺功能减退症、某些精神症状疾病相鉴别。

知识点8：低镁血症的治疗　　副高：熟练掌握　正高：熟练掌握

（1）预防缺镁：对依靠口外营养、静脉营养及经胃肠道或肾脏失镁者，以及哺乳期的妇女和小儿，每日给镁5~25mmol，以防止缺镁。能口服者可口服葡萄糖酸镁，不能口服者可用10%硫酸镁肌注，或加入液体中静滴。

（2）肾功能良好的缺镁症患者，可每日给镁25~50 mmol，加入液体内，经静脉缓慢滴入（12小时以上）。应不断地监护心脏功能，测定血镁，随时调整剂量，症状控制后须减量。

（3）对抽搐、心律紊乱等发生危象患者，应立即经静脉给镁8~16mmol（50%硫酸镁4~8ml）加入5%葡萄糖或生理盐水100~500ml中，在10~15分钟内滴注，治疗过程中应监护心电，反复测定血镁。病情好转后，仍需按24小时内每千克体重给镁0.5mmol，经静脉滴注，或10%硫酸镁肌注（每6小时肌注硫酸镁2g）。第二天症状得到控制后，可按24小时内每千克体重给镁0.2mmol，以10%硫酸镁10ml肌注（约含镁4mmol），每日3次。能口服时，则改为口服葡萄糖酸镁1.5~2g，每日3次。

知识点9：高镁血症的概念　　副高：熟练掌握　正高：熟练掌握

血清镁>2mmol/L时称高镁血症，较少见。

发生高镁血症最主要的病因是肾功能损害，但大多数引起症状的高镁血症均与使用含镁药物有关。

知识点10：高镁血症的病理生理 副高：熟练掌握 正高：熟练掌握

过量的镁主要对心血管系统和神经系统产生影响。在神经方面，可阻断神经传导及在末梢神经部位阻断乙酰胆碱释放，减低神经肌肉接头的冲动传导，并使突触后膜反应性减低和轴索兴奋阈值增高，从而使神经肌肉功能减低。在循环系统方面，主要引起心脏的兴奋传导障碍和抑制细胞膜的兴奋性。

知识点11：高镁血症的病因 副高：熟练掌握 正高：熟练掌握

（1）摄入过多：①无肾功能不全的成人和新生儿，用镁盐灌肠；②巨结肠和肠梗阻时，用镁盐灌肠，甚至发生致死性高血镁；③硫酸镁治疗子痫。

（2）排泄受阻：肾功能不全、慢性肾衰竭及急性肾衰竭时均可引起高镁血症。

（3）其他：在锂盐治疗过程中、大手术后、伴骨骼受累的肿瘤、甲状腺功能减退症、甲状旁腺功能亢进症伴肾损害、垂体性矮小、乳-碱综合征及病毒性肝炎等患者，有肾功能不全时可有血镁轻度升高。

知识点12：高镁血症的临床表现 副高：熟练掌握 正高：熟练掌握

高镁浓度抑制中枢及周围神经系统，最早表现为嗜睡、肌力减退，继之出现软瘫，腱反射消失，甚至昏迷。

心血管方面表现传导功能障碍，心电图表现与高钾相似。如无高钾血症而心电图显示P-R间期延长、T波高耸、QRS增宽者，应考虑高镁血症。

血清镁超过6mmol/L时，可出现心脏停搏。

知识点13：高镁血症的诊断 副高：熟练掌握 正高：熟练掌握

血清镁在1.5mmol/L左右常无临床症状，>2mmol/L出现症状则诊断为症状性高镁血症。高血镁最常见于尿毒症患者，故尿毒症时应加以重视。对慢性、急性肾功能不全者均应定期进行血镁检测。当肾功能不全患者出现神经肌肉症状及心电图示传导障碍，而不能用血钾、钙、磷异常解释时，应考虑高镁血症。

知识点14：高镁血症的治疗 副高：熟练掌握 正高：熟练掌握

（1）一经确诊，应立即停止镁制剂的摄入和治疗其原发病因。

（2）对肾功能正常者可给予利尿剂，以促进尿镁的排泄。如有脱水，应予纠正，但对尿少患者应防止发生水过多的危险。对肾功能不全的患者，使用镁剂应特别小心。

（3）对血清镁>2.5mmol/L的有症状患者和>4mmol/L的所有患者，应静脉注射10%葡葡糖酸钙 10~20ml（钙 100~200mg）或 10%氯化钙 5~10ml 缓慢静脉注射可迅速改善毒性作用，30 秒左右可见症状有暂时性改善，但作用时间短暂。如注射后 2 分钟仍未见效，应重复治疗。

（4）严重病例可进行透析治疗。

第六节 钙磷代谢失常

知识点 1：低钙血症的概念 副高：熟练掌握 正高：熟练掌握

血清蛋白浓度正常时，血清钙低于 2. 2mmol/L（8. 5mg/dl）称为低钙血症。

知识点 2：低钙血症的病因 副高：熟练掌握 正高：熟练掌握

（1）甲状旁腺激素分泌减少：见于甲状旁腺功能减退、低镁血症、胰腺炎及新生儿低钙血症等。

（2）维生素 D 不足：见于假性甲状旁腺功能减退、高磷血症、维生素 D_3 不足、吸收不良综合征、肾小管酸中毒、急性或慢性酒精中毒等。

（3）其他原因：①成骨速度超过骨吸收；②输入大量库存血，血浆 Ca^{2+} 被多余的枸橼酸盐结合；③治疗高钙血症时使用磷酸盐或降钙素，或抗痉挛时使用苯巴比妥、苯巴比妥钠。

知识点 3：低钙血症的临床表现 副高：熟练掌握 正高：熟练掌握

低钙血症的临床表现与血钙下降的程度、速度、时间长短等因素有关，如果短时间内血钙迅速下降或伴碱中毒，可出现威胁生命的严重后果。

（1）神经肌肉系统症状：①慢性、中等程度的低血钙时，患者可感到唇、鼻、四肢麻木或刺痛，肌束颤动，面神经叩击征（Chvostek sign）和束臂征（trousseau sign）阳性。当血钙下降严重或下降速度很快时，可出现自发性手足搐搦、腹痛、支气管哮喘，甚至喉痉挛、癫痫大发作，后者也可能与脑内病灶有关；②甲旁减患者颅内可发生异位钙化，引起震颤、共济失调、手足徐动症、舞蹈症、抽搐等症状；③长期低钙血症患者的记忆力减退、性格改变、抑郁、焦虑、精神错乱，儿童智力障碍。

（2）心血管系统症状：心排出量及左心收缩力明显减弱；心电图表现为 Q-T 间期延长、T 波平坦或倒置。

（3）小儿长期患低钙血症出现：①牙齿发育不全，有龋齿；②皮肤干燥、鳞屑增多；③指甲易脆、指甲横沟；④秃发、毛发稀疏；⑤可发生白内障；⑥佝偻病样骨骼改变。

（4）转移性钙化：肌腱、关节周围软组织、基底节及小脑钙化。

（5）原发病表现。

知识点4：低钙血症的诊断　　副高：熟练掌握　正高：熟练掌握

（1）明确是否有低钙血症：应同时测定血清钙浓度和血清蛋白浓度，以便校正真实的血钙水平或直接测定离子钙浓度。

（2）明确病因诊断：应结合病史（如用药史、手术史、家族史、喂养史）、症状、体征和有关实验室资料、特殊检查结果等进行判断。

知识点5：低钙血症的治疗　　副高：熟练掌握　正高：熟练掌握

（1）明确病因：针对病因进行治疗。

（2）静脉注射钙剂：严重低钙血症患者伴有神经肌肉症状，如抽搐、惊厥等，静脉补充钙剂，改善症状。可给予10%葡萄糖酸钙10~20ml（10ml=钙90mg，2.25mmol），或10%氯化钙10~20ml（10ml=钙360mg，6mmol）于25%~50%葡萄糖液20~40ml，缓慢注射，每分钟不超过2ml。症状反复者，数小时后可重复注射或静脉持续滴注葡萄糖酸钙或氯化钙15mg/kg，4~6小时，同时注意是否存在低镁血症，必要时补充镁剂。待病情稳定后，可改为口服钙剂。

（3）口服补钙：适用于慢性低钙血症及低血钙症状不显著者。常用制剂有乳酸钙、葡萄糖酸钙、碳酸钙等，一般每日需补钙1~2g。

（4）维生素D治疗：由维生素D缺乏、抵抗引起的低钙血症，应选择维生素D制剂，在肾功能衰竭、甲旁减或维生素D依赖性维生素D缺乏病时，应选用1,25二羟维生素D_3 0.25~1.0μg/d。其他原因的维生素D缺乏，可补给维生素D 15000~50000U/d或更大剂量，并治疗病因。使用时应严密监测血、尿钙情况，根据需要调整剂量。

（5）纠正低镁血症：存在低镁血症的患者应给予补镁治疗。将25%硫酸镁5ml稀释于25%~50%葡萄糖液20~40ml中，缓慢推注；或深部肌注10%硫酸镁10ml（约含镁4mmol），每天3~4次。症状缓解后，再每日补充镁25~50mmol数日。治疗期间应严密监测血镁浓度及心脏情况。

（6）其他：噻嗪类利尿剂和限制钠盐，均可增加肾小管对钙的重吸收，减少尿钙，升高血钙水平，可用于肾功能不全时低血钙的辅助治疗，但应注意防止低钾血症。

知识点6：高钙血症的概念　　副高：熟练掌握　正高：熟练掌握

血清蛋白浓度正常时，成人血清钙正常值为2.25~2.75mmol/L，高于2.75mmol/L即为高钙血症。

知识点7：高钙血症的病因　　副高：熟练掌握　正高：熟练掌握

病因包括恶性肿瘤（以乳腺癌、肺癌、膀胱癌、鳞状上皮癌、多发性骨髓瘤、白血病等发生高钙血症为多见）、甲状旁腺功能亢进、维生素D中毒等。偶有性激素和噻嗪类利尿剂引起的。

知识点8：高钙血症的临床表现 副高：熟练掌握 正高：熟练掌握

高钙血症患者临床表现可累及多个系统。症状的出现与否及轻重程度与血中游离钙升高的程度、速度及患者的耐受性有关。血钙<3.0mmol/L时，症状常较轻或无症状，而血钙浓度>4.0mmol/L时，出现高钙危象。

（1）神经精神症状：一般表现有乏力、倦怠、软弱、淡漠。病情继续发展出现头痛、肌无力、腱反射抑制、抑郁、易激动、步态不稳、语言障碍、听觉和视力障碍、定向力丧失、木僵、精神行为异常等神经精神表现。

（2）泌尿系统症状：患者出现烦渴、多饮、多尿、脱水。另外，高钙血症可引起肾间质钙盐沉积，导致间质性肾炎、失盐性肾病、尿路感染、泌尿系统结石、肾钙盐沉着症甚至肾功能衰竭。

（3）消化系统症状：患者可表现为食欲减退、恶心、呕吐、腹痛、便秘，甚至麻痹性肠梗阻。高血钙易发生消化性溃疡，也可引起急性胰腺炎。

（4）心血管系统和呼吸系统症状：患者可发生高血压和各种心律失常，心电图表现有Q-T间期缩短、ST-T改变、房室传导阻滞、低血钾性U波等，应及时治疗。高钙血症可致肺部感染、呼吸困难甚至呼吸衰竭。

（5）其他：高血钙可致肌无力、萎缩、麻痹。异位钙化灶可致眼角膜病、红眼综合征、结膜及鼓膜钙化、关节周围钙化、软骨钙化等。

（6）原发病表现。

知识点9：高钙血症的诊断 副高：熟练掌握 正高：熟练掌握

高钙血症的诊断首先明确有无血钙升高，然后明确高血钙的病因。

（1）确定高血钙需重复多次测定血清钙浓度，同时应排除对钙测定值有影响的因素。

（2）高血钙的病因诊断需综合分析患者的病史，包括症状、体征、实验室有关检查、影像学等特殊检查结果。家族史、用药史亦是诊断中不可缺少的资料。

知识点10：高钙血症的治疗原则 副高：熟练掌握 正高：熟练掌握

高钙血症应主要针对原发病进行治疗，当血钙低于3.0mmol/L时可暂不予处理，当血钙高于4.0mmol/L，即达高钙危象时，则须紧急处理降低血钙，维持机体内环境的稳定，减少并发症，为原发病的治疗争取机会。

知识点11：扩容、促进尿钙排泄治疗高钙危象 副高：熟练掌握 正高：熟练掌握

（1）纠正脱水及增加尿钠、钙排泄。

（2）每日补给等渗盐水4000~6000ml。

（3）血容量极度减缩伴低血压、休克，补液基础上可酌情用血管收缩剂。

（4）高血钙合并低血钾者需同时补充钾盐。

（5）大量输液应监测心、肺功能，以免诱发心力衰竭、肺水肿。

（6）治疗中使用洋地黄应酌情减量。

（7）积极输注生理盐水的同时应使用髓袢性利尿剂，以加强钙的排泄。可以给呋塞米（速尿）40~80mg 静注，每2~6小时注射1次。若有疗效，血钙可在24小时内下降0.5~1.0mmol/L。注意忌用噻嗪类利尿剂。

知识点12：药物抑制骨吸收治疗高钙危象　　副高：熟练掌握　正高：熟练掌握

（1）双膦酸盐：治疗恶性肿瘤诱发的高钙血症有效率达90%。一般治疗高钙危象时须从静脉途径给药，维持输注4小时以上。不良反应主要为肾损害及抑制骨矿化。

（2）氨磷汀（WR-2721）：是放射治疗或化学治疗中正常组织的保护剂。用于原发性甲旁亢及肿瘤所致高钙血症，也能直接抑制骨钙吸收，减少肾小管钙的重吸收。

（3）降钙素：可直接抑制破骨细胞功能，快速抑制骨吸收，促进尿钙排泄，降低血钙。治疗剂量：鲑鱼降钙素2~8U/kg，鳗鱼降钙素0.4~1.6U/kg，每6小时1次，肌内注射或皮下注射，使用6小时内可降低血钙0.25~0.5mmol/L。但作用半衰期短，且几小时或几天内出现“脱逸”现象而失效。与糖皮质激素或光辉霉素合用可产生协同作用，也可与双膦酸盐合用。不良反应主要为恶心、呕吐、腹痛、面色潮红、皮疹等，一般均可耐受。

（4）硝酸镓：为抗癌药，有阻抑PTH和OAF的骨吸收作用。用量为200mg/(m^2·d)，持续滴注5~7天。

（5）普卡霉素（光辉霉素）：是细胞毒性抗生素，可抑制RNA合成，减少骨吸收并拮抗PTH作用。静脉注射25~50μg/kg，维持6小时，血钙于36~48小时内下降，疗效维持不超过5天，必要时5~7天后重复应用，但反复使用可对肝、肾、造血系统产生毒性作用。

（6）顺铂：是治疗癌性高钙血症的新药，其降钙作用是直接抑制骨吸收。优点是安全有效，疗效持久。

知识点13：糖皮质激素治疗高钙危象　　副高：熟练掌握　正高：熟练掌握

糖皮质激素用于治疗维生素D中毒、结节病及血液系统肿瘤所致高钙血症。口服泼尼松40~80mg/d至血钙正常，或氢化可的松200~300mg/d静滴3~5天。有一定的降钙效果，但起效慢、维持时间短，常与其他降钙药合用。另外，糖皮质激素亦可用于高钙血症的病因鉴别。

知识点14：前列腺素抑制剂治疗高钙危象　　副高：熟练掌握　正高：熟练掌握

前列腺素抑制剂对少数可能由PGs所致的癌性高钙血症有效。通常用吲哚美辛（消炎痛）50~100mg/d，或阿司匹林 2~3g/d，经用 5~7 日无效，即可停药。

知识点 15：钙螯合剂治疗高钙危象 副高：熟练掌握 正高：熟练掌握

依地酸二钠可与钙结合成为可溶性复合物，增加尿钙排出，每日 2~4g，于糖盐水中静脉点滴 4 小时以上。因其有肾毒性作用，故肾功能减退者慎用。

知识点 16：透析疗法治疗高钙危象 副高：熟练掌握 正高：熟练掌握

重症急性高血钙，尤其是并发严重肾功能不全者，可使用无钙或低钙透析液做腹膜透析或血液透析。

知识点 17：治疗高钙危象的其他疗法 副高：熟练掌握 正高：熟练掌握

（1）甲亢所致高钙血症者可用普萘洛尔（心得安）治疗，每天分次口服 80~100mg，但心力衰竭者慎用，哮喘者忌用。

（2）用雌激素治疗更年期妇女的原发性甲旁亢有效。

（3）活动能改善由制动导致的高血钙。

知识点 18：低磷血症的概念 副高：熟练掌握 正高：熟练掌握

正常血清磷浓度：

成人：0.83~1.45mmol/L（2.6~4.5mg/dl）。

小儿：1.29~1.94mmol/L（4~6mg/dl）。

当血清磷浓度≤0.8mmol/L 时称为低磷血症。

血清磷<0.3~0.5mmol/L 为重度低磷血症。

知识点 19：低磷血症的病因 副高：熟练掌握 正高：熟练掌握

（1）肠道吸收减少：营养不良、脂肪泻、慢性腹泻及吸收不良综合征，可引起低磷血症。服用能与磷结合的铝镁抗酸剂，因肠道内磷的吸收减少导致磷缺乏症。

（2）其他：维生素 D 缺乏、肾小管疾病、甲状旁腺功能亢进症、肿瘤引起的低血磷性软骨病、严重烧伤或感染、酒精中毒等。

知识点 20：低磷血症的临床表现 副高：熟练掌握 正高：熟练掌握

（1）中枢神经系统症状：感觉异常、眩晕、嗜睡、麻木、共济失调、抽搐、昏迷，甚至死亡。

（2）血液系统症状：①红细胞内2,3二磷酸甘油酸（2,3-DPG）减少，影响氧与血红蛋白解离；②血磷<0.16mmol/L（0.5mg/dl）时，易发生溶血性贫血；③白细胞的趋化性、吞噬作用、杀菌活性明显减弱；④血小板减少，血块收缩不良，胃肠道及皮下易出血。

（3）骨骼、心肌的症状：低磷可导致肌无力或横纹肌溶解，如累及心肌和呼吸肌，可致心律失常、心力衰竭和呼吸衰竭。

（4）任何不能解释的骨痛、骨折：应考虑磷缺乏症的可能。

知识点21：低磷血症的治疗　　副高：熟练掌握　正高：熟练掌握

（1）积极治疗原发病：无症状或症状甚轻患者，一般无需补磷，只要治疗原发疾病并增加饮食中磷的摄入量即可。

（2）对磷缺乏症的患者，24小时内每千克体重可给磷酸盐1mmol/L，分次口服。每日最多不超过3g。

（3）对严重血磷降低伴有明显神经肌肉、心血管和血液系统症状者，应给予静脉补磷。当患者合并肾功能衰竭、少尿、大量组织坏死及高钙血症时，补磷应慎重。

新发生的低磷血症，首次剂量可用0.08mmol/kg（注：mmol数×30.974即得mg数）；若低血磷为时较久，且存在多种诱发低血磷的原因，则首剂用0.16mmol/kg；对症状明显的患者，首剂应增加25%～50%；对合并高血钙的患者则应减少25%～50%。间隔6小时后可重复给药，每次给药后应立即并反复多次测定血钙和血磷浓度，并依照临床情况及新的血磷水平调整下一次的补充量。为减少危险性，每次剂量不超过0.24mmol/kg。伴有低血钙时还需同时补钙，钙剂不宜加于含有磷酸盐的溶液中或通过同一静脉输注。

知识点22：高磷血症的概念　　副高：熟练掌握　正高：熟练掌握

血清磷超过1.60mmol/L为高磷血症。

知识点23：高磷血症的病因　　副高：熟练掌握　正高：熟练掌握

（1）摄入过多或吸收过多：①小肠吸收磷增多：维生素D中毒时，一方面骨吸收增多，另一方面小肠吸收的磷也增加；②静脉内注入磷酸盐的量过大、速度过快时，可发生高磷血症（治疗高钙血症或低磷血症时）；③白磷烧伤（燃烧弹所伤）。

（2）肾脏排泄减少：①急、慢性肾功能衰竭；②甲状旁腺功能减退症或假性甲状旁腺功能减退症；③肢端肥大症；④肿瘤性钙质沉着症；⑤长期使用双膦酸盐制剂、肝素等药；⑥低镁血症。

（3）磷从细胞内释出：①呼吸性、代谢性酸中毒；②细胞溶解：如溶血性贫血、肌溶解综合征、用细胞毒性化学药物治疗淋巴瘤及白血病等；③其他：如高热、暴发性肝炎、挤压伤等。

（4）甲状旁腺功能减退或假性甲状旁腺功能减退：因患者肾小管对磷的重吸收增加，

导致高磷血症。

知识点 24：高磷血症的临床表现 副高：熟练掌握 正高：熟练掌握

高磷血症的症状通常很轻或无症状，严重高血磷的临床表现主要取决于原发病、伴随的低血钙、其他代谢紊乱和异位钙化灶沉积于各个系统所引起的症状。

（1）循环系统：心律不齐、血压低、肺部充血，指、趾或皮肤有缺血坏死。

（2）泌尿系统：少尿或无尿。

（3）呼吸系统：呼吸困难、低氧血症。

（4）其他：角膜混浊、结膜炎、皮肤丘疹等。

知识点 25：高磷血症的治疗 副高：熟练掌握 正高：熟练掌握

（1）针对病因治疗。

（2）降血磷处理：包括去除外源性含磷药物、低磷饮食、服用含钙铝的磷结合剂或无钙铝的磷吸附剂，降低肠道磷的吸收。

（3）严重高血磷者：进行血液透析治疗，尤其是肿瘤溶解、肾功能衰竭等引起者。

（4）慢性肾衰者还常出现高硫酸盐血症：高硫酸盐血症常先于高磷血症发生。其治疗可能主要是针对原发病，利尿剂是否有效仍未明确。

第七节 酸碱平衡失常

知识点 1：肾脏调节酸碱平衡的方法 副高：熟练掌握 正高：熟练掌握

肾脏调节酸碱平衡的方法有 $NaHCO_3$ 的再吸收、排泌可滴定酸、生成和排泌氨、离子交换和排泌四种。

知识点 2：体液 pH 的改变因素 副高：熟练掌握 正高：熟练掌握

体液 pH 的改变取决于：①HCO_3^-，由代谢过程来控制；②$PaCO_2$ 的变化，由呼吸机制来调节。

知识点 3：酸碱度 副高：熟练掌握 正高：熟练掌握

酸碱度（pH）是一项血液酸碱度的指标，pH 正常值为 7.35～7.45，平均 7.40。pH>7.45 为碱血症；pH<7.35 为酸血症；pH 正常只说明血液中的酸碱度在正常范围内，不能排除酸碱的平衡失调可能。pH 需要结合其他酸碱指标，如二氧化碳分压（$PaCO_2$）、碳酸氢盐（HCO_3^-）、缓冲碱（BE）等及生化指标（如钾、氯、钙），才能正确判断是酸中毒、

碱中毒，还是复合型酸碱平衡紊乱。

知识点 4：SB 及 SBC 副高：熟练掌握 正高：熟练掌握

标准碳酸氢盐（SB）或标准碳酸氢根（SBC）是指血浆在标准条件下（37℃，$PaCO_2$ =5. 33kPa，血红蛋白完全氧合时）所测得的碳酸氢盐（HCO_3^-）浓度，是代谢性酸碱失衡的定量指标。

实际碳酸氢盐（AB）或实际碳酸氢根（ABC）是血浆中的实测 HCO_3^- 含量（血气分析报告中的 HCO_3^- 即指 AB，受呼吸与代谢两种因素的影响）。正常人的 AB 与 SB 值相同，均为 22~27mmol/L。

正常情况下，AB=SB。AB>SB 提示呼吸性酸中毒；AB<SB 提示呼吸性碱中毒。AB=SB 且两值均增加，提示失代偿性代谢性碱中毒。AB=SB，且两值均减低，提示失代偿性代谢性酸中毒。

知识点 5：缓冲碱 副高：熟练掌握 正高：熟练掌握

缓冲碱（BB）是指血中能作为缓冲的总碱量，是反映代谢性酸碱失衡的较好指标。因 BB 包括了全部缓冲阴离子的总量，故 BB 减少而 AB 正常时，说明 HCO_3^- 以外的缓冲阴离子减少，常提示血浆蛋白、血红蛋白含量过低。

全血缓冲碱（BBb）的正常值为 45~55mmol/L，血浆缓冲碱（BBp）的正常值为 41~43mmol/L。

知识点 6：碱剩余 副高：熟练掌握 正高：熟练掌握

碱剩余（BE）指在温度为 37~38℃，CO_2 分压为 5. 33kPa（40mmHg）的标准条件下滴定血标本，使其 pH 等于 7. 40 所需酸或碱的量。

BE 为正值时，表示 BB 有剩余，提示存在代谢性碱中毒；BE 为负值时，表示 BB 不足，提示存在代谢性酸中毒。

目前认为，BE 和 HCO_3^- 对判断代谢性酸中毒的价值相同。

知识点 7：二氧化碳结合力 副高：熟练掌握 正高：熟练掌握

二氧化碳结合力（CO_2CP）指将采取的静脉血标本，在室温下分离出血浆，用正常人肺泡气（CO_2 分压为 5. 33kPa 或 40mmHg）平衡后，所测得的血浆 CO_2 含量。CO_2CP 表示来自碳酸氢盐和碳酸的 CO_2 总量，同时受代谢和呼吸性因素的影响。

CO_2CP 一项指标不能用来判断酸碱中毒的类型。它可用两种单位来表示，以容积%（Vol%）表示，则正常值为 50~70Vol%，平均 58Vol%；以 mmol/L 表示，则正常值为 22~29mmol/L，平均 25mmol/L。Vol%数值除以 2. 2 即得 mmol/L 数值。

知识点8：二氧化碳总含量 副高：熟练掌握 正高：熟练掌握

二氧化碳总含量（TCO_2）是指在37～38℃时，与大气隔绝条件下，所测得的CO_2含量。包括血浆内HCO_3^-等所含的CO_2和物理溶解的CO_2（即$PaCO_2$）。TCO_2的正常值为24～31mmol/L。

知识点9：二氧化碳分压 副高：熟练掌握 正高：熟练掌握

二氧化碳分压（$PaCO_2$）是指溶解于动脉血中的二氧化碳所产生的压力，正常值4.6～6.0kPa（35～45mmHg），平均5.33kPa（40mmHg）。

$PaCO_2$既反映通气、换气功能，又反映酸碱状态，因此，判断其意义时，切勿把酸碱失衡的代偿性变化误作为呼吸功能障碍的表现。

知识点10：阴离子隙 副高：熟练掌握 正高：熟练掌握

阴离子隙（AG）是近年来倍受重视的酸碱指标之一。血液中主要阳离子浓度之和（UA）与主要阴离子浓度之和（UC）之差值即为AG，正常AG值为8～16mmol/L，平均12mmol/L。

实际上AG反映的是UA与UC含量的变化。在一般情况下，UC含量较稳定，故AG高低主要取决于UA含量的变化。

AG增高常见于：①肾功能不全导致的氮质血症或尿毒症引起磷酸盐和硫酸盐的潴留；②严重低氧血症，各种原因的休克时，组织缺氧引起乳酸堆积；③糖尿病时体内乙酰乙酸、β羟丁酸、丙酮酸等的堆积；④饮食过少致饥饿性酮症酸中毒。

AG增高常反映有机酸中毒或高AG代谢性酸中毒及其程度。

AG下降常见于：①浆细胞病时带阳电荷的免疫球蛋白升高；②锂中毒；③低白蛋白血症、酸中毒时白蛋白所带阴电荷减少；④严重血脂紊乱和高黏滞血症使Na^+和Cl^-测定值降低。

知识点11：代谢性酸中毒的概念 副高：熟练掌握 正高：熟练掌握

代谢性酸中毒是最常见的一种酸碱平衡紊乱，指体内非挥发性酸性物质产生过多，肾脏酸性物质排出过少，或经胃肠道丢失的碳酸氢盐（HCO_3^-）过多所造成的一种酸碱平衡紊乱类型，可分为高阴离子间隙（AG）代谢性酸中毒及正常AG代谢性酸中毒两类。

知识点12：代谢性酸中毒的分类 副高：熟练掌握 正高：熟练掌握

典型的代谢性酸中毒，即失代偿性酸中毒，是指动脉血浆H^+浓度增高（pH>7.35）和

血浆 HCO_3^- 浓度降低（<22mmol/L）。代谢性酸中毒主要包括三种类型。

（1）正常 AG 代谢性酸中毒：一般均伴有高氯血症，如肾小管酸中毒（RTA）、肠道丢失 HCO_3^- 过多引起的酸中毒。

（2）高 AG 代谢性酸中毒：一般伴有高氯血症，主要有尿毒症性酸中毒、乳酸性酸中毒、酮症酸中毒或甲醛中毒引起的代谢性酸中毒等。

（3）混合性代谢性酸中毒：即正常 AG 代谢性酸中毒和高 AG 代谢性酸中毒混合存在，其综合结果为高 AG 的代谢性酸中毒，如肾小管酸中毒伴有酮症性酸中毒等。

知识点 13：代谢性酸中毒的病因　　副高：熟练掌握　正高：熟练掌握

（1）高 AG 代谢性酸中毒：主要是非挥发性物质产生过多及酸性物质排出减少所致：①乳酸、酮体等非挥发性物质产生过多；②酸性物质排出减少。

（2）正常 AG 代谢性酸中毒：主要原因是肾脏排 H^+ 障碍、胃肠道丢失 HCO_3^- 过多及使用含盐酸药物过多：①肾脏排 H^+ 障碍；②胃肠道丢失 HCO_3^- 过多（胰瘘、胆汁引流、胃肠减压及严重腹泻时）；③大量应用盐酸精氨酸、稀盐酸、氯化铵等含盐酸药物，H^+ 负荷伴随 Cl^- 而增加，同时血浆 HCO_3^- 浓度相应降低也可导致正常 AG 代谢性酸中毒。

知识点 14：代谢性酸中毒的临床表现　　副高：熟练掌握　正高：熟练掌握

代谢性酸中毒的临床表现随不同的病因而异。轻症易被原发病的征象所掩盖。呼吸快而深是代谢性酸中毒的突出表现，有时呼气中带有酮味。患者面唇潮红，倦怠，软弱无力，腱反射减弱或消失，主诉头痛、恶心、呕吐，有烦躁不安或嗜睡，甚至昏迷。心率快速，血压偏低，可出现心律不齐、急性肾功能不全和休克。

知识点 15：代谢性酸中毒的诊断　　副高：熟练掌握　正高：熟练掌握

根据患者病史，有深快呼吸表现应怀疑代谢性酸中毒可能。血气分析可明确诊断以及了解酸中毒的严重程度和代偿情况。代谢性酸中毒的诊断和鉴别诊断可分为四个步骤：①明确代谢性酸中毒的存在，即 pH 下降，HCO_3^- 也相应下降；②判断呼吸代偿是否完全，如 $PaCO_2$ 至预计值，表明同时存在呼吸性酸碱失衡；③检测 AG，确定为 AG 正常抑或 AG 升高的代谢性酸中毒；④如果 AG 升高，作进一步鉴别。

对于高 AG 性代谢性酸中毒者，可根据有无糖尿病、缺氧、营养不良、肾脏疾病、消化道疾病等，选择血糖、血酮、血乳酸、尿素氮、肌酐等检查来协助诊断。

对于正常 AG 性代谢性酸中毒者，可寻找有无肝、肾疾病导致的低蛋白血症及应用过多含氯化物、卤素族离子等药物史来判断。

知识点 16：代谢性酸中毒的治疗　　副高：熟练掌握　正高：熟练掌握

应将病因治疗放在首位。较轻的代谢性酸中毒（血浆 HCO_3^- 为 16～18mmol/L）常在补充体液，纠正缺水后机体通过加快肺通气和加强肾排 H^+ 自行纠正。

血浆 HCO_3^- 低于 10mmol/L 时，应给予碱剂治疗。临床应用的碱性药物包括碳酸氢钠、乳酸钠、三羟甲基氨基甲烷、枸橼酸和枸橼酸钾。碳酸氢钠最常用。补碱量可参照以下公式：

$$所需的5\%\ NaHCO_3量(ml)=(27-HCO_3^-测得值)mmol/L\times 体重(kg)\times 0.2\times 1.66$$

从公式估算的补碱量不一定符合实际需要，一般应先给 1/3～1/2，然后根据病情和 HCO_3^- 及 BD 值调整用量，一般以使 CO_2CP 恢复到 20mmol/L、pH7.2 为宜。另外，纠正酸中毒的过程中可能出现低钙血症和低钾血症，应注意防治。纠正代谢性酸中毒过快过慢均不宜。

知识点 17：代谢性酸中毒治疗的注意事项　　副高：熟练掌握　正高：熟练掌握

（1）轻度酸中毒（pH>7.2），一般不需补碱，或仅予口服碳酸氢钠 1～2g，每天 3 次即可。

（2）对严重消化性溃疡患者要注意观察病情变化。

（3）重度酸中毒者，多需用碳酸氢钠将血 pH 提高至 7.20 左右，可先给予计算量的 1/3～1/2，再依据临床表现及所查的血气分析结果进一步调整；不宜过快将血 pH 纠正至正常，避免加重中枢神经系统症状及机体缺氧；过多补碱可致肺水肿；此外，高浓度碳酸氢钠可导致高渗血症，加重中枢神经系统症状。

知识点 18：代谢性碱中毒的概念　　副高：熟练掌握　正高：熟练掌握

代谢性碱中毒是指体内酸性物质经胃肠、肾丢失过多，或从体外进入体内的碱过多而导致的原发性血 HCO_3^- 升高和 pH 值升高的一种酸碱平衡紊乱。

知识点 19：代谢性碱中毒的病因及发病机制　　副高：熟练掌握　正高：熟练掌握

（1）H^+、Cl^- 大量丧失：最常见的原因是丧失大量胃液，如由于呕吐或长期胃液引流导致 HCO_3^- 不能被足够的 H^+ 中和而吸收入血。Cl^- 丢失使肾近曲小管的 Cl^- 减少，为维持离子平衡，代偿性增加 HCO_3^- 的吸收。

（2）输入大量碳酸氢钠、血液或复方氯化钠溶液：可造成医源性代谢性碱中毒，血液中的枸橼酸和复方氯化钠中的乳酸盐均可代谢成碳酸氢盐。

（3）缺钾：低钾血症导致 K^+ 自细胞内移出，每 3 个 K^+ 移出细胞便有 2 个 Na^+ 和 1 个 H^+ 进入细胞，导致细胞内酸中毒，细胞外碱中毒。

（4）利尿剂的作用：呋塞米等能抑制近曲小管对 Na^+ 和 Cl^- 的重吸收而不影响远曲小管

Na^+、H^+交换，导致随尿丢失的 Cl^-多于 Na^+发生低氯性碱中毒。

代谢性碱中毒时氧不易从氧合血红蛋白中释出，此时患者的血氧含量和饱和度都正常仍可能存在组织缺氧。

知识点 20：代谢性碱中毒的临床表现 副高：熟练掌握 正高：熟练掌握

代谢性碱中毒抑制呼吸中枢，使脑血流减少，导致缺氧。临床表现为烦躁不安，严重者引起昏迷。组织中的乳酸生成明显增多，游离钙下降，常出现神经肌肉兴奋性增高（如手足搐搦、喉头痉挛等），血 K^+、Mg^{2+}、Ca^{2+}离子下降，有时伴室上性及室性心律失常或低血压。

知识点 21：代谢性碱中毒的实验室检查 副高：熟练掌握 正高：熟练掌握

血 pH 和 HCO_3^- 增高，BE 呈正值，$PaCO_2$ 在代偿时增高，但在失代偿时正常。血中 Na^+增高，K^+、Cl^-减少；尿 Cl^-减少，呈碱性；但也可出现反常酸性尿。

知识点 22：代谢性碱中毒的原发病治疗 副高：熟练掌握 正高：熟练掌握

纠治原发病，如停止补碱，避免过度利尿，及时纠正呕吐，补充血容量。对肿瘤引起的原发性醛固酮增多症等应及时手术切除。

知识点 23：代谢性碱中毒的纠正引起肾脏 HCO_3^- 重吸收和（或）再生成增多因素的治疗 副高：熟练掌握 正高：熟练掌握

（1）对氯化物反应性代谢性碱中毒，给予足量 0.9%氯化钠溶液补充血容量即可纠正代谢性碱中毒。

（2）伴低钾血症时，给予氯化钾。

（3）利尿剂引起者，氯化钠治疗常无效，应同时给予氯化钾纠正低钾血症。

（4）存在充血性心力衰竭、肾功能减退时，可给碳酸酐酶抑制剂，以抑制肾小管分泌 H^+，但可引起尿 K^+排泄增多。

知识点 24：代谢性碱中毒的补酸治疗 副高：熟练掌握 正高：熟练掌握

当严重代谢性碱中毒，血 pH>7.6、伴显著低通气（$PaCO_2$>60mmHg）、对氯化钠和补钾治疗反应不佳时，应考虑补酸。

（1）0.1M 稀盐酸：浓度为 100mmol/L，需 0.1mol/L HCL 5ml。稀盐酸起效最快，但可引起溶血，故应经中心静脉输注。计算求得的补充量于 12~24 小时内补充完，并每 4~6 小时随访血气和电解质。如 $PaCO_2$ 显著升高，滴速应减慢，以免引起严重的呼吸性酸中毒。

当 pH<7.5 时，停止补酸。

（2）氯化铵：血 HCO_3^- 下降 1mmol/L，需氯化铵 0.044g/kg，可口服或稀释为 0.9%溶液，分 2~3 次静脉滴注。严重肝病时禁用。

（3）盐酸精氨酸：适用于肝功能不全时，肾功能减退时禁用。

知识点 25：代谢性碱中毒的血液透析治疗　副高：熟练掌握　正高：熟练掌握

当原发病治疗、纠正引起肾脏 HCO_3^- 重吸收和（或）再生成增多的因素治疗、补酸治疗代谢性碱中毒仍难纠正时，有明显容量过多尤其是肾功能显著减退时，可考虑做血液透析。应采用低 HCO_3^- 和高 Cl^- 透析液。

知识点 26：呼吸性酸中毒的概念　副高：熟练掌握　正高：熟练掌握

呼吸性酸中毒通常指因肺通气或换气功能障碍，CO_2 潴留，血 $PaCO_2$ 上升和 pH 降低所致的酸碱平衡紊乱。

知识点 27：呼吸性酸中毒的分类及病因　副高：熟练掌握　正高：熟练掌握

换气不足是呼吸性酸中毒的最常见病因，按起病急缓，可分为急性及慢性呼吸性酸中毒两种。

（1）急性呼吸性酸中毒见于：①呼吸中枢抑制，如脑外伤、麻醉过深、吗啡类药物中毒；②神经肌肉系统，如药物过量、严重低钠血症等电解质紊乱、重症肌无力危象和 Guillain-Barre 综合征等；③人工呼吸机应用不当；④气道梗阻或肺实质病变；⑤胸廓胸膜病变。

（2）慢性呼吸性酸中毒见于：①呼吸中枢抑制：主要见于长期应用镇静药、慢性酒精中毒、脑肿瘤、睡眠呼吸障碍等；②气道和肺实质病变：慢性阻塞性肺疾病、哮喘、肺间质纤维化和肺气肿等；③胸廓胸膜病变：胸廓畸形、胸膜增厚等。

知识点 28：呼吸性酸中毒的临床表现　副高：熟练掌握　正高：熟练掌握

与起病速度和严重程度、原发病及低氧血症的程度有关。

（1）急性起病时，在呼吸器官患病状态下可能有呼吸加深加快、发绀及心跳加快等表现。若呼吸中枢受抑制，则可能无此表现。此外，可因电解质紊乱（如高钾致心室纤颤）或因脑水肿而出现神志障碍，甚至脑疝。

（2）慢性呼吸性酸中毒可引起心律失常、心排出量降低、左心及右心功能不全，呼吸深度、节律改变，伴头痛、烦躁、嗜睡、昏迷等神经系统症状。

知识点 29：呼吸性酸中毒的诊断　　副高：熟练掌握　正高：熟练掌握

（1）根据病史、血 pH（减低）及 $PaCO_2$（升高）可作出诊断，结合血 HCO_3^- 检测可明确是否存在代谢性因素。

（2）肺功能测定有助于确定肺部疾病。

（3）详细询问用药史，测定血细胞比容，检查上呼吸道、胸廓、胸膜和神经肌肉功能，有助于原发病病因判断。

知识点 30：呼吸性酸中毒的治疗　　副高：熟练掌握　正高：熟练掌握

呼吸性酸中毒的治疗原则是排出 CO_2，纠正缺 O_2。

（1）急性呼吸性酸中毒的治疗：包括清理呼吸道，保持其通畅，必要时气管插管及切开，神经肌肉病变可选用非侵入性机械通气。吸 O_2（氧浓度 30%～40%），保持 PaO_2 80mmHg 左右，潮气量过小者，可用呼吸机控制呼吸或适当选用可拉明、洛贝林等呼吸兴奋剂。有脑水肿者行降颅压处理。高钾血症多于纠正呼吸性酸中毒后恢复，如血钾明显升高，应按高钾处理。若出现严重心律失常、高钾血症，或血 pH<7.15，可酌情小量给予碳酸氢钠静脉滴注，但需注意预防肺水肿、脑水肿。THAM（三羟甲基氨基甲烷）适用于心衰患者，应注意其有可能产生呼吸抑制。

（2）慢性呼吸性酸中毒的治疗：①控制感染：给予强力广谱抗生素，待全身情况好转、肺部啰音减少、痰量减少、脓痰消失后可停药；②清除 CO_2 积聚，改善缺氧情况：可采用吸氧、排出 CO_2 等治疗。必要时可使用呼吸兴奋剂及行气管插管、机械辅助呼吸。

一般不主张使用碱性药物，以防止 $PaCO_2$ 升高更明显，且增加肾脏重吸收 HCO_3^- 的负担，并加重组织缺氧。

知识点 31：呼吸性碱中毒的概念　　副高：熟练掌握　正高：熟练掌握

呼吸性碱中毒通常指肺通气量增加，CO_2 大量呼出，导致血 $PaCO_2$ 下降、pH 值上升的酸碱平衡紊乱。

知识点 32：呼吸性碱中毒的病因和发病机制　　副高：熟练掌握　正高：熟练掌握

主要由于肺泡通气过度，体内生成的 CO_2 排出过多，导致血 $PaCO_2$ 降低的低碳酸血症，多见于高温环境下劳动、癔病、脑损伤、高热或手术后过度呼吸换气、水杨酸制剂中毒，或人工辅助呼吸持续时间过长导致呼吸过频、过深。

知识点 33：呼吸性碱中毒的临床表现　　副高：熟练掌握　正高：熟练掌握

（1）急性呼吸性碱中毒：可出现低钙血症表现，如口角周围感觉异常，手足发麻、搐搦等，且往往伴有呼吸困难及意识改变，但发绀不明显。有基础心脏病的患者可出现心律失常。应用麻醉药或呼吸机正压通气时可出现血压下降。有些患者可表现为胸闷、胸痛、口干、气胀等。

（2）慢性呼吸性碱中毒：常见于持续性低氧血症，常伴血 K^+降低和 Cl^-升高，一般神经系统症状不如急性者突出。

知识点 34：呼吸性碱中毒的诊断　　副高：熟练掌握　正高：熟练掌握

根据病史，患者有呼吸加快、换气增加及 $PaCO_2$ 下降、pH 升高可判断为呼吸性碱中毒，测定血 HCO_3^- 检测可明确是否存在代谢性因素。

应尽可能作出原发病诊断。

知识点 35：呼吸性碱中毒的治疗　　副高：熟练掌握　正高：熟练掌握

轻度呼吸性碱中毒常见于手术后患者，一般不需要治疗。严重者需处理原发病因，用纸袋罩住口鼻进行呼吸，以增加呼吸道死腔，提高 $PaCO_2$。或可吸入含 5% CO_2 的氧气。有手足抽搐者，可给予葡萄糖酸钙静脉注射。对 pH>7. 65 的重症患者，可行气管内插管控制呼吸，使 pH 迅速下降。

知识点 36：混合型酸碱失衡的分类　　副高：熟练掌握　正高：熟练掌握

（1）代谢性酸中毒合并呼吸性酸中毒：常见于心肺骤停、慢性阻塞性肺病合并循环衰竭、严重肾功能衰竭合并呼吸衰竭、药物和 CO 中毒、腹泻或肾小管酸中毒时低钾致呼吸肌麻痹。

（2）代谢性碱中毒合并呼吸性碱中毒：多见于肝性脑病时出现过度通气，呕吐、胃肠引流、应用利尿剂、严重低钾血症、碱剂补充过多等。

（3）代谢性碱中毒合并呼吸性酸中毒：常见于急性呼吸衰竭时应用利尿剂、胃肠引流、呕吐等。

（4）代谢性酸中毒合并呼吸性碱中毒：常见于危重患者，如高热、休克、败血症、急性肺水肿、低氧血症等，在呼吸性碱中毒的基础上出现循环衰竭引起的乳酸性酸中毒或肾衰竭引起的代谢性酸中毒。

（5）代谢性酸中毒合并代谢性碱中毒：肾功能衰竭、酮症酸中毒本身引起代谢性酸中毒，而呕吐、腹泻引起严重低钾血症、容量不足等导致代谢性碱中毒。心肺复苏和酮症酸中毒、乳酸性酸中毒时补碱过多。

（6）混合性代谢性酸中毒：多种因素同时引起代谢性酸中毒。

（7）混合性代谢性碱中毒：不同的因素同时引起原发性血 HCO_3^- 升高。

（8）三重混合性酸碱平衡紊乱：系混合型代谢性酸碱平衡紊乱合并呼吸性酸中毒或呼

吸性碱中毒。

知识点37：混合型酸碱失衡的临床表现　　副高：熟练掌握　正高：熟练掌握

主要为原发病表现。酸碱平衡紊乱的表现取决于各种因素作用后对血 pH 和 $PaCO_2$ 的综合影响；可出现 $PaCO_2$ 极度升高或降低、pH 极度升高或降低引起的相关表现。同时伴随的电解质紊乱也常较单纯性酸碱平衡紊乱更为明显。

知识点38：混合型酸碱失衡的诊断　　副高：熟练掌握　正高：熟练掌握

混合型酸碱失衡主要依靠临床病史和血气分析判断。一般而言，用 $PaCO_2$ 判断呼吸性成分，用 HCO_3^- 判断代谢性成分，用 pH 判断何种紊乱起主导作用。若为单纯性酸碱失调，$PaCO_2$、HCO_3^- 值应在相应失调的界限内；反之，如果在单纯性失调界限外，则为混合型酸碱失衡。

知识点39：混合型酸碱失衡的治疗　　副高：熟练掌握　正高：熟练掌握

混合型酸碱失衡的治疗目的是使机体酸碱代谢恢复正常，主要是针对各种单纯性酸碱平衡紊乱来采取相应治疗，使血 pH 较快恢复至安全范围。但须注意各种治疗之间的相互影响，避免在就诊一种酸碱平衡紊乱的同时引起或加重另一种酸碱平衡紊乱。相互抵消的混合型酸碱平衡紊乱，处理应较为缓和，对代谢性因素的纠正应先于呼吸性因素。

知识点40：治疗患者酸碱失衡的原则　　副高：熟练掌握　正高：熟练掌握

（1）充分了解病史，详细查体。
（2）进行相关实验室检查。
（3）综合病史及实验室检查，确定酸碱失衡的类型及程度。
（4）积极治疗原发病的同时制定纠正酸碱失衡的治疗方案。
（5）治疗后密切观察临床变化，及时复查相关指标，了解治疗效果，并可能修正判断。

第十一章 营养性疾病

第一节 概 述

知识点1：构成机体的主要成分 副高：熟练掌握 正高：熟练掌握

（1）有机成分：如碳水化合物、脂肪和蛋白质。

（2）无机成分：矿物质，如常量元素（钙、磷、镁）、微量元素（铁、镍、铬、锌、锰等）等。

（3）维生素和水。

这都是机体不可或缺的成分。任何一种成分或元素的缺乏都会导致不同程度的亚健康状态（亚临床疾病）和有明显症状或体征的临床疾病。

知识点2：营养性疾病的病因 副高：熟练掌握 正高：熟练掌握

（1）必需营养物质缺乏：主要是指所有与机体构成成分或功能成分缺乏相关的亚临床状态和临床疾病。

（2）摄入过多营养物质：①营养物质过多或者摄入不均衡已经成为常见的营养性疾病，摄入的脂肪、糖和蛋白质的种类不仅是产生热量的物质，不同类型的物质对机体代谢会产生完全不同的影响而引发不同的疾病；②摄入高热量、高脂肪、高蛋白质、高糖饮食等不健康的生活方式所导致的肥胖、糖尿病和代谢综合征等疾病已成为人类生存的极大危害。

（3）摄入非机体构成成分：营养性疾病也包括随饮食摄入的非人体构成成分所导致的疾病，如食品污染、食品添加剂等导致的疾病等。

知识点3：营养性疾病按照营养物质类别的分类

副高：熟练掌握 正高：熟练掌握

根据营养物质的性质、类别和体内含量的多少，分为四类。

（1）碳水化合物、脂肪和蛋白质过多或缺乏所致的营养代谢性疾病。

（2）无机盐（常量无机盐和微量无机盐）过多或缺乏所致的疾病：①常量无机盐：主要包括钙、磷和镁等无机盐过多或缺乏所致的疾病；②微量元素：缺乏或者过多导致的疾病是最常见的营养性疾病。

（3）维生素缺乏或者过多所导致的疾病：①脂溶性维生素缺乏或过多：如维生素A、D、E、K；②水溶性维生素缺乏或过多：如维生素B族、维生素C等。

（4）非机体营养物质所致的疾病：食品添加剂、农药污染等。

知识点4：营养性疾病按照病因的分类　　副高：熟练掌握　正高：熟练掌握

（1）原发性营养性疾病：多由于饮食缺乏或者过多所致。

（2）继发性营养性疾病：继发于某些疾病所导致的营养代谢障碍或需要增加。

知识点5：营养性疾病的特点　　副高：熟练掌握　正高：熟练掌握

与其他内分泌代谢疾病不同，营养性疾病有以下特点：

（1）地区特征：不同地区营养性疾病有很大不同：①缺碘地区常见碘缺乏所致的地方甲状腺肿、克汀病；②日照较少地区，因维生素D缺乏较严重，常见维生素缺乏病、软骨病及T1DM等。

（2）时代特征：①在经济发达时代，常见肥胖、糖尿病和代谢综合征等营养过剩，伴有营养不均衡等营养性疾病；②20世纪70年代，使用深井水导致的氟摄入过多引发的氟骨症明显具有时代特征。

（3）流行特征：有些营养性疾病，如缺碘导致的地方甲状腺肿，与缺硒有关的大骨节病，与营养过剩有关的肥胖、糖尿病等已成流行趋势，值得特别关注。

（4）隐匿特征：与营养有关的疾病常常没有特征性的临床表现，早期诊断较难，如合理的食盐加碘预防缺碘地方性甲状腺肿就是最典型的例子。

知识点6：营养性疾病的预防和治疗　　副高：熟练掌握　正高：熟练掌握

平衡膳食和健康的生活方式是预防营养性疾病最有效、最经济的方法。营养性疾病一旦明确诊断，治疗方法比较简便。

（1）对于缺乏营养因素所致的疾病，适当补充缺乏的物质，常有很好的疗效。

（2）对于营养因素缺乏所致的不可逆的器质性损害，可以阻止疾病的进展。

（3）对于营养因素过多所致的疾病，可以适当控制该物质的摄入。

第二节　脂肪、蛋白质、糖与营养性疾病

知识点1：人体的构成　　副高：熟练掌握　正高：熟练掌握

（1）构成生物体的最多见的化学元素包括11种，分别是碳（C）、氢（H）、氧（O）、氮（N）、钙（Ca）、磷（P）、硫（S）、氯（Cl）、钠（Na）、镁（Mg）、钾（K），约占人体总重量的99.95%。

（2）构成机体的有机成分主要有C、H、O、N、P、S，约占人体总重量的94%。这些有机成分构成的主要成分包括碳水化合物、脂肪和蛋白质，是机体的主要成分。

（3）水由 H 和 O 元素构成，约占 65%。

其中，脂肪组织已经被认为是人体的最大内分泌器官，是一类非常活跃的内分泌代谢组织。脂肪和脂肪细胞因子，碳水化合物的摄入和在体内的代谢过程已经成为肥胖和糖尿病治疗和预防研究的重要靶点。

知识点 2：人体的脂肪　　副高：熟练掌握　正高：熟练掌握

人体脂肪主要包括组织脂肪和血脂。

（1）组织脂肪：包括棕色脂肪和白色脂肪，其分布在皮下、内脏和各个器官的组织内。成人体内的组织脂肪主要是白色脂肪，也包括少量的棕色脂肪。

（2）血脂：包括中性脂肪、类固醇和类脂。①中性脂肪，即甘油三酯，参与能量代谢；②胆固醇，参与皮质激素的合成；③类脂包括磷脂、糖脂、固醇和类固醇。

知识点 3：人体脂肪的功能　　副高：熟练掌握　正高：熟练掌握

存在于人体内的脂质包括胆固醇、中性脂肪、磷脂、游离脂肪酸等，其主要功能：

（1）胆固醇：是肝脏代谢脂肪时合成的物质，是构成细胞膜、合成各种固醇类激素和胆汁酸的原料。固醇类激素包括肾上腺皮质激素、性腺激素、维生素 D 等；胆汁酸乳化进入人体的脂肪，让食物变得容易分解。

（2）中性脂肪：是一种甘油物质，可分解成脂肪酸（游离脂肪酸），成为热量的来源。中性脂肪常囤积在皮下、肌肉组织间及脏器的周围，可以让身体保持一定的温度，也可以保护内脏，减少外来压力的伤害。

（3）磷脂：磷脂和胆固醇、蛋白质都是构成细胞膜的主要原料，在脑和神经细胞含量特别多。磷脂可帮助物质进出细胞。

（4）游离脂肪酸（FFA）：是中性脂肪分解而成。当肌肉活动所需能源耗尽时，脂肪组织会分解中性脂肪成为 FFA 来充当能源使用，FFA 是机体进行持久活动所需的物质，也是导致氧化应激的重要物质之一。FFA 在肥胖、代谢综合征和糖尿病发病机制中的作用越来越受到人们的重视。

知识点 4：食物脂肪　　副高：熟练掌握　正高：熟练掌握

食物中的脂类主要是脂肪，同时还有少量的磷脂（主要是卵磷脂和脑磷脂）和胆固醇。食物中的脂肪在人体内经过胆汁乳化，形成脂肪微粒，再经脂肪酶进一步消化，形成甘油和脂肪酸被吸收。大部分再度合成为脂肪，随血液运输到全身各组织器官中。

脂肪是由甘油和脂肪酸构成的三酰甘油酯，甘油的分子比较简单，脂肪酸主要包括饱和脂肪酸和不饱和脂肪酸，不饱和脂肪酸又包括单不饱和脂肪酸和多不饱和脂肪酸。

知识点 5：肥胖与营养性疾病　　副高：熟练掌握　正高：熟练掌握

（1）我国肥胖的患病率急剧增加：目前，肥胖已经成为最常见的营养性疾病。2005 年，全国学生体质与健康调研，是自 1985 年以来由教育部、国家体育总局、卫生部、国家民族事务委员会、科学技术部共同组织的第 5 次全国多民族大规模的学生体质与健康调研。结果显示，超重与肥胖检出率继续增加。联合国卫生组织（WHO）2003 发布世界儿童肥胖和超重的流行情况，进一步证实了近 30 年超重和肥胖呈剧增趋势。

（2）肥胖、脂肪肝和代谢综合征：脂肪是儿童青少年生长发育所必需的营养素，但是摄入过多，就会以脂肪的形式储存在体内，包括皮下和内脏，引发肥胖。脂肪食品释放的热量是碳水化合物和蛋白质的 2 倍多，摄入同等量的食品，脂肪更容易促进肥胖的发生。肥胖者在全身脂肪堆积的同时，肝脏内脂肪含量也随之增多。

统计数据显示，糖尿病与脂肪肝的关系较为密切。依赖胰岛素的青少年型或消瘦型患者很少伴有脂肪肝，而肥胖型成人型糖尿病患者则常伴有脂肪肝。

知识点 6：低体重及营养不良　　副高：熟练掌握　正高：熟练掌握

目前，我国青少年超重和肥胖的患病率有逐年增加的趋势，但是低体重及营养不良仍然占有很大的比例。2005 年，我国 7～22 岁城乡学生体检结果表明，低体重及营养不良检出率进一步下降，营养状况继续得到改善，重度营养不良基本消灭。

低体重及营养不良，主要与摄入不足有关。

知识点 7：蛋白质的功能　　副高：熟练掌握　正高：熟练掌握

（1）构建和修复组织，调解生理功能和供给能量：蛋白质是构成机体组织、器官的重要成分，人体内各种组织细胞的蛋白质持续不断地更新，只有摄入足够的蛋白质方能维持组织的更新。

（2）蛋白质在体内是构成多种重要生理活性物质的成分，包括各种酶和肽类激素，参与机体生理功能的调节及病理状态的修复。

（3）供给人体能量是蛋白质的次要功能。

知识点 8：蛋白质缺乏　　副高：熟练掌握　正高：熟练掌握

（1）成人和儿童都可发生蛋白质缺乏，但处于生长阶段的儿童更为敏感。

（2）蛋白质缺乏的常见症状：代谢率下降，对疾病抵抗力减退，易患病，远期效果是器官的损害，常见儿童生长发育迟缓、体质下降、淡漠、易激怒、贫血以及干瘦病或水肿，并因为易感染而继发疾病。

（3）蛋白质的缺乏与能量的缺乏共同存在。

知识点9：蛋白质过多　　副高：熟练掌握　正高：熟练掌握

（1）动物性蛋白摄入过多，同时也摄入了较多的动物脂肪和胆固醇。正常情况下，人体不储存蛋白质，必须将过多的蛋白质脱氨分解，分解产生的氮则由尿排出体外。

（2）蛋白质过多加重代谢负担和肾负荷，若肾功能差，则危害就更大。动物蛋白摄入过多，可加速骨骼中钙质的丢失，易产生骨质疏松。

知识点10：氨基酸　　副高：熟练掌握　正高：熟练掌握

氨基酸是构成人体蛋白质的基本成分，构成天然蛋白质的氨基酸有20种，对人体来说氨基酸可分为3类，即必需氨基酸、半必需氨基酸和非必需氨基酸。

（1）必需氨基酸：是人体必不可少的营养物质，不能合成，必须由食物供应。共有8种，即缬氨酸（Val）、异亮氨酸（Ile）、亮氨酸（Leu）、苯丙氨酸（Phe）、蛋氨酸（又称甲硫氨酸，Met）、色氨酸（Trp）、苏氨酸（Thr）、赖氨酸（Lys）。

（2）半必需氨基酸：半胱氨酸和酪氨酸在体内能分别由蛋氨酸和苯丙氨酸合成，如果膳食中能够直接提供两种氨基酸，则人体对蛋氨酸和苯丙氨酸的需要减少30%和50%，故半胱氨酸和酪氨酸称为条件必需氨基酸或半必需氨基酸。组氨酸和精氨酸是儿童发育时期的必需氨基酸。

（3）非必需氨基酸：可由人体自己合成，不靠食物补充。包括10种非必需氨基酸，即甘氨酸、酪氨酸、组氨酸、苏氨酸、胱氨酸、天门冬氨酸、脯氨酸、丝氨酸、谷氨酸、精氨酸。当摄入蛋白质水平超过需要量时，过量的蛋白质被机体降解，释放出的氮转化为尿酸。蛋白质极度过量会引起尿酸过多和痛风发作。

知识点11：蛋白质缺乏病的病因　　副高：熟练掌握　正高：熟练掌握

蛋白质缺乏病在临床上并不少见，可分为原发和继发两类，其主要原因包括摄入不足、丢失过多和需要增加。

（1）因为蛋白质摄入不足而引发的营养不良性疾病属于原发性蛋白质和氨基酸缺乏。

（2）由于肾脏损害（如糖尿病肾病）、过度肥胖（如肥胖性肾病）等，大量尿蛋白从尿中流失而导致低蛋白血症。

（3）各种消耗性疾病（如肿瘤等）对蛋白质的需求增加，常是蛋白质和氨基酸缺乏的常见原因。婴幼儿、妊娠及哺乳期妇女，疾病状态（如甲状腺功能亢进症、肿瘤、结核等消耗性疾病）均增加体内各种营养物质消耗，若补充不足也可发生蛋白质-能量营养不良。

知识点12：蛋白质缺乏病的分类　　副高：熟练掌握　正高：熟练掌握

蛋白质营养不良的临床表现因个体差异、严重程度、发病时间等因素而异，临床一般分为消瘦型、水肿型和混合型3个类型。根据营养缺乏的程度又可分为轻、中、重3度；

根据发病的轻重缓急分为急性、亚急性和慢性 3 种。

（1）消瘦型：由于严重能量不足所致，其特点为消瘦，皮下脂肪消失，皮肤干燥松弛及失去弹性和光泽，消瘦严重者呈皮包骨样。

（2）水肿型：由于严重蛋白质缺乏所致，以全身水肿为其特点，初始见于下肢、足背，后渐及全身。

（3）混合型：绝大多数患者蛋白质和能量同时缺乏。

知识点 13：营养不良的分度　　副高：熟练掌握　正高：熟练掌握

营养不良分为Ⅰ度、Ⅱ度、Ⅲ度。

（1）Ⅰ度营养不良：体重是标准体重的 75%~90%。

（2）Ⅱ度营养不良：体重是标准体重的 60%~75%。

（3）Ⅲ度营养不良：体重<标准体重的 60%。

知识点 14：蛋白质缺乏病的临床表现　　副高：熟练掌握　正高：熟练掌握

（1）早期无明显症状，仅表现为食欲不佳，体重低于正常。

（2）病情继续发展，可出现消化功能减退，易患呼吸道感染。

（3）重度营养不良者外形消瘦、拒食、表情淡漠、反应迟钝，常伴有多种维生素缺乏及各种并发症（如口角炎、角膜软化、紫癜等），最后进入到全身水肿及抑制状态。

（4）营养不良性水肿：又称低蛋白血症，是营养缺乏的一种特殊表现。

（5）蛋白质缺乏综合征：又称恶性营养不良综合征或夸希奥科，是摄入不足引起。头发枯黄稀疏、容易脱落，双颊凹陷呈猴腮状。患者体弱无力，萎靡不振，脉搏细缓，血压、体温偏低，内脏器官萎缩，淋巴结易触及。严重者伴有腹泻、呕吐，并可导致脱水、酸中毒及电解质紊乱，常是死亡的原因。

知识点 15：蛋白质缺乏病的治疗　　副高：熟练掌握　正高：熟练掌握

蛋白质缺乏病的治疗分急救期和恢复期两个阶段。

（1）蛋白质补充：蛋白质和能量供给应高于正常需要量。开始供给蛋白质 1g/(kg·d)，能量为 336~420kJ/(kg·d)，以后逐渐增加，直到 3~4g/(kg·d)，能量 504~672kJ/(kg·d)。

（2）补充液体：特别在脱水和高热时，应补充液体以维持尿的正常排出。

（3）补充无机盐：应以低钠、足量的钾［6~8mmol/(kg·d)］和镁（12~24 小时肌肉深部注射 1ml 50%硫酸镁），调整电解质及酸碱平衡。

（4）补充足够的多种维生素：注意维生素 A 和维生素 C 的补充。

（5）饮食：应从少量开始，待适应后逐步增加，以少量多餐为宜。

（6）控制感染：蛋白质营养不良时，易并发各种感染，应根据不同的感染选用抗菌药。

（7）抗心衰治疗：水肿型营养不良常伴有心力衰竭，可进行利尿、吸氧、抗心衰治疗。

知识点16：糖类的概念及意义　　副高：熟练掌握　正高：熟练掌握

葡萄糖、蔗糖、淀粉和纤维素等都属于糖类或称糖类化合物，糖类是自然界存在最多、分布最广的一类重要的有机化合物。

糖类是一切生物体维持生命活动所需能量的主要来源。其不仅是营养物质，而且有些还具有特殊的生理活性。因此，糖类化合物对医学具有更重要的意义。

知识点17：糖类的分类　　副高：熟练掌握　正高：熟练掌握

根据其分子的大小，将其分为三类。

（1）单糖：本身为多羟基醛酮，不能水解为更简单的糖，如葡萄糖、果糖等。单糖一般是结晶固体，能溶于水，绝大多数单糖有甜味。

（2）低聚糖：能水解为2~10个单糖的糖类，如麦芽糖、蔗糖等都是二糖。低聚糖仍有甜味，能形成晶体，可溶于水。

（3）多糖：能水解生成10个以上单糖的糖类。一般天然多糖能水解生成100~300个单糖，如淀粉、纤维素等都是多糖。多糖没有甜味，不能形成晶体（为无定形固体），难溶于水。

知识点18：糖类的特性和作用　　副高：熟练掌握　正高：熟练掌握

单糖具有还原性，多种氧化剂都能将单糖氧化。单糖可被还原成糖醇。

（1）提供人体能量来源，在体内释放能量较快，供能也快，是神经系统和心肌的主要热能来源。正常糖水平是神经营养和发挥正常生理功能所必需。

（2）机体的构成成分，如结缔组织中的黏蛋白，神经组织中的糖脂。

（3）节约蛋白质作用和抗生酮作用。

知识点19：膳食纤维的分类　　副高：熟练掌握　正高：熟练掌握

膳食纤维分为可溶性和不可溶性膳食纤维。

（1）可溶性膳食纤维：包括亲水胶体物质和部分半纤维素，如薯类、水果、魔芋、燕麦中的半纤维素成分。

（2）不可溶性膳食纤维：包括纤维素、木质素和部分半纤维素。自然界中约占75%的膳食纤维是不可溶的，如谷物和蔬菜中的纤维素成分。

知识点20：膳食纤维的作用　　副高：熟练掌握　正高：熟练掌握

（1）增加肠道蠕动，具有通便和防止肠道肿瘤的作用。

（2）降低血清胆固醇、降低餐后血糖，防止热能摄入过多，且吸附某些化学物质。

知识点 21：膳食纤维在普通食物中的含量　　副高：熟练掌握　正高：熟练掌握

30g 膳食纤维相当于：①6kg 的黄瓜、西红柿；②5kg 的白菜、丝瓜、莴笋；③3. 75kg 的南瓜、绿豆芽、萝卜；④0. 5kg 玉米面。

知识点 22：膳食纤维不足与过量　　副高：熟练掌握　正高：熟练掌握

（1）膳食纤维不足：中国营养学会推荐量（DRI）正常人一天需要 25～35g，而目前我国居民膳食纤维平均摄入量远远不能满足人体的需要。据 1992 年全国营养普查结果，城市成人平均为 11. 6g，农村成人平均为 14. 1g，与 DRI 的 25～35g 相差较大。我国膳食纤维不足的现象普遍存在。从 1994 年开始，美国的 FDA 强制要求在食品的营养标签上标示膳食纤维。适当补充膳食纤维，有利于减少肥胖、糖尿病和肠道肿瘤。

（2）膳食纤维的有害作用：膳食纤维摄入过多会产生有害作用。常见：①引起腹胀、排便次数增多；②影响多种矿物质的吸收利用；③影响脂溶性维生素的吸收。

第三节　矿物质和营养性疾病

知识点 1：常量矿物质的概念　　副高：熟练掌握　正高：熟练掌握

常量矿物质又称宏量矿物质元素，也称为必需宏量元素，是指在人体内含量占人体总重量 1/万以上（每日需要量>100mg）的元素，主要包括钙、磷和镁等矿物质。

必需宏量元素主要包括 7 种，占人体总矿物质的 60%～80%。钾、钠、钙、磷、镁为矿物质，氯、硫为非矿物质。

常量元素矿物质钙、镁是构成骨骼的主要元素，其含量虽少，但是对机体的代谢和多种生物活动有重要影响。

知识点 2：常量矿物质的主要作用　　副高：熟练掌握　正高：熟练掌握

（1）形成骨骼等硬组织，支撑保护机体，维持有力的运动形式。

（2）维持组织细胞的渗透压与细胞膜的通透性。

（3）调节体液的 pH 值，维持体液的酸碱平衡。

（4）维持神经、肌肉细胞膜的生物兴奋性，传递信息，使肌肉收缩。

（5）构成一些酶系统的激活剂或组成成分。

（6）参与血液凝固过程。

知识点3：钙和磷　　　副高：熟练掌握　正高：熟练掌握

（1）钙：是体内含量最多的无机盐，占体重的1.5%~2%，总量为700~1400g。钙参与血液凝固、肌肉收缩、维持神经肌肉应激性，并且作为诸多激素的第二信使发挥作用。

（2）磷：占体重0.8%~1.2%，总量为400~800g。磷是构成核酸、磷脂、磷蛋白的原料，参与高能磷酸化合物的合成，构成核苷酸辅酶及磷酸盐缓冲对。

99%以上的钙和86%以上的磷是以羟磷灰石形式沉积于骨和齿，构成骨架，支撑身体，保护重要脏器。

知识点4：镁　　　副高：熟练掌握　正高：熟练掌握

镁约占体重的0.03%，体内总量20~28g，其中60%存在于骨骼，20%~30%存在于骨骼肌，其余10%存在于其他组织中。

体液中细胞内液镁的含量占总量的99%，而细胞外液仅占1%。

镁是体内约300种酶的辅助因子，对于发挥这些酶的生理作用至关重要。

知识点5：微量元素的概念及特点　　　副高：熟练掌握　正高：熟练掌握

（1）概念：微量元素是指每克组织中含量不超过250μg的元素（1990年FAO/IAEA/WHO-人体营养专家委员会）。人体所有微量元素加在一起也不超过体重的0.05%。微量元素在生命科学中有极其重要的作用，和人体健康有着千丝万缕的联系。微量元素与地方病、职业病、衰老、肿瘤等领域的研究近十余年来极为活跃，是临床内分泌医师不可或缺的知识领域。

（2）特点：同体内其他矿物质一样，微量元素在体内不能合成，必须从食物和饮水中摄取。微量元素在体内分布极不均匀，需要量很少，其生理剂量和中毒剂量范围很窄。

知识点6：微量元素的分类　　　副高：熟练掌握　正高：熟练掌握

（1）必需微量元素：多数国际微量元素学术会议和WHO公认，在人体或高等动物体内构成细胞或体液的特定生理成分，具有明显营养作用，人体生理生化过程中必不可少，缺乏该元素后产生特征性生化紊乱、病理变化及疾病，补充该元素能纠正特征性病理变化或治愈，称为必需微量元素。

必需微量元素有14种：氟（F）、硅（Si）、钒（V）、铬（Cr）、锰（Mn）、铁（Fe）、钴（Co）、镍（Ni）、铜（Cu）、锌（Zn）、硒（Se）、钼（Mo）、锡（Sn）和碘（I）。

（2）可能必需的微量元素：既具有一定有益生物学作用及医疗、预防、保健效能，又具有某些必需微量元素的生物及生化特征（如高度的生物学活性及催化性能等）的元素。这些元素目前尚未被WHO和多数国际学术组织认可，如砷（As）、锂（Li）、锶（Si）、硼（B）等。

（3）无毒微量元素：未发现参与人体生理生化过程，又对人体无明显毒害作用的元素，称为无毒微量元素，如钡、钛、铌、锆等。

（4）有害微量元素：未发现参与人体生理生化过程，而人体又对其缺乏精密调节机制，超越正常范围，在体内具有蓄积倾向和明显毒害作用的微量元素，如铅、汞、镉、铊、铝、锑等。

知识点7：必需微量元素的作用　　副高：熟练掌握　正高：熟练掌握

必需微量元素对机体的生长发育、神经系统结构和功能、内分泌系统、免疫系统、心血管等系统都有极其重要的影响。

微量元素碘对甲状腺功能，铁对血红蛋白的正常功能，锌、铬对胰岛素的合成和作用，锰、硒等元素对心血管的结构和功能等都有重要影响；食物中的锌/镉比与高血压的发生和预后等都密切相关。多种微量元素还能影响核酸和蛋白质的生物合成，故有利于创伤的愈合和疾病的恢复。

知识点8：微量元素的功能　　副高：熟练掌握　正高：熟练掌握

（1）微量元素是酶的关键组成成分，也是酶激活的必要组分。

（2）微量元素构成体内重要的生物载体及电子传递系统。

（3）微量元素参与激素和维生素的合成。

（4）微量元素锌对免疫系统的发育、维持和调节起着十分重要的作用。

（5）微量元素对机体有举足轻重的作用，特别是必需微量元素的缺乏和过量都会导致机体正常功能的紊乱和疾病。

第四节　常见的维生素缺乏及营养性疾病

知识点1：维生素A的作用　　副高：熟练掌握　正高：熟练掌握

（1）构成视觉细胞内的感光物质，即视网膜杆细胞中的视紫红质。

（2）维持上皮细胞的完整性。

（3）促进生长发育，维生素A促进硫酸软骨素等黏多糖的合成。

（4）维持正常的免疫功能。

（5）对维持生殖系统正常功能有一定作用。

知识点2：维生素A缺乏　　副高：熟练掌握　正高：熟练掌握

（1）视紫红质的合成减少，导致暗光或弱光下的视力障碍，出现夜盲症。

（2）细胞免疫和体液免疫功能均下降，易患呼吸道和消化道感染。

（3）上皮细胞增生表层角化脱屑，皮脂腺及汗腺萎缩，防御病菌的能力降低，毛发枯槁，指甲变脆。

（4）影响骨组织的生长发育。

知识点3：维生素A缺乏的病因 副高：熟练掌握 正高：熟练掌握

（1）摄入不足：4岁以下儿童中的发生率远高于成人。维生素A和胡萝卜素都很难通过胎盘进入胎儿体内，新生儿出生后如不能得到充足的维生素A补充则极易出现维生素A缺乏病。维生素A主要储存在肝脏，当组织细胞需要时，被释放入血并同血浆中的视黄醇结合蛋白（RBP）结合以复合体形式被转运至靶细胞。新生儿的血浆视黄醇结合蛋白只有成人的一半左右，要到青春期才逐步达到成人水平，是儿童容易患维生素A缺乏的原因之一。

（2）吸收减少：维生素A和胡萝卜素在小肠的消化吸收都依靠胆盐的帮助，膳食中脂肪含量与它们的吸收有密切的联系。膳食中脂肪含量过低，胰腺炎或胆石症引起胆汁和胰腺酶分泌减少，一些消化道疾病，如急性肠炎、腹泻等造成胃肠功能紊乱都可以影响维生素A和胡萝卜素的消化吸收。

（3）储存利用障碍：任何影响肝脏功能的疾病都会影响维生素A在体内的储存量，造成维生素A缺乏。一些消耗性疾病都会使体内的维生素A存储消耗殆尽，摄入量因食欲不振或消化功能紊乱而明显减少，导致维生素A缺乏。

知识点4：维生素A缺乏的临床表现 副高：熟练掌握 正高：熟练掌握

（1）暗适应力减退或夜盲：维生素A缺乏病的早期表现是眼部的症状和体征。夜盲或暗光中视物不清最早出现。暗适应力减退数周后，会出现干眼症的表现，结膜、角膜干燥，失去光泽，自觉痒感，泪减少，形成结膜干燥斑或毕脱斑。继而角膜发生浑浊、畏光、眼痛，常用手揉搓眼部导致感染。严重时可发生角膜溃疡坏死和穿孔，虹膜、晶状体脱出，甚至失明。

（2）皮肤表现：皮肤干燥、易脱屑，上皮角化增生，汗液减少，角化物充塞毛囊形成毛囊丘疹。检查触摸皮肤时有粗砂样感觉，以四肢伸面、肩部为多，可发展至颈背部甚至面部。毛囊角化引起毛发干燥，失去光泽，易脱落，指趾甲变脆易折、多纹等。

（3）生长发育障碍：骨骼系统表现为长骨生长缓慢，牙龈发生增生和角化，釉细胞发育不良。临床表现为身高矮于同龄人，牙齿釉质易剥落，失去光泽，易发生龋齿。但神经系统发育正常，可引起脑和脊髓组织受压，导致颅压增高和脊神经萎缩。

（4）易感染性增高：表现为消化道和呼吸道感染性疾病发生率增高，且易迁延不愈。

（5）其他：维生素A缺乏时会出现贫血，其表现类似缺铁性贫血，血红蛋白、血细胞比容和血清铁水平降低，血清铁蛋白正常，肝脏和骨髓储存铁反而增加。维生素A缺乏还可形成尿路结石。

知识点5：维生素A缺乏的病史和临床症状　副高：熟练掌握　正高：熟练掌握

长期动物性食物摄入不足，各种消化道疾病或慢性消耗性疾病史，急性传染病史等情况下应高度警惕维生素A缺乏病。如出现夜盲或干眼病等眼部特异性表现，以及皮肤的症状、体征，较易诊断。

为了进一步早期确诊，应根据当地条件进行实验室检查。

知识点6：维生素A缺乏的实验室诊断　副高：熟练掌握　正高：熟练掌握

（1）血浆维生素A测定：婴幼儿血浆正常水平为300~500μg/L，年长儿和成人为300~2250μg/L。低于200μg/L可诊断为维生素A缺乏，200~300μg/L为亚临床状态维生素A可疑缺乏。

（2）剂量反应试验（RDR）：血浆维生素A水平并不能完全反映全身组织的维生素A营养状态。高度怀疑时可以使用RDR进一步确定。

方法：空腹时采取静脉血（A0），然后口服视黄醇制剂450μg，5小时后再次采取静脉血（A5），测定两次血浆中维生素A的水平，并按公式计算RDR值，如RDR值大于20%为阳性，表示存在亚临床状态维生素A缺乏。

知识点7：维生素A缺乏的尿液脱落细胞检查　副高：熟练掌握　正高：熟练掌握

加1%龙胆紫于新鲜中段尿中，摇匀计数尿中上皮细胞，如无泌尿道感染，超过3个/μl为异常，有助于维生素A缺乏的诊断，找到角化上皮细胞具有诊断意义。

知识点8：维生素A缺乏的眼结膜上皮细胞检查　副高：熟练掌握　正高：熟练掌握

用小棉拭子浸少量生理盐水，轻刮眼结膜，涂于载玻片上，显微镜下找到角质上皮细胞有诊断意义。

知识点9：维生素A缺乏的暗适应检查　副高：熟练掌握　正高：熟练掌握

用暗适应计和视网膜电流变化检查，如发现暗光视觉异常，有助诊断。

知识点10：维生素A缺乏的预防　副高：熟练掌握　正高：熟练掌握

（1）注意膳食的营养平衡，常食用富含维生素A的动物性食物和深色蔬菜，一般不会发生维生素A缺乏。

（2）在维生素A缺乏的高发地区，可以采取每隔半年给予一次口服20万U维生素A

的预防措施。

（3）有慢性腹泻等维生素A吸收不良者可短期内肌注维生素A数日后再改为口服，或采用水溶性维生素A制剂。

（4）大剂量维生素A进行预防时应注意避免过量造成中毒。

知识点11：维生素A缺乏的治疗 副高：熟练掌握 正高：熟练掌握

维生素A缺乏时无论临床症状严重与否，或无明显症状的亚临床状态，都应该尽早启动维生素A的补充治疗。

（1）调整饮食去除病因：多食富含维生素A的动物性食物或含胡萝卜素较多的深色蔬菜，也可以采用维生素A强化的食品。同时重视原发病的治疗。

（2）维生素A制剂治疗：①每日口服维生素A制剂2.5万~5万U，浓鱼肝油丸每丸含2.5万U，每日2~3次服用；②有慢性腹泻或肠道吸收障碍者或重症患者，可先采用深部肌注维生素AD注射剂（每支含维生素A7500μg和维生素D 62.5μg）0.5~1ml，每日1次；3~5天后，病情好转即改口服。

经维生素A治疗后临床症状好转迅速，夜盲常于2~3天后明显改善，干眼症状3~5日消失，结膜干燥、毕脱斑1~2周后消失，角膜病变也渐好转，皮肤过度角化需1~2个月方痊愈。

（3）眼局部治疗抗生素眼药水或眼膏，一日3~4次，可减轻结膜和角膜干燥不适。

知识点12：维生素A中毒症 副高：熟练掌握 正高：熟练掌握

（1）维生素A摄入过多可引起急性或慢性中毒。含维生素A的大剂量维生素片剂，若长期服用，也可引起中毒。儿童和成人的慢性中毒通常发生在连续数月每日服用的剂量超过33000μg（10万U）以后就出现中毒征象。

（2）过量摄入胡萝卜素一般不会引起维生素A中毒，但可伴有胡萝卜素血症和胡萝卜素色素沉着，表现为皮肤深黄，特别是在手掌和足底部。胡萝卜素色素沉着还可见于糖尿病、黏液性水肿和神经性厌食。

（3）正常空腹时血浆维生素A浓度的范围为20~80μg/dl（0.7~2.8μmol/L）。维生素A中毒时的空腹血浆浓度超过100μg/dl（3.49μmol/L），可高达2000μg/dl（69.8μmol/L）。成人和儿童预后极佳。停止服用维生素A后，一般在1~4周内症状和体征即可消失。但是对母亲服用大剂量维生素A的胎儿预后仍有保留。

知识点13：维生素B_1缺乏的病因 副高：熟练掌握 正高：熟练掌握

（1）原发性维生素B_1缺乏：由于维生素B_1摄入量不足引起，特别是以精白大米维生者。

（2）继发性维生素 B_1 缺乏：①需要量增多，如甲状腺功能亢进、妊娠、哺乳和发热；②吸收受到损害，如长期腹泻；③利用不佳，如严重肝脏疾病；④酒精中毒者可同时出现摄入量减少、吸收和利用不良、需要增加，还可能发生脱辅基酶蛋白缺陷；⑤经常的、长期的或高浓度输注葡萄糖，维生素 B_1 摄入量低，会加速维生素 B_1 缺乏的发生。

知识点 14：维生素 B_1 缺乏的临床表现　　副高：熟练掌握　正高：熟练掌握

（1）维生素 B_1 缺乏的早期表现为乏力，头痛，肌肉酸痛，食欲减退、恶心、呕吐，时有腹痛、腹泻或便秘、体重减轻等非特异性症状，随病情加重可出现典型的症状和体征。

（2）神经改变：见于外周神经，尤其是腿部的外周神经，表现为上升性对称性的感觉、运动和反射功能障碍，起病常从肢体近端始，下肢多于上肢，有灼痛或异样感，呈袜套样分布，逐渐向肢体近端进展，肌肉有明显压痛。

（3）感觉过敏处渐趋迟钝，痛、温觉渐次消失，伴肌力下降，肌痛（以腓肠肌为著），上下楼梯困难，出现足、趾下垂，膝腱反射减退或消失

（4）心脏扩张增大，肌纤维肿胀，破碎，有空泡形成，间质腔隙因积液而扩大。血管舒张出现在症状明显的高排出量心力衰竭发生以前，能引起一些水肿。

知识点 15：维生素 B_1 缺乏的实验室检查　　副高：熟练掌握　正高：熟练掌握

（1）血中丙酮酸盐和乳酸盐升高，而尿中硫胺素的排出减少（<50μg/d），可诊断为脚气病。

（2）红细胞转酮醇酶活性在加入焦磷酸维生素 B_1 之前降低，而在加入之后则升高（TPP 效应），是组织贮存的敏感指标。

知识点 16：维生素 B_1 缺乏的疾病　　副高：熟练掌握　正高：熟练掌握

（1）轻度多神经病：每天可分次给予维生素 $B_1$10～20mg，2 周，随后供给营养性饮食。

（2）中度或晚期神经疾病：治疗剂量为每天 20～30mg，应在症状消失以后持续几周。

（3）Shoshin 脚气病：其水肿和充血在每天给予 100mg 维生素 B_1 静脉注射几小时内见效，应持续几周并卧床休息。

（4）由脚气病引起的心力衰竭对洋地黄和利尿剂效果很差。

（5）维生素 B_1 缺乏伴发其他复合维生素 B 缺乏：可采用 5～10 倍人体每日摄取推荐量（RDA 量）的多种水溶性维生素治疗几周，然后应持续供给 1～2 倍 RDA 量的营养饮食。

知识点 17：维生素 E 缺乏症　　副高：熟练掌握　正高：熟练掌握

（1）成年人体内有维生素 E 储存，如膳食缺乏或吸收不良，也需数年血浆维生素 E 水平才能降至缺乏范围，且成年人已成熟的神经系统常在 5～10 年后才出现异常。

（2）婴儿期有维生素 E 吸收不良，很易发生重度维生素 E 缺乏，不及时治疗可迅速发生神经症状，主要影响脊髓后束和脊髓小脑束。表现为深层肌反射消失，本体感觉，振动感觉异常、共济失调、眼肌麻痹（眼移动障碍）、视野障碍、肌肉疲软。尤其在早产儿体内维生素 E 储存更少，肠道吸收能力低，生长速度快，更易发生缺乏。常出现溶血性贫血、血小板增多、脑室内出血、水肿、晶状体后纤维组织形成和肺支气管发育不良的危险增加。

（3）有研究提示，补充维生素 E 和抗氧化剂可以降低维生素 E 缺乏导致疾病的发生率。

知识点 18：维生素 K 缺乏症　　副高：熟练掌握　正高：熟练掌握

新生儿的维生素 K 营养处于危险之中，健康成人原发性维生素 K 缺乏并不常见。

（1）维生素 K 缺乏症：主要表现为轻重不一的出血症状，常见表浅的皮肤紫癜和淤斑、鼻出血、齿龈渗血、黑便、月经过多、痔疮出血和创面术后渗血等，深部组织血肿、关节腔出血等罕见，偶有颅内出血，危及生命。

（2）新生儿及婴儿晚发维生素 K 缺乏症：病因为母亲妊娠期使用双香豆素等口服抗凝药、阿司匹林、磺胺类药物、苯妥英钠、利福平、异烟肼及长期纯母乳喂养等。

典型新生儿维生素 K 缺乏症，多于生后 2~5 天起病，以胃肠道出血为主，可伴皮肤出血、脐带出血等。

婴儿迟发维生素 K 缺乏性出血多见于生后 2 周~3 个月母乳喂养婴儿，临床特点为起病急，出血症状重，常有颅内出血而致颅压增高及神经系统症状，病情危重。

知识点 19：维生素 B_2 缺乏　　副高：熟练掌握　正高：熟练掌握

维生素 B_2 缺乏引起的临床表现多种多样，具有特征性的症状和体征主要为口腔和阴囊的皮肤黏膜病变。

（1）阴囊炎：始发症状是阴囊瘙痒，尤以夜间为甚，重者影响睡眠。皮肤损害分为红斑型、丘疹型和白色丘疹银屑型。

（2）舌炎：自觉舌疼痛，尤以进食酸、辣、热食物时为甚。舌体肿胀，呈红紫相间或紫红色。舌菌状乳头充血肥大，先在舌尖部，后波及其他部位。病程长者舌乳头消失，以舌中、前部明显，伴以舌面裂隙。

（3）唇炎：唇红肿，纵裂纹加深，继而出现唇黏膜干燥、皲裂和色素沉着。

（4）口角炎：口角有糜烂、裂隙和湿白斑，多为双侧对称，常有小脓疱和结痂，有痛感。

（5）脂溢性皮炎：多见于皮脂分泌旺盛处，如鼻唇沟、下颌、眉间及耳后等，有脂性堆积物覆于暗红色基底皮损上。

知识点 20：维生素 B_6 缺乏　　副高：熟练掌握　正高：熟练掌握

维生素 B_6 的拮抗物脱氧吡哆醇可引起皮脂溢性皮炎、舌炎、唇干裂、外周神经病和淋巴细胞减少。

维生素 B_6 缺乏能引起婴儿惊厥和成人贫血（一般为正细胞正色素性贫血，但偶尔也有小细胞低色素性贫血）。

知识点 21：维生素 C 缺乏　　副高：熟练掌握　正高：熟练掌握

维生素 C 缺乏可引起坏血病。坏血病出现明显症状前，可先出现倦怠、衰弱、烦躁、体重下降以及隐约肌痛和关节痛。多发性裂片型出血可在指甲末端附近形成一个半月形，其范围较感染性心内膜炎出血大。齿龈肿胀、发紫，呈海绵状，易破碎，极度缺乏时容易出血。最后可出现继发感染、坏疽及牙齿松动。这些变化只累及围绕天生的牙齿和隐藏的牙根的齿龈。旧的瘢痕破裂，新伤口不愈合，身体任何部分均可自发出血，特别是下肢皮肤易出现毛囊周淤点和淤斑（老年人的这些改变未必是坏血病的表现）。除骨膜下出血外成人一般不发生骨损害。

坏血病的其他症状和体征还包括球结膜出血、股筋膜内出血引起的股神经疾病、少尿、下肢水肿、血管反应性受损以及与类风湿关节炎相似的关节炎。齿龈出血并非是坏血病最典型的特征。毛囊角化过度且伴有周围充血或出血足以确诊。

知识点 22：烟酸缺乏　　副高：熟练掌握　正高：熟练掌握

烟酸缺乏患者在早期表现可不明显，大多有食欲减退、倦怠乏力、体重下降、腹痛不适、消化不良、容易兴奋、注意力不集中、失眠等非特异性症状。病情进展可以出现较典型症状，表现为夏秋季日光照射时发作，有时也可因辐射及皮肤物理性损伤而诱发。

（1）皮肤：最典型症状是皮炎，常在肢体暴露部位对称出现，以手背、足背、腕、前臂、手指、踝部等最多，其次则为肢体受摩擦处。

慢性病例水肿较轻或不显著，但色素沉着更深，在易受磨损处，如肘、指节、膝等部位的皮肤往往增厚，呈角化过度，肤色棕黑，与其周围不同，并有干燥、脱屑现象。另一表现为小腿前部及外侧有鱼鳞样皮肤变化，病变部位常有色素沉着。

（2）消化系统：以舌炎及腹泻最为显著。①舌炎：早期舌尖及边缘充血发红，并有蕈状乳头增大。其后全舌、口腔黏膜、咽部及食管均可呈红肿，上皮脱落，并有表浅溃疡，引起舌痛及进食下咽困难，唾液分泌增多。患病较久时舌乳头萎缩、全舌光滑干燥，常伴核黄素缺乏的口角炎；②腹泻：早期多患便秘，其后因常有腹泻，粪便呈水样或糊状，量多且有恶臭，也可带血，如病变接近肛门可出现里急后重。腹泻往往严重和难治，可合并吸收障碍。

（3）神经精神系统：早期症状较轻，可有头晕、视物不清、烦躁、焦虑、抑郁、健忘、失眠及感觉异常等表现，之后可进展到神经错乱、定向障碍、癫痫发作、紧张性精神分裂症、幻觉、意识模糊、谵妄，甚至导致死亡。周围神经炎的症状，如四肢麻木、烧灼感、腓肠肌压痛及反射异常等均可出现。有时有亚急性脊髓后侧柱联合变性症状。

（4）其他症状：①女性可有阴道炎及月经失调、闭经；②男性排尿时有烧灼感，有时性欲减退。

（5）烟酸缺乏常与脚气病、核黄素缺乏症及其他营养缺乏症同时存在。

第五节　几种常见的微量元素缺乏及过多

知识点1：微量元素铁　　副高：熟练掌握　正高：熟练掌握

（1）铁是人体含量最多的微量元素，在体内总量约4.5g，女性比男性略少。

（2）铁在人体内的分布遍及所有组织，肝、脾含量较高，其次是肺。

（3）铁在人体内的存在分血红素和非血红素两类：①血红素类主要有血红蛋白、肌红蛋白、细胞色素及酶类；②非血红素类主要有运铁蛋白、乳铁蛋白、铁蛋白、含铁血红黄素及一些酶类。

（4）人体内60%~70%的铁存在于血红蛋白内，15%左右构成各种细胞色素，20%以铁蛋白的形式储存于肝、脾、骨髓及肠黏膜中，5%左右构成肌红蛋白。

知识点2：铁的来源与吸收　　副高：熟练掌握　正高：熟练掌握

人体内的铁主要来源于食物。铁在食物中多以有机形式存在，有机铁随食物一同进入胃中，在胃酸及胃蛋白酶的作用下，释放出无机铁，然后进入肠被各种还原剂（如抗坏血酸，即维生素C、谷胱甘肽等）还原成二价铁（Fe^{2+}），被肠吸收。无机铁比有机铁容易吸收，二价铁比三价铁（Fe^{3+}）容易吸收。

铁是血红蛋白的重要成分之一，每天造血需铁20~25mg。主要来自衰老破坏红细胞。食物中每天可摄取1~1.5mg，孕、乳妇需2~4mg。动物食品铁吸收率高，植物食品则吸收率低。

知识点3：铁在人体的作用　　副高：熟练掌握　正高：熟练掌握

（1）构成血红蛋白，参与氧的运输和储存。

（2）铁参与细胞色素、细胞色素氧化酶、过氧化物酶和过氧化氢酶的合成。

（3）铁与体内的能量释放密切相关。

（4）铁对免疫系统有重要影响。

（5）降低中性粒细胞对细菌的杀伤能力。

（6）铁与其他微量元素有密切关系。

知识点4：铁的缺乏及其原因　　副高：熟练掌握　正高：熟练掌握

铁的缺乏是一个全球性的问题，缺铁的大多数是妇女，发展中国家40%~50%的5岁以下儿童和50%以上的孕妇患缺铁病。膳食缺铁引起机体铁耗损分三个阶段：①机体铁贮存减少，表现为血清铁蛋白下降；②其次为缺铁性红细胞生成，血清铁蛋白继续下降，铁结合力上升（即运铁蛋白饱和度下降），游离原卟啉增高；③第三阶段为缺铁性贫血，表现血红蛋白及血细胞比容下降，即缺铁性贫血。

铁缺乏的原因有三个方面：①铁摄入不足或吸收不良；②机体对铁的需要量增加；③丢失过多。

知识点5：铁缺乏的表现　　副高：熟练掌握　正高：熟练掌握

铁缺乏最常见的疾病是缺铁性贫血，缺铁性贫血不仅表现为贫血，而是属于全身性的营养缺乏病。

（1）有15%~30%的病例表现有神经痛、感觉异常。

（2）儿童可出现偏食、异食癖（喜食土块、煤渣等）、反应迟钝、智力下降、学习成绩差、易怒不安、易发生感染等。

（3）缺铁性贫血的婴儿可有肠道出血症。

（4）近年医学研究发现，老年性耳聋与缺铁有关。

（5）铁缺乏的儿童易烦躁，对周围不感兴趣，成人则冷漠呆板。当血红蛋白继续降低，则出现面色苍白、口唇黏膜和眼结膜苍白、疲劳乏力、头晕、心悸、指甲脆薄、反甲等。身体发育受阻，体力下降、注意力与记忆力调节过程障碍、学习能力降低现象。

知识点6：铁缺乏的治疗　　副高：熟练掌握　正高：熟练掌握

（1）进食含铁量较高的食品，铁的食物来源主要为动物食品。一般植物性食品铁的含量低，吸收率也较低。奶为贫铁食品，蛋黄含铁较高，但吸收率较低。必要时补充铁剂。

（2）男女铁的日需要量（RDA）分别为10mg和15mg。世界卫生组织建议供铁量为成年男子5~9mg；成年女子14~28mg。中国营养学会推荐婴儿至9岁儿童每天需铁10mg，10~12岁儿童需铁12mg、13~18岁的少年男性需铁15mg，少年女性20mg，18岁以上每天12mg，但成年女性为18mg。妊娠早期15mg，妊娠中期25mg，妊娠晚期35mg；乳母为25mg。

知识点7：铁过量　　副高：熟练掌握　正高：熟练掌握

（1）铁过量是误服大量药物铁剂和反复多次输血等所致。

（2）铁的致死量为200~250mg/kg，而治疗剂量仅为2~5mg/(kg·d)。

（3）当身体铁的储存量超过正常范围的10倍，达到20~40g，可以出现多种临床表现，受影响最大的是肝脏、胰腺、心脏、脑垂体和关节。细胞内铁的蓄积可以导致肝硬化、糖尿病、心衰、关节炎、性功能障碍和肿瘤。铁催化Fenton反应可导致动脉粥样硬化的形成。

（4）肝脏是铁储存的主要部位，铁过量也常累及肝脏，成为铁过多诱导损伤主要靶器官。

知识点8：微量元素锌　　副高：熟练掌握　正高：熟练掌握

人体内的微量元素中，锌含量居第二位，仅次于铁，机体内含锌量为2～2.5g。微量元素锌是人体最重要的生命元素，作为人类机体必需的微量元素之一，锌具有重要生理功能。锌是人体内200多种酶和蛋白质的重要组成成分，也是许多酶的催化剂，广泛参与人体的重要生命活动。微量元素锌在生物膜正常结构及功能、核酸及蛋白质代谢、酶的构成与激活、激素的合成与分泌等方面具有重要的作用。

知识点9：微量元素锌的生理作用　　副高：熟练掌握　正高：熟练掌握

（1）促进生长发育：是DNA聚合酶、RNA聚合酶、锌脂蛋白转录因子这些重要生命大分子的活性结构的必要成分。DNA聚合酶是DNA复制的关键物质，含锌酶促体内各组织细胞的繁殖分化，并调节其代谢与功能，使机体各器官组织不断增长和成熟。

（2）促进组织修复再生，加速创伤愈合。

（3）促进生殖器官和性腺发育，增进性功能。缺锌时男性生殖系统发育不全，精子生成障碍，性功能低下。

（4）维持正常食欲和味觉。

（5）增强免疫功能：促进免疫器官的生长发育，增强T、B细胞和免疫因子的免疫功能。

（6）促进维生素A代谢：锌参加维生素A还原酶的活化，影响维生素A转运。

（7）增进生物膜抗击氧自由基：延缓衰老。

知识点10：锌缺乏的病因　　副高：熟练掌握　正高：熟练掌握

锌的生理需要量：小儿为每日5～15mg、成人每日15mg、孕妇每日20mg、乳母每日25mg。微量元素锌缺乏的主要原因是摄入不足，丢失和机体需要量增加等。

（1）摄入不足：是锌缺乏的主要原因。大多数食物含锌量很低，营养不良、特别是长期缺少动物性食物者易致锌缺乏。

（2）丢失过多：①慢性失血、溶血（红细胞内有大量的锌，随红细胞破坏而丢失）；②长期多汗、组织损伤（创伤、烧伤的渗出液含锌）；③肝肾疾病、糖尿病以及使用利尿剂噻嗪类等（尿中锌排泄量增加）；④长期使用螯合剂，如EDTA、青霉胺等药物（与锌形成不溶性复合物）；⑤单纯牛奶喂养者（牛奶内有干扰锌吸收的络合物）。

（3）需要量增加：①小儿生长发育迅速，尤其是婴儿对锌的需要量相对较多，易出现锌缺乏；②营养不良恢复期、外科术后与创伤后恢复期等锌的需要量也增加，若未及时补充易致锌缺乏。

（4）吸收利用障碍或代谢障碍：①慢性消化性疾病影响锌的吸收利用，如肠炎、腹泻时使含锌渗出液大量排出；②肠道吸收不良可见于脂肪泻、肠炎等疾病；③糖尿病患者进食大量纤维素食物，也可影响锌的吸收利用；④膳食结构存在锌含量不足、锌利用率差，所以在我国儿童缺锌发生率较高。

知识点 11：锌缺乏的临床表现 副高：熟练掌握 正高：熟练掌握

锌缺乏时的临床表现常常是非特异性的，主要有以下几个方面：

（1）生长缓慢、骨钙化不良、发育迟缓、食欲不振和智力发育障碍，身材矮小。

（2）成年人缺锌影响精子的代谢和活动力，并能影响性腺的发育。

（3）记忆力减退，四肢活动障碍，思维功能异常，甚至发生老年性痴呆。

（4）锌与许多皮肤黏膜性疾病有密切关系，口腔炎、舌炎、口腔溃疡、面部痤疮、秃发、脱发。

（5）缺锌者容易发生各种感染性疾病、慢性病，如糖尿病足破溃。锌缺乏可致组织再生障碍，组织中胶原减少，肉芽生长缓慢，伤口不易愈合。

（6）孕妇饮食中长期缺锌可影响胎儿生长发育。

（7）缺锌时引起维生素 A 代谢障碍，导致视力和暗适应异常。

知识点 12：微量元素锌缺乏的诊断 副高：熟练掌握 正高：熟练掌握

锌缺乏症目前尚无特异性诊断指标，主要根据以下方面明确诊断：

（1）锌缺乏病史、临床表现、低血锌以及结合治疗效应等综合判断。

（2）血锌低于 75μg/dl（11.48μmol/L）有诊断价值。

（3）正常小儿发锌和尿锌也能反映锌的代谢水平。

（4）缺锌时，尿锌测定降低。

（5）若同时测定血锌、发锌、尿锌三项指标，诊断价值更大。

（6）对临床上有缺锌表现，血锌或发锌不低者，补锌治疗后的营养及临床改善，可作为确定锌营养状态的重要手段。

知识点 13：锌缺乏的预防 副高：熟练掌握 正高：熟练掌握

（1）动、植物食物几乎都含锌，动物性食物中锌的含量丰富，且利用率高。合理膳食，膳食中动物性食物占一定比例。

（2）建立良好饮食习惯，不挑食、偏食。

（3）提倡母乳喂养，母乳含锌丰富，且能促进锌的吸收，并及时添加辅食。

知识点 14：锌缺乏的治疗 副高：熟练掌握 正高：熟练掌握

（1）一般补锌剂量按元素锌每日 0.5～1.5mg/kg。元素锌 1mg 等于硫酸锌 4.4mg，葡萄糖酸锌 7mg。

（2）疗程可视病情及病种而定，一般疗程以 2～3 个月为宜。

（3）锌治疗同时，应摄入足量动物蛋白质，更快改善症状。

（4）药物锌不宜过量，避免锌中毒。锌中毒表现为腹泻、呕吐和嗜睡等。长期过量还可引起铜缺乏，需予注意。

（5）充分了解微量元素锌在人体生命中的作用，合理的补充锌，平衡膳食，对儿童的健康生长发育、提高机体的免疫力、有效的预防老年性痴呆症等均有益。

知识点 15：微量元素碘　　副高：熟练掌握　正高：熟练掌握

碘是人体的必需微量元素之一，健康成人体内碘的总量为 30mg（20～50mg），其中 70%～80%存在于甲状腺。

碘是构成甲状腺激素的重要原料。生理水平的甲状腺激素是维持生命的激素，维持正常的能量代谢，调节蛋白质合成和分解，促进糖原和脂肪分解氧化，加速糖的吸收利用，调节血清胆固醇和磷脂浓度等，维护中枢神经系统的正常结构和功能，协调生物氧化和磷酸化的偶联、调节能量转换。

知识点 16：碘的生理作用　　副高：熟练掌握　正高：熟练掌握

碘是影响智力发育的重要微量元素，生理作用：

（1）维持基础代谢率、氧消耗和产热，增加细胞线粒体能量代谢，提高 Na^{+}-K^{+}-ATP 酶泵作用，促进新蛋白质合成。碘缺乏使甲状腺功能减低，生长发育停滞，智力发育落后。

（2）促进营养的吸收和利用，增加脂肪组织对肾上腺素及胰高血糖素的敏感性，促进脂肪水解，释出脂肪酸，增加胆固醇、甘油三酯和磷脂的降解，影响其代谢，调节儿茶酚胺、胰岛素等激素对糖原的作用，促其合成或分解，促进单糖在肠内吸收等，也影响水溶性及脂溶性维生素的代谢和利用。

（3）影响大脑生长发育及功能：胎儿期、婴儿期碘缺乏影响脑发育可发生耳聋、痴呆等。甲状腺激素过多使神经肌肉应激性增强，减少时则肌肉收缩缓慢。

知识点 17：碘的吸收和转运　　副高：熟练掌握　正高：熟练掌握

（1）食物中的碘在肠道中以碘离子形式直接被吸收，进入血液循环，血液中碘与球蛋白结合后甲状腺摄取最多，占总吸收碘的 30%～50%。

（2）碘在甲状腺腺细胞中经过氧化酶催化变成活性碘，立即与酪氨酰基结合，形成单碘酪氨酸和双碘酪氨酸，二者再以不同方式偶联，合成甲状腺素（T_4）和三碘甲状腺原氨酸（T_3）储存于胶质腔中，T_3 与 T_4 之比约为 1∶20。血液中的 T_4 全部来源于甲状腺，而

T_3 的 20%来源于甲状腺，80%在其他组织由 T_4 经脱碘酶作用转化为 T_3。

知识点 18：碘缺乏病 副高：熟练掌握 正高：熟练掌握

碘缺乏病（IDD）是世界上分布最广泛、侵犯人群最多的一种地方病，我国是世界上碘缺乏危害最严重的国家之一。我国有智力残疾人近 1000 万，其中 80%以上是缺碘造成。

IDD 是目前已知的导致人类智力损害的最主要原因，同时碘缺乏病直接引发地方性甲状腺肿、克汀病（聋、哑、呆、小）等，严重危害人们身心健康。

知识点 19：碘缺乏病的预防和治疗 副高：熟练掌握 正高：熟练掌握

我国营养学会 2000 年出版的中国居民膳食营养素参考摄入量提出碘的参考摄入量为：1~3 岁 50μg/d，4~10 岁 90μg/d，11~13 岁 120μg/d，14 岁~成人为 150μg/d，孕妇和乳母 200μg/d。可耐受最高摄入量小于 18 岁为 800μg/d，大于 18 岁和孕妇、乳母为 1000μg/d。

碘缺乏病的预防和治疗主要依靠食盐加碘。食物来源和需要量碘主要来源于海盐和海产品，如海带、紫菜、发菜等。人体对碘的需要量受发育、性别、年龄、体重、营养状况的影响。

知识点 20：硒的生理作用 副高：熟练掌握 正高：熟练掌握

（1）构成谷胱甘肽过氧化物酶，协助清除自由基。

（2）构成硒蛋白，主要在肌肉细胞的生物氧化过程中发挥电子传递作用。

（3）硒蛋白 P 含 7 个以上硒半胱氨酸，具有氧化物还原作用。似有抗氧化剂作用。

（4）Ⅰ型碘甲状腺原氨酸脱碘酶，含有硒半胱氨酸，具有活性的硒蛋白，参与甲状腺激素代谢。

（5）参与精子的形成，缺硒地区的人口出生率低于高硒地区。

（6）参与细胞线粒体和辅酶 Q 的合成，在人体的有氧代谢中发挥重要作用。

（7）可促进血红蛋白的合成。

（8）硒可与某些重金属（如汞、砷、镉、铊）结合，阻止其吸收，是重金属的解毒剂。

知识点 21：硒代谢 副高：熟练掌握 正高：熟练掌握

（1）食物中的硒主要为含硒氨基酸，植物性食物含硒蛋氨酸，动物性食物含硒半胱氨酸。

（2）硒主要从十二指肠吸收，吸收率为 44%~70%，硒蛋氨酸可完全吸收，其他吸收也好。

（3）硒进入血液后，与血浆白蛋白结合，运转至各器官组织，在组织中硒可进入含硒氨基酸后，再结合到蛋白质中，形成谷胱甘肽过氧化物酶。

知识点22：硒的食物来源 副高：熟练掌握 正高：熟练掌握

硒的主要来源为食物和饮水。食物中硒含量差异大，视当地土壤和水中硒含量高低而定。动物内脏和海产品含硒量高，水果和蔬菜、一般饮水中硒含量甚微。

食物中不仅含硒量多少不同，其生物利用率也相差很大，蘑菇生物利用率仅5%，而小麦、坚果含量高。植物性食物生物利用率大于动物性食物。硒一般不受烹饪方法的影响。

知识点23：硒的需要量 副高：熟练掌握 正高：熟练掌握

根据中国营养学会2000年出版的中国居民膳食营养素参考摄入量，硒的推荐量：14岁至成人（RNI）50μg/d，孕妇（RNI）50μg/d，乳母（RNI）65μg/d。成人可耐受最高摄入量（UL）为400μg/d。0～6个月可耐受最高摄入量（UL）为55μg/d，7个月～6岁为80μg/d。

知识点24：硒缺乏 副高：熟练掌握 正高：熟练掌握

与缺硒关系密切的是克山病和大骨节病。

（1）克山病：多因饮食缺硒引起，以多灶性心肌坏死为主要病理变化，临床表现主要为心律失常、心动过缓或过速，心脏扩大、心功能衰竭、心源性休克，X线片可见心脏呈球形扩大，心搏减弱；心电图异常等。

（2）地方性大骨节病：主要病变在骨端软骨细胞变性坏死，肌肉萎缩，发育障碍，以青少年发病为多，大骨节病与缺硒关系尚未十分肯定。贫硒地区还发现“肌肉综合征”，出现肌肉疼痛、行走乏力等。

知识点25：硒缺乏的诊断 副高：熟练掌握 正高：熟练掌握

硒缺乏的诊断主要依据血硒和发硒降低，全血谷胱甘肽过氧化物酶活力下降，以及补硒后症状好转。

（1）血硒能反映膳食中摄入量，血硒平均参考值为2.03～3.29μmol/L（1μg＝0.0127μmol）。我国最低值为0.10μmol/L（贫硒地区），最高值95.0μmol/L（硒中毒地区）。血浆硒水平可反映短时期硒状态，红细胞硒反映较长期硒营养、血小板硒（血中含硒最高）反映现有硒水平。

（2）发硒容易污染不准确，谷胱甘肽过氧化物酶活力测定适合大规模人群调查。

知识点 26：硒缺乏的治疗　　副高：熟练掌握　正高：熟练掌握

治疗硒缺乏可采用亚硒酸钠或硒甲硫氨酸或富硒酵母口服 100μg/d，但不宜过量，避免发生中毒，因硒的需要量与中毒量之间范围很窄。

知识点 27：硒中毒　　副高：熟练掌握　正高：熟练掌握

硒摄入过量可发生硒中毒，发病率高达 83%。

硒中毒的主要临床表现：脱发，脱指（趾）甲，伴皮肤苍白，神经系统症状及牙损伤。国外报道，因食高硒含量保健品中毒，除发、指、皮肤症状外，可出现恶心、呕吐等胃肠道症状，以及疲劳、乏力、易怒和周围神经炎症状。也可出现心肌病、肌炎症状。

防治硒中毒的措施：①停止硒接触；②加速硒排泄，可增加蛋白质和维生素 E 的摄入。

附录一 高级卫生专业技术资格考试大纲（内分泌专业——副高级）

一、专业知识

（一）本专业知识

1. 熟练掌握内分泌专业的基础理论与基本知识，掌握内分泌系统解剖学、内分泌分子生物学、生物化学、生理及病理学、病理生理学、免疫学、临床药理学等基本理论。

2. 掌握激素的分类及功能、激素作用机制，内分泌系统调节特别是反馈调节，掌握并正确应用各种内分泌功能试验，掌握激素测定原理及内分泌专业有关的实验室检查的基础理论、基本知识。

（二）相关专业知识

1. 掌握内科其他专业（包括心血管、呼吸、消化、肾脏、风湿免疫、血液、感染及肿瘤等）的相关知识。

2. 掌握神经外科、神经内科、泌尿外科、血管外科、眼科、妇科生殖内分泌、儿内科等有关部分的临床知识。

3. 熟悉与本专业密切相关学科的理论，如分子生物学、生物化学、分子遗传学、放射影像学等。

二、学科新进展

1. 了解本专业国内外现状及发展趋势，不断吸取新理论、新知识、新技术，如糖尿病的遗传病因学、诊断分型及治疗理念和模式的新进展；甲状腺功能亢进症的诊治新进展；内分泌性高血压诊治新进展；垂体瘤（肢端肥大症、催乳素瘤）的诊治新进展；内分泌代谢性疾病相关循证医学大型临床试验研究等。

2. 对相关学科近年来的进展有一定了解。

三、专业实践能力

1. 熟练掌握内分泌代谢病专业各种常见病、多发病的病因、发病机制、诊断（包括功能、定位及病因诊断）、鉴别诊断与治疗。了解本专业的一些少见病和涉及其他学科的一些相关疾病，能对其进行诊断、鉴别诊断和治疗。

2. 熟练掌握本专业常见的危、急、重疾病的诊断和处理，如糖尿病酮症酸中毒、高渗性非酮症性糖尿病昏迷、垂体卒中、垂体危象、甲状腺危象、黏液性水肿昏迷、肾上腺危象、嗜铬细胞瘤危象、高钙血症危象、低钙抽搐等的诊断和治疗。

3. 掌握少见病的诊断、鉴别诊断与处理，包括垂体性矮小症、空泡蝶鞍综合征、产后甲状腺炎、甲状旁腺功能亢进症、甲状旁腺功能减退症、性早熟、多发性内分泌腺瘤病。

4. 熟练掌握糖尿病的诊断、分型；糖尿病微血管、大血管并发症的诊断；急性并发症的抢救措施。深入了解糖尿病的病因及发病机制、自然病程及延缓B细胞功能衰竭及并发症的发生及进展的治疗措施。

5. 熟练掌握内分泌科常用药物的作用、不良反应，并了解药理及药代动力学，在临床实践中做到合理用药。

6. 熟练掌握各种内分泌功能试验，能将其正确、熟练应用于内分泌疾病的诊断。

7. 掌握内分泌疾病的实验技术，如血糖、血酮监测技术，胰岛素泵及动态血糖仪的使用；肾上腺、垂体等腺体影像学特点；糖尿病视网膜病变的镜像特点；核素在甲状腺及肾上腺等疾病诊断中的应用；评价胰岛素抵抗及胰岛B细胞功能的各种指标等。

四、本专业病种

常见病：

1. 尿崩症
2. 腺垂体功能减退症
3. 巨人症和肢端肥大症
4. 垂体瘤
5. 单纯性甲状腺肿
6. 甲状腺功能亢进症
7. 甲状腺功能减退症
8. 亚急性甲状腺炎
9. 慢性淋巴细胞性甲状腺炎
10. 甲状腺结节及肿瘤
11. Cushing 综合征
12. 原发性醛固酮增多症
13. 肾上腺皮质功能减退症
14. 嗜铬细胞瘤
15. 胰岛素瘤
16. 糖尿病
17. 低血糖症
18. 肥胖症
19. 血脂异常症
20. 高尿酸血症及痛风
21. 骨质疏松症
22. 水、电解质代谢和酸碱平衡失常

少见病：

23. 垂体性矮小症
24. 空泡蝶鞍综合征
25. 产后甲状腺炎
26. 甲状旁腺功能亢进症
27. 甲状旁腺功能减退症
28. 性早熟
29. 多发性内分泌腺瘤病
30. Bartter 综合征

罕见病：

31. 下丘脑综合征
32. 抗利尿激素分泌失调综合征
33. 先天性肾上腺皮质增生症
34. 性别分化异常
35. 营养缺乏病
36. 其他

附录二 高级卫生专业技术资格考试大纲（内分泌专业——正高级）

一、专业知识

（一）本专业知识

1. 熟练掌握内分泌专业的基础理论与基本知识，掌握内分泌系统解剖学、内分泌分子生物学、生物化学、生理及病理学、病理生理学、免疫学、临床药理学等基本理论。

2. 掌握激素分类及功能、激素作用机制，内分泌系统调节特别是反馈调节，掌握并正确应用各种内分泌功能试验，掌握激素测定原理及内分泌专业有关的实验室检查的基础理论、基本知识。

（二）相关专业知识

1. 掌握内科其他专业（包括心血管、呼吸、消化、肾脏、风湿免疫、血液、感染及肿瘤等）的相关知识。

2. 掌握神经外科、神经内科、泌尿外科、血管外科、眼科、妇科生殖内分泌、儿内科等有关部分的临床知识。

3. 熟悉与本专业密切相关学科的理论，如分子生物学、生物化学、分子遗传学、放射影像学等。

二、学科新进展

1. 熟悉本专业国内外现状及发展趋势，不断吸取新理论、新知识、新技术，如糖尿病的遗传病因学、诊断分型及治疗理念和模式的新进展；甲状腺功能亢进症诊治新进展；内分泌性高血压诊治新进展；垂体瘤（肢端肥大症、催乳素瘤）诊治新进展；内分泌代谢性疾病相关循证医学大型临床试验研究等。

2. 对相关学科近年来的进展有一定了解。

三、专业实践能力

1. 熟练掌握内分泌代谢病专业各种常见病、多发病的病因、发病机制、诊断（包括功能、定位及病因诊断）、鉴别诊断与治疗。掌握本专业的一些少见病和涉及其他学科的一些相关疾病，能对其进行诊断、鉴别诊断和治疗。

2. 熟练掌握本专业常见的危、急、重疾病的诊断和处理，如糖尿病酮症酸中毒、高渗性非酮症性糖尿病昏迷、垂体卒中、垂体危象、甲状腺危象、黏液性水肿昏迷、肾上腺危象、嗜铬细胞瘤危象、高钙血症危象、低钙抽搐等的诊断和治疗。

3. 熟练掌握内分泌少见病的诊断、鉴别诊断与处理，包括垂体性矮小症、空泡蝶鞍综合征、产后甲状腺炎、甲状旁腺功能亢进症、甲状旁腺功能减退症、性早熟、多发性内分泌腺瘤病和 Bartter 综合征等；对内分泌罕见病种亦有一定的了解，包括下丘脑综合征、抗利尿激素分泌失调综合征、先天性肾上腺皮质增生症、性别分化异常及营养缺乏病等。

4. 熟练掌握糖尿病的诊断、分型；糖尿病微血管、大血管并发症的诊断；急性并发症的抢救措施。深入了解糖尿病病因及发病机制、自然病程及延缓 B 细胞功能衰竭及并发症的发生及进展的治疗措施。

5. 熟练掌握内分泌科常用药物的作用、不良反应，并了解药理及药代动力学，在临床实践中做到合理用药。

6. 熟练掌握各种内分泌功能试验，能将其正确、熟练应用于内分泌疾病的诊断。

7. 掌握内分泌疾病的实验技术，如血糖、血酮监测技术，胰岛素泵及动态血糖仪的使用；肾上腺、垂体等腺体影像学特点；糖尿病视网膜病变的镜像特点；核素在甲状腺及肾上腺等疾病诊断中的应用；评价胰岛素抵抗及胰岛B细胞功能的各种指标等。

四、本专业病种

常见病：

1. 尿崩症
2. 腺垂体功能减退症
3. 巨人症和肢端肥大症
4. 垂体瘤
5. 单纯性甲状腺肿
6. 甲状腺功能亢进症
7. 甲状腺功能减退症
8. 亚急性甲状腺炎
9. 慢性淋巴细胞性甲状腺炎
10. 甲状腺结节及肿瘤
11. Cushing 综合征
12. 原发性醛固酮增多症
13. 肾上腺皮质功能减退症
14. 嗜铬细胞瘤
15. 胰岛素瘤
16. 糖尿病
17. 低血糖症
18. 肥胖症
19. 血脂异常症
20. 高尿酸血症及痛风
21. 骨质疏松症
22. 水、电解质代谢和酸碱平衡失常

少见病：

23. 垂体性矮小症
24. 空泡蝶鞍综合征
25. 产后甲状腺炎
26. 甲状旁腺功能亢进症
27. 甲状旁腺功能减退症
28. 性早熟
29. 多发性内分泌腺瘤病
30. Bartter 综合征

罕见病：

31. 下丘脑综合征
32. 抗利尿激素分泌失调综合征
33. 先天性肾上腺皮质增生症
34. 性别分化异常
35. 营养缺乏病
36. 其他

附录三 全国高级卫生专业技术资格考试介绍

为进一步深化卫生专业技术职称改革工作，不断完善卫生专业技术职务聘任制，根据中共中央组织部、人事部、卫生部《关于深化卫生事业单位人事制度改革的实施意见》（人发〔2000〕31号）文件精神和国家有关职称改革的规定，人事部下发《加强卫生专业技术职务评聘工作的通知》（人发〔2000〕114号），高级专业技术资格采取考试和评审结合的办法取得。

一、考试形式和题型

全部采用人机对话形式，考试时间为2个小时（卫生管理知识单独加试时间为1时）。考试题型为单选题、多选题和案例分析题3种，试卷总分为100分。

二、考试总分数及分数线

总分数450~500分，没有合格分数线，排名前60%为合格。其中的40%为优秀。

三、考试效用

评审卫生高级专业技术资格的考试，是申报评审卫生高级专业技术资格的必经程序，作为评审卫生高级专业技术资格的重要参考依据之一，考试成绩当年有效。

四、人机对话考试题型说明

副高：单选题、多选题和案例分析题3种题型。

正高：多选题和案例分析题2种题型。

以实际考试题型为准。

五、考试报名条件

（一）正高申报条件

1. 取得大学本科以上学历后，受聘副高职务5年以上。
2. 大学普通班毕业以后，受聘副高职务7年以上。

（二）副高申报条件

1. 获得博士学位后，受聘中级技术职务2年以上。
2. 取得大学本科以上学历后，受聘中级职务5年以上。
3. 大学普通班毕业后，受聘中级职务5年以上。
4. 大学专科毕业后，取得本科以上学历（专业一致或接近专业），受聘中级职务7年以上。
5. 大专毕业，受聘中级职务5年以上。
6. 中专毕业，受聘中级职务7年以上。
7. 护理专业中专毕业，从事临床护理工作25年以上，取得护理专业的专科以上学历，受聘中级职务5年以上，可申报副主任护师任职资格。